Definição Total

Atlas Avançado de Escultura Corporal

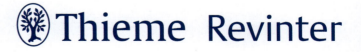

Definição Total

Atlas Avançado de Escultura Corporal

Alfredo Hoyos, MD
Plastic Surgeon
Private Practice;
Founder and CEO
Total Definer™ Academy
Bogotá, Colombia

970 Ilustrações

Thieme
Rio de Janeiro • Stuttgart • New York • Delhi

Dados Internacionais de Catalogação na Publicação (CIP)
(eDOC BRASIL, Belo Horizonte/MG)

H867d
   Hoyos, Alfredo
   Definição total: atlas avançado de escultura corporal/Alfredo Hoyos; tradução Angela Nishikaku, Vilma Varga. – Rio de Janeiro, RJ: Thieme Revinter, 2023.

   21 x 28 cm
   Título original: *Total Definer: Atlas of Advanced Body Sculpting*
   Inclui bibliografia.
   ISBN   978-65-5572-226-0
   eISBN 978-65-5572-227-7

   1. Cirurgia plástica. I. Nishikaku, Angela. II. Varga, Vilma.   III. Título.

                                         CDD 617.95

Elaborado por Maurício Amormino Júnior – CRB6/2422

Nota: O conhecimento médico está em constante evolução. À medida que a pesquisa e a experiência clínica ampliam o nosso saber, pode ser necessário alterar os métodos de tratamento e medicação. Os autores e editores deste material consultaram fontes tidas como confiáveis, a fim de fornecer informações completas e de acordo com os padrões aceitos no momento da publicação. No entanto, em vista da possibilidade de erro humano por parte dos autores, dos editores ou da casa editorial que traz à luz este trabalho, ou ainda de alterações no conhecimento médico, nem os autores, nem os editores, nem a casa editorial, nem qualquer outra parte que se tenha envolvido na elaboração deste material garantem que as informações aqui contidas sejam totalmente precisas ou completas; tampouco se responsabilizam por quaisquer erros ou omissões ou pelos resultados obtidos em consequência do uso de tais informações. É aconselhável que os leitores confirmem em outras fontes as informações aqui contidas. Sugere-se, por exemplo, que verifiquem a bula de cada medicamento que pretendam administrar, a fim de certificar-se de que as informações contidas nesta publicação são precisas e de que não houve mudanças na dose recomendada ou nas contraindicações. Esta recomendação é especialmente importante no caso de medicamentos novos ou pouco utilizados. Alguns dos nomes de produtos, patentes e design a que nos referimos neste livro são, na verdade, marcas registradas ou nomes protegidos pela legislação referente à propriedade intelectual, ainda que nem sempre o texto faça menção específica a esse fato. Portanto, a ocorrência de um nome sem a designação de sua propriedade não deve ser interpretada como uma indicação, por parte da editora, de que ele se encontra em domínio público.

Copyright © 2023 of the original English language edition by Thieme Medical Publishers, Inc., New York City, NY, USA.
Original title: Total Definer, 1/e, by Alfredo Hoyos

Copyright © 2023 do original em Inglês da Thieme Medical Publishers, Inc., New York City, NY, USA.
Título original: Total Definer, 1/e, by Alfredo Hoyos

Thieme Revinter Publicações Ltda.
Rua do Matoso, 170
Rio de Janeiro, RJ
CEP 20270-135, Brasil
http://www.ThiemeRevinter.com.br

Thieme USA
http://www.thieme.com

Design de Capa: © Thieme

Impresso no Brasil por Hawaii Gráfica e Editora Ltda.
5 4 3 2 1
ISBN 978-65-5572-226-0

Também disponível como eBook:
eISBN 978-65-5572-227-7

Todos os direitos reservados. Nenhuma parte desta publicação poderá ser reproduzida ou transmitida por nenhum meio, impresso, eletrônico ou mecânico, incluindo fotocópia, gravação ou qualquer outro tipo de sistema de armazenamento e transmissão de informação, sem prévia autorização por escrito.

Sumário

Prefácio vi

1. Artenatomia 1

2. Fundamentos 26

3. Segurança 49

4. Fotografia Corporal 88

5. Cuidados Centrados no Paciente 103

6. Aspectos Gerais da Cirurgia 116

7. Tórax 127

8. Abdome 162

9. Tronco Posterior 203

10. Braços 242

11. Região Glútea 289

12. Membro Inferior 328

13. Escultura Corporal Excisional 376

14. Procedimentos Secundários 425

15. Tecnologias para HD^2 450

16. Obras-Primas 468

Índice Remissivo 510

Prefácio

Existe algum limite para a cirurgia de escultura corporal? Cada campo da medicina tem mostrado um crescimento contínuo e exponencial nas últimas décadas, uma vez que a tecnologia tem impulsionado a ciência para novos desenvolvimentos, visando a melhorar a segurança e facilitar o trabalho dos médicos, proporcionando-lhes novas ferramentas e opções para garantir um melhor atendimento aos nossos pacientes. A cirurgia plástica estética permanece como uma das principais especialidades médicas em todo o mundo, não apenas devido à sua percepção acadêmica entre os graduados em medicina, mas também por causa do crescente interesse entre a população geral em buscar novas formas de melhorar sua aparência física e, consequentemente, sua autoestima.

O tempo e a experiência são os melhores professores em todos os aspectos de nossas vidas e, no nosso caso, aprendemos muito com acertos e erros, desde nossos primeiros casos em cirurgia estética de contorno corporal há quase 20 anos. Foi um caminho longo e difícil que nos permitiu criar, delinear e melhorar as nossas técnicas de lipoescultura de alta definição (HD), lipoescultura em definição dinâmica (HD^2) e cirurgias de contorno corporal excisional. Ainda assim, o que é mais certo é que muito mais coisas podem ser melhoradas e alteradas, naturalmente pensando na segurança dos nossos pacientes. Verdade seja dita, a maioria dos cirurgiões plásticos ao redor do mundo ouviu ou leu sobre nossas técnicas, alguns outros foram treinados em habilidades específicas sobre seus principais conceitos; mas, ainda assim, pacientes e cirurgiões têm muitas perguntas ao almejar realizá-las. Recentemente, publicamos alguns trabalhos com o objetivo de melhorar a compreensão dos conceitos artísticos em relação aos graus de definição muscular para homens e mulheres, cirurgia de contorno corporal excisional em pacientes do gênero feminino e técnicas de lipoenxertia e seus detalhes em diferentes áreas do corpo.

Consequentemente, decidimos entrar em mais detalhes sobre nossos avanços mais recentes em cirurgia de contorno corporal e retratar suas ideias principais de uma maneira descontraída de aprendizagem para o cérebro humano: visualização e repetição. Convidamos você a apreciar a *Arte* de Esculpir o Corpo, tendo em mente seus Conceitos *Básicos* e, claro, realizando uma *Cirurgia Segura* e extraordinária com o auxílio de nosso novo livro *ABS*!

O texto começa com um capítulo introdutório que discute a conexão intrínseca entre expressões artísticas, como a pintura, a música e a literatura e a prática da medicina. Fundamentadas em conceitos artísticos, as técnicas de lipoescultura HD e HD^2 permitem que os cirurgiões melhorem a muscularização e o atletismo corporal usando camadas cutâneas de tecido adiposo, como os escultores usam mármore, bronze ou argila. O segundo capítulo apresenta uma história de beleza do Antigo Egito até os dias atuais, seguida por noções básicas ilustradas de anatomia, tipos de corpo, dinâmica muscular e muito mais. Os Capítulos 3–6 fornecem orientação inestimável sobre segurança, fotografia, preparação do ponto e aspectos gerais da cirurgia. Então, você mergulhará em seis capítulos específicos do corpo que abrangem procedimentos para o tórax, abdome, tronco posterior, braços, região glútea e membros inferiores. Além disso, as tecnologias mais relevantes utilizadas para lipoescultura HD e o algoritmo sobre técnicas diretas para o contorno corporal excisional serão abordados nos Capítulos 14 e 15, respectivamente. Para fechar, este atlas artístico inclui o fantástico Capítulo 16, intitulado 'Obras-Primas', que revela os resultados pós-operatórios em pacientes com diferentes técnicas de contorno corporal e graus de definição muscular.

Nosso principal objetivo é mostrar aos nossos leitores uma seleção de imagens reais e explicar por meio delas a arte da lipoescultura HD e HD^2 pelo primeiro atlas artístico para cirurgiões plásticos.

Aproveite!

Alfredo Hoyos, MD

1

ARTENATOMIA

"...Nas artes plásticas, o aprendizado dos fundamentos anatômicos e biomecânicos irá configurar a morfologia da expressão do movimento."

RESUMO

A arte pode ser definida como a ferramenta perfeita para transmitir o conhecimento de qualquer artista por meio de qualquer forma de expressão. A arte deve ser apreciada por sua própria impressão e seu poder emocional. A medicina é a arte de cuidar do corpo humano em sua totalidade: compreendê-lo, curá-lo, evitando os seus danos e até mesmo sendo compassivo com ele. Historicamente, a prática da medicina está associada a outras formas de arte, como pintura, música e literatura, de modo que estas ligações intrigantes permitiram seu desenvolvimento mútuo. Durante o Renascimento, o conhecimento biológico foi incorporado ao conceito do corpo humano como uma realidade básica da medicina; portanto, as dissecções anatômicas foram consideradas um método revolucionário de ensinar os futuros médicos. Esta iniciativa foi amplamente apoiada por estudiosos e artistas contemporâneos devido a um crescente interesse na perfeição da forma física do corpo humano, o que acabou por conduzir à produção de magníficas obras de arte, além de um enorme aperfeiçoamento do conhecimento médico. Giacomo Berengario da Carpi, Andreas Vesalius, Leonardo da Vinci e Michelangelo estavam entre os anatomistas mais destacados da época. Embasada nos conceitos artísticos, a cirurgia de lipoescultura ganhou um novo significado com procedimentos de alta definição e de definição dinâmica em que a muscularização e o atletismo corporal foram potencializados pelo cirurgião com o uso de camadas adiposas da pele, da mesma forma que o escultor utiliza a argila.

ILUSTRAÇÕES

- Antes do Renascimento, ilustrações anatômicas típicas consistiam em desenhos esquemáticos grosseiros sem base científica e eram geralmente baseadas em fatores astrológicos.

- As ilustrações anatômicas foram então caracterizadas por sua anatomia elaborada e de base científica após o advento das obras de da Vinci e Berengario da Carpi.

Isto estabeleceu a base para a mudança na ilustração anatômica, de esquemática e alegórica para uma mais precisa e científica.

- Andreas Vesalius desenvolveu uma nova técnica para a ilustração científica com sua obra-prima *"De humani corporis fabrica libri septem"*, obra surpreendente para a época.

ESCULTURA

- A *Pietà* (1498–1499) é uma das esculturas que consagrou Michelangelo como o artista mais bem documentado do século XVI. Na verdade, ele esculpiu tanto *Pietà* e *David* (ou Davi) antes dos 30 anos.

- A *Pietà* é a representação de uma mãe, a Virgem Maria, segurando o corpo de seu filho, Jesus Cristo. O observador pode perceber uma sensação de paz e serenidade, pois o rosto de Cristo não projeta sofrimento e Maria é uma jovem em luto.

- Michelangelo construiu o tamanho do corpo da Virgem Maria quase duas vezes a de Cristo, o que permite ao observador ver o filho como uma criança pequena, embora ele seja de fato um adulto crescido.

- O corpo do filho repousa nos braços e no colo da mãe, sua cabeça está caída e seu abdome está curvado. A escultura do filho tem uma definição abdominal fiel; podemos apreciar nitidamente os músculos oblíquos e o reto do abdome, assim como a posição convexa do abdome. Há uma mudança notável nas luzes e sombras quando comparada a outras esculturas.

- *Davi* é uma das esculturas mais icônicas do Renascimento e na história da arte. Michelangelo construiu esta majestosa escultura em mármore de 17 pés (5,7 m) de altura entre 1501 e 1504, na qual ele retrata um Davi tenso e assertivo apenas momentos antes da batalha com Golias.

- Esta obra-prima mostra um corpo humano masculino, atlético, forte e jovem, com uma definição muscular estonteante, que inclui os músculos deltoide, peitoral maior, serrátil, bíceps, reto do abdome e oblíquo. Sua pose está em contraposição com o pescoço tenso e a cintura escapular bem definida. Sua mão esquerda segura uma tipoia que está pendurada em seu ombro e desce pelas costas até a mão direita, que segura a alça da tipoia. Sua nudez reflete a história de Davi como declarado na Bíblia, ao contrário de escultores anteriores que o representavam como um guerreiro de armadura.

- A perspectiva mais uma vez desempenha um papel importante na identificação, tanto de uma cabeça grande e mãos grandes, que, somadas aos genitais pequenos, leva o observador (situado abaixo) a focar nas primeiras áreas e a evitar as últimas.

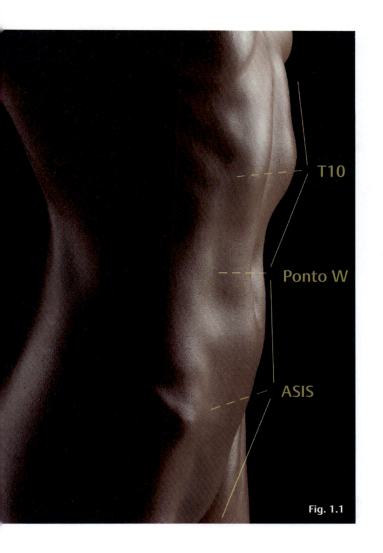

Fig. 1.1

PLANOS

- Artisticamente, o plano refere-se à superfície da imagem que nosso olho percebe quando olha para uma imagem bidimensional. As pinturas têm uma superfície real, que podemos tocar com nossas mãos, mas também têm uma superfície conceitual denominada plano pictórico, que se refere à superfície plana onde a imagem é criada (p. ex., tela, quadro, papel).

- Diferentes planos pictóricos permitem-nos criar ilusões por meio da pintura, como a sensação de observar por uma janela, a impressão de ver um objeto real em vez de um desenho ou mesmo dando uma aparência macia a desenhos em papel.

- Para gerar um efeito de profundidade, o desenho é desenvolvido em camadas e cada camada apresenta uma parte cada vez mais profunda da imagem, e, quando todos os elementos são colocados em ordem, um padrão muito harmonioso é gerado com um claro efeito de profundidade, como se estivéssemos contemplando a pintura através de uma janela.

- Da mesma forma, na lipoescultura em alta definição (HD), temos planos cirúrgicos, como as camadas superficiais e profundas, e, assim como um pintor usa o plano pictórico para gerar um efeito de profundidade ou suavização, um cirurgião plástico deve usar os planos cirúrgicos para replicar este efeito, mas sobre o corpo humano durante a cirurgia de escultura corporal (**Fig. 1.1**).

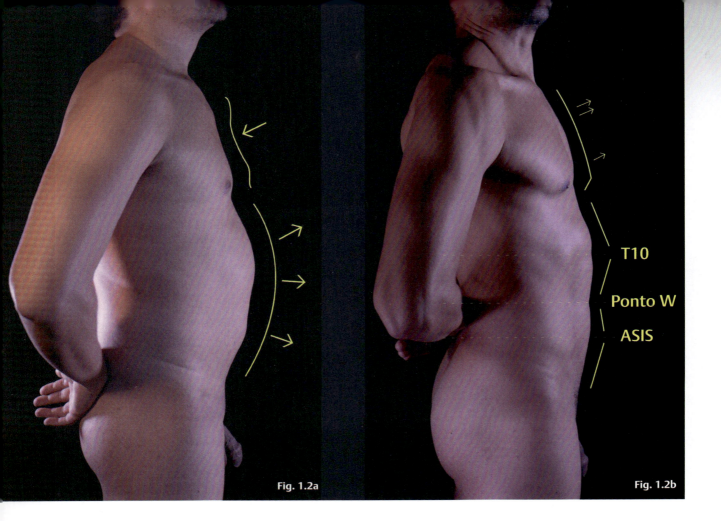

Fig. 1.2a Fig. 1.2b

- O abdome tem um significado especial na definição dinâmica (HD^2), uma vez que as características mais apelativas de muscularização podem ser esculpidas neste segmento corporal. Diferentes planos nos ventres abdominais e no tórax podem ser vistos através da pele em uma visão lateral. O tórax forma dois planos: uma convexidade no polo superior que cria um plano diferente em relação ao polo inferior **(Fig. 1.2a)**.

- Na área abdominal, podem ser observados quatro planos, de superior a inferior, cada um deles dividido em estrutura muscular e/ou esquelética, como segue **(Fig. 1.2b)**:

    - Plano superior: da inserção do abdome na caixa torácica até a borda livre da margem do arco costal (T10).
    - Plano central superior: de T10 até a linha da cintura (ponto W), geralmente no nível das últimas costelas flutuantes.
    - Plano central inferior: do ponto W à espinha ilíaca anterossuperior (ASIS).
    - Plano inferior: a partir da espinha ilíaca, seguindo a linha oblíqua, em direção ao púbis.

- Os planos são extremamente importantes ao restaurar a anatomia normal do abdome após procedimentos de escultura corporal excisional, bem como na lipoescultura HD^2 sozinha.

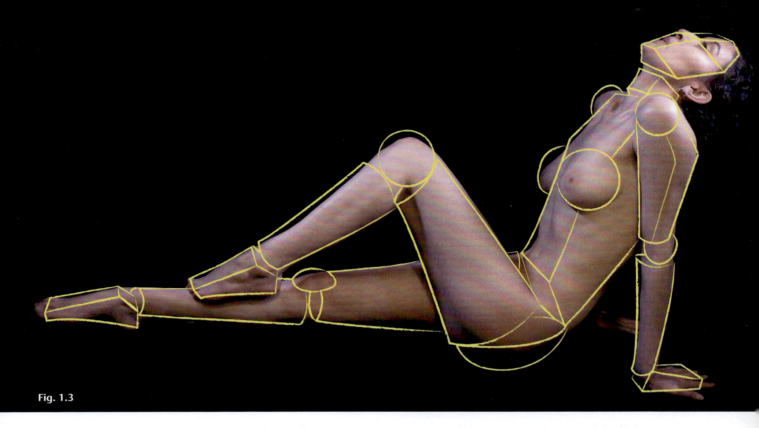

Fig. 1.3

FORMAS E POLÍGONOS

- Os escultores constroem suas criações por meio de uma série de formas, que, no final, constituem uma estrutura com conformação tridimensional distinta de um determinado objeto.

- Assim como as rosas têm caule, folhas, espinhos e pétalas, a estrutura humana tem uma série de segmentos que compõem o corpo.

- Uma estrutura pode ser constituída por três formas básicas: esférica, quadrada e tubular. Embora estas formas possam substituir e simplificar a complexa anatomia do corpo humano, elas precisam ser complementadas com aspectos específicos de cada segmento do corpo para resultar em uma caracterização maravilhosa (**Fig. 1.3**).

- A lipoescultura HD pode transmitir características precisas de diferentes segmentos corporais e transformar um braço tubular em um braço tonificado, musculoso, atlético e jovem (**Fig. 1.4**).

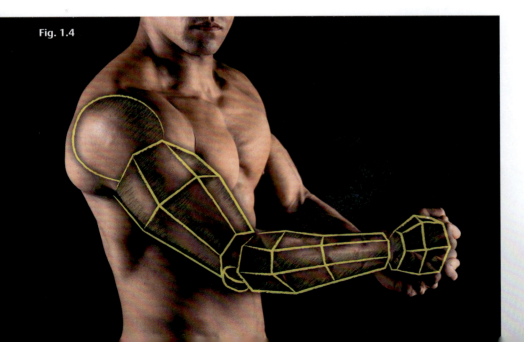

Fig. 1.4

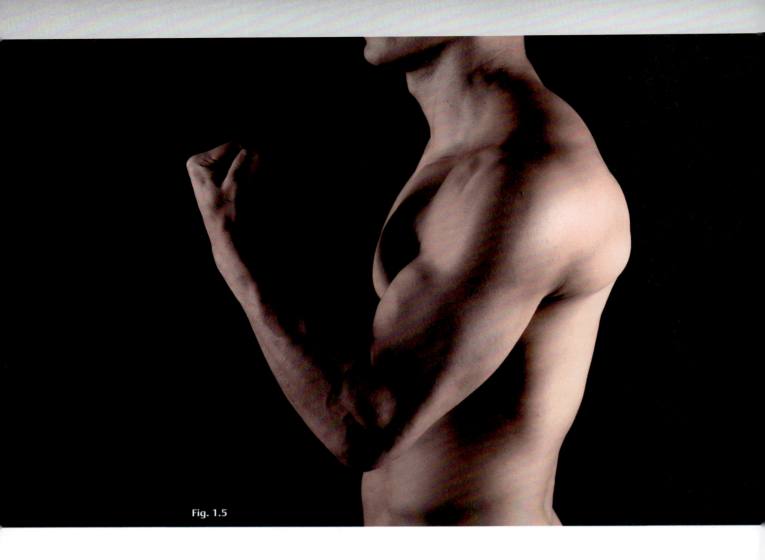

Fig. 1.5

LUZES E SOMBRAS

- Contraste é a interação de luzes e sombras sobre um objeto. Tradicionalmente, são comumente polarizadas, embora, na verdade, precisam ser complementares.

- Artisticamente, a luz pode ser usada para criar movimento, contar uma história ou gerar uma perspectiva em uma ampla diversidade de maneiras, enquanto as sombras permitem a percepção da forma, iluminação, tempo e volume.

- A progressão tonal é definida como a sucessão de tonalidades que suaviza a transição do claro para o escuro e vice-versa (**Fig. 1.5**).

- Na natureza, a interação luz-sombra é dinâmica e os artistas são desafiados a criar uma. Dito isto, o mármore é para o escultor o que é o corpo humano para o cirurgião plástico.

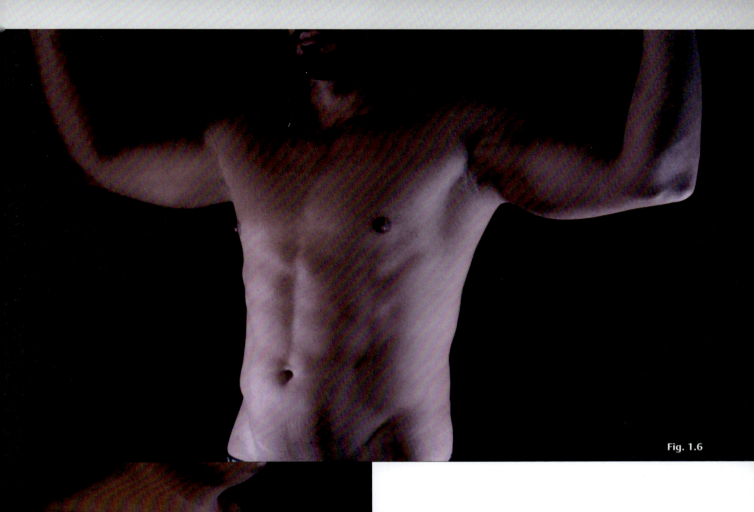

Fig. 1.6

- Não há superfícies planas no corpo humano, mas, na verdade, uma harmonia entre convexidade e concavidade, bem como entre bordas nítidas e suaves.

- A lipoescultura HD² utiliza este conceito de forma otimizada, usando escuro para enfatizar concavidades e claro para acentuar convexidades **(Fig. 1.6)**. Por exemplo, a remoção de gordura ao longo tanto da linha mediana quanto da prega inferior do peitoral maior enfatiza a convexidade muscular por meio de um efeito de sombreamento. Em seguida, a lipoenxertia destacará ainda mais a convexidade melhorando a percepção do volume **(Fig. 1.7)**.

Fig. 1.7

ARTENATOMIA

SFUMATO VERSUS CHIAROSCURO: FEMININO VERSUS MASCULINO

- *Sfumato* (palavra italiana para "matizado" ou "gradualmente desaparecido") é uma técnica em que os contornos são suavemente desfocados permitindo que as figuras sejam apreciadas por um efeito tonal, a partir de um fundo escuro e sem enquadrar contornos ásperos. Este procedimento permite obter a máxima interpenetração entre a figura e a atmosfera. É como pintar sem traçar linhas.

- *Chiaroscuro* (do italiano *chiaro* = luz e *oscuro* = obscuro) é o forte contraste aplicado à pintura a fim de obter uma sensação de volume ou aparência tridimensional de formas e objetos.

- Ao esculpir um corpo feminino, é importante realçar as luzes e sombras acentuando suavemente os contornos e fazer transições suaves entre as estruturas (**Fig. 1.8**).

- Para o corpo masculino, contornos nítidos e linhas profundas são preferíveis com um contraste marcado de sombras entre diferentes grupos musculares (**Fig. 1.9**).

 NOTA

Ambos os conceitos de sfumato e chiaroscuro são utilizados dependendo do gênero. O primeiro combina mais com a beleza ideal da mulher e o último, mais para os homens.

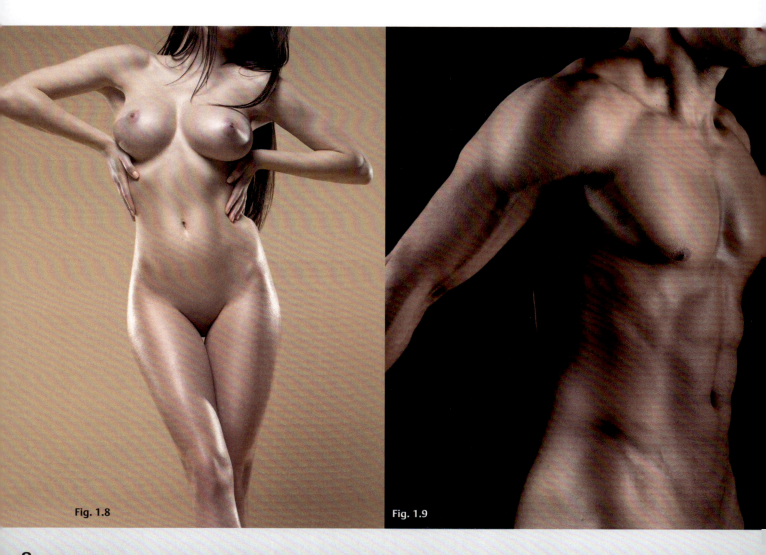

Fig. 1.8 Fig. 1.9

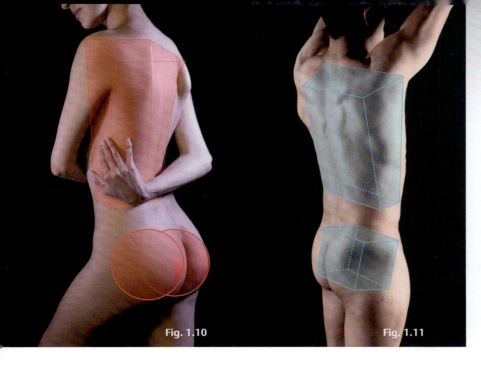

Fig. 1.10 Fig. 1.11

DOS PLANOS AOS MÚSCULOS

- A unidade do tronco é composta pela caixa torácica e pelo abdome, que está ligado aos quadris. Com relação aos gêneros, a caixa torácica assemelha-se a uma caixa, e a coxa a um tubo para ambos, enquanto os quadris são semelhantes a uma esfera para mulheres (**Fig. 1.10**) e a uma caixa para homens (**Fig. 1.11**). A adição de tubos mais finos e de uma esfera para a unidade do tronco forma os membros superiores e a cabeça, respectivamente (**Fig. 1.12**).

- A ideia de uma forma isolada não faz sentido artístico, mas nos fornece a estrutura elementar para os próximos detalhes que irão caracterizá-la e dar-lhe um significado.

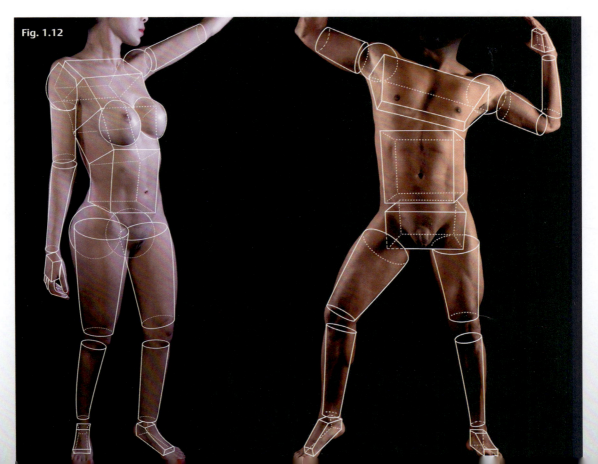

Fig. 1.12

ARTENATOMIA

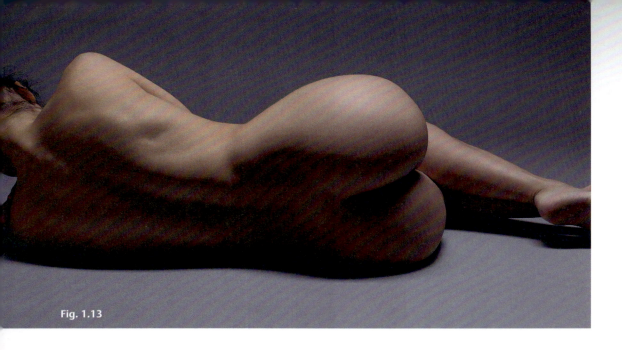

Fig. 1.13

- Por exemplo, a definição suave do losango de Michaelis torna a estrutura tubular do quadril feminino muito atraente. Da mesma forma, a definição das cristas ilíacas e dos músculos glúteos aumenta a estrutura esférica das nádegas femininas. Além disso, o tronco posterior da mulher inclui diferentes planos que interagem em uma transição suave entre nádegas e um tronco superior definido (**Fig. 1.13**).

- Por outro lado, a muscularização masculina inclui a definição nítida de alguns músculos específicos e o aumento volumétrico de outros grupos musculares (**Fig. 1.14**).

- Um escultor corporal analisa os diferentes planos e formas do corpo humano para esculpir os grupos musculares que realçam as características anatômicas masculinas ou femininas.

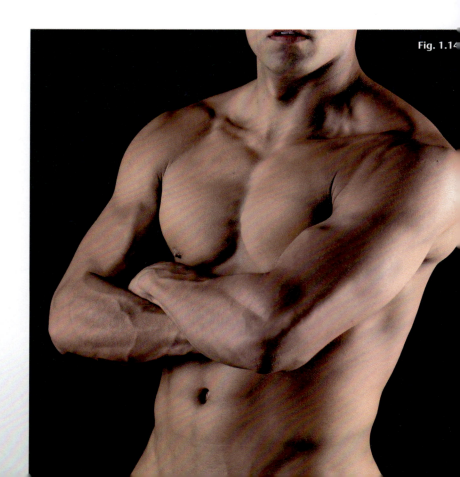

Fig. 1.14

DETALHES EM MOVIMENTO

- O movimento é gerado pela interação entre contração muscular, movimento articular e firmeza óssea. Ele permite a expressão dos seres humanos. Assim, foi incorporado na arte e na escultura corporal.

- Uma partitura musical é uma sucessão de notas que faz sentido quando tocada como um todo. O gesto é um movimento entre as formas que geram uma expressão e uma reação.

- As formas são ligadas por um eixo ao qual podem ser fixadas diferentes estruturas. As curvas que adicionamos a este eixo resultarão em um gesto diferente e, desse modo, uma aparência viva do todo (**Fig. 1.15**). Este efeito curvado constitui o conceito de *contraposto*.

- *Contraposto* (italiano para "contraposição") refere-se à oposição harmônica de diferentes segmentos do corpo humano, o que resulta em uma melhor percepção das formas e a percepção da dinâmica do movimento em uma figura estática.

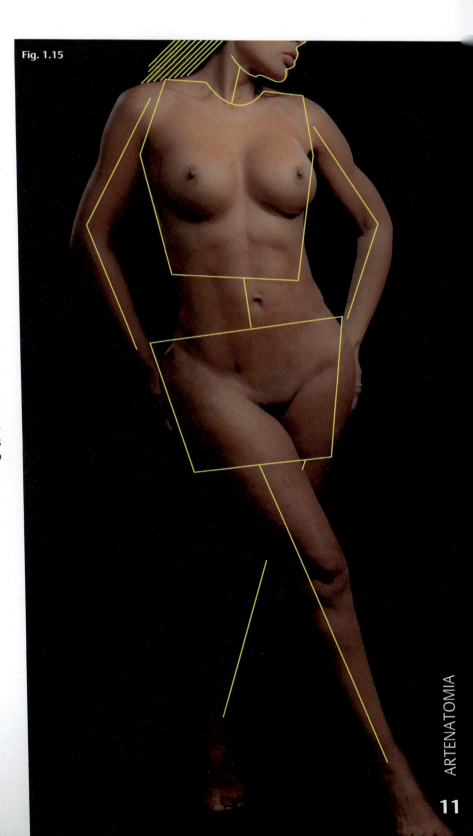

Fig. 1.15

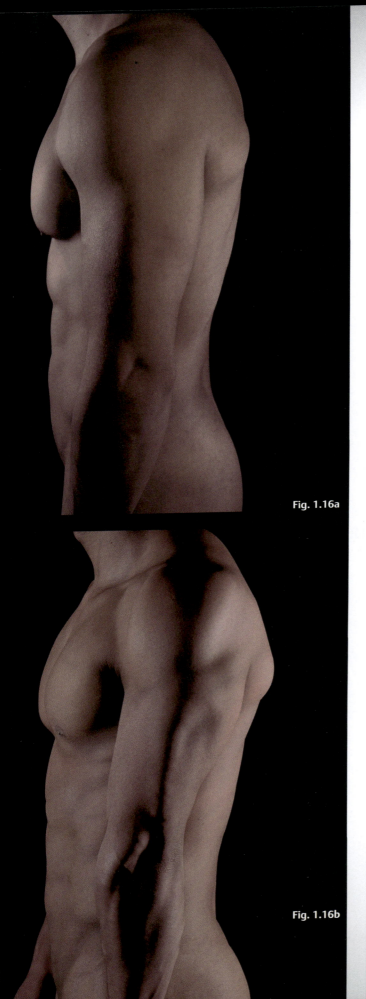

Fig. 1.16a

Fig. 1.16b

- Como exemplo, o músculo peitoral maior dá ao tórax uma percepção de volume, quando em repouso, e uma zona de sombra na região subaxilar destaca a definição do músculo serrátil, quando contraído. Da mesma forma, o tríceps braquial fornece percepção de volume e zonas de sombra quando em repouso (**Fig. 1.16a**) *versus* durante a contração, respectivamente (**Fig. 1.16b**).

ANATOMIA SUPERFICIAL

- Músculos de maior relevância no tronco: reto do abdome, oblíquo externo, serrátil anterior, peitoral maior, latíssimo do dorso, eretor da espinha e multífido.

- Músculos no ombro e braço: deltoide, tríceps braquial, bíceps braquial e braquial.

- Músculos das coxas e quadris: glúteo máximo, glúteo médio, iliopsoas, quadríceps, isquiotibiais, sartório, adutor magno, adutor longo e grácil.

- Músculos da perna: gastrocnêmio e sóleo.

- Todos estes grupos musculares serão explicados em detalhes nos próximos capítulos do livro.

BIOTIPOS HUMANOS

- A beleza é um dos termos mais cosmopolitas da história. Cada ser humano tem diferentes características físicas que os tornam únicos.

- A atração física tem sido objeto de pesquisa em diversas áreas, como biologia, antropologia e psicologia. Ainda assim, não temos uma resposta precisa ou única para o que é beleza ou pelo que a atratividade física é determinada. Então, a beleza, de alguma forma, depende dos olhos de quem vê.

- Beleza e função biológica são historicamente relacionadas devido à concepção de saúde e bem-estar. Como resultado, os biotipos corporais foram descritos e classificados por Sheldon em endomorfo (**a**), mesomorfo (**b**) e ectomorfo (**c**) (**Figs. 1.17** e **1.18**).

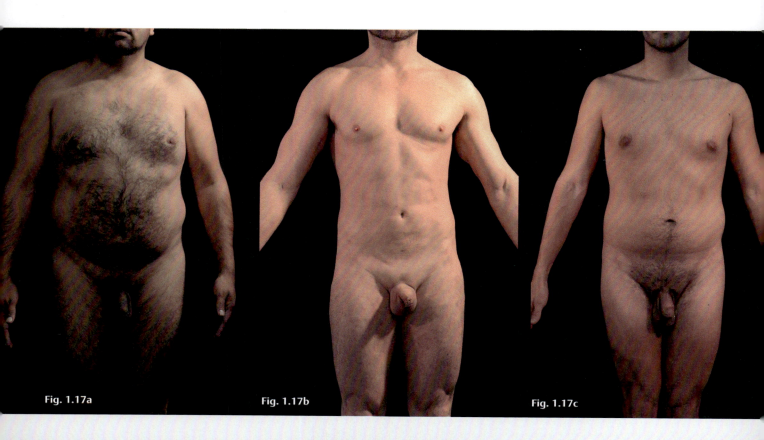

Fig. 1.17a   Fig. 1.17b   Fig. 1.17c

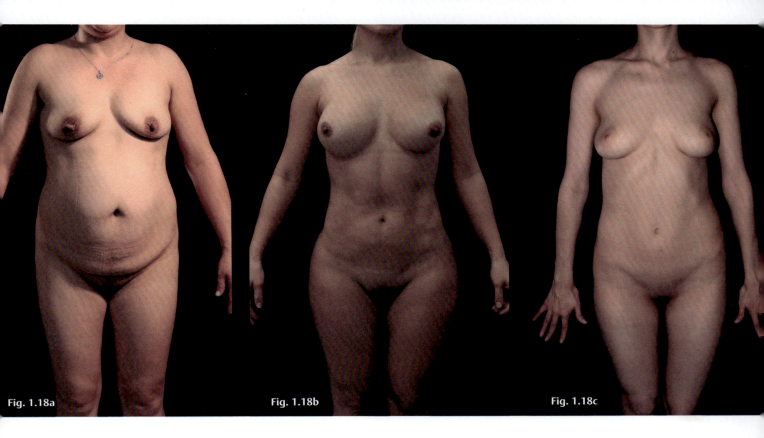

Fig. 1.18a Fig. 1.18b Fig. 1.18c

– *Endomorfo*: excesso de gordura corporal e visceral, massa muscular subdesenvolvida e postura típica (= paciente com sobrepeso/obeso).

– *Mesomorfo*: menos gordura, com ossos proeminentes, além de um corpo tonificado e definido devido a uma musculatura bem desenvolvida.

– *Ectomorfo*: estrutura óssea frágil com pouco desenvolvimento da massa muscular. Indivíduos magros, geralmente altos, com baixo teor de gordura corporal e alta taxa metabólica, que lutam para ganhar peso.

CIRURGIA

- A lipoescultura HD permite-nos realizar a lipoescultura de 360 graus, seguindo conceitos artísticos a partir da escultura da anatomia superficial.

- Desta forma, a medicina, a arte do corpo humano, continua seu extraordinário desenvolvimento. Que tipo de arte poderia ser maior do que a medicina? Que forma de expressão poderia ser maior do que esculpir o corpo humano, o auge da evolução?

FORÇA *VERSUS* DEFINIÇÃO

- Nós, seres humanos, como mamíferos, éramos basicamente desenvolvidos para o movimento e nossos músculos evoluíram para esse propósito. Teorias sobre o bipedalismo descrevem a capacidade única da configuração à mão livre da espécie *Homo* para usar ferramentas, que alterou secundariamente a configuração anatômica da extremidade superior. Artisticamente, todos os músculos não são considerados iguais; assim como as máquinas envolvem múltiplas partes funcionais, o corpo humano é feito de músculos de força e músculos de definição.

- Conceito: todos os grupos musculares em HD^2 devem ser sujeitos à definição. No entanto, os músculos de força são aqueles que requerem algum grau de aumento de volume ou projeção usando enxertos adiposos intramusculares/subcutâneos, com o intuito de melhorar a aparência física, enquanto os músculos de definição são aqueles que requerem bordas verdadeiramente nítidas.

- Dividimos a lipoescultura HD^2 de acordo com o gênero da seguinte forma:
    - Músculos de força em homens: peitoral maior, bíceps braquial, tríceps braquial, trapézio, deltoide e latíssimo do dorso (**Fig. 1.19**).

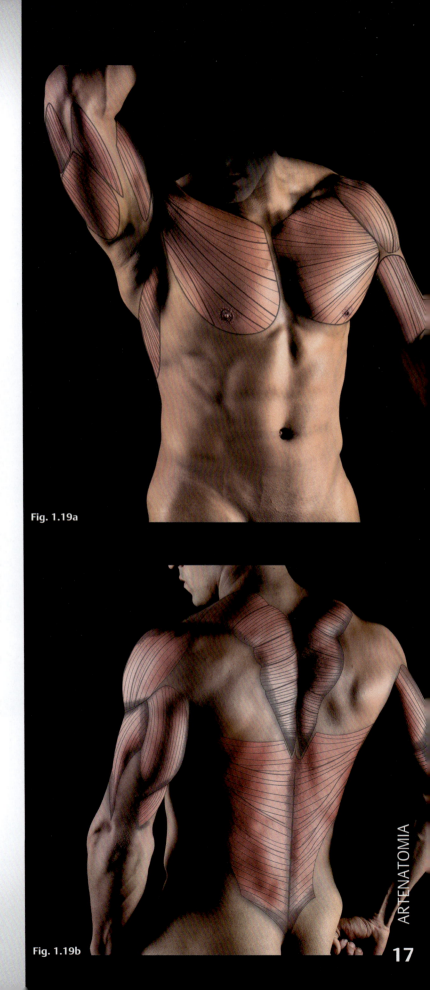

Fig. 1.19a

Fig. 1.19b

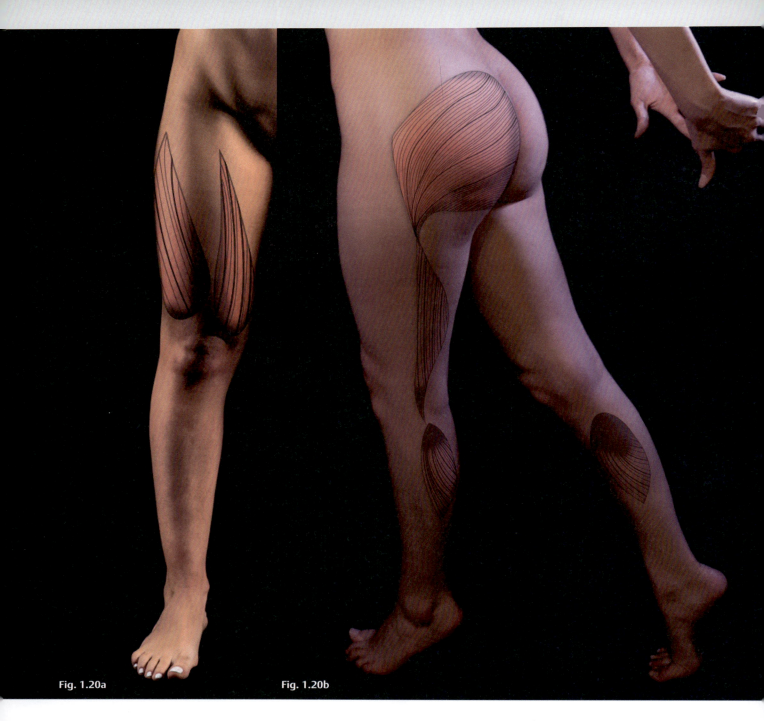

Fig. 1.20a   Fig. 1.20b

– Músculos de força em mulheres: glúteo máximo, vasto medial e lateral, bíceps femoral e gastrocnêmio (**Fig. 1.20**).

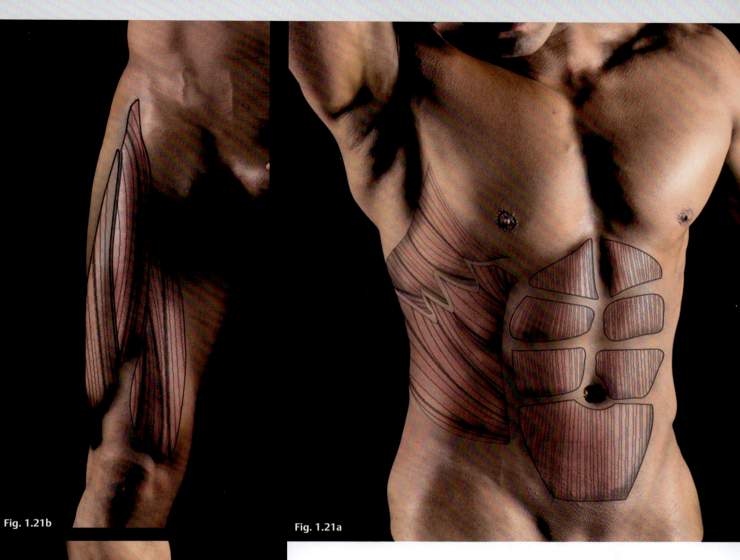

Fig. 1.21b

Fig. 1.21a

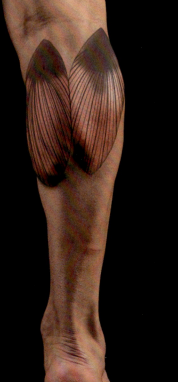

Fig. 1.21c

– Músculos de definição em homens: reto do abdome, serrátil anterior, oblíquo, quadríceps e gastrocnêmio (**Fig. 1.21**).

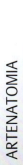

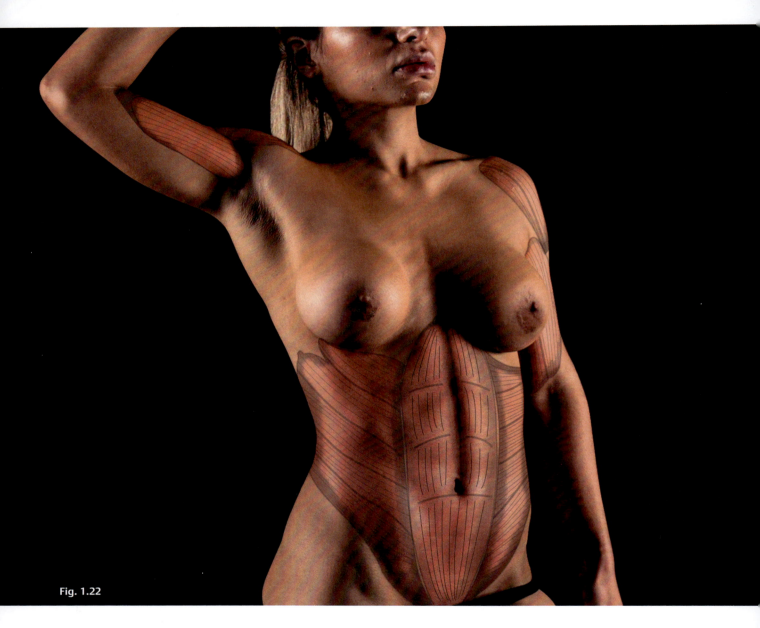

Fig. 1.22

 NOTA
Os músculos classificados como músculos de força em homens são geralmente músculos de definição em mulheres e vice-versa.

– Músculos de definição em mulheres: reto do abdome, oblíquo, deltoide e bíceps braquial **(Fig. 1.22)**.

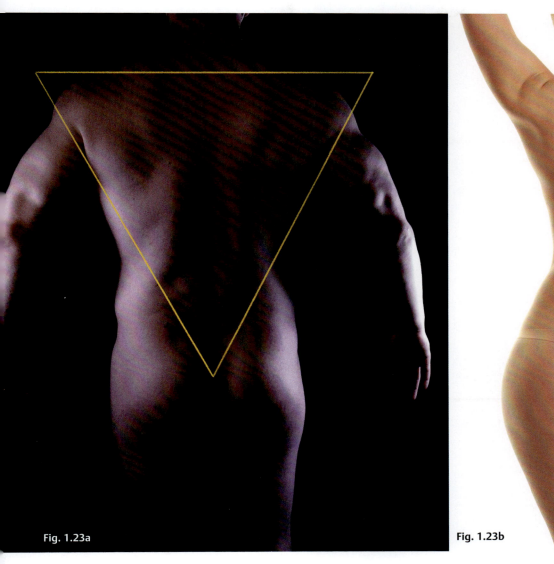

Fig. 1.23a

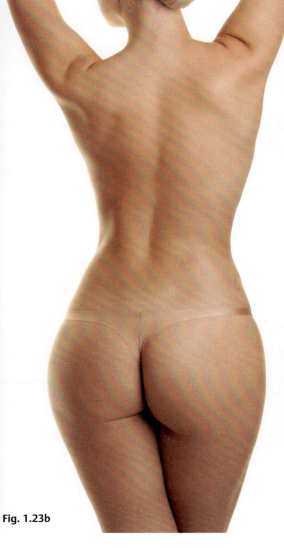

Fig. 1.23b

- Os músculos de força da parte superior do tronco nos homens aumentam a forma em V do contorno masculino **(Fig. 1.23a)**, enquanto, nas mulheres, os músculos de força nos quadris e coxas realçam a aparência curvilínea da silhueta feminina **(Fig. 1.23b)**.

- Comparativamente, enquanto nos homens a distinção entre os músculos de força e de definição é evidente, nas mulheres pode ser um pouco "vaga", então o cirurgião deve encontrar um equilíbrio entre definição e volume muscular para cada caso.

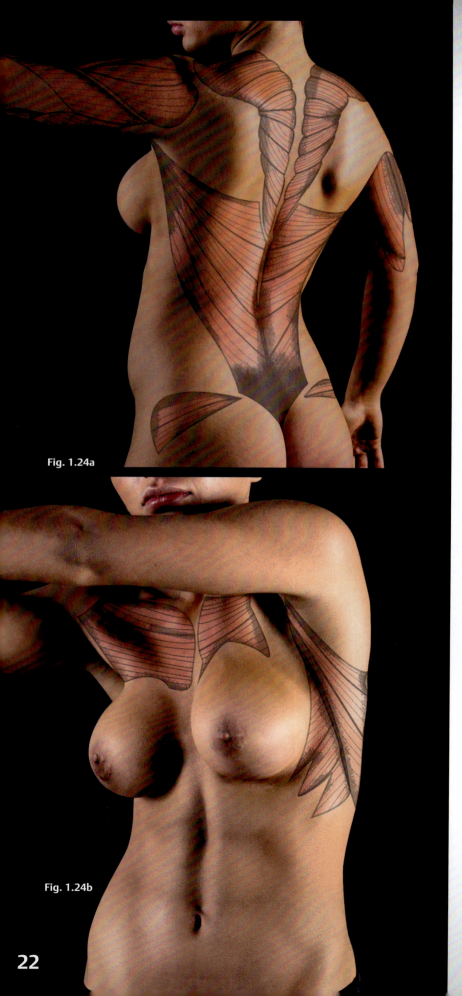

Fig. 1.24a

Fig. 1.24b

- Além disso, alguns músculos são considerados como masculinizantes e geralmente não são aumentados na paciente feminina (**Fig. 1.24**), como:

  – Deltoide.
  – Trapézio.
  – Tríceps braquial.
  – Glúteo médio.
  – Peitoral maior.
  – Latíssimo do dorso.
  – Serrátil anterior.

- É a interação entre músculos de força e de definição que nos permite criar características específicas para homens e mulheres, incluindo graus de definição. No entanto, os desfechos dependerão tanto de seu biotipo corporal quanto de preferências individuais.

FACETAS FEMINILIZANTES

- Para as mulheres, preferimos usar o conceito de *facetas feminilizantes*: são planos específicos sobre diferentes segmentos corporais que interagem entre si para dar ao corpo uma silhueta feminina natural; portanto, é obrigatório respeitá-los durante a lipoescultura HD.

- Por exemplo, enquanto o braço masculino tem músculos de força, o braço feminino precisa da interação de vários planos (facetas) – uma forma totalmente cilíndrica, com uma transição suave entre o deltoide e o sulco lateral do braço e uma faceta posterior sem definição adicional (**Fig. 1.25**).

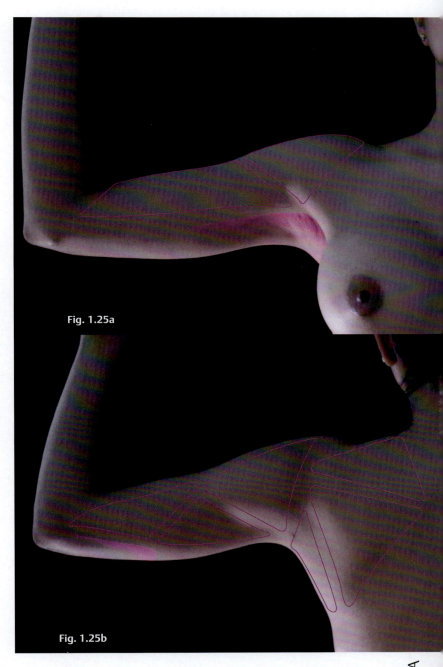

Fig. 1.25a

Fig. 1.25b

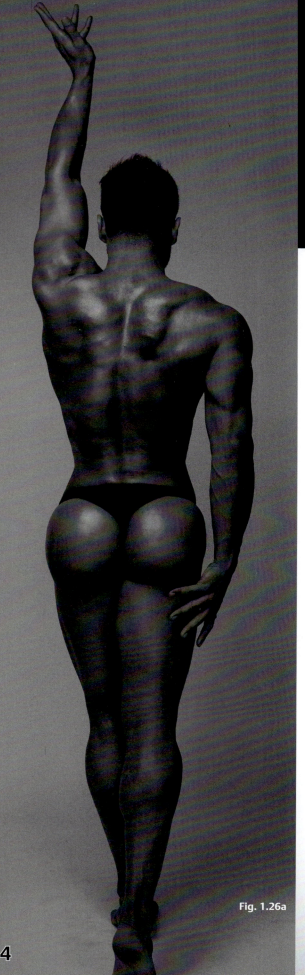

Fig. 1.26a

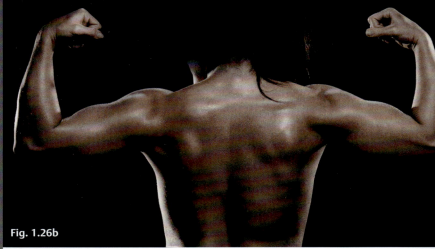

Fig. 1.26b

> **NOTA**
>
> *Da mesma forma, as mulheres poderiam ser submetidas à masculinização do contorno corporal por meio da HD², aumentando a aparência volumétrica dos músculos de força na parte superior do corpo: deltoide, tríceps, bíceps braquial, latíssimo do dorso e trapézio* **(Fig. 1.26b)**.

- Diferentes facetas podem ser encontradas no corpo feminino que diferem daquelas observadas no corpo masculino:

    – Braços magros com pequena volumetria muscular.
    – Planos musculares na região posterior do tronco em relação à escápula.
    – Cintura curvada e definida em relação aos quadris.
    – Forma glútea arredondada com contorno suave e difuso da linha da cintura até os quadris.
    – Perna com uma configuração interna contínua em duplo S e planos musculares nas laterais das coxas e panturrilhas.
    – Panturrilhas tubulares com uma transição suave para uma forma de cone em direção distal.

> **NOTA**
>
> *Os homens podem ser submetidos à feminilização do contorno corporal de acordo com a preferência dos pacientes. A HD² permite ao cirurgião criar a forma em V do tronco masculino e, no mesmo indivíduo, realçar a parte inferior do corpo curvilíneo feminino* **(Fig. 1.26a)**.

LEITURAS SUGERIDAS

1. Collingwood RG. The principles of art. Ravenio Books; 1938

2. Von Staden H. Herophilus: The art of medicine in early Alexandria: Edition, Translation, and Essays. Cambridge University Press; 1989

3. A brief history of anatomical illustration | Anatomia Collection: anatomical plates 1522–1867. Accessed online: https:// anatomia. library.utoronto.ca/about/history_illustration

4. Simblet S, Davis J. Anatomy for the artist. New York, NY: DK Publishing Inc.; 2021

5. Huston S. Figure drawing for artists making every mark count. Beverly, MA: Quarto Publishing Group; 2016

6. Mende K. Light and shadow in painting—concerning the expression of shadows in western painting. J Geom Graph 2001;5(1):53–59

7. Hoyos AE, Prendergast PM. The human form as art: contours, proportions, and aesthetic ideals. In: High Definition Body Sculpting. Springer Berlin Heidelberg; 2014:3–18

8. Sfumato. Chiaroscuro. Contrapposto. Picture Plane | Glossary | National Gallery, London

9. Sheldon WH (with Stevens SS, Tucker WB). The varieties of human physique: an introduction to constitutional psychology. New York, NY: Harper; 1940

10. Zarins U, Kondrats S. Anatomy for sculptors: understanding the human figure. Seattle, WA: Exonicus, LLC; 2019

2
FUNDAMENTOS

RESUMO

Vários conceitos e definições foram descritos conforme necessário para compreender a lipoescultura de alta definição e definição dinâmica. Esta última, baseada em conceitos de alta definição, incorpora novas noções sobre as estruturas básicas, dinâmica de movimento e detalhes do corpo humano que precisam ser considerados para alcançar resultados verdadeiros, naturais e harmônicos. O propósito final de qualquer cirurgia é restaurar as características do físico normal e não modificar funções fisiológicas e biológicas. Para procedimentos de escultura corporal, quanto mais natural for o resultado, melhor. Alguns problemas desafiadores em cirurgia plástica estética são os resultados falsos e a aparência "estática" das estruturas corporais no pós-operatório. Vamos descrever neste capítulo a história da beleza e como reconhecer sua importância para os resultados, a fim de compreender melhor porque a naturalidade e evitar um resultado falso são cruciais para um procedimento de contorno corporal bem executado.

História da Beleza e Definição

- O conceito de beleza é intrínseco ao comportamento humano e ao ambiente de desenvolvimento. Tem sido estudado e descrito desde o início da civilização por muitos filósofos. Historicamente, a beleza é considerada tão valiosa quanto a verdade, a justiça e a bondade.

- O conceito de beleza está atrelado a fatores culturais, estilos de vida e preceitos próprios. Portanto, nenhuma definição global realmente existe.

- *Agostinho* questionava se as coisas eram belas porque davam prazer ou davam prazer porque eram belas; ele concluiu a última declaração como a mais precisa.

- *Platão* associou o conceito de beleza a uma resposta de amor e desejo, situando-o também no reino das formas.

- *Plotino* sugeriu que a beleza dependia das formas em um conceito idealista seguindo a filosofia de Platão, em que as coisas feias eram aquelas sem um domínio completo de um padrão.

- A *Metafísica* de *Aristóteles* deu à beleza um conceito matemático em que ordem, simetria e definição foram consideradas a base da beleza. Na obra *Poética*, a beleza surge como impressão de grandeza e ordem. *Kant* definiu a beleza como um símbolo de bondade moral.

- A beleza é multidimensional e as mudanças genéticas podem significar que a atratividade pode estar ligada à longevidade e à preservação da espécie humana.

- Fenótipos de homens e mulheres e seu impacto sociocultural ao longo do tempo e entre culturas significam que a beleza está em constante mudança e não é universal.

EGITO ANTIGO

- O Egito Antigo é uma das civilizações mais notáveis na história. Eles foram os primeiros a criar perfumes e outras ferramentas de beleza. Ambos os gêneros costumavam raspar a cabeça e usar perucas feitas de cabelo humano, pelos de animais ou fibras vegetais. Eles usavam o *kajal* (ou *kohl*) não apenas como maquiagem para proteção contra sol e poeira, mas também como a representação da ligação com "O olho de Hórus", o falcão sagrado.

- Os homens sempre eram retratados com uma figura de aparência jovem, alta e esbelta, com ombros largos e nariz comprido dentro de um rosto imberbe, que era um símbolo de *status* entre os homens nobres.

- As mulheres eram retratadas com quadris largos, seios pendentes, corpo esguio e um rosto fino, com um destaque especial na maquiagem que realçava os traços femininos, como apreciados no busto de Nefertiti.

GRÉCIA ANTIGA

- *Epicuro* é o pai do Epicurismo; uma doutrina de pensamento concebida por um fundamento hedonista em que todos os homens lutavam por felicidade; portanto, a felicidade era equiparada ao prazer. O corpo ainda é o principal instrumento para alcançar prazer.

- A combinação de hedonismo e ciclo épico envolvia o corpo humano como uma pedra angular no desenvolvimento social do tempo.

- Os antigos gregos contemplavam o corpo como a harmonia do todo a partir de cada uma de suas partes, em vez de seus adornos. Os homens eram representados com corpos atléticos e as mulheres com formas curvilíneas com cintura larga e seios pequenos.

ROMA ANTIGA

- Roma era o maior centro urbano do mundo antigo; eles conseguiram controlar territórios em três continentes ao longo do "*mare nostrum*" (lit. nosso mar) Mediterrâneo. Assim, muitos dos cânones de beleza dos romanos foram herdados dos gregos.

- O conceito de beleza romana era baseado na perfeição e harmonia do corpo. Como os gregos, o ideal de beleza masculina romana era com base em heróis e atletas, como militares de elite (p. ex., centuriões), com corpos fortes e tonificados e uma clara definição muscular que representa força e masculinidade.

- O ideal de beleza feminina romana baseava-se em corpos pequenos, ombros estreitos, quadris pronunciados, seios pequenos e coxas largas. Para ambos os gêneros, a pele pálida era um símbolo de *status* social e o cabelo loiro era desejável, então nobres tomavam banho de leite e tingiam os cabelos.

IDADE MÉDIA

- O estilo de vida era regido por uma forte influência religiosa na idade média; portanto, a pureza da alma e a preocupação com a salvação governavam os padrões de beleza, enquanto os cuidados com o cabelo e o corpo, assim como as roupas, eram considerados frívolos.

- A nudez era um tabu para as mulheres, mas não para os homens. Na verdade, o corpo masculino era considerado uma apologia da perfeição.

- No entanto, a pele pálida, cabelos loiros finos, cintura estreita e seios pequenos eram considerados ideais para mulheres, enquanto um físico atlético com ombros largos e quadris estreitos, pernas longas e pronunciadas eram ideais para homens.

RENASCIMENTO

- O Renascimento foi uma época repleta de inovações em diversos campos do conhecimento. O conceito matemático de beleza de Aristóteles atingiu seu clímax com o "*Homem Vitruviano*" de Da Vinci, em que o problema matemático de como calcular a mesma área para um quadrado e um círculo (quadratura do círculo) foi resolvido por *Leonardo da Vinci* por meio dos conceitos propostos na obra "*De Architectura*" de Marco Vitrúvio.

- Vitrúvio afirmou que o umbigo era o centro do corpo humano e descreveu a relação quase perfeita entre a envergadura e a altura de um indivíduo, colocando, assim, o corpo perfeitamente dentro de um quadrado.

- O *homem vitruviano* expõe como um homem pode existir dentro de todos os seus elementos e retrata seu corpo com uma clara definição muscular e proporções simétricas. Filosoficamente, foi percebido como um equilíbrio da criação e desenvolvimento capaz de alcançar a perfeição e, como tal, a beleza.

- O homem geralmente era retratado nu com corpos musculosos, tonificados e jovens, enquanto as mulheres eram mais voluptuosas e curvilíneas em comparação com as mulheres da idade média.

BARROCO

- A percepção do corpo masculino ideal era comparável àquela do Renascimento com uma musculatura superficial bem definida e aparência tonificada, enquanto o corpo feminino ideal mudou para um aumento nas proporções de seios, braços, cintura e pernas.

NOTA

Giovanni Pico Della Mirandola propôs que os seres humanos tinham a capacidade de ocupar qualquer posição entre o Bem e o Mal por meio de suas ações (livre arbítrio), o que levou à concepção da humanidade como o centro do universo.

ROMANTISMO

- Embora a tuberculose surgisse como uma doença devastadora durante o romantismo, a aparência doentia dos pacientes que sofriam dela foi considerada ironicamente bonita na época.

- As mulheres eram representadas por pele branca, cintura estreita, mãos pequenas e testas largas, onde raspavam a linha do cabelo. Por sua vez, tentavam parecer doentes tomando vinagre e mesmo usando colírios de beladona para obter olhos midriáticos e doentes.

DÉCADA DE 1920

- A proibição do álcool e os bares clandestinos no início da década de 1920 representou o início da emancipação feminina da dominação masculina que governava o contexto social por tantos anos.

- As mulheres começaram a se incorporar às atividades de trabalho, então o ideal de beleza feminina era estereotipado por cabelos curtos, corpos magros, quadris estreitos e, principalmente, por roupas com trajes simples associados a suas ocupações.

- Charles Atlas era considerado um padrão de beleza icônico e a representação clara da masculinidade com músculos volumosos e bem definidos com costas largas em V.

DÉCADAS DE 1930–1950

- Estas décadas foram consideradas o *boom* de Hollywood, onde as mulheres preferiam corpos curvilíneos com seios grandes, figura de ampulheta e cintura bem definida. Durante as guerras, Betty Grable era conhecida como "A garota que esperava em casa que os homens voltassem da guerra".

- Marylyn Monroe foi um dos maiores ícones durante o pós-guerra e representou a beleza feminina que impulsionou as novas revistas de entretenimento masculino.

DÉCADAS DE 1960–1970

- "Amor, paz, rebelião e magreza" resume os eventos que ocorrem durante estas décadas. Muito parecido com a década de 1920, as mulheres com corpos magros, pernas longas e cabelos curtos foram as principais tendências da década de 1960. A minissaia foi introduzida para destacar o comprimento das pernas femininas.

- A década de 1970 foi uma época de revolução contra os estigmas sociais, contra imposições estereotipadas, embora a magreza permanecesse um padrão. Nos anos seguintes, um enfoque especial foi dado ao estado nutricional e dietas, exercícios e perda de peso para evitar a obesidade.

DÉCADA DE 1980

- A década de 1980 marcou a receita das curvas como um ideal de beleza feminina que foi posteriormente comercializada pela mídia e supermodelos. Seios e nádegas grandes com cintura fina voltaram à cena; na verdade, as modelos começaram a obter um lucro muito bom com seus corpos.

- Este fenômeno encorajou as pessoas a começarem a frequentar a academia para melhorar sua aparência física e foi realmente considerado um sucesso pessoal. Isso resultou em uma nova era de competições de fisiculturismo e *fitness*. No entanto, os corpos ideais masculinos ou femininos comuns estavam longe destes padrões.

- As revistas adultas estavam cheias de seios grandes e cinturas definidas e algumas mulheres queriam alcançar tais corpos. No entanto, uma sociedade divergente também considerava curvas suaves e uma aparência esbelta como padrões de beleza.

DÉCADA DE 1990

- Novas mulheres "empoderadas" decidiram resistir e entrar na disciplina de se privarem. Então, a aparência de desabrigada estava na moda como exibiu Kate Moss.

- Este fascínio por modelos abaixo do peso provocou o surgimento de distúrbios alimentares nos Estados Unidos. Ana Carolina Reston foi a prova viva destes equívocos extremos de beleza e comportamentos pouco saudáveis. Seu IMC era de apenas 13 kg/m^2; ela morreu mais tarde de complicações por desnutrição.

- A geração do milênio buscou outros horizontes além dos reprodutivos. O conceito era focar em um estilo de vida mais saudável e participar mais de esportes aquáticos; no entanto, o sedentarismo foi prevalente, o que levou a altas taxas de sobrepeso e obesidade.

- O crescimento exponencial da tecnologia aliada à internet permitiu a divulgação massiva de informações.

- Embora a mídia social seja atualmente a ferramenta mais poderosa de *marketing*, a edição fotográfica e as representações enganosas têm permitido um número de propagandas falsas ou golpes. Isto criou não apenas falsas expectativas entre as pessoas, mas também afetou a autoestima dos indivíduos.

- Os padrões de beleza tornaram-se diversos e as mulheres não favorecem apenas um tipo de corpo. Aparências magras, gordas, curvilíneas, esbeltas, musculosas, naturais e antinaturais eram e ainda são válidas em uma nova sociedade inclusiva onde a discriminação não tem lugar algum.

ANOS 2000

- Tendências são apenas comportamentos ou maneiras temporárias que parecem se repetir depois de algum tempo.

- O novo milênio lidou primeiro com todas as falhas do próprio ano 2000: Y2K, o "*bug* do milênio", teorias da conspiração, fim dos tempos, etc.

- Geração Z ou "*zoomers*" são os filhos da geração X e foram apelidados de "nativos digitais", pois foram a primeira geração a nascer durante a era da Internet (1990–2012).

- A era da Internet levou a uma disseminação mais rápida de informações e disseminação de revistas digitais, jornais, boletins e cartazes, onde mulheres altas e atléticas mais uma vez se tornaram populares em suas primeiras páginas.

- Uma nova tendência surgiu entre as mulheres: a mulher curvilínea "*fit*" ou "em forma".

- O estilo de vida *fitness* surgiu como uma nova tendência entre a população jovem, em que não só o corpo, mas também a paz interior foi importante, o que também resultou em uma perspectiva mais consciente sobre o ambiente.

- Os *Zoomers* tendiam a incorporar um estilo de vida mais saudável, mas preservando a forma voluptuosa nas mulheres e a aparência musculosa nos homens.

- Havia menos ênfase nas curvas do que nas décadas de 1950 e 1980, mas definitivamente mais do que na década de 1990. De fato, a supermodelo brasileira Gisele Bündchen foi considerada pela revista *Rolling Stone* como a garota mais bonita do mundo devido ao equilíbrio perfeito entre atletismo e corpo curvilíneo.

ANOS 2010

- Nos últimos anos, houve uma enorme mudança em como as pessoas percebem o físico e descrevem o que é beleza.

- Estamos atualmente no auge das mídias sociais e *marketing* digital em que tudo o que se pode precisar está a apenas um clique de sua mão.

- Informações em tempo real (notícias, esportes, tendências sociais) tem um impacto social maior do que antes.

- O *marketing* digital e o estilo de vida *fitness* permitiram que inúmeros atletas, modelos e até mesmo homens e mulheres comuns se tornassem empreendedores e usassem seus corpos para fazer/promover negócios e publicidade.

- Na verdade, a presença mundial de supermodelos está se tornando cada vez mais frequente nas redes sociais, o que continuamente impulsiona a sociedade para a busca de um estilo de vida saudável e um novo padrão de beleza do hemisfério ocidental: a mulher *Superfit*.

- Como resultado, as mulheres passaram a ter não apenas um único padrão, mas um espectro que inclui a figura esbelta, a forma voluptuosa e a aparência em forma, que podem ser combinadas durante a cirurgia estética para atender aos desejos de uma determinada paciente.

- A geração Alfa (nascida em 2010 e posteriormente) sucede a Geração Z. Os Alfas são os filhos da geração do milênio, que estão influenciando sua compreensão sobre beleza e físico, misturando conceitos entre o que era durante a década de 1980 e o que é no século XXI.

- Durante a última década, o clã Kardashian/Jenner concluiu um *reality show* de 20 temporadas em que o público poderia apreciar diferentes fenótipos corporais (voluptuosa, magra, atlética). Com tantos amantes quanto odiadores, o grande sucesso deste programa, de fato, reforça nossa teoria de que os "padrões" de beleza não seguem um estereótipo único.

- Consequentemente, estamos enfrentando mais uma vez a popularidade da forma feminina de ampulheta, embora associada ao "toque" *fitness*, o que reforça ainda mais o comportamento cíclico das tendências de beleza.

- Atualmente, obras de arte e esculturas têm muitos padrões distintos de beleza, e cada sociedade ou etnia pode ter ideais diferentes de acordo com suas próprias crenças, percepções e até mesmo religião.

- Na verdade, as preferências estéticas femininas dependem de três biotipos: a modelo esbelta dos anos 1990, a mulher curvilínea/voluptuosa e a influenciadora *fitness*, que reforça a frase "A beleza está nos olhos do observador".

- Teremos que esperar até que os descendentes dos *Zoomers* e depois até os dos Alfas para ver quais novas tendências surgirão, ou melhor, aquelas terão seu "segundo sopro".

A CAMADA ADIPOSA

- A anatomia do tecido adiposo é composta por três camadas principais (**Fig. 2.1**): uma camada de tecido adiposo superficial (SAT), uma camada membranosa intermediária (fáscia superficial) e uma camada de tecido adiposo profundo (DAT). Todas são de extrema importância para o cirurgião plástico de contorno corporal, pois representam o que é o mármore para o escultor.

TECIDO ADIPOSO SUPERFICIAL

- A camada SAT é caracterizada por septos fibrosos que definem lobos poligonais de tecido adiposo; a espessura desta camada é relativamente constante em todo o corpo, mas pode ser modificada pela idade, sol ou trauma (incluindo trauma cirúrgico).

CAMADA INTERMEDIÁRIA

- É uma membrana fibrosa contínua denominada *Fáscia Superficial*, abundante em fibras elásticas e formada pela infiltração de gordura no sistema da fáscia superficial. A camada intermediária é normalmente mais espessa nas zonas intermusculares em comparação com outras regiões (p. ex., entre os músculos reto do abdome ou sulco deltopeitoral).

CAMADA DE TECIDO ADIPOSO PROFUNDO

- A camada DAT encontra-se sob o sistema de fáscia superficial; seus septos fibrosos agrupam lobos grandes e achatados de tecido adiposo que contribui para o suporte dos tecidos acima. O limite entre essa camada e o músculo consiste em uma lâmina membranosa chamada fáscia inominada, cuja espessura varia significativamente ao longo das regiões anatômicas.

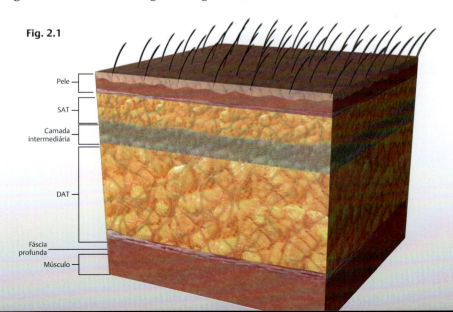

Fig. 2.1

VARIAÇÕES ANATÔMICAS

- A interação entre as diferentes espessuras da camada de tecido adiposo em algumas regiões anatômicas é vital para a Lipoescultura de Definição Dinâmica.

- O SAT é mais espesso na parte superior do abdome e mais fino na parte inferior do abdome. O DAT é sempre mais espesso na região periumbilical e afunila lateralmente à medida que se aproxima do músculo oblíquo externo.

- A espessura do SAT é relativamente constante em toda a região paralombar e na parte superior do tronco. O DAT é sempre mais espesso.

- A espessura do SAT é relativamente constante na região glútea, enquanto o DAT é mais proeminente sobre os músculos glúteos e o trato iliotibial, com espessura máxima de cerca de 5 cm abaixo da crista ilíaca.

- Não há uma divisão clara entre SAT e DAT nas pernas, embora a aparência do tecido adiposo, da densidade e da estrutura seja semelhante ao SAT do tronco.

TUDO OU NADA
LIPOPLASTIA

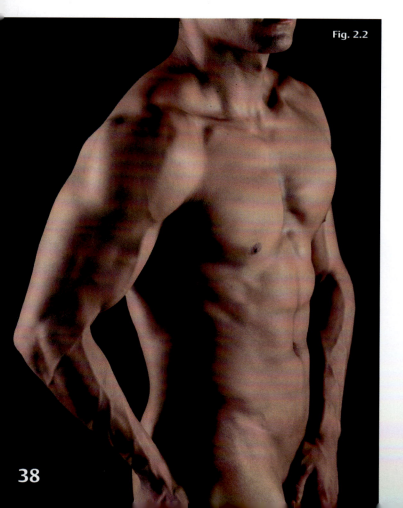

Fig. 2.2

- Não há beleza e emoção em uma obra de arte incompleta do corpo como quando o escultor termina a sua escultura inteira. A mistura de um abdome musculoso com braços e pernas gordos é simplesmente inconcebível.

- Embora a exemplificação seja um pouco grosseira, o mesmo princípio se aplica à cirurgia de escultura corporal: o corpo deve ser concebido e tratado como um todo!

- Todos os pacientes submetidos a procedimentos de contorno corporal buscam um resultado natural e esteticamente agradável. Então, cada esforço deve ser feito pelo cirurgião para realizar o melhor procedimento estético sem deixar vestígios dele.

- As lipoesculturas de alta definição (HD) e de definição dinâmica (HD^2) são bem conhecidas por sua concepção de tudo ou nada, o que significa que um conhecimento preciso de anatomia superficial (principalmente miologia e osteologia) é obrigatório, antes de iniciar a escultura.

- Da mesma forma, a obtenção do mesmo grau de muscularização entre todos os segmentos corporais de acordo com cada biotipo corporal é obrigatória para os resultados estéticos mais naturais e melhores (**Fig. 2.2**).

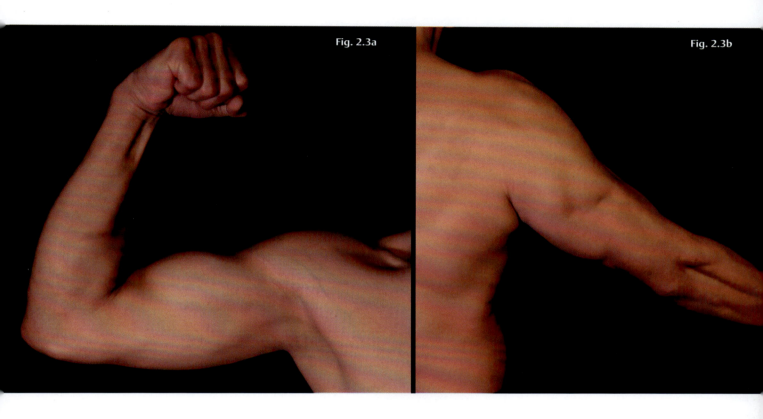

Fig. 2.3a Fig. 2.3b

TRABALHO DE **360** GRAUS

- A lipoescultura de alta definição não é apenas remoção de tecido adiposo, mas a revelação ideal da anatomia individual subjacente.

- Isto pode ser obtido removendo o excesso, adicionando quando deficiente e criando deformidades controladas que destacam e melhoram as estruturas da anatomia subjacente.

- Nossos segmentos corporais podem ser divididos por um plano coronal em anterior e posterior e, em lateral e medial, por uma linha mediana. A lipoplastia tudo ou nada tem de incluir todas as projeções possíveis derivadas destas subdivisões, o que, em última análise, significa um trabalho de 360 graus.

- Os braços têm vários pontos de referência em cada face:

    - As concavidades (luzes) devem ser realçadas no plano anterior para gerar o efeito de volume muscular sobre o músculo bíceps (**Fig. 2.3a**).

    - A massa muscular do tríceps braquial e da porção posteroinferior do deltoide gera as luzes do braço posterior (**Fig. 2.3b**).

    - As concavidades do deltoide devem ser definidas na face lateral do braço.

FUNDAMENTOS

39

O PROBLEMA FALSO:
ESTÁTICA *versus* MOVIMENTO

- A definição precisa das estruturas corporais pode ser feita seguindo apenas a anatomia do paciente: as marcações são mais do que simples desenhos de músculos sobre a pele.

- Alguns grupos musculares são mais fáceis de definir do que outros devido à distribuição de tecido adiposo acima deles que pode esconder ou expor seu trofismo.

- Identificamos uma ordem ou fases típicas de muscularização entre os indivíduos que iniciam uma dieta saudável mais uma rotina de exercícios em uma base regular. As primeiras alterações são geralmente observadas nas extremidades (bíceps, tríceps, deltoide, panturrilhas e coxas); mais tarde, nos músculos peitoral maior e superior do abdome. A região abdominal inferior com um abdome bem definido (tanquinho completo), os músculos trapézio, o serrátil e o oblíquo são os últimos a ser definidos (**Fig. 2.4**).

- Reproduzimos esta evolução física em lipoescultura HD e HD² para oferecer ao paciente um grau variável de definição muscular, bem como manter uma ordem na escultura muscular durante a cirurgia.

- A ausência de naturalidade e harmonia é imperdoável na cirurgia do contorno corporal, embora não sejam os únicos pontos a considerar, ao enfrentar o "problema falso".

- Um erro comum cometido durante a realização da lipoescultura dinâmica e HD é o equívoco da "muscularização progressiva".

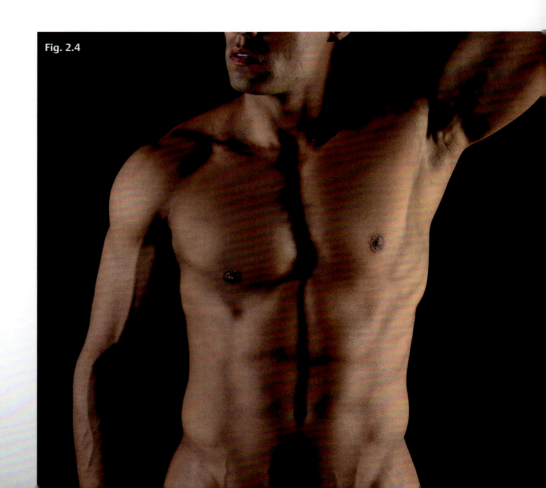

Fig. 2.4

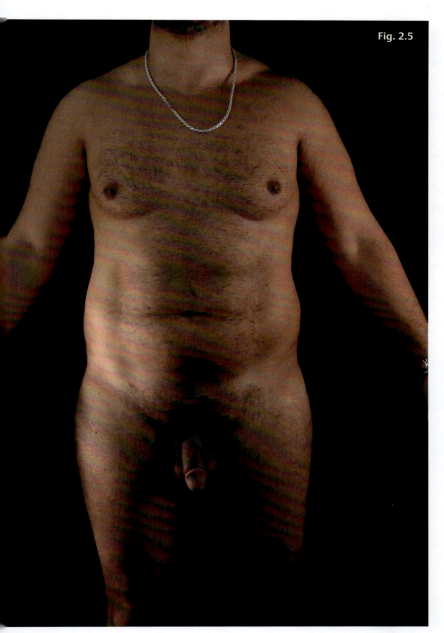

Fig. 2.5

📝 **NOTA**

*Pacientes com falsos resultados são aqueles que parecem seguir uma ordem alterada de muscularização. No paciente da **Fig. 2.5**, o tanquinho está totalmente definido sem a definição dos músculos deltoide, tríceps, dos peitorais maiores ou da porção superior do reto do abdome, o que permite a um observador padrão perceber que não há harmonia no corpo do paciente nem concordância natural da definição muscular.*

- As contrações musculares derivam de uma alteração conformacional do segmento corporal que movem, então a definição muscular também deve ser dinâmica (p. ex., a contração dos músculos tríceps braquial e peitoral maior empurra para cima a prega deltoide posteroinferior e a margem inferior do músculo peitoral), respectivamente; portanto, as sombras devem ser reproduzidas no intraoperatório dentro dos limites dos músculos para evitar uma aparência estática ou não natural.

GRAU VARIÁVEL DE MUSCULARIZAÇÃO

- Não existe um padrão universal de qual seja a forma ideal do corpo humano. Na verdade, este conceito mudou não só ao longo do tempo, mas também entre diferentes culturas, regiões geográficas e raças.

- Existem até muitas variações entre os grupos socioeconômicos e culturais dentro do mesmo país.

- A genética desempenha um papel significativo nas raças: os asiáticos tendem a ser magros, os afro-americanos tendem a ser atléticos, os latinos tendem a ser curvilíneos, enquanto europeus e americanos tendem a ser altos e magros.

- Estudos sociais e transversais relataram um amplo espectro de predileções sobre a forma corporal ideal entre as populações; estes relatórios sugerem que pessoas com alto nível socioeconômico/educacional geralmente preferem corpos mais magros, enquanto pessoas com menor nível socioeconômico/educacional comumente preferem contornos voluptuosos.

BIOTIPOS CORPORAIS

- Os biotipos corporais foram inicialmente chamados de tipos somáticos por Sheldon em 1940 e classificados em três grupos: Endomorfo, Mesomorfo e Ectomorfo, com base no desenvolvimento dos folículos embriológicos (ver **Fig. 1.17** e **Fig. 1.18** no Capítulo 1).

- O primeiro passo nos procedimentos de HD[2] requer a classificação do biotipo do paciente e, em seguida, a escolha do melhor procedimento a realizar, considerando suas expectativas e os resultados plausíveis para definição muscular.

- Os pacientes geralmente procuram seguir o estereótipo corporal de uma figura pública, mas os resultados nem sempre são possíveis devido às suas especificidades anatômicas. Nosso trabalho é aconselhar e dar uma avaliação profissional sobre o que esperar e como o procedimento seria realizado.

ALGORITMO **BMX**

- Grau de definição solicitado pelo paciente + Avaliação individual pelo cirurgião plástico: Básica, Moderada, Extrema (*Xtreme*) (BMX) **(Fig. 2.6)**.

  – Endomorfo: pessoa gorda → pode receber grau B ou M, raramente um X.
  – Ectomorfo: pessoa magra → pode receber uma classificação B, M ou X.
  – Mesomorfo: pessoa atlética → pode receber uma nota M ou X, mas não uma nota B.

- Pacientes endomorfos:

  – Endomórfico-mesomórfico: volume muscular subjacente elevado = a definição extrema pode ser realizada.
  – Endomórfico-ectomórfico: volume muscular subjacente regular ou baixo = a definição extrema NÃO deve ser realizada.

Fig. 2.6a

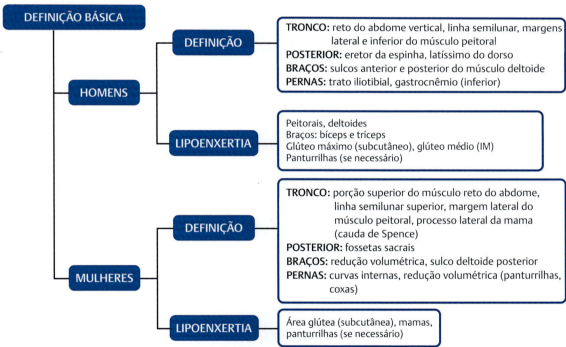

Fig. 2.6b

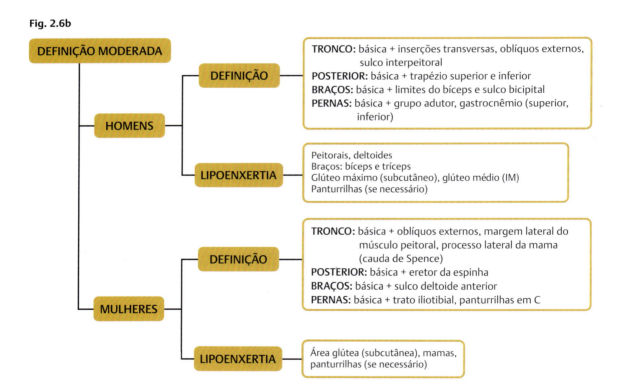

Fig. 2.6c

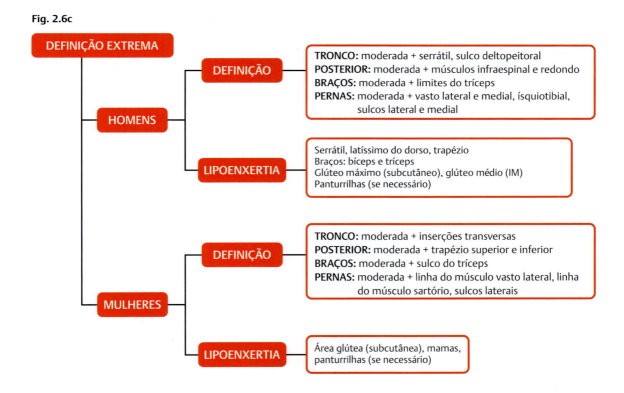

DINÂMICA
MUSCULAR

- Dinâmico significa movimento; portanto, o conceito de "definição dinâmica" é com base nos efeitos que os músculos produzem sobre a pele quando em contração *versus* em repouso (**Fig. 2.7**).

- A lipoaspiração sobre a camada intermediária de gordura permite ao cirurgião criar sombras em torno de cada músculo, que são necessárias para melhorar a percepção de naturalidade e projeção/movimento muscular, dependendo da região anatômica (p. ex., sulcos intermusculares, zonas dinâmicas).

- Enquanto a lipoaspiração DAT trata de remover o excesso de tecido adiposo, a lipoaspiração SAT visa a esculpir os detalhes e gerar as luzes que serão necessárias para obter bordas nítidas.

- As marcações são essenciais para seguir as estruturas anatômicas no intraoperatório. Os músculos são examinados nas posições de repouso e contração. Esta última permite a apreciação dos sulcos anatômicos, o volume, os limites e a variação do tecido circundante.

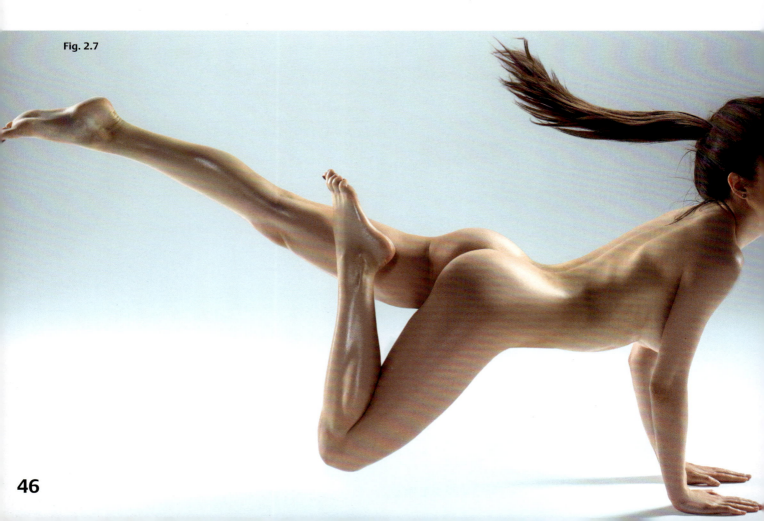

Fig. 2.7

VOLUMETRIA MUSCULAR

- A lipoaspiração sozinha revela as luzes e as sombras, que por fim define o quadro para HD[2] (**Fig. 2.8**). No entanto, a lipoenxertia é comumente necessária para aumentar o volume e/ou projeção muscular.

- A lipoenxertia é um procedimento seguro. Embora não haja um consenso universal sobre a melhor técnica para a abordagem autóloga, as regras básicas são:

    – Selecione um local doador apropriado.
    – Método de colheita atraumático.
    – Processamento do enxerto antes da injeção.
    – Procedimento de lipoinjeção.

- Sítio doador: escolha baseada no consenso entre o paciente e o cirurgião. Para HD[2], utilizamos o produto de toda a lipoaspiração.

- A parte interna da coxa e a parte inferior do abdome têm grande quantidade de células-tronco derivadas de tecido adiposo que podem melhorar a sobrevivência em longo prazo do enxerto.

- A coleta de tecido adiposo é feita por lipoaspiração assistida ou aspiração por seringa. Este último geralmente preserva a função celular dos adipócitos, mas pode ser exaustiva para o cirurgião.

- Para procedimentos de extração de grande volume, como o HD[2], recomendamos lipoaspiração assistida em modos de baixa pressão negativa: entre −1 mmHg e −20 mmHg.

- Processamento do enxerto: decantação, centrifugação e lavagem fechada + filtração são as técnicas mais comuns. Deixamos decantar por quase toda a duração do procedimento, depois removemos o infranadante e adicionamos 2 g de clindamicina.

- Injeção de tecido adiposo: as seringas preenchidas com o sobrenadante (adipócitos + células-tronco derivadas do tecido adiposo) são conectadas a cânulas Mercedes de 3 a 4 mm, ponta romba, que são pré-lavadas com clorexidina a 4%. Em seguida, o enxerto é colocado usando o sistema de infusão de autoenxerto de precisão de alto volume (HVP) da Wells-Johnson por meio da técnica de lipoenxertia por vibração de expansão.

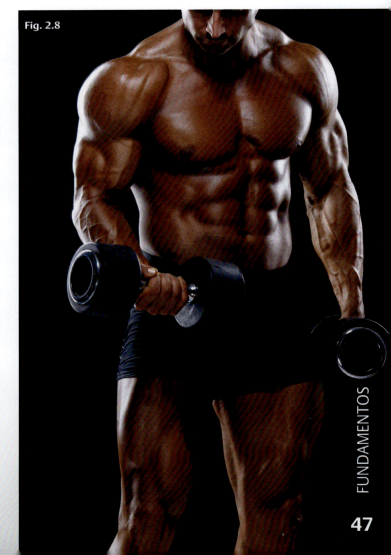

Fig. 2.8

LEITURAS SUGERIDAS

1. Diessner R, Solom RC, Frost NK, Parsons L, Davidson J. Engagement with beauty: appreciating natural, artistic, and moral beauty. J Psychol 2008;142(3):303–329 PubMed

2. White JD, Puts DA. Genes influence facial attractiveness through intricate biological relationships. PLoS Genet 2019;15(4): e1008030 PubMed

3. The Cambridge history of hellenistic philosophy. Cambridge University Press; 1999

4. Carruthers M. The experience of beauty in the Middle Ages. Oxford University Press; 2013

5. Magazù S, Coletta N, Migliardo F. The Vitruvian Man of Leonardo da Vinci as a representation of an operational approach to knowledge. Found Sci 2019;24(4):751–773

6. Ames-Lewis F, Rogers M, Rogers M. Concepts of beauty in Renaissance Art. Routledge; 2019

7. Berghoff H. Globalizing beauty: consumerism and body aesthetics in the twentieth century. Kühne T, ed. Basingstoke, UK; New York, NY: Palgrave Macmillan.

8. Hoyos AE, Prendergast PM, Hoyos AE, Prendergast PM. The concept of human sculpting: light, shadow, and form. In: High definition body sculpting. Berlin, Heidelberg: Springer; 2014:41–48

9. Hoyos AE, Prendergast PM. Fat anatomy, metabolism, and principles of grafting. In: High definition body sculpting. Berlin, Heidelberg: Springer; 2014:83–91

10. Hoyos AE, Perez ME, Domínguez-Millán R. Variable sculpting in dynamic definition body contouring: procedure selection and management algorithm. Aesthet Surg J 2021;41(3):318–332 PubMed

3
SEGURANÇA

RESUMO

O principal interesse das lipoesculturas de alta definição e definição dinâmica sempre foi a segurança do paciente e, em seguida, os resultados. A segurança é fundamental em todas as etapas do procedimento e envolve todos os membros que participam do processo: o cirurgião, o anestesiologista, o terapeuta, as enfermeiras e mesmo a equipe administrativa. Um modelo de "queijo suíço" foi implementado em nossa prática para cuidar do paciente, evitando possíveis efeitos adversos e prevenção de complicações, não apenas na sala de cirurgia, mas também durante os períodos pré e pós-operatório. O paciente deve passar por um processo suave contínuo, começando na consulta de avaliação inicial e terminando com o seguimento de longo prazo após procedimentos de alta definição (HD) e de definição dinâmica (HD^2). As taxas de complicação na lipoescultura são geralmente inferiores a 5%, sendo a maioria delas considerada menores, como seroma, infecções localizadas, retração cutânea anormal, pequenas irregularidades ou assimetrias de contorno e queimaduras das portas. Por outro lado, as complicações maiores geralmente são devastadoras e afetam o paciente tanto física como emocionalmente, incluindo hemorragias graves, trombose venosa profunda (DVT), embolia pulmonar (PE), embolia gordurosa e morte. Ainda assim, a taxa de complicações fatais na cirurgia de lipoaspiração é de 1 em 13.000 procedimentos, dos quais os eventos tromboembólicos representam mais de 23%. Neste capítulo, descreveremos como nosso processo considera inúmeras variáveis de escultura corporal de alta definição com o único propósito de melhorar a segurança do paciente.

ORIENTAÇÕES
GERAIS

- As considerações de segurança para um paciente que será submetido à HDL e HD^2 começam com a avaliação inicial e requerem um processo de várias etapas.

- A equipe deve estar concentrada em todos os esforços para facilitar o preparo e acompanhamento do paciente e diminuir a ansiedade e o estresse durante qualquer procedimento cirúrgico.

PREVENÇÃO DE EVENTOS TROMBOEMBÓLICOS

- A estratificação de risco pré-operatório deve incluir a probabilidade de eventos tromboembólicos (DVT, PE) e perda de sangue.

- A história completa deve ser tomada e o exame físico completo deve ser realizado. Abordar os modificadores de risco pré-operatório individual (p. ex., perda de peso, exercícios regulares, parar de fumar pelo menos por um período de 2 semanas (idealmente 4 semanas), suspender o uso de contraceptivos orais, adiar se procedimento operatório recente).

- No geral, anestesia não geral, meias elásticas, dispositivos de compressão pneumática intermitente (IPC), normotermia, deambulação precoce e tempos operatórios reduzidos ajudam a reduzir o risco de eventos embólicos pós-operatórios.

- O escore de Caprini validado para a cirurgia plástica é realizado para avaliação de risco de DVT/PE. Os procedimentos de HDL e HD^2 geralmente representam um escore de Caprini de 3 ou mais, então uma avaliação completa do risco de desenvolver doença tromboembólica é necessária para determinar a necessidade de administrar profilaxia farmacológica (**Tabela 3.1**).

Tabela 3.1 Modelo de avaliação de risco de Caprini

1 ponto

Idade 41–60 anos
Veias varicosas
Histórico de doença inflamatória intestinal
Obesidade
Sepse (< 1 mês)
Função pulmonar anormal (COPD)
História de cirurgia de grande porte (< 1 mês)
Pernas inchadas (atual)
OCP ou terapia de reposição hormonal
Gravidez ou pós-parto (< 1 mês)

2 pontos

Idade 60–74 anos
Malignidade (prévia ou presente)
Cirurgia de grande porte (> 45 min)
Acesso venoso central
Paciente confinado ao leito (> 72 h)

3 pontos

Idade superior a 75 anos
História de DVT/PE
História familiar
Fator de Leiden V positivo
Homocisteína sérica elevada
Anticoagulante lúpico positivo
Anticorpos anticardiolipina elevados
Trombocitopenia induzida por heparina
Protrombina positiva 20210A

Abreviações: COPD, doença pulmonar obstrutiva crônica; DVT, trombose venosa profunda; LMWH, heparina de baixo peso molecular; NSAID, medicamento anti-inflamatório não esteroidal; OCP, contraceptivos orais; PE, embolia pulmonar.

Escore ≥ 7: A quimioprofilaxia com LMWH (40 mg SQ por dia) é recomendada por 7 a 10 dias após a cirurgia.

Escore 3–6: Deve considerar a quimioprofilaxia com LMWH (40 mg SQ por dia) durante a hospitalização do paciente (extensão para terapia ambulatorial com base nos riscos individuais).

Escore ≤ 2: Nenhuma profilaxia necessária.

📝 NOTA

- *Se a LMWH for contraindicada ou a trombocitopenia induzida por heparina ocorrer, considere o uso de inibidores do fator Xa (p. ex., rivaroxabana), mas evite as NSAIDS e verifique as interações medicamentosas.*

- *A quimioprofilaxia prolongada (2–3 semanas) pode ser considerada em pacientes com alto risco para DVT.*

- *Dose intermediária de LMWH (1 mg/kg/d) = somente pacientes com HR, com eventos anteriores de DVT. Os critérios devem ser individualizados.*

- Desenvolvemos um protocolo específico para a prevenção de eventos tromboembólicos durante procedimentos de HD[2], que incluem intervenções pré-operatórias, intraoperatórias e pós-operatórias (**Tabela 3.2**).

Tabela 3.2 Protocolo de prevenção de eventos tromboembólicos

1. Suspender OCPs e HRT 3 semanas antes da cirurgia e retomar após 2 semanas

2. Evitar períodos prolongados de sedentarismo 24 a 48 horas antes da cirurgia

3. Pacientes cujo tempo de viagem é ≥ 8 h = atrasar a cirurgia por 48–72 h

4. Use botas de compressão pneumática intermitente durante a cirurgia

5. Use meias de compressão por 5 a 7 dias após a cirurgia

6. Mobilização precoce do paciente: primeiras 4 a 6 horas após a cirurgia (de preferência)

7. Guiar a quimioprofilaxia de acordo com o escore de Caprini pré-operatório[a]

Abreviaturas: HRT, terapia de reposição hormonal; OCPs, contraceptivos orais.

[a]Ver Tabela 3.1.

⚠ **ATENÇÃO!**

- *A abdominoplastia representa a maior porcentagem de casos de DVT entre todos os casos de tromboembolismo venoso (VTE) em procedimentos estéticos (> 50%); usar profilaxia nestes pacientes.*

- *Obesidade (ICM ≥ 30 kg/m², pacientes em uso de contraceptivos orais/terapia de reposição hormonal e pacientes submetidos a procedimentos de excisão circunferencial são fatores independentes de alto risco.*

LÍQUIDOS PERIOPERATÓRIOS

- O manuseio incorreto de líquidos pode levar à hipovolemia (a reposição é insuficiente) ou sobrecarga de fluidos (mais comum) com o subsequente risco de edema pulmonar.

- Mantenha a administração de fluidos IV no mínimo. A infiltração subcutânea de solução tumescente tem uma taxa considerável de reabsorção na corrente sanguínea (aproximadamente 70–75% em 160 minutos após a administração).

- A sobrecarga de fluido resulta de sua reposição consistente pelo anestesiologista devido a jejum, trauma e sangramento do paciente, além dos requisitos normais de manutenção.

- Recomendação: substituir 1,8 mL e 1,2 mL de cristaloides por mililitro de lipoaspirado, se o volume total da lipoaspiração for $\leq$ 5.000 mL e $\geq$ 5.000 mL, respectivamente. Cristaloides de manutenção: 1,3 a 1,6 mL/kg/h.

ADRENALINA

- A adrenalina é relativamente segura durante a HDL e a HD[2]. No entanto, o cirurgião deve realizar uma avaliação cardíaca completa em todos os pacientes para identificar quaisquer fatores predisponentes para efeitos adversos graves.

- Embora quantidades significativas de adrenalina sejam administradas na lipoaspiração, um nível plasmático que pode ser classificado como tóxico não foi identificado.

- A recomendação dos fabricantes é não exceder a dose de 0,6 mg por via subcutânea.

- Os níveis normais de adrenalina no sangue são $\leq$ 100 pg/mL, com uma meia-vida extracurta de aproximadamente 2 minutos.

- Níveis máximos de concentração (aproximadamente duas a três vezes a concentração normal) são observados entre 2 e 4 horas após a infiltração.

- Aceitável: 1 mg de adrenalina por litro de solução tumescente.

- Dose ideal: 0,15 mg/kg.

- Para evitar a absorção insensível de adrenalina: NÃO utilizar dose total $\geq$ 9 mg.

LIDOCAÍNA

- O uso de anestésicos locais em soluções de infiltração de lipoaspiração ainda está em debate.

- A lidocaína e a bupivacaína (altamente lipofílicas) têm taxas de absorção de 90 a 99% apenas 10 minutos após a infiltração. Contudo, devido aos efeitos de diluição e da adrenalina, as concentrações plasmáticas atingem o pico em torno de 8 a 18 horas para a lidocaína e 20 horas para a bupivacaína.

- Lidocaína + picos de concentração de adrenalina no plasma em média após 12 horas.

- Em seguida, as complicações de toxicidade do anestésico local podem aparecer até 24 horas após a cirurgia.

- Estudos apoiam a segurança das concentrações de lidocaína entre 35 e 55 mg/kg.

- A concentração máxima de lidocaína (sozinha) aprovada pela FDA é de 4 a 5 mg/kg e 7 mg/kg, se utilizada com a adrenalina.

- Recomendações para HD[2]:

    - Dose total máxima de lidocaína de 35 mg/kg para a solução tumescente.

    - Utilize somente lidocaína em solução tumescente para lipoaspiração sobre os braços, coxas internas e externas para reduzir a dor pós-operatória intensa nestas zonas.

    - O uso de concentrações mais altas acarreta um risco de efeitos adversos: náuseas, vômitos, tremores, excitação, psicoses e fasciculações musculares, que podem levar à intoxicação grave, acompanhada por convulsões e parada cardíaca.

    - O paciente deve permanecer hospitalizado por um período mínimo de 6 a 12 horas após a cirurgia: fique atento à intoxicação por lidocaína e ao edema pulmonar.

    - Use uma seringa de 10 mL para infiltrar e gerar uma pequena pápula de solução de lidocaína nos locais onde as incisões camufladas são realizadas (**Fig. 3.1a, b**).

DICA

Regra de ouro para HD[2]: use lidocaína exclusivamente para solução tumescente de braços e coxas. Utilize a menor quantidade de solução possível.

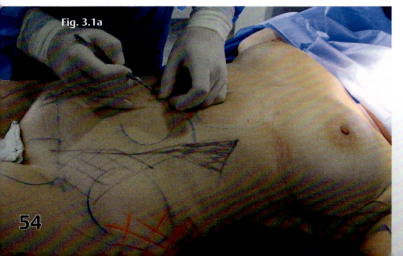
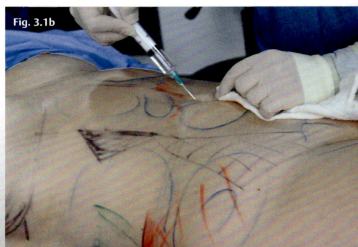

PREVENÇÃO DE EMBOLIA GORDUROSA

- Duas entidades são conhecidas:
  - Síndrome de embolia gordurosa (FES): pacientes cujo lipoaspirado é $\geq$ 900 mL apresentam macroglobulinemia lipídica e são, portanto, suscetíveis à FES.
  - Embolia gordurosa (FE): fragmentos macroscópicos de tecido adiposo que causam tromboembolia pulmonar (podem ou não podem estar associados à FES) e frequentemente morte.
- A hidratação adequada do paciente é obrigatória durante os períodos trans e pós-operatório.
- A única e mais importante estratégia é a PREVENÇÃO:
  - NÃO faça na região perineal (maior risco na porção medial adjacente ao músculo piriforme) = evitar a lesão dos vasos glúteos.
  - NÃO use cânulas menores que 3 mm de diâmetro: são mais propensas a lesionar as veias glúteas.

PREVENÇÃO DE PERDA DE SANGUE

- A transfusão de sangue é considerada uma complicação após qualquer procedimento cirúrgico e o fator de risco predisponente principal é a anemia pré-operatória (**Fig. 3.1c**).
- O manejo de sangue do paciente (PBM) envolve uma série de estratégias pré-operatórias, intraoperatórias e pós-operatórias com o objetivo de diagnosticar e tratar precocemente a anemia, além de minimizar a perda de sangue durante e após a cirurgia.
- Medidas gerais (mnemônico **SOAP**):
  - **S**uspender qualquer medicamento que possa alterar a cascata de coagulação pelo menos 2 semanas antes da cirurgia.
  - **O**timizar a hemostasia intraoperatória (ácido tranexâmico [TXA] e hemostasia cuidadosa).
  - Evitar (***Avoid***) a hipotermia.
  - Hemodiluição **P**erioperatória (***Perioperative hemodilution***).
- Aumentar a tolerância à anemia no pós-operatório: utilizar oxigênio suplementar e manter estratégias transfusionais restritivas.
- Se Hb acima de 13 g/dL = sem medidas adicionais.

- Protocolo geral:

  – Medidas pré-operatórias:

    - Hb entre 12 e 13 mg/dL: hemodiluição normovolêmica aguda.
    - Hb < 12 g/dL: suspender o procedimento e aumentar o nível de Hb usando eritropoietina 20.000 UI + ferro 200 mg.
    - Pré-aqueça o paciente por 1 hora: 38°C a 43°C (use o Bair Hugger).
    - Suspender o uso de medicamentos anticoagulantes (1–2 semanas antes).

  – Medidas intraoperatórias:

    - TXA 1 g IV na indução anestésica.
    - Aqueça os fluidos IV e a solução tumescente a 37°C.
    - Temperatura ambiente a 23°C.
    - Menor tempo viável em decúbito ventral.
    - Limite o lipoaspirado total a ≤ 5 L.
    - Hipotensão permissiva (MAP ≥ 60 mm Hg).

  – Medidas pós-operatórias:

    - Considerar transfusão apenas se: Hb < 9 g/dL + sintomas ou Hb < 7 g/dL.
    - Uso de *Bair Hugger* na sala de recuperação.

> **DICA**
>
> *Hemodiluição normovolêmica: colher 500 mL de sangue em uma bolsa Fresenius Kabi estéril vazia para doação de sangue à temperatura corporal. Realizar a reposição da volemia do paciente com 500 mL de coloides intravenosos.*

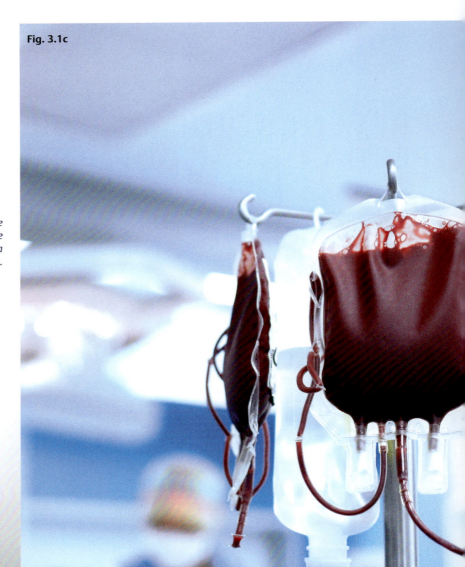

Fig. 3.1c

PRÉ-ANESTÉSICA

- O anestesiologista usa o Sistema de Classificação do Estado Físico da American Society of Anesthesiologists (ASA) para ajudar a prever o risco potencial da cirurgia e da condição clínica geral individual, incluindo patologias crônicas e sua gravidade **(Tabela 3.3)**.

- Apenas pacientes ASA I e ASA II podem ser submetidos a procedimentos HD[2].

- Os efeitos adversos comuns dos medicamentos e o processo anestésico são explicados durante esta consulta, incluindo intervenções para reduzir a ansiedade pré-operatória, além de náuseas e vômitos pós-operatórios.

- O uso de qualquer droga recreativa e/ou produtos derivados de tabaco deve ser interrompido idealmente 4 semanas ou pelo menos 2 semanas antes da cirurgia.

- Condições médicas crônicas, como hipertensão, diabetes e doenças cardíacas, devem ser avaliadas em detalhes e controladas antes da cirurgia. Em alguns casos, encaminhamentos para outras especialidades (p. ex., cardiologia ou medicina interna) podem ser necessários.

- Os sinais vitais basais, altura e peso são registrados para calcular o índice de massa corporal (BMI), que deve ser ≤ 30 a 32 kg/m^2.

Tabela 3.3 Sistema de classificação de estado físico ASA

ASA I	Paciente saudável normal, excluindo muito jovem e muito velho
ASA II	Pacientes com doença sistêmica leve, mas sem limitações funcionais, e pacientes com condições crônicas compensadas
ASA III	Pacientes com doença sistêmica grave ou condição crônica descompensada
ASA IV	Pacientes com doença sistêmica grave que é uma ameaça constante à vida
ASA V	Pacientes moribundos com expectativa de óbito em 24 horas

Abreviatura: ASA, Sociedade Americana de Anestesiologistas.

- Revisar os exames de laboratório/estudos de imagem do paciente para liberá-lo para a cirurgia. Se o nível de Hb for ≤ 12 g/dL, seguir protocolo para pacientes com anemia pré--operatória (**Tabela 3.4**).

- Fornecer consentimento informado sobre os potenciais riscos e benefícios da cirurgia; incluir quaisquer declarações profissionais e resposta a qualquer pergunta ou preocupação que o paciente possa ter.

- Peça ao paciente para assinar o formulário de consentimento informado para procedimentos HD[2].

Tabela 3.4 Protocolo para pacientes com Hb ≤ 12 g/dL

1. Adiar a cirurgia até níveis de Hb ≥ 12 g/dL	
Tratamento hospitalar do paciente (4 h)	2. Paciente em posição supina e monitoramento contínuo dos sinais vitais
	3. 200 mg de ferro parenteral (sacarose de ferro) + 250 mL de solução salina normal; infusão IV por 2 h
	4. 20.000 U de eritropoetina (EPO) + 100 mL de salina normal; infusão IV por 1 h
	5. Monitorar o paciente por 1 h após o término da infusão IV (4)
	6. Alta
7. Medir os níveis de Hb 8 dias após o tratamento: se ainda Hb ≤ 12 g/dL, repetir o protocolo	

PRÉ-MEDICAÇÃO

- Jejum de 8 e 3 horas para sólidos e líquidos, respectivamente.

- Prevenção da dor neuropática: gabapentina 15 a 20 mg/kg/d por 5 dias antes da cirurgia.

- Prevenção de náuseas e vômitos: dimenidrinato 100 mg dose única, na noite anterior à cirurgia. Também auxilia o paciente a descansar antes do grande dia!

INTRAOPERATÓRIO
ANESTESIA

- A escolha entre anestesia geral e cuidados anestésicos monitorados depende do procedimento, do cirurgião e do anestesiologista **(Fig. 3.2)**.

- Cuidados anestésicos monitorados podem ser oferecidos a pacientes submetidos a procedimentos curtos de lipoaspiração: volumes de lipoaspiração ≤ 5L, sem cirurgias combinadas, sem procedimentos excisionais.

  – Técnica: combinação de anestésico local + analgésico intravenoso + medicamento sedativo.

  – Nível de consciência deprimido mínimo (sedação consciente): o paciente pode respirar sem suporte e responde a estímulos físicos/comandos verbais.

  – O paciente será sedado para não sentir dor ou ter um senso aguçado de consciência ambiental.

- Para lipoescultura de definição dinâmica (HD^2), recomendamos fortemente o uso de anestesia geral por meio de anestesia inalatória (IA) ou anestesia venosa total (TIVA).

- A anestesia geral inclui inconsciência induzida + respiração espontânea deprimida. Portanto, o paciente precisa de suporte ventilatório avançado.

- A TIVA usa uma combinação de dois ou mais medicamentos para atingir o nível desejado de sedação e analgesia. Agentes comumente utilizados incluem opioides de ação rápida, como fentanil, e sedativos, como midazolam e propofol.

  – O uso do índice biespectral (BIS) ou de um EEG processado é recomendado para monitorar a profundidade da anestesia e nível de consciência.

- A IA utiliza gases inalados (isoflurano, sevoflurano) em combinação com um sedativo + opioides.

- Ambas as técnicas são igualmente eficazes, embora a TIVA tenha sido associada a um melhor tempo de despertar e tempo para atender aos critérios de alta.

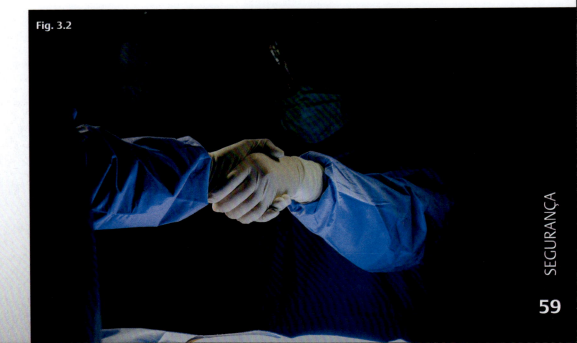

Fig. 3.2

PREVENÇÃO DA HIPOTERMIA

- Hipotermia é definida como uma temperatura corporal inferior a 36°C.

- Medicamentos anestésicos (raquidiano, peridural e geral) inibem a termorregulação central gerando vasodilatação e redistribuição interna de calor.

- O paciente nu na mesa cirúrgica tem maior superfície para troca de calor por convecção, sendo assim mais propenso à perda de calor.

- Incidência de hipotermia perioperatória: 20 a 90% dos pacientes submetidos à cirurgia eletiva.

- Risco aumentado para pacientes em idades extremas e naqueles submetidos a cirurgias prolongadas ($\geq$ 3 h), como lipoescultura.

- Efeitos nocivos após hipotermia: aumento do risco de infecção do sítio cirúrgico (SSI), coagulopatia (disfunção plaquetária), complicações miocárdicas (arritmias e isquemia), tempos de recuperação prolongados, entre outros.

- A infiltração de fluidos sob a pele prejudica a troca de calor e aumenta o risco de hipotermia.

- Elaboramos um protocolo para prevenção de hipotermia para HD[2] (**Tabela 3.5**).

Tabela 3.5 Protocolo para prevenção de hipotermia em HD[2]

1. Desligue o ar-condicionado antes de inserir o paciente na sala de cirurgia
2. Pré-aquecimento de uma hora com um *Bair Hugger* antes da transferência do paciente para a sala de cirurgia (ar quente a 38°C/100,4°F)
3. Insira o termômetro esofágico (após a intubação endotraqueal) para monitoramento contínuo da T°
4. O ar-condicionado dentro da sala de cirurgia deve ser ajustado para 22°C–23°C (68–71,6°F)
5. Mantenha os fluidos IV e a solução tumescente para infiltração a 37,5°C (99,5°F)[a]
6. Use o sistema Blanketrol durante todo o procedimento[b]
7. Mantenha o campo cirúrgico o mais seco possível: Diminuir a perda não sensível de T°
8. Desligue o ar-condicionado da sala de cirurgia cerca de 30 minutos antes do final do procedimento
9. Use *Bair Hugger* para aquecer o paciente após a cirurgia (38°C/100,4°F)

[a]Usamos o termocirculador ANOVA precision (© 2013–2020 ANOVA Applied Electronics, Inc.) para manter os líquidos nesta temperatura em banho-maria.
[b]Blanketrol é um sistema de regulação de temperatura (aquecedor controlado por computador + bomba de circulação + manta de água) que é colocado sob a roupa da mesa cirúrgica.

NOTA

(Fig. 3.3a): pré-aquecimento do paciente com Bair Hugger antes da cirurgia.

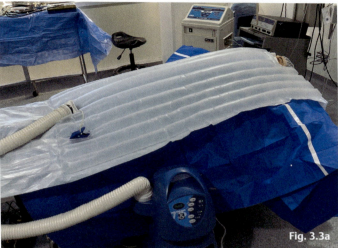
Fig. 3.3a

 NOTA

(Fig. 3.3b): ar-condicionado da sala de operação (OR) regulado para 22°C.

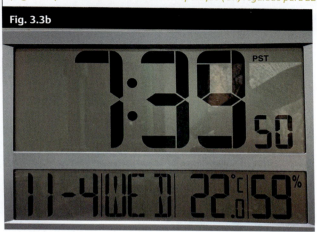
Fig. 3.3b

 NOTA

(Fig. 3.3c): monitoramento intraoperatório contínuo de T°.

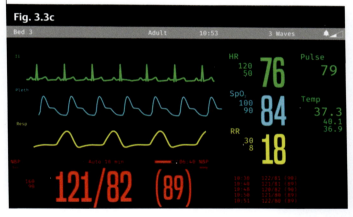
Fig. 3.3c

 NOTA

(Fig. 3.4): pré-aquecimento de fluidos IV e solução tumescente.

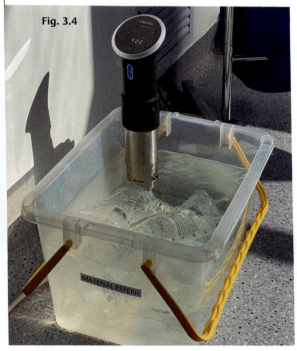
Fig. 3.4

 NOTA

(Fig. 3.5): sistema Blanketrol.

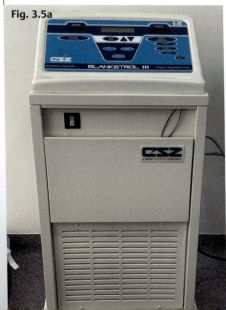
Fig. 3.5a

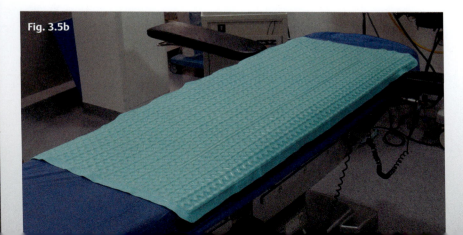
Fig. 3.5b

SEGURANÇA

61

LISTA DE VERIFICAÇÃO DE SEGURANÇA

- O anestesiologista, as enfermeiras registradas e a equipe de recuperação devem preencher ambas as listas de verificação pré e pós-operatórias para garantir a progressão do paciente durante o processo.

- É obrigatório responder a cada item da lista de verificação de segurança no intervalo pré-operatório, na presença do paciente acordado, do cirurgião, do anestesiologista e da enfermeira-chefe (**Fig. 3.6**).

Fig. 3.6a

LISTA DE VERIFICAÇÃO PRÉ-OPERATÓRIA PARA LIPOESCULTURA HD

DATA			TIPO DE DOCUMENTO				NÚMERO DO DOCUMENTO	PRIMEIRO NOME	SOBRENOME
DIA	MÊS	ANO	CC	PASSAPORTE	FC	IC			

LISTA DE PROCEDIMENTOS			SINAIS VITAIS	
			AP	
			MAP	
			SAT O2	
			HR	
			BMI	

CIRURGIÃO	ALERGIAS	SIM		NÃO		To?	PRÉ-MEDICAÇÃO	SIM		NÃO		QUAL?	ANESTESIA	Local
ALFREDO HOYOS														Geral
														Sedação

ÁREA PRÉ-OPERATÓRIA: admissão do paciente	SIM	NÃO	N/A
IDENTIFICAÇÃO DO PACIENTE			
Verbal: Nome, número de identificação e sítio cirúrgico.			
Revisão do histórico médico anterior			
Nome do procedimento e confirmação do agendamento da cirurgia			
REQUISITOS PRÉ-OPERATÓRIOS	SIM	NÃO	N/A
Avaliação pré-anestésica			
Orientação Cirúrgica e Autorizações Administrativas			
Consentimentos Informados: Cirurgia_____ Lipoescultura_____			
Consentimento informado para anestesia:_____ Transfusão de Sangue:_____			
Jejum: n° de horas_____			
Diagnóstico por imagem e exames laboratoriais			
Confirmação de reserva de sangue			
Sem maquiagem ou esmalte de unha			
Remoção de prótese dentária, produto ortopédico, lentes de contato, outros			
Pertences do paciente estão localizados em local seguro, guarda-volumes n°_____			
RESPONSÁVEL PELA ADMISSÃO DO PACIENTE			

PREPARO PRÉ-OPERATÓRIO	SIM	NÃO	N/A
Banho pré-operatório com solução desinfetante			
VERIFICAÇÃO DO ACESSO IV	SIM	NÃO	N/A
Permeabilidade e diâmetro do cateter de acordo com o tipo de procedimento; N°_____			
Responsável pela inserção do cateter venoso periférico			
VERIFICAÇÃO DE DISPOSITIVOS MÉDICOS ESPECÍFICOS	SIM	NÃO	N/A
Meias de compressão são necessárias?			
Os implantes são necessários? Quais?_____			
RESPONSÁVEL PELO PREPARO PRÉ-OPERATÓRIO			

SALA DE OPERAÇÃO	SIM	NÃO	N/A
DISPONIBILIDADE DE EQUIPAMENTO E OPERAÇÃO			
Aparelho de anestesia, dispositivos de Monitoramento e Oximetria			
Fonte de oxigênio externa e interna.			
Sistema de sucção montado e equipamento de manejo de vias aéreas prontos			
Lâmpada de teto			
Caneta e placa de eletrocautério prontos; Localização:_____			
RESPONSÁVEL PELO PREPARO PRÉ-CIRÚRGICO			

Aprovado, janeiro de 2018.	Versão 4	FT-PE-GR-HC-OIO

Fig. 3.6b

SALA DE OPERAÇÃO			
DISPONIBILIDADE DO EQUIPAMENTO E OPERAÇÃO			
Desfibrilador	SIM	NÃO	N/A
Equipamento necessário para a cirurgia			
Sistema de aquecimento de fluidos			
Dispositivos médicos – Implantes; Quais?_____			
Disponibilidade, esterilização adequada dos instrumentos e equipamentos de acordo com a cirurgia			
Confirmação da identificação do paciente, procedimento e sítio de intervenção antes da incisão			
Assepsia; Responsável:_____			
Cateterismo urinário; Responsável:_____			
Abertura da embalagem do vestuário; Responsável:_____			
OU TÉCNICO DE ENFERMAGEM			

ASPECTOS A SEREM CONFIRMADOS PELA EQUIPE DE CIRURGIA			
ANTES DA INDUÇÃO DE ANESTESIA			
O equipamento é identificado e apresentado ao paciente	SIM	NÃO	N/A
Confirmar a ID do paciente e/ou pulseira de identificação de risco de alergia			
PAUSA DE SEGURANÇA: a assinatura nos consentimentos informados é verificada			
Confirmação do plano de anestesia			
Revisão do aparelho de anestesia e suprimentos			
Via aérea difícil/risco de aspiração identificada e equipe informada			
Confirmação do monitoramento básico instalado e do registro dos sinais vitais			
Risco de sangramento e confirmação de reserva de sangue (transfusão)			
Verificação do procedimento agendado de acordo com a cirurgia e registros anestésicos			
Sítio marcado pelo cirurgião			
OU ENFERMEIRA REGISTRADA			

CONFIRMAÇÃO E IDENTIFICAÇÃO DE TODOS OS MEMBROS DA EQUIPE E SUA FUNÇÃO			
PAUSA DE SEGURANÇA			
ANTES DA INDUÇÃO DE ANESTESIA E INCISÃO			
Cirurgião e equipe confirmam: paciente correto	SIM	NÃO	N/A
Cirurgião e equipe confirmam: sítio cirúrgico específico			
Cirurgião e equipe confirmam: procedimento correto			
O cirurgião antecipa eventos críticos			
Cirurgião e equipe confirmam: profilaxia antibiótica administrada			
Cirurgião e equipe confirmam: imagens diagnósticas disponíveis			
Medidas de proteção pessoal específicas estão disponíveis para o paciente (olho, púbis, posição etc.)			
ANTES DE DEIXAR A SALA DE OPERAÇÃO	SIM	NÃO	N/A
Cirurgião, anestesiologista e RN expressaram instruções e questões-chave para a recuperação do paciente			
Quaisquer problemas com o equipamento e/ou instrumentos? Qual?_____			
Contagem completa de instrumentos e suprimentos usados durante a cirurgia; Responsável:_____			
Identificação correta das amostras de cultura			
Entrega do paciente à sala de operação conforme instruído?			
DISPOSITIVOS MÉDICOS - IMPLANTES	SIM	NÃO	N/A
LIVRO	ID		

CIRURGIÃO PLÁSTICO ASSISTENTE		ANESTESIOLOGISTA RESPONSÁVEL	

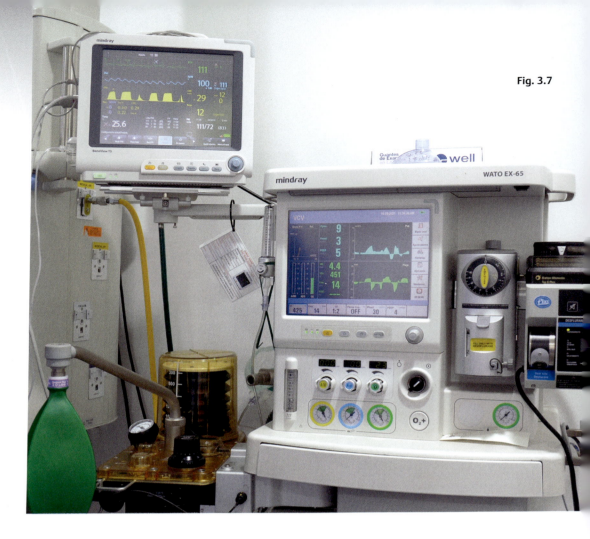

Fig. 3.7

MONITORAMENTO

- Eletrocardiograma contínuo (**Fig. 3.7**).
- Manguito de pressão arterial com ciclagem.
- Oxímetro de pulso para saturação de oxigênio.
- Monitor de dióxido de carbono expirado.
- Sonda de temperatura esofágica.
- Botas de compressão devem ser colocadas nas panturrilhas antes da indução da anestesia geral.
- Um cateter vesical é geralmente aconselhável para casos superiores a 4 horas e para todos os pacientes submetidos a um procedimento excisional (especialmente aqueles que requerem plicatura do músculo reto do abdome).
- Leve em consideração o risco de lesão permanente do nervo por pressão contínua ao posicionar o paciente na mesa.
- Comece em decúbito ventral sempre que possível e tente minimizar ao máximo o tempo nessa posição.
- O anestesiologista deve sempre ter um acesso adequado às vias aéreas.

INDUÇÃO ANESTÉSICA

- Uma indução suave com hipertensão e taquicardia mínimas é desejável.

- Midazolam 0,05 a 0,1 mg/kg IV.

- Fentanil 1 µg/kg IV.

- Cisatracúrio 0,15 a 0,2 mg/kg IV (opcional para TIVA).

- O propofol deve ser administrado por meio de dispositivos TCI (infusão controlada por alvo) ou manualmente (não recomendado).

    - Concentrações-alvo: 4 a 6 µg/mL via TCI.

- Propofol para indução de IH: *bolus* de carga de 1 mg/kg.

MANUTENÇÃO ANESTÉSICA

- Sevoflurano: concentração alveolar mínima (MAC) de 1 a 1,5%.

    - Recomendamos anestésicos inalatórios para cirurgias prolongadas ou com procedimentos excisionais que necessitam de relaxamento muscular eficaz para realizar a plicatura ideal do reto do abdome/do oblíquo.

    - O sevoflurano é mais bem tolerado do que o desflurano/isoflurano devido à sua falta de odor característico e retorno mais rápido das funções cognitivas ao nível basal.

- Remifentanil 0,15 µg/kg IV em infusão.

- Dexmedetomidina 0,15 µg/kg/min infusão IV (opcional): ótimo perfil hemodinâmico, mas cuidado porque o despertar pode se alongar.

- Propofol para TIVA: concentrações-alvo de 3,0 a 6,0 µg/mL (sem opioides) ou 2,5 a 4,0 µg/mL (com opioides) usando dispositivos TIC. Alvos iniciais mais elevados podem ser necessários para indivíduos com ansiedade e "robustos", enquanto alvos mais baixos são apropriados para pacientes mais velhos ou frágeis.

- Sempre diminua as taxas de infusão na ausência de sinais clínicos de anestesia leve até que uma resposta leve à estimulação cirúrgica seja obtida para evitar a administração em taxas mais altas do que o clinicamente necessário.

- Hipotensão permissiva (pressão arterial mediana $\geq$ 60 mmHg) para diminuir a perda de sangue intraoperatória.

- Tempo mínimo em decúbito ventral (máximo 100–120 min) e, de preferência, no início do procedimento quando as variáveis hemodinâmicas e a volemia estão em condições basais.

OUTROS MEDICAMENTOS

- Profilaxia antibiótica: cefazolina 30 a 50 mg/kg em dose única IV, 60 minutos antes da incisão.
- O lubrificante oftalmológico (com ou sem antibiótico) deve ser colocado no fórnice inferior de cada olho no início do procedimento, para minimizar o risco de abrasão da córnea.
- Antiemético: dexametasona 8 mg e 30 min depois metoclopramida 0,1 a 0,3 mg/kg, em doses únicas IV.
- Analgesia: cetorolaco 30 mg ou diclofenaco 1,5 a 3 mg/kg em doses únicas IV antes da cirurgia. Meperidina 1 mg/kg IV imediatamente antes do fechamento.
- Proteção gástrica: ranitidina 50 mg IV antes da cirurgia.

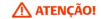

ATENÇÃO!
Se a metoclopramida for contraindicada, então a ondansetrona pode ser utilizada.

LIPOESCULTURA

- HDL e HD^2 são procedimentos para melhorar a forma corporal dos pacientes e a condição de saúde geral, mas não são cirurgias para perda de peso.
- De fato, existe um risco muito alto de complicações associadas a pacientes com BMI superior a 35 kg/m². Portanto, uma avaliação pré-operatória cuidadosa deve ser feita para excluir pacientes com alto risco de complicações.
- Candidato ideal para HD^2:
    - Indivíduo saudável e motivado com expectativas reais do procedimento.
    - Paciente comprometido com sua recuperação.
    - BMI ≤ 30 a 32 kg/m².

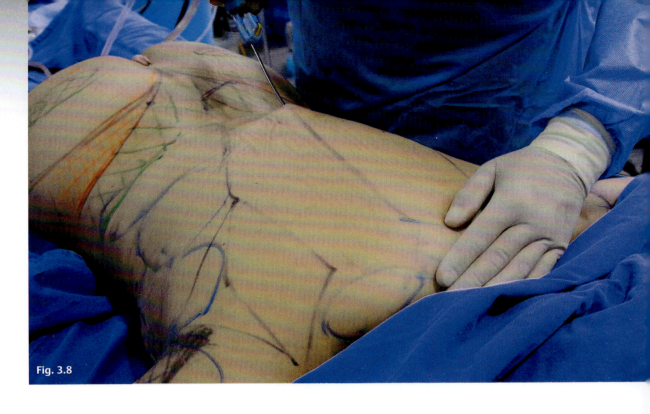

Fig. 3.8

- Utilizamos a técnica superúmida infiltrando as camadas profundas e superficiais com solução tumescente com adrenalina (sem lidocaína) para a região glútea, nas porções anterior e posterior do tronco. Apenas adicionamos lidocaína na solução tumescente para infiltração de braços e coxas (**Fig. 3.8**).

- Dispositivos com base em energia devem ser testados antes da cirurgia e usados em sua potência mínima, dependendo de cada área. Para HD^2, utilizamos as tecnologias VASER (amplificação vibratória da energia sonora na ressonância) e MicroAire.

- A lipoescultura é realizada seguindo as marcações pré-operatórias e o algoritmo para os diferentes graus de definição muscular.

- A proporção de infiltração/lipoaspiração deve ser de 2:1 e 1,5:1 para volumes de extração ≤ 4 L e ≥ 4 L, respectivamente.

- Estar sempre atento a lesões viscerais abdominais: sua incidência ainda não está clara.

- Siga os marcos anatômicos e evite áreas por onde passam estruturas nobres.

- Devido à complexidade da HD^2, recomendamos enfaticamente executá-la sob anestesia geral.

- Drenos de pressão negativa são colocados em áreas de declínio (p. ex., incisão inguinal, região glútea) para diminuir a probabilidade de seromas e melhorar a adesão da pele.

PREVENÇÃO DE QUEIMADURAS

- Dispositivos com base em energia precisam de proteção especial contra lesões térmicas.
- HD^2 usa VASER para emulsificação de gordura antes da extração. Assim, algumas estratégias foram implementadas para prevenção de queimaduras:
    - Anteporta: compressa dupla molhada ao redor da porta (para proteção da pele) ao realizar a VASER (**Fig. 3.9a**).
    - Na porta:
        - Crie uma "pápula" de infiltração tumescente com uma seringa sobre a incisão da porta.
        - Fixação adequada da porta de silicone (dois pontos simples) de forma perpendicular ao eixo de entrada da cânula (**Fig. 3.9b**).
    - Pós-porta: utilizar técnica superúmida para infiltração de todas as áreas a serem tratadas = evitar o uso de dispositivos com base em energia em áreas secas.

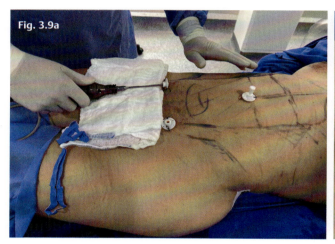
Fig. 3.9a

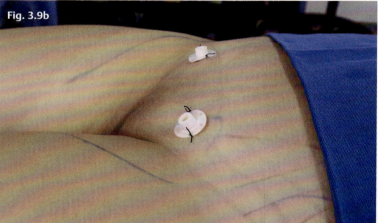
Fig. 3.9b

PREVENÇÃO INTRAOPERATÓRIA DE DVT

- Use botas IPC durante todo o procedimento (**Fig. 3.10a**).
- As meias de compressão substituem as botas pneumáticas após o término da cirurgia (**Fig. 3.10b**).

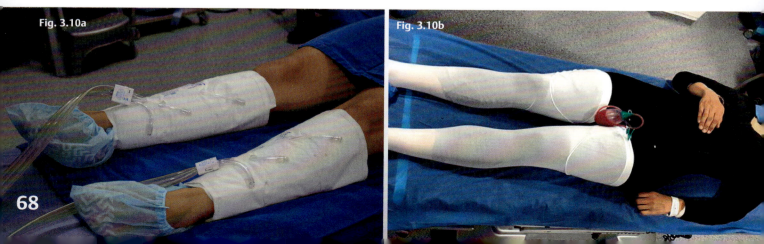
Fig. 3.10a
Fig. 3.10b

PREVENÇÃO DE PERDA DE SANGUE

- Hemodiluição normovolêmica aguda (ANH): remoção do sangue total do paciente logo após a indução de anestesia + manutenção da volemia normal com fluidos de reposição cristaloides e/ou coloides + auto-transfusão.

- A ANH é alcançada para pacientes com Hb entre 12 e 13 g/dL.

- Use TXA: um derivado sintético de lisina que inibe a fibrinólise com o bloqueio dos cinco sítios de ligação de lisina para o plasminogênio. Liga-se competitivamente aos domínios *kringle* do plasminogênio (zimó-geno), inibindo assim a transformação do plasminogênio na protease ativa, a plasmina.

  - O TXA é administrado em dose única IV de 1 g, 30 minutos antes da cirurgia.

  - 500 mg IV adicionais 6 horas após a primeira dose e, em seguida, 1 g IV BID por 2 dias podem ser usados para pacientes de alto risco.

- Monitore de perto os efeitos adversos do TXA **(Tabela 3.6)**.

- Solução tumescente: 1 mg de adrenalina por 1.000 mL de Ringer Lactato (efeito de vasoconstrição local).

- O uso de VASER por si só diminui a perda de sangue, protegendo os vasos e aliviando a extração de tecido adiposo.

Tabela 3.6 Efeitos adversos do ácido tranexâmico

Anormalidades visuais
Erupção cutânea
Náusea
Vômito
Anafilaxia
Hipotensão

DESPERTAR

- O despertar deve ser um evento bem planejado.

- Diminuição simultânea na concentração de anestésicos inalatórios/intravenosos + administração de medicamentos para restaurar a atividade muscular e permitir que o paciente respire espontaneamente = extubação.

- Despertar ideal:

    – Sem aumento da pressão arterial ou da frequência cardíaca.
    – Sem tosse por irritação do tubo endotraqueal.
    – Sem tosse ou complicações respiratórias.

- Manobras estimulantes (p. ex., descompressão nasogástrica ou aspiração) devem ser feitas enquanto o paciente ainda está profundamente sedado para prevenir a hipertensão.

- A prevenção de náuseas e vômitos é importante para minimizar as flutuações na pressão sanguínea.

⚠ **ATENÇÃO!**

- *Engasgar-se no final de qualquer procedimento é indesejável porque aumenta a pressão arterial e pode desencadear sangramento subcutâneo e/ou deiscência da sutura. Ainda mais quando foi feita plicatura muscular!*

PÓS-OPERATÓRIO
SALA DE RECUPERAÇÃO

- O paciente está vestido com uma roupa de compressão e um colete de espuma para fornecer uma pressão de superfície firme, mas ao mesmo tempo uniforme, a fim de promover a adesão da pele.

- O paciente é levado para a sala de recuperação com oxigênio suplementar 28% via cânula nasal e monitoramento contínuo de sinais vitais.

- Monitoramento periódico da dor e temperatura (a cada 15 min) até a alta ou internação. O Bair Hugger deve ser utilizado por 1 hora após a cirurgia **(Fig. 3.11)**.

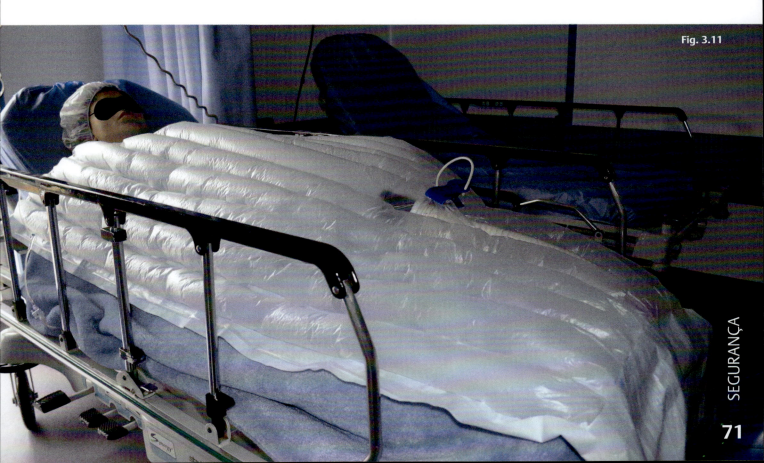

Fig. 3.11

- Os analgésicos são guiados pelos objetivos do paciente e prescritos de acordo com a escala analógica de dor.

- A terapia com espirômetro de incentivo é iniciada assim que o paciente recupera a consciência completa e deve ser realizada de hora em hora por 1 a 2 semanas após a cirurgia. Os pacientes devem ser instruídos sobre como usá-la e devem praticar no período pré-operatório.

- A hospitalização noturna do paciente (para monitoramento da diurese e exames laboratoriais de acompanhamento de 12 horas) é recomendada nas seguintes situações:

  - Procedimento com duração ≥ 6 horas.

  - Volume de lipoaspiração ≥ 5 L.

  - Após procedimentos combinados.

  - Após plicatura do músculo reto do abdome com ou sem cirurgia excisional.

  - Quando ocorre hipotermia moderada a grave durante a recuperação.

  - Instabilidade hemodinâmica ou sinais vitais aberrantes no pós-operatório imediato.

  - Sangramento pós-operatório, dor intensa (não aliviada por analgesia), náusea/vômito e/ou tontura.

  - Pacientes com fatores de risco individuais: idade ≥ 60 anos; BMI elevado; história médica pregressa de OSA e/ou OSAHS, condições CV, incluindo HTN, doença cardíaca, pacientes ASA II.

- O planejamento pré-operatório cuidadoso reduz a chance de complicações cirúrgicas.

- A maioria das admissões imprevistas não representa risco de vida e são potencialmente evitáveis.

MEDIDAS PÓS-OPERATÓRIAS PARA PREVENÇÃO DE DVT

- As medidas pós-operatórias visam a prevenir qualquer risco adicional de desenvolver DVT após a cirurgia; no entanto, todo o protocolo deve ser seguido para garantir a redução máxima do risco de eventos tromboembólicos **(Tabela 3.2)**.
- Meias de compressão devem ser usadas imediatamente após a cirurgia e ininterruptamente por 5 a 7 dias de pós-operatório **(Fig. 3.12)**.
- A mobilização precoce é recomendada durante as primeiras 6 horas e depois continuar em casa com alongamento frequente das pernas e contração isométrica da panturrilha.
- A quimioprofilaxia para DVT é guiada pelo escore de Caprini **(Tabela 3.1)**.
- Uma enfermeira treinada ou o cuidador deve encorajar e auxiliar o paciente nas transferências básicas e movimentos para evitar dor ou situações desconfortáveis.

⚠ **ATENÇÃO!**
O paciente deve evitar a execução do crunch abdominal para se levantar quando em posição de decúbito. O decúbito lateral inicial seguido de ascensão lateral é preferido.

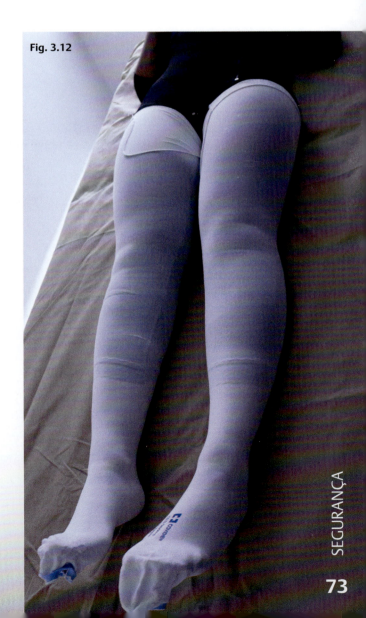

Fig. 3.12

CARE (RECUPERAÇÃO ATIVA COSMÉTICA) PÓS-OPERATÓRIA E ENFERMAGEM

- Educar o paciente sobre a importância dos cuidados pós-operatórios: fólio informativo, folhetos, brochuras etc.

- A CARE pós-operatória inclui várias terapias e modalidades diferentes que melhoram o conforto do paciente, otimizam os resultados e reduzem resultados adversos ao:

  - Identificar complicações precocemente.
  - Reduzir hematomas e edemas pós-cirúrgicos.
  - Promover o processo de cicatrização e melhorar feridas visíveis, cicatrizes hipertróficas e queloides.
  - Diminuir o edema melhorando a circulação linfática e sanguínea.
  - Estimular o sistema nervoso parassimpático (efeito de relaxamento).
  - Reduzir a fibrose após a lipoaspiração.

- Agendar consultas de acompanhamento com o cirurgião em 24 a 48 horas de pós-operatório e depois em 1 semana, 1 mês, 3 a 6 meses e 1 a 2 anos após a cirurgia.

DRENAGEM LINFÁTICA MANUAL

- O linfedema ocorre quando a drenagem linfática do interstício é prejudicada. Este acúmulo de líquido rico em proteínas dentro dos tecidos eventualmente se organiza, resultando em fibrose. A drenagem linfática manual (MLD) reduz a fibrose ao diminuir o edema no interstício.

- Pessoal treinado e experiência em MLD são imprescindíveis!

- Os movimentos das mãos são a pista: bomba, pá, circular estacionária e rotacional **(Fig. 3.13)**.

- A MLD aumenta o impulso do sistema nervoso parassimpático gerando relaxamento por meio da estimulação de mecanorreceptores de fibra C (efeito analgésico).

  - Aumenta a taxa de contração linfática e aumenta a capacidade de transporte linfático. Promove a circulação dentro dos linfonodos que estimula a imunidade humoral e celular.

  - Melhora a perfusão dérmica: previne ulceração, *cutis marmorata* (livedo reticular ou pele com aspecto marmoreado) e afinamento da pele.

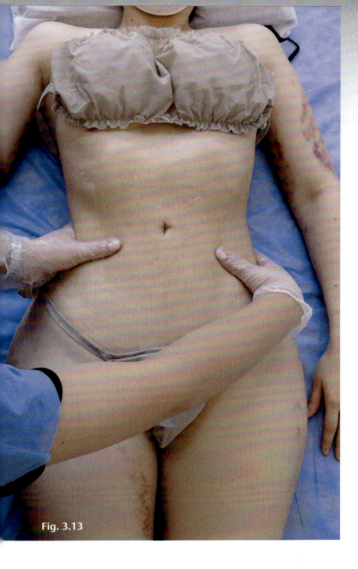

Fig. 3.13

> ⚠ **ATENÇÃO!**
> - NÃO realizar a MLD durante os primeiros 5 a 7 dias após a cirurgia em áreas nas quais:
>   – Procedimentos excisionais/plicatura muscular foram realizados.
>   – O tratamento intraoperatório para a adesão cutânea com dispositivos de radiofrequência (Renuvion, Bodytite) foi utilizado.

- Protocolo:
  - Iniciar 24 a 48 horas do pós-operatório + pressoterapia + US.
  - Iniciar uma massagem suave sobre as principais cadeias de linfonodos para ativá-las: retroauricular, cervical, axilar, torácica lateral, inguinal e poplítea.
  - Hidratar as mãos com óleo para facilitar o deslocamento das mãos.
  - Executar a compressão, bombeamento e coleta de fluidos em direção às incisões/drenos.
  - Alongamento e compressão da pele (≈30 mm Hg), seguidos de fases de repouso para permitir o recolhimento normal da pele.
  - Sequência: Face – Pescoço – Membros superiores (proximal a distal) – Tórax – Abdome – Posterior do tronco – Glúteos – Membros inferiores.
  - A intensidade e a frequência da massagem dependem de cada paciente.
  - Retirar o excesso de oleosidade e limpar a pele.
  - As incisões devem ser limpas com lenços desinfetantes (troque os curativos, se necessário).
  - Sessões pré-agendadas de MLD (duração 40–45 min).
  - Repetir a cada 2 a 3 dias por 2 semanas ou mais.
  - Término: até que os tecidos amoleçam e o edema desapareça.

- Contraindicações de MLD:
  - Paciente com quaisquer sintomas de doença cardíaca, hipotensão ou hipertensão.
  - Hipertireoidismo.
  - Doenças de pele ou alergias específicas aos componentes do óleo hidratante.
  - Febre, flebite, tromboflebite.
  - Edema secundário a qualquer outra etiologia que não a lipoaspiração.

- Os drenos são removidos quando a drenagem for ≤ 25 a 50 mL em 24 horas.

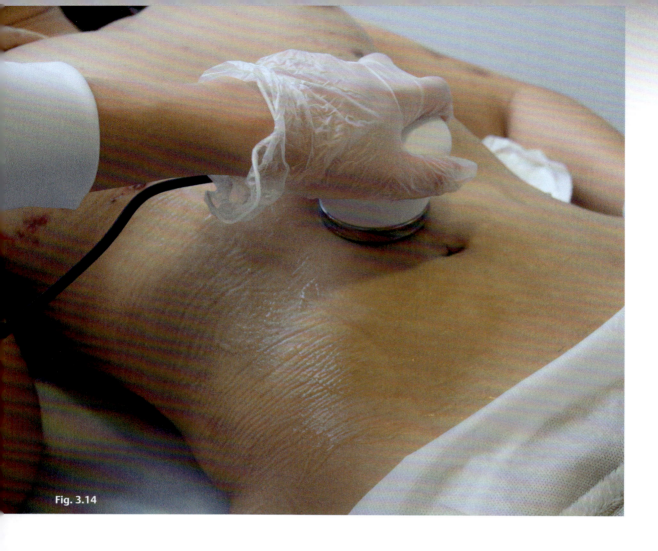

Fig. 3.14

ULTRASSOM EXTERNO

- Ondas de ultrassom (US) (frequência de 1 a 3 MHz) geram uma onda térmica e um efeito micromecânico na camada superficial da pele, sem afetar os tecidos profundos **(Fig. 3.14)**:
  - O efeito térmico estimula o metabolismo celular e a circulação sanguínea.
  - Efeitos micromecânicos aumentam a permeabilidade da membrana celular, promovem a liberação de aderências e amolecem o tecido fibrótico.
  - Os dispositivos utilizados para recuperação de cirurgia estética atingem uma profundidade máxima de ≤ 4cm em 1 MHz.
  - Estruturas profundas, como músculos, relaxam durante e após o US.
- O US externo reduz a inflamação (hematomas e edema), previne a fibrose, melhora a circulação por meio do calor e reduz a dor.
- Modo contínuo: a emissão ininterrupta de ondas sonoras causa o aquecimento do transdutor.
- Modo pulsátil: sem liberação térmica. Emissão intermitente de ondas US.

- Protocolo:

  - Iniciar 24 horas após a cirurgia + pressoterapia + MLD.
  - Aplicar gel condutor sobre as áreas de tratamento.
  - Movimentos lentos, contínuos e circulares são executados com o transdutor.
  - Usar o modo pulsátil durante as primeiras três a cinco sessões, de preferência. Então, o modo contínuo pode ser utilizado em áreas com inchaço persistente.
  - Usar 1 MHz e aumentar para 3 MHz dependendo de cada caso (tratar zonas fibróticas).
  - O contato sempre deve ser controlado: assegure a aplicação do ultrassom nos tecidos, adicionando gel, se necessário, mas evitando o excesso.
  - Aplicação contínua por no máximo 25 minutos.
  - Remover o excesso de gel e limpar a pele.
  - Repetir três a quatro vezes por semana, dependendo de cada paciente. Às vezes até diariamente.
  - Término: após 10 a 20 sessões.

- Contraindicações:

  - Pacientes com marca-passo ou cardioversor/desfibrilador implantável (ICD).
  - História médica pregressa (PMH) de câncer.
  - Gravidez.
  - Infecções ativas.
  - Pacientes com síndrome de hipo/hiperalgesia.

⚠️ **ATENÇÃO!**

- *Mantenha o transdutor SEMPRE em movimento para evitar queimaduras à pele e/ou superaquecimento dos tecidos.*

- *NUNCA utilize o US em:*

  - *Áreas com lipoenxertia subcutânea.*
  - *Feridas abertas, implantes metálicos ou zonas isquêmicas.*
  - *Tecidos especiais: olhos, orelhas, testículos, couro cabeludo (cérebro), zona precordial.*

RADIOFREQUÊNCIA

- Dispositivos externos de radiofrequência (RF) produzem correntes elétricas em uma faixa de 30.000 Hz a 30 MHz, que utilizam a resistência do tecido dentro das várias camadas da pele para transformar a energia de RF em energia térmica.

- A quantidade de energia liberada depende do tamanho e profundidade do tecido a ser tratado.

- Os danos nos tecidos são minimizados e a melanina epidérmica permanece inalterada, porque a energia produzida é uma corrente elétrica em vez de uma fonte de luz.

- Dispositivos de RF não invasivos são comumente categorizados como monopolar, bipolar, tripolar, multipolar e multigerador, com base no número de eletrodos.

- A RF é amplamente utilizada para fins estéticos com um vasto número de dispositivos disponíveis.

- Venus Legacy (VenusConcept, Toronto, Canadá): RF multipolar + campos eletromagnéticos pulsados (PEMF) (**Fig. 3.15a, b**).

    – Usar um algoritmo complexo para liberar energia homogênea e aquecimento volumétrico para várias profundidades de tecidos, permitindo o acúmulo rápido e seguro de calor e fácil manutenção da temperatura terapêutica ao longo do tratamento.

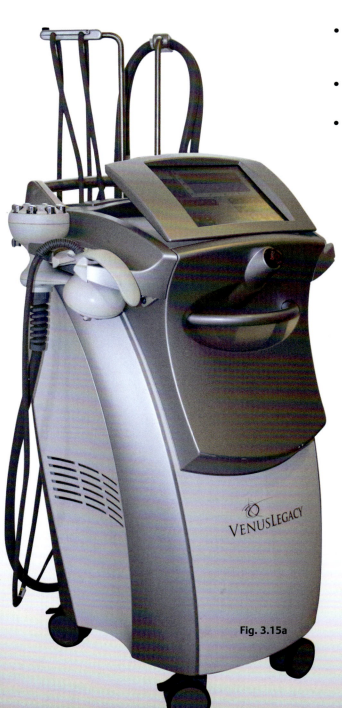

Fig. 3.15a

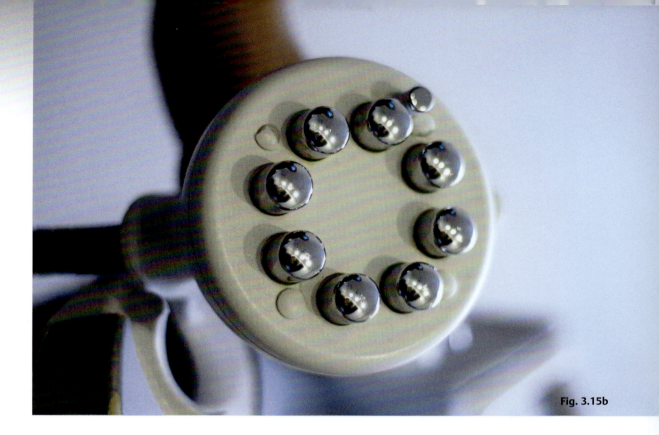

Fig. 3.15b

- RF multipolar atinge termicamente o tecido para aquecer e estimular diretamente os fibroblastos = efeitos de remodelamento dérmico.
- O PEMF estimula a proliferação de fibroblastos, promove a angiogênese e a síntese de colágeno em uma forma não térmica (liberação do fator de crescimento FGF-2).
- RF + PEMF = aumentar o rejuvenescimento da matriz de forma sinérgica e complementar.
- O Venus Legacy™ incorpora um elemento de sucção pulsado ajustável com *feedback* térmico em tempo real, que permite a penetração profunda de energia, drenagem linfática e ajuda a estimular a circulação = pode ser utilizado para tratamento de celulite e remoção de gordura não invasiva.
- O efeito sinérgico de PEMF não térmico com RF é empregado com sucesso como terapia adjuvante para o tratamento de fraturas retardadas e não consolidadas, fraturas recentes e feridas crônicas.

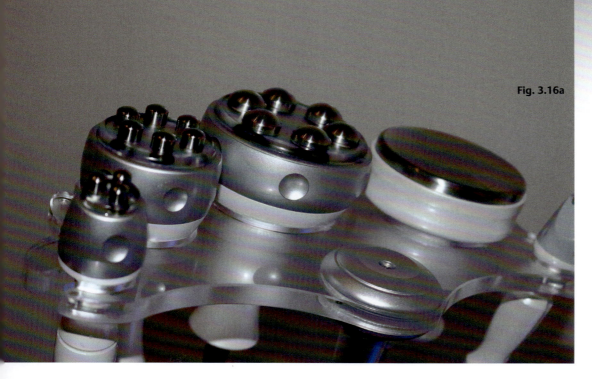

Fig. 3.16a

- 3-Max (Ensung, Seul, Coreia): RF multipolar + bipolar (**Fig. 3.16a, b**).

  - Fornece energia térmica profundamente na camada dérmica e aumenta a geração de oxigênio nas células por calor e microcirculação.
  - Estimula a circulação sanguínea e a drenagem linfática.
  - Reduz o tamanho das células do tecido adiposo para desestabilizar e, em seguida, quebrar por meio do próprio processo natural do corpo.
  - Promove o metabolismo e induz a regeneração do colágeno = ajuda a firmar a pele.

- INDIBA ELite (INDIBA, Barcelona, Espanha): RF monopolar em uma frequência específica de 448 kHz.

  - Decomposição de tecido adiposo/depósitos de gordura, desintoxica e estimula a drenagem de toxinas, aumenta o metabolismo celular e estimula a produção de colágeno.
  - Dilata os vasos sanguíneos, o que aumenta o fluxo sanguíneo, aumenta o metabolismo celular e estimula a drenagem do sistema linfático.
  - Ativa os fibroblastos para melhorar a formação de colágeno.

- Usamos o Venus Legacy após a HD^2 devido a seu efeito sinérgico não térmico, que promove uma recuperação mais rápida (**Fig. 3.17**). A disposição dos eletrodos (até 7,5 cm de distância entre eles) no transdutor fornece um tamanho de ponto extenso para o tratamento e oferece profundidade de penetração significativa (até 4,5 cm).

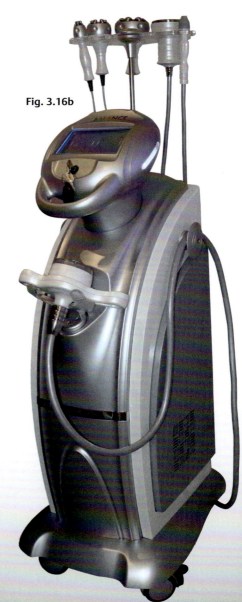

Fig. 3.16b

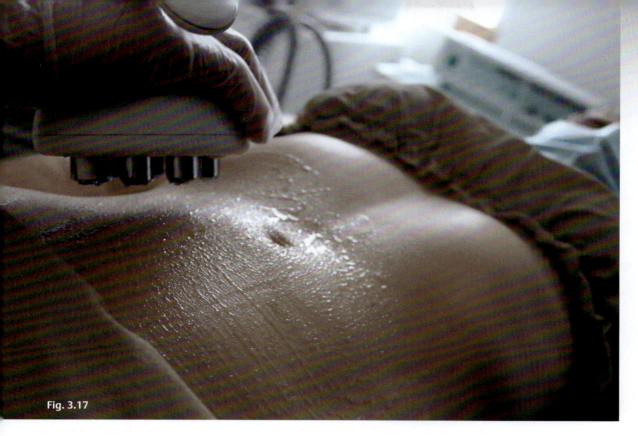

Fig. 3.17

- Protocolo (Venus Legacy):

  – Utilizar os transdutores Sculpt ou OctiPolar.
  – Iniciar após cinco sessões de CARE pós-operatória (10–15 dias pós-operatório).
  – Aplicar gel condutor sobre as áreas de tratamento.
  – Definir os parâmetros do console de acordo com o tratamento para cada segmento corporal.
  – Movimentos lentos, contínuos e circulares são executados com o transdutor.
  – Aplicação constante por no máximo 15 a 30 minutos (depende da área).
  – Repita uma a duas vezes por semana.
  – Complete de 5 a 12 sessões, dependendo do progresso de cada paciente.
  – O acompanhamento pelo cirurgião é fundamental para determinar os parâmetros do tratamento.

- Contraindicações:

  – Paciente com marca-passo, ICD ou qualquer outro dispositivo elétrico.
  – PMH de câncer, coagulopatias, diabetes, epilepsia, doenças cardíacas, doenças de pele (psoríase, queloide, esclerodermia, herpes).
  – Gravidez e amamentação.
  – Pacientes com imunodeficiências ou sob medicação com efeitos imunossupressores.

DICA

O tratamento precoce com RF em temperatura reduzida deve ser considerado sobre áreas com fibrose antes das cinco sessões de CARE pós-operatória.

ATENÇÃO!

- *Verifique sempre a integridade da pele, perfusão adequada e diminuição da inflamação na zona a tratar.*

- *Nunca utilizar RF em áreas com lipoenxertia subcutânea e evitar o máximo possível em casos submetidos à lipoinjeção intramuscular.*

- *O transdutor deve estar sempre em movimento para evitar lesões térmicas.*

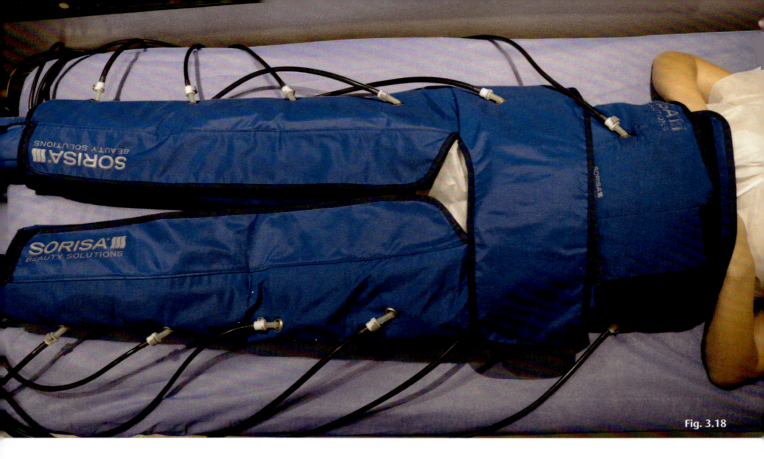

Fig. 3.18

PRESSOTERAPIA

- Os dispositivos são sistemas de compressão controlados por computador que operam com bombas de ar.
- Eles geralmente têm cinco câmaras/sacos distintos, que são posicionados ao redor dos membros.
- O compressor (console) atinge uma inflação progressiva, sincronizada e gradual das câmaras para aumentar a circulação sanguínea e linfática, que começa nos tornozelos e sobe até as coxas, simulando a drenagem venosa/linfática natural das extremidades (**Fig. 3.18**).
- A pressoterapia melhora a reabsorção do líquido intersticial, reduz o inchaço abdominal, inchaço e edema, aliviando pernas cansadas e melhorando o fluxo de oxigênio por todo o corpo.
- Os melhores benefícios são para pacientes com inchaço grave das extremidades.
- Aumenta a elasticidade e vitalidade dos tecidos reativos e tem efeitos analgésicos e relaxantes.
- Complementa a MLD, não a substitui.

- A pressoterapia tem alto efeito diurético: aconselhar o paciente a esvaziar a bexiga antes de cada sessão.

- Protocolo:

  - Iniciar 24 a 48 horas do pós-operatório + MLD + US.
  - Paciente deitado em decúbito dorsal com um pouco de elevação dos membros inferiores para promover o retorno venoso.
  - Definir os parâmetros do dispositivo de acordo com o peso do paciente e diâmetro da perna (detectado pelo console).
  - Duração: Aproximadamente 15 a 20 minutos por sessão.
  - Repita três a quatro vezes por semana.
  - Complete de 10 a 15 sessões (depende do progresso do paciente).

- Contraindicações:

  - Tromboflebite/fraturas recentes.
  - Presença ou história de DVT/PE.
  - Infecções de pele.
  - Gravidez ou menstruação.
  - Insuficiência cardíaca.
  - Doença varicosa grave.
  - PMH de doença renal, cardíaca, hepática ou pulmonar, hipertensão não controlada, hemofilia, diabetes, neoplasia.

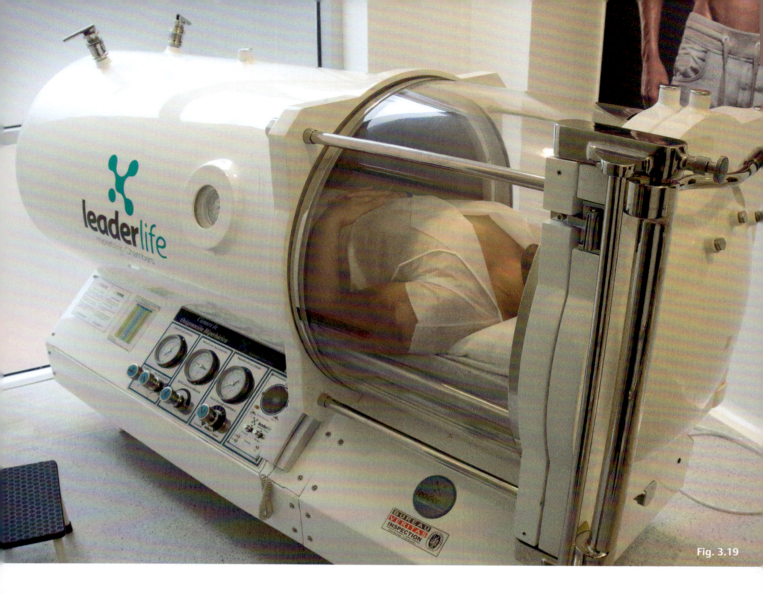

Fig. 3.19

CÂMARA HIPERBÁRICA

- Oxigenoterapia hiperbárica (HBOT) envolve o uso de 100% de oxigênio a pressões superiores à pressão atmosférica **(Fig. 3.19)**.

- O paciente respira 100% de oxigênio intermitentemente enquanto a pressão da câmara de tratamento é aumentada para 2 a 2,4 atmosferas absolutas.

- A câmara é verificada diariamente da frente para trás, de cima para baixo e de um lado para o outro, certificando-se de que é seguro operar: sem vazamentos nas tubulações ou mangueiras; integridade do acrílico (sem cortes ou arranhões); sistemas de comunicação funcionando corretamente; encaixe adequado do pino de segurança.

- Efeitos:

  – Vasoconstrição (sem hipóxia), angiogênese, proliferação de fibroblastos, aumento da formação de colágeno, portanto, melhor recuperação e cicatrização.
  – A hiperóxia tecidual e os efeitos antiedema melhorarão a microcirculação, reduzirão a lesão de reperfusão e diminuirão o fenômeno "*no-flow*" (ausência de fluxo sanguíneo) da inflamação.
  – Reversão do estado "hipóxico" pós-operatório de múltiplas células, promoção da fagocitose, inibição da proliferação de bactérias anaeróbias, melhora da resposta imune, promoção de mecanismos de defesa antioxidante dentro das células.
  – Diminuição da frequência cardíaca e da pressão intracraniana, promoção da diurese, aumento da sensibilidade periférica à insulina, alteração dos efeitos de algumas citocinas e fatores de crescimento.

- A segurança é o parâmetro mais importante.
- Protocolo:

  - Iniciar 2 a 3 dias após a cirurgia.
  - O paciente deve tomar um banho completo antes de entrar na câmara para remover qualquer maquiagem, desodorante, óleos ou cremes (podem causar ignição).
  - O paciente deve estar completamente nu com um avental de algodão.
  - Coloque a tira de aterramento na mão direita do paciente antes de fechar a câmara.
  - Nenhum item é permitido dentro da câmara além da pulseira de aterramento do paciente.
  - O paciente deve ser instruído sobre as sensações corporais normais da compressão da câmara/efeitos de descompressão.
  - Siga as instruções do desenvolvedor para a entrega de O_2 à câmara por compressão progressiva e depois descompressão.
  - Duração: 30 a 60 minutos por sessão.
  - Repita diariamente para pacientes após cirurgias de contorno corporal excisional e duas a quatro vezes por semana para pacientes após procedimentos de HD[2].
  - O paciente deve permanecer na sala de espera por 15 minutos após o término.
  - Complete de 10 a 20 sessões, dependendo dos resultados clínicos.

- Contraindicações:

  - Paciente com claustrofobia ou hipersensibilidade a altas concentrações de O_2.
  - Pacientes com marca-passo ou ICD.
  - PMH de pneumotórax, asma, doença pulmonar obstrutiva crônica (COPD), cicatrizes pulmonares (fibrose, abscesso, cavidades, grandes cistos), esferocitose congênita, convulsões/epilepsia, HTN descontrolada, bradiarritmia.
  - Gravidez.
  - Febre atual com ou sem infecção do trato respiratório superior/inferior ou qualquer outra disfunção da tuba auditiva.

⚠ **ATENÇÃO!**

SEMPRE verificar qualquer sinal de pneumotórax; se presente, a HBOT é absolutamente contraindicada.

LEITURAS SUGERIDAS

1. Bayter-Marin JE, Cárdenas-Camarena L, Durán H, Valedon A, Rubio J, Macias AA. Effects of thermal protection in patients undergoing body contouring procedures: a controlled clinical trial. Aesthet Surg J 2018;38(4):448–456

2. Cárdenas-Camarena L, Andrés Gerardo LP, Durán H, Bayter-Marin JE. Strategies for reducing fatal complications in liposuction. Plast Reconstr Surg Glob Open 2017;5(10):e1539 Accessed July 9, 2020

3. Enrique Bayter-Marin J, Cárdenas-Camarena L, Peña WE, et al. Patient blood management strategies to avoid transfusions in body contouring operations: controlled clinical trial. Plast Reconstr Surg 2021;147(2):355–363

4. Haeck PC, Swanson JA, Iverson RE, et al; ASPS Patient Safety Committee. Evidence-based patient safety advisory: patient selection and procedures in ambulatory surgery. Plast Reconstr Surg 2009; 124(4, Suppl)6S–27S

5. Hernández-Bule ML, Paíno CL, Trillo MA, Úbeda A. Electric stimulation at 448 kHz promotes proliferation of human mesenchymal stem cells. Cell Physiol Biochem 2014;34(5):1741–1755

6. Hernández-Bule ML, Trillo MA, Martínez-García MÁ, Abilahoud C, Úbeda A. Chondrogenic differentiation of adipose-derived stem cells by radiofrequency electric stimulation. J Stem Cell Res Ther 2017;7(12):1–10

7. Hoyos AE, Prendergast PM. Postoperative care. In: Highdefinition body sculpting. Berlin, Heidelberg: Springer; 2014:207–218. Accessed July 9, 2020

8. Hoyos AE, Prendergast PM, Hoyos AE, Prendergast PM. Preoperative assessment and preparation for high-definition body sculpting. In: High-definition body sculpting. Berlin, Heidelberg: Springer; 2014:49–64

9. Jones KA, LaFerriere KA. Intravenous anesthesia with bispectral index monitoring vs inhalational anesthesia for rhytidoplasty: a randomized clinical trial. JAMA Facial Plast Surg 2015;17(4):239–244

10. Nassab R. The evidence behind noninvasive body contouring devices. Aesthet Surg J 2015;35(3):279–293

11. Nimmo AF, Absalom AR, Bagshaw O, et al. Guidelines for the safe practice of total intravenous anaesthesia (TIVA): joint guidelines from the Association of Anaesthetists and the Society for Intravenous Anaesthesia. Anaesthesia 2019;74(2):211–224

12. Pannucci CJ. Evidence-based recipes for venous thromboembolism prophylaxis: a practical safety guide. Plast Reconstr Surg 2017;139(2):520e–532e

13. Rohrich RJ, Leedy JE, Swamy R, Brown SA, Coleman J. Fluid resuscitation in liposuction: a retrospective review of 89 consecutive patients. Plast Reconstr Surg 2006;117(2):431–435

14. Röschmann P. Radiofrequency penetration and absorption in the human body: limitations to high-field whole-body nuclear magnetic resonance imaging. Med Phys 1987;14(6):922–931

15. Sadick N, Rothaus KO. Aesthetic applications of radiofrequency devices. Clin Plast Surg 2016;43(3):557–565

16. Taub PJ, Bashey S, Hausman LM. Anesthesia for cosmetic surgery. Plast Reconstr Surg 2010;125(1):1e–7e

4
FOTOGRAFIA CORPORAL

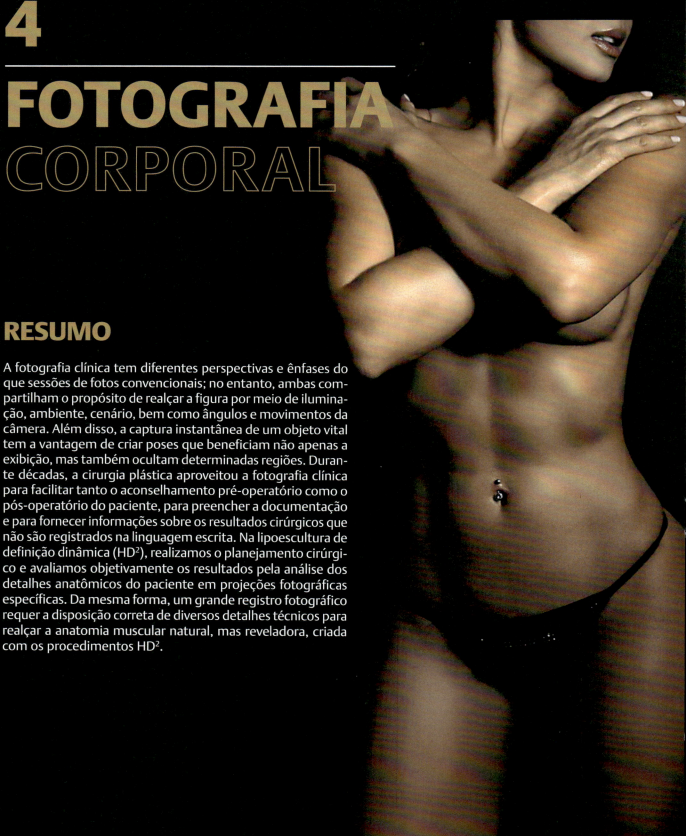

RESUMO

A fotografia clínica tem diferentes perspectivas e ênfases do que sessões de fotos convencionais; no entanto, ambas compartilham o propósito de realçar a figura por meio de iluminação, ambiente, cenário, bem como ângulos e movimentos da câmera. Além disso, a captura instantânea de um objeto vital tem a vantagem de criar poses que beneficiam não apenas a exibição, mas também ocultam determinadas regiões. Durante décadas, a cirurgia plástica aproveitou a fotografia clínica para facilitar tanto o aconselhamento pré-operatório como o pós-operatório do paciente, para preencher a documentação e para fornecer informações sobre os resultados cirúrgicos que não são registrados na linguagem escrita. Na lipoescultura de definição dinâmica (HD^2), realizamos o planejamento cirúrgico e avaliamos objetivamente os resultados pela análise dos detalhes anatômicos do paciente em projeções fotográficas específicas. Da mesma forma, um grande registro fotográfico requer a disposição correta de diversos detalhes técnicos para realçar a anatomia muscular natural, mas reveladora, criada com os procedimentos HD^2.

FOTOGRAFIA CORPORAL

CONSIDERAÇÕES
GERAIS

- A fotografia é essencial para qualquer cirurgião plástico, pois tanto os conceitos básicos quanto o treinamento nesse campo aumentarão a chance de sucesso na sociedade atual atormentada por publicidade em mídia social e publicidade *on-line*, além do crescente negócio de *fitness* e saúde.

- Surpreendentemente, poucos cirurgiões são expostos a qualquer tipo de ensino ou treinamento em fotografia clínica.

- Os registros fotográficos do paciente têm múltiplos propósitos para procedimentos HD[2], como provavelmente para muitas outras especialidades médicas:

  – Permitir um plano cirúrgico específico para um determinado paciente.
  – Fornecer material para ensino interativo e visual.
  – Fornecer apoio médico-legal aos cirurgiões e seus pacientes.
  – Disponibilizar registros fotográficos para fins de pesquisa.
  – Documentar o estado pré e pós-operatório do paciente.

- O paciente deve reconhecer que os registros fotográficos médicos visam a apresentá-lo com mais precisão em sua forma natural, em vez de ocultar defeitos.

- Consistência e confiabilidade baseiam-se em tirar fotos exatamente nas mesmas condições, o que é de alguma forma difícil na sala de cirurgia e durante a prática clínica (quando não há estúdio disponível).

CONCEITOS BÁSICOS

TRIÂNGULO DE EXPOSIÇÃO

- Esquema ilustrativo que explica como o equilíbrio entre uma tríade de parâmetros sobre luz em uma determinada fotografia deve ser **(Fig. 4.1)**:

  1. Abertura do diafragma.
  2. Sensibilidade ISO.
  3. Velocidade do obturador.
  - Estes três recursos de controle trabalham juntos para regular a quantidade de luz que atinge a superfície sensível à luz (abertura e velocidade do obturador) e a sensibilidade dessa superfície (ISO).

- Parada (ou *stop*): uma fotografia requer uma quantidade precisa de luz para obter a melhor exposição, ainda mais porque queremos destacar a anatomia da superfície (luzes e sombras) em HD^2. Na fotografia, a parada significa dobrar ou reduzir pela metade a quantidade de luz para obter uma exposição específica.

  - Adição de uma parada = duplica a exposição (ilumina a imagem).
  - Subtração de uma parada = reduz a exposição pela metade (escurece a imagem).
  - Ambas podem ser alcançadas modificando qualquer um dos três componentes do triângulo de exposição (Abertura – Velocidade do obturador – ISO).

- Abertura do diafragma: tamanho do orifício circular na lente que permite a entrada de luz para alcançar o sensor. Para diminuir a quantidade de luz pela metade, precisamos reduzir pela metade a área da abertura, reduzindo assim a exposição em uma parada.

- Sensibilidade ISO: valores mais altos significam que o sensor não precisa coletar tanta luz para fazer uma exposição correta. Os baixos significam que o sensor terá que coletar mais luz para fazer a mesma exposição.

- Velocidade do obturador: tempo que o sensor fica exposto à luz. Para dobrar a quantidade de luz, precisamos dobrar o comprimento da exposição = adicione uma parada de luz.

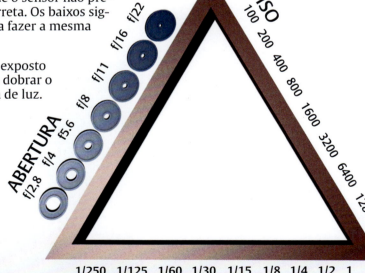

Fig. 4.1

 DICA

Existem centenas de combinações de abertura/velocidade do obturador/ISO que podem ser obtidas para criar uma determinada exposição. A combinação para HD^2 geralmente é baseada em ambientes com pouca luz que exigem altos valores de ISO e aberturas/velocidade do obturador que se adaptam ao tom de pele do paciente.

FOCO

- Cada região anatômica precisa de um ponto específico em que o centro da lente da câmera (Foco) é direcionado para garantir a imagem mais nítida do objeto na tela.

- Preferimos usar o foco automático integrado da câmera *reflex* em um ajuste macro (evitar *close-up*), o que ajuda no registro rápido, uma configuração única e, finalmente, evita fotografias fora de foco.

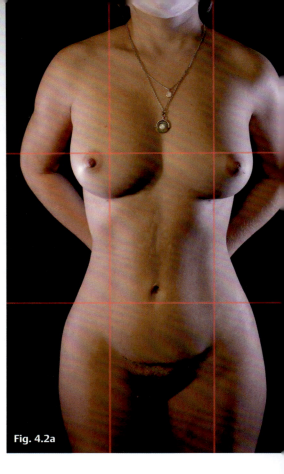

Fig. 4.2a

REGRA DOS TERÇOS

- A regra é, na verdade, uma diretriz de composição em fotografia que divide uma imagem em terços (na horizontal e na vertical) para criar uma linha de grade de nove peças.

- O posicionamento adequado dos elementos-chave ao longo das linhas de grade auxilia o fotógrafo a criar melhores composições (**Fig. 4.2**).

- É particularmente útil para o enquadramento em HD^2, pois a disposição correta do segmento corporal dentro da grade resultará em um registro fotográfico ideal.

 ATENÇÃO!

Não confunda a regra dos terços com o quadro. Este último é usado para garantir a inclusão de todas as referências anatômicas na imagem e fornecer a área mais nítida dentro do foco.

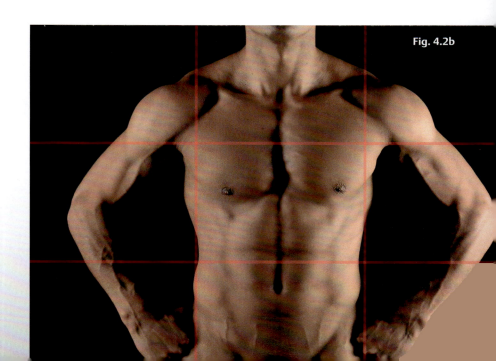

Fig. 4.2b

PADRÕES FOTOGRÁFICOS
PARA HD^2 E RECOMENDAÇÕES

- Avaliação pré-operatória:

  - Relações anatômicas e estruturais do fenótipo do paciente de acordo com cada segmento do corpo.
  - Forneça ao escultor um modelo para comparação pós-operatória.
  - Aconselhe o paciente sobre assimetrias, cicatrizes e imperfeições já existentes, que podem estar sujeitas a melhorias.

- Avaliação pós-operatória:

  - Comparação do resultado com a imagem pré-operatória.
  - Forneça ao paciente uma imagem profissional de seu novo contorno corporal.
  - Ofereça *feedback* ao cirurgião sobre as especificidades técnicas do procedimento.

- Escolha do equipamento adequado: câmera digital, uso de lentes especiais e *flash* (refletores), iluminação consistente, posicionamento do paciente, escala linear, perspectiva, profundidade de campo e plano de fundo podem afetar drasticamente os resultados.

- Foco, exposição, composição e estabilidade da câmera (principalmente em condições de pouca luz) são todos importantes para garantir uma fotografia de alta qualidade (**Fig. 4.3**).

Fig. 4.3

LUZ AMBIENTE

- Condições de iluminação variáveis podem alterar drasticamente as percepções do observador de fotografias pré e pós-operatórias.

- Planejamos um ambiente de iluminação especial para acentuar as luzes e sombras do corpo criadas após o HD[2]. É baseado em um esquema de Rembrandt utilizado para aumentar a intensidade e o efeito de contraluz sobre o corpo, o que permite não apenas que a fotografia seja confiável, mas que também aumente a forma física pós-operatória (**Fig. 4.4**):

    – Três fontes de luz do painel de LED são usadas: duas são 100% brancas + uma bicolor (branco + amarelo).

    – Fontes de luz reguláveis de 2.000k a 10.000k com CRI 96/97 (acurácia em cores intensas ou *high-color*) são recomendadas.

    – As luzes devem estar localizadas a cerca de 1 m (3 pés) de distância do paciente e ao nível do umbigo.

    – Fonte de luz bicolor: configuração em uma temperatura de cor de 30 a 40% (branco 66%, amarelo 34%). Coloque-o em um ângulo de 45 graus e do lado esquerdo em relação à câmera.

    – Luzes brancas puras devem estar a 90 graus em relação à câmera; o da direita deve estar com 25% da potência e o da esquerda com 5 a 10% (a iluminação será suportada pela luz bicolor).

    – O *flash* da câmera (frontal) geralmente cria um "efeito de desbotamento" de toda a cena, então geralmente não o usamos, exceto para os seios, panturrilhas e face.

> **NOTA**
>
> *As luzes podem ser ajustadas dependendo das dimensões do seu estúdio. Tente várias fotos com sua câmera para ajustar o ambiente de luz: intensidade da fonte lateral, temperatura de cor (fonte bicolor), uso de soft boxes.*

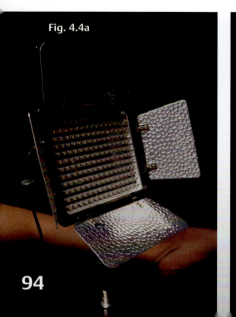

Fig. 4.4a

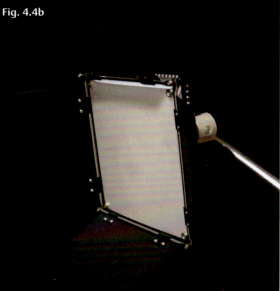

Fig. 4.4b

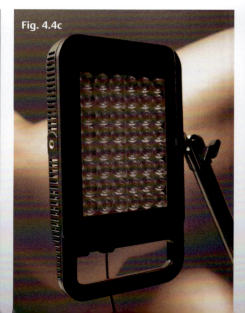

Fig. 4.4c

LENTES

- A distância focal descreve o ângulo de visão (quanto de cena capturar) e a ampliação (qual será o tamanho da zona anatômica/paciente).

- Quanto maior for a distância focal, mais estreito será o ângulo de visão e menor será a ampliação.

- As lentes normais (18–20/50–55 mm) fornecem o ângulo de visão mais natural para o olho humano.

- Não recomendamos lentes telefoto para criar efeito de compressão (a menos que seja para fins publicitários).

- As lentes grandes angulares podem ser utilizadas quando a armação precisa ser esticada (p. ex., projeções de braço).

DISPARO

- O paciente fica em pé sobre uma plataforma com rotação automática. Os pacientes só precisam mudar a posição dos seus braços em função da zona a registrar.

- Geralmente empregamos a mesma câmera *reflex* profissional para a fotografia pré e pós-operatória (**Fig. 4.5**).

- O sensor deve ter pelo menos 24 megapixels com sensibilidade ISO de 6.400 a 12.800.

- A configuração manual da câmera varia de acordo com o tom de pele do indivíduo:

  - Para fotótipos de pele escura (V e VI) e clara (I e II) usamos aberturas entre f/4–f/6,3 e f/6,3–f/7,1, respectivamente.

  - A velocidade do obturador é geralmente definida em 1/30 s e 1/160 s para fotótipos de pele escura e clara, respectivamente.

  - Para aqueles com fotótipos de pele neutros (III e IV), qualquer configuração pode ser utilizada.

  - A configuração ISO geralmente é constante em 6.400 ou 12.800.

- Um fotógrafo ou um especialista deve realizar as fotografias: estabilidade e enquadramento adequado são críticos para um ótimo registro fotográfico clínico.

- A câmera deve ser orientada verticalmente (exceto para algumas projeções de braço) e paralela ao corpo. Nenhuma variação de ângulo deve ser feita.

- O fotógrafo deve combinar a altura da câmera com a do segmento do corpo do paciente.
- A distância focal deve permanecer constante para cada zona anatômica para evitar as diferentes percepções de profundidade.
- Dependendo da zona anatômica, o fotógrafo deve ficar a 1 ou 2 m (3–6 pés) de distância do paciente.
- Sempre verifique os limites do quadro e as notas especiais para cada região anatômica antes de iniciar as fotografias.
- O plano de fundo deve ser de cor escura (preto ou azul escuro) feito de um material com reflexão quase zero (p. ex., veludo) para permitir uma percepção de contraste ideal e evitar o efeito de dupla silhueta.
- Cuidado com os segmentos distais nas projeções laterais (mama contralateral, peitoral, glúteo, braço, panturrilha etc.); eles não devem ser vistos na foto.
- Condições do paciente:
    - Postura ereta e relaxada (natural).
    - Cabelo preso para trás e todas as joias removidas.
    - O registro fotográfico para HD^2 deve ser feito com o paciente completamente nu.

NOTA

As fotos intraoperatórias dependem da disponibilidade de câmeras profissionais ou de alta resolução. Normalmente, os telefones celulares de última geração podem ser usados para alcançar registros fotográficos emergentes.

ATENÇÃO!

Não tire fotos com ângulos de câmera acima ou abaixo do centro do paciente/enquadramento, caso contrário as dimensões reais podem ser alteradas. Eles resultam em disparos de ângulo alto e baixo, respectivamente.

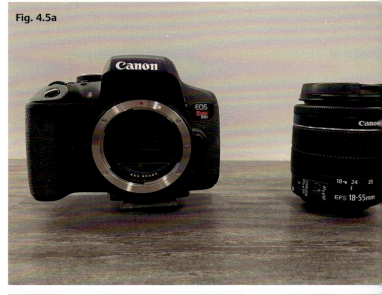

Fig. 4.5a

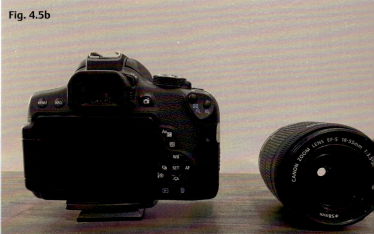

Fig. 4.5b

PROGRAMAÇÃO E EDIÇÃO DE FOTOS

- Registros fotográficos devem ser feitos: Um ou dois dias antes da cirurgia, durante o procedimento e 24 a 48 horas após a cirurgia. Em seguida, 1 semana e 1–3–6–12 meses de pós-operatório.

- O corte da fotografia deve ser feito sobre marcos anatômicos não sujeitos a variação após a cirurgia (referências ósseas).

- As imagens comparativas pré e pós-operatórias do paciente devem ser as mais iguais possíveis: os segmentos corporais devem estar perfeitamente alinhados em todas as projeções, bem como as proporções mantidas.

- As projeções básicas para lipoescultura HD[2] são: anterior, ¾ oblíqua anterior, lateral, ¾ oblíqua posterior e posterior **(Fig. 4.6)**.

- Haverá poses específicas para: a região anatômica, o gênero do paciente ou a solicitação do cirurgião (p. ex., peitorais e braços).

- Formato dos registros fotográficos, RAW *versus* JPG:

  – Ambos são formatos de imagem, mas têm algumas diferenças.
  – JPG é um arquivo compactado de cor e luz com poucos detalhes para luzes e sombras.
  – RAW armazena todas as informações sobre cores sem compactação. Melhor progressão tonal para a cor, portanto melhor contraste e gradiente de cores.
  – JPG é um formato melhor para compartilhamento *on-line* e distribuição digital.

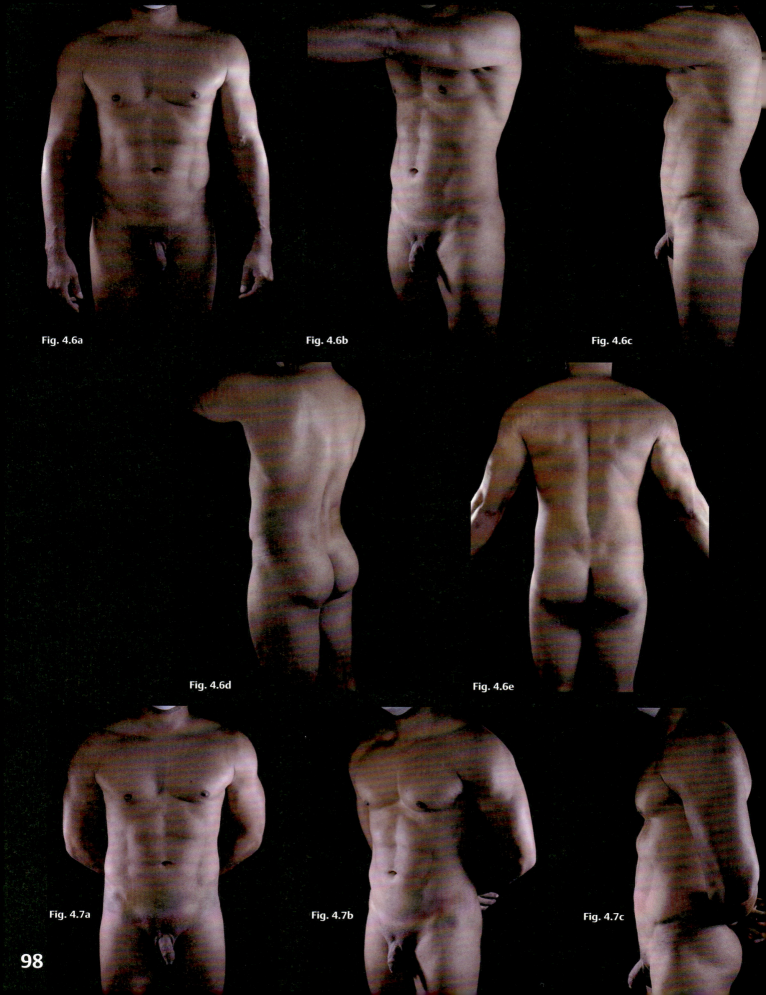

Fig. 4.6a　Fig. 4.6b　Fig. 4.6c
Fig. 4.6d　Fig. 4.6e
Fig. 4.7a　Fig. 4.7b　Fig. 4.7c

NOTA

Poses especiais para fotografia de peitorais/seios: os braços devem ser cruzados nas costas para projeções anterior, ¾ anterior e lateral **(Fig. 4.7)**.

 NOTA

Poses especiais para fotografia de braços (precisam apenas de projeções anterior e posterior):

- *Ombro em abdução de 90 graus e rotação externa + cotovelo em flexão de 90 graus (palmas voltadas para a frente)* **(Fig. 4.8a)**.
- *Ombro em abdução de 45 graus e rotação interna + flexão de cotovelo de 90 graus (punho sobre a cintura)* **(Fig. 4.8b)**.

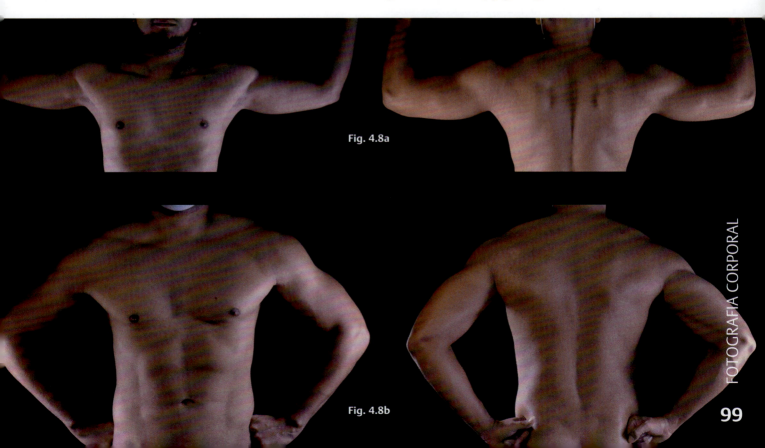

Fig. 4.8a

Fig. 4.8b

FOTOGRAFIA **TRIDIMENSIONAL**

- Baseia-se na capacidade de tirar várias fotografias síncronas de diferentes ângulos para gerar uma imagem tridimensional que promoveu uma tecnologia mais poderosa do que a fotografia bidimensional.

- A simulação cirúrgica é atualmente o uso mais comum desta tecnologia durante a consulta pré-operatória do paciente.

- A cirurgia facial tem aproveitado ao máximo simulando resultados estéticos após procedimentos como rinoplastia, mentoplastia, *lifting* de pescoço e ritidoplastia.

- À medida que os desenvolvimentos desta tecnologia avançam, o baixo custo dos dispositivos tem permitido a sua utilização para o contorno corporal e a simulação de procedimentos de mamoplastia de aumento.

- Implementamos a Crisalix (Crisalix S.A., Lausanne, Suíça) por meio de simulações 3D e de realidade virtual (VR), a fim de mostrar aos nossos pacientes uma previsão próxima de seus resultados pós-operatórios.

  – Esta abordagem aumentou nossa taxa de consulta e a confiabilidade do paciente em nossa técnica.
  – É a ferramenta mais útil para aconselhar o paciente e dar-lhe expectativas realistas sobre o procedimento HD^2.

- Embora não seja usado rotineiramente para HD^2, o planejamento cirúrgico também pode ser feito por meio de fotografia 3D.

- Criamos uma plataforma completa para educação cirúrgica baseada em fotografia 3D, em combinação com um algoritmo cirúrgico volumétrico.

- Embora as fotos 2D ainda sejam consideradas o padrão para a documentação do paciente, acreditamos que o futuro próximo pode exigir fotos ou vídeos 3D para um registro de imagem mais confiável.

- Executamos uma versão beta e trabalhamos em parceria com a Crisalix para:

  – Melhorar a qualidade geral do simulador de VR.
  – Fornecer a base e criar uma plataforma para consultas pré e pós-operatórias através de VR.
  – Ampliar sua aplicabilidade para a simulação de desfechos cirúrgicos do paciente (**Fig. 4.9**).

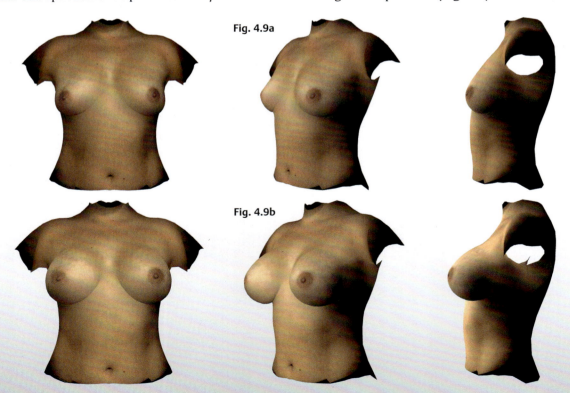

Fig. 4.9a

Fig. 4.9b

PROJETO ARTHÐMIS

- Um dos conceitos mais desafiadores na lipoescultura de definição dinâmica é a demarcação correta das estruturas musculares, misturando a anatomia artística com procedimentos de contorno corporal.

- O projeto *ARTHÐMIS* foi criado para ajudar o cirurgião a entender e relembrar como aplicar os conceitos de anatomia artística (*ART*-) em lipoescultura de definição dinâmica (-HD^2-) por meio de um sistema VR com o simulador interativo de músculos (-MIS).

- A realidade virtual (VR) e a fotografia 3D permitiram-nos projetar um simulador que pode ser utilizado por qualquer cirurgião plástico em sua prática para tirar o melhor proveito de sua experiência de treinamento em técnicas de HD^2.

- O simulador inclui um diagrama digital de um corpo ideal para pacientes do gênero feminino e masculino, no qual cada região anatômica tem sua própria descrição quanto às marcações dinâmicas e um vídeo sobre a técnica cirúrgica (**Fig. 4.10**).

- ARTHÐMIS fornece ao cirurgião uma experiência prática de VR sobre as etapas críticas do HDL até três principais experiências:

  – As marcações pré-operatórias: incluindo a explicação dos diferentes espaços negativos (sombras), tanto para homens e mulheres, com uma ferramenta única que lhes permite modificar as marcações pré-carregadas com diferentes cores, opacidades e espessura do lápis sobre um corpo tridimensional de um homem e uma mulher.
  – Os detalhes intraoperatórios dos diferentes graus de definição muscular dinâmica (algoritmo BMX) em um modelo 3D, que também são dependentes do biotipo corporal do paciente (endomorfo, mesomorfo, ectomorfo).
  – Os conceitos inovadores específicos de gênero de músculos de força e músculos de definição. Os primeiros são aqueles que são submetidos a autoenxertos de tecido adiposo, que o cirurgião plástico realiza quase sempre durante o mesmo evento cirúrgico.

- ARTHÐMIS abrange explicações cirúrgicas detalhadas, além de muitos vídeos interativos que permitirão ao cirurgião entender a técnica e os marcos anatômicos para alcançar um procedimento de lipoenxertia segura e confiável, que funciona junto com o HDL para obter resultados pós-operatórios excepcionais.

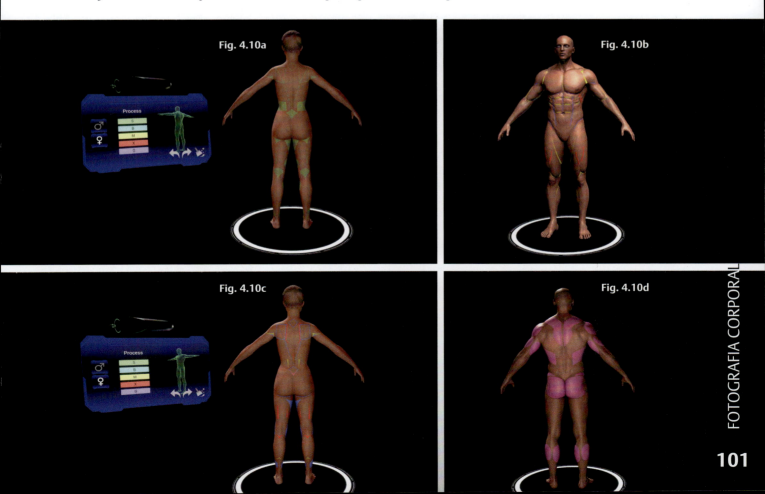

Fig. 4.10a Fig. 4.10b Fig. 4.10c Fig. 4.10d

LEITURAS SUGERIDAS

1. Yavuzer R, Smirnes S, Jackson IT. Guidelines for standard photography in plastic surgery. Ann Plast Surg 2001;46(3):293–300

2. Jabir S. A short introduction to clinical photography for the plastic surgeon. World J Plast Surg 2016;5(2):183–184

3. Persichetti P, Simone P, Langella M, Marangi GF, Carusi C. Digital photography in plastic surgery: how to achieve reasonable standardization outside a photographic studio. Aesthetic Plast Surg 2007;31(2):194–200

4. Hagan KF. Clinical photography for the plastic surgery practice: the basics. Plast Surg Nurs 2008;28(4):188–192, 193–194

5. Solesio Pilarte F, Lorda Barraguer E, Lorda Barraguer A, Laredo Ortiz C, Rubio Verdú R. Estandarización Fotográfica en cirugía Plástica Y Estética. Cirugía Plástica Ibero-Latinoamericana 2009;35(2):79–90

6. Dietl M, Kompatscher P. Basic photographic standards for abdominal contouring procedures and abdominoplasty/lipectomy. Aesthetic Plast Surg 2018;42(4):1065–1070

7. Tzou CH, Artner NM, Pona I, et al. Comparison of three-dimensional surface-imaging systems. J Plast Reconstr Aesthet Surg 2014;67(4):489–497

8. Weissler JM, Stern CS, Schreiber JE, Amirlak B, Tepper OM. The evolution of photography and three-dimensional imaging in plastic surgery. Plast Reconstr Surg 2017;139(3):761–769

5

CUIDADOS CENTRADOS NO PACIENTE

RESUMO

Existem muitas evidências médicas e clínicas sobre a importância de centrar o cuidado nos indivíduos e suas famílias, em vez dos aspectos administrativos e políticos. No entanto, transformar os sistemas de saúde para focar no cuidado centrado no paciente e atender melhor o paciente "como um todo" é um esforço complexo. Esta questão específica é central na prática de enfermagem, pois tanto o seu conhecimento quanto o desenvolvimento de políticas exclusivas voltadas para o paciente são essenciais para um atendimento de saúde ideal. Como consequência, a natureza da prática privada em cirurgia plástica levou essas políticas e o conhecimento a um nível em que tudo é desenvolvido para atender às necessidades do paciente e proporcionar transições confortáveis durante todo o processo de uma cirurgia estética. Nosso principal objetivo é transmitir liderança, segurança e organização aos pacientes submetidos a procedimentos de definição dinâmica (HD^2) por meio de um protocolo sequencial que concebemos em colaboração com a nossa equipe de enfermagem. Nós focamos nosso protocolo em sete atributos/intervenções importantes que são amplamente estudados para a melhor atenção à saúde:

1. Apoiar o processo de decisão e prática baseada em evidências.
2. Fornecer diferentes abordagens centradas no paciente.
3. Apoiar a autogestão do paciente.
4. Fornecer manejo/cuidado individual.
5. Facilitar uma abordagem de equipe interdisciplinar.
6. Garantir treinamento específico para cada profissional de saúde em contato próximo com o paciente.
7. Integrar informação e tecnologia.

MESES ANTES...
CONSULTA INICIAL

- Os cirurgiões plásticos devem ser empáticos e dedicados aos seus pacientes, de modo a construir uma relação médico-paciente duradoura.
- O ambiente em que o paciente é recebido e interrogado deve ser calmo, privado e, acima de tudo, transmitir-lhe conforto e tranquilidade (**Fig. 5.1**).
- Um número considerável de pacientes sente vergonha ao solicitar informações sobre um procedimento estético; é o trabalho do cirurgião plástico e da equipe transmitir uma mensagem de confiança em sua interação.
- Pacientes com expectativas irreais ou síndrome dismórfica corporal devem ser excluídos.
- As expectativas e desejos do paciente devem ser cuidadosamente avaliados para chegar a um acordo sobre resultados específicos com base em suas características anatômicas.
- Pergunte sobre dieta e hábitos de exercício, cirurgias anteriores, perda de peso, tratamentos externos ou não invasivos etc. A alta definição (HD) e a definição dinâmica (HD^2) devem ser complementadas com um estilo de vida saudável para resultados duradouros.
- Dieta é fundamental: consulta com nutricionista.
  - Apoiamos a dieta cetogênica, pois é baseada na oxidação de ácidos graxos B pelo fígado para produzir energia e gliconeogênese a partir de fontes não carboidratos.
  - Reduzir a ingestão de carboidratos e refeições que contenham esses compostos garantirá um metabolismo melhorado para ganho de massa muscular e menos depósitos de gordura.

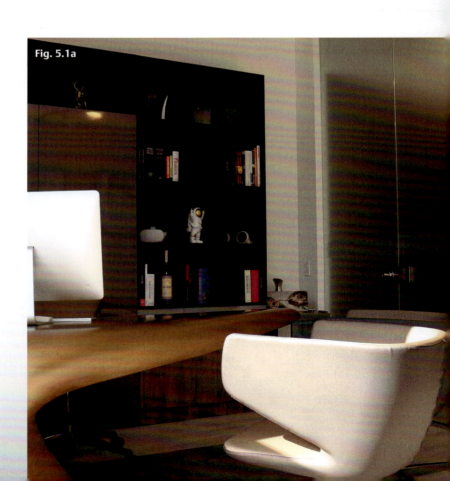
Fig. 5.1a

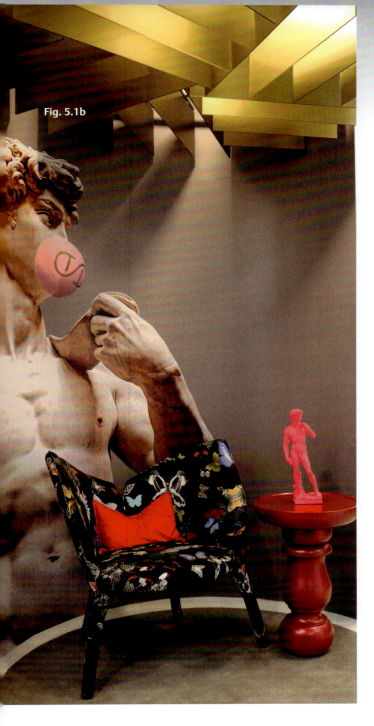

Fig. 5.1b

- *Exercícios:* incentivamos nossos pacientes a seguir uma rotina de exercícios seguindo as recomendações da *American Heart Association* (AHA):

  - 150 minutos distribuídos por semana em 60 a 80% da frequência cardíaca máxima de acordo com a idade (230–Idade Atual).
  - Exercício cardiovascular significa correr, caminhar, andar de bicicleta, ciclismo com os braços, ioga etc., em vez de exercícios musculares isométricos/anaeróbicos sozinhos.
  - Não pule cárdio em sua rotina de exercícios!

- Distúrbios de pele, alergias, histórico familiar etc., devem ser devidamente registrados no prontuário.

- Uma lista completa dos medicamentos atuais do paciente ou outros suplementos (ervas, vitaminas, extratos etc.) deve ser obtida. Um questionário direcionado para distúrbios hematológicos deve ser registrado na história médica pregressa.

- Inspeção e palpação são essenciais no exame físico: fotótipo de pele, turgor, elasticidade e qualidade devem ser cuidadosamente avaliados.

- O fechamento inclui as recomendações do cirurgião sobre o tipo de procedimento e todas as opções para o benefício dos pacientes.

- Às vezes, uma subespecialidade é quem libera o paciente para a cirurgia; portanto, alguns deles com alto risco pré-operatório devem ser excluídos ou adiados:

  - BMI $\geq$ 32 kg/m^2.
  - Pacientes com patologia cardiovascular, sujeitos à intervenção/tratamento.
  - Pacientes com distúrbios de coagulação sanguínea.
  - Fumantes inveterados.
  - Idade $\geq$ 65 anos (contraindicação relativa [CI]).
  - Pacientes com doenças autoimunes/imunodeficientes (CI relativa).
  - ASA III (CI relativa, se a patologia crônica for adequada para compensação = ASA II).
  - Pacientes com transtornos psiquiátricos (CI relativa, se liberados pelo médico assistente).
  - Hb $\leq$ 10 g/dL (CI relativa, se o nível aumentar $\geq$ 12 g/dL depois do tratamento).

SEMANAS ANTES...
Consulta Pré-Operatória

- Uma vez que o paciente tenha decidido o tipo de procedimento e tempo, uma consulta pré-cirúrgica é realizada para esclarecer e detalhar tanto a técnica quanto o processo.

- São tomadas as medidas para o colete pós-operatório e para a peça de vestuário de compressão.

- A ultrassonografia da parede abdominal é obrigatória quando as cicatrizes são evidentes na parede abdominal ou hérnias abdominais são suspeitas.

- Um consentimento informado completo é assinado. Os procedimentos de HD e HD^2 envolvem diversos dispositivos tecnológicos que necessitam maiores esclarecimentos sobre o risco *versus* benefício de seu uso durante o procedimento.

- A autorização fotográfica, a liberação e alta do paciente são assinadas para qualquer registro de imagem.

- Para fumantes sociais, os pacientes devem parar de usar qualquer produto de tabaco pelo menos 2 semanas antes e 2 semanas depois da cirurgia. Fumantes inveterados são encaminhados ao médico assistente na tentativa de reduzir o tabagismo.

- Anti-inflamatórios não esteroides (NSAIDs), aspirina e qualquer medicamento com propriedades antiplaquetárias devem ser descontinuados pelo menos 8 dias antes da cirurgia.

- Os estrogênios, incluindo pílulas anticoncepcionais orais (OCP), devem ser suspensos por pelo menos 3 semanas antes e 2 semanas após o procedimento.

- Qualquer droga potencial que interaja com a lidocaína deve ser descontinuada 1 semana antes da cirurgia (**Tabela 5.1**).

Tabela 5.1 Interações medicamentosas de lidocaína

Antibióticos	Medicamentos anticâncer	Betabloqueadores	Bloqueadores de canal de cálcio	
Ciprofloxacina	Tamoxifeno	Propranolol	Amiodarona	Nicardipina
Claritromicina			Diltiazem	Nifedipina
Eritromicina			Felodipina	Verapamil
Medicamentos para baixar o colesterol	**Imunossupressores**	**Medicamentos anticonvulsivantes**	**Benzodiazepínicos**	
Atorvastatina	Ciclosporina	Carbamazepina	Alprazolam	Midazolam
Lovastatina		Fenitoína	Diazepam	Triazolam
Sinvastatina		Ácido valproico	Flurazepam	
Antidepressivos	**Anti-histamínicos**	**Medicamento antifúngico**	**Inibidores de protease**	
Sertralina	Cimetidina	Fluconazol	Indinavir	
Paroxetina		Itraconazol	Nevirapina	
Amitriptilina		Miconazol	Nelfinavir	
Clomipramina		Cetoconazol	Saquinavir	
Fluvoxamina			Ritonavir	
Fluoxetina				

- Suplementos e derivados de ervas com efeitos antiplaquetários e/ou anticoagulantes plausíveis devem ser evitados por no mínimo 2 semanas antes da cirurgia (**Tabela 5.2**).

Tabela 5.2 Efeito antiplaquetário e anticoagulante de suplementos fitoterápicos e outros

Antiplaquetários	Efeito
Aloe	Inibição da agregação plaquetária e aumento do sangramento durante/após a cirurgia
Cranberry	Contém ácido salicílico com potencial atividade antiplaquetária
Tanaceto (matricária)	Partenolide, inibe a agregação plaquetária inibindo a fosfolipase A_2 e o metabolismo do ácido araquidônico
Alho	Inibe a produção/liberação de vários mediadores, incluindo TXA_2, ADP, PAF e adenosina
Gengibre	Reduz a agregação plaquetária inibindo a síntese de TXA_2, com potencial para aumentar o sangramento
Ginkgo	Ginkgolides inibem a agregação plaquetária e causam sangramento inibindo a formação de PAF e ligando-se a seus receptores nas membranas plaquetárias
Ulmária	Salicilato é relatado sobre produzir atividade antiplaquetária por inibir os efeitos do PAF
Cúrcuma	Curcumina, inibe a agregação plaquetária inibindo o metabolismo do ácido araquidônico e a síntese de TXA_2
Salgueiro-branco	Inibe a agregação plaquetária

Anticoagulantes	Efeito
Camomila	Contém cumarina
Feno-grego	Contém cumarina
Trevo-vermelho	Contém cumarina

Antiplaquetários e anticoagulantes	Efeito
Dong quai	Contém cumarina e ácido ferúlico que causam efeitos anticoagulantes e antiplaquetários, respectivamente
Prímula	Redução de TXA_2 e agregação plaquetária e aumento do tempo de sangramento
Ginseng	Efeitos antiplaquetários com risco de aumento do sangramento via inibição do TXA_2

Outros produtos	Efeito
Linhaça	Altera a composição da membrana plaquetária com efeito potencial na hemostasia
Toranja	Componente de furanocumarina relatado por inibir certos citocromos P_{450} (CYP)
Chá verde	Contém vitamina K e catequina, relatado como tendo propriedades pró-coagulantes e antiplaquetárias, respectivamente
Orégano	Potencial para induzir sangramento e exacerbar distúrbios hemorrágicos
Palmeira-serrote	Inibe o metabolismo da COX e do ácido araquidônico

Abreviaturas: ADP, difosfato de adenosina; COX, ciclo-oxigenase; PAF, fator ativador de plaquetas; TXA_2, tromboxano A_2.

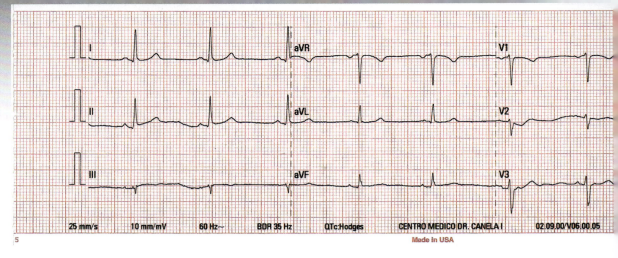

Fig. 5.2

- Um folheto com especificações sobre as recomendações pré e pós-operatórias é entregue ao paciente, incluindo as visitas agendadas para drenagem linfática manual, terapia de ultrassom (quando necessário) e consultas pós-operatórias.

- Exames laboratoriais: hemograma completo (CBC), hemoglobina (Hb), hematócrito (HCT), testes de função hepática e renal, tempo de protrombina (PT) e tempo de tromboplastina parcial (PTT), HIV, urinálise, nível de glicose basal e teste de gravidez (apenas mulheres).

- Eletrocardiograma (EKG) e radiografia de tórax (CXR) são obrigatórios para pacientes submetidos à anestesia geral (**Fig. 5.2**).

- Solicite quaisquer outros exames laboratoriais/estudos de imagem pertinentes, se necessário.

DIAS ANTES...
Lista de Verificação Pré-Operatória da Enfermeira

- Certifique-se de que todos os exames laboratoriais foram revisados pelo cirurgião e pelo anestesiologista.

- Confirme o nome do paciente, informações de contato, contato de emergência e o nome do procedimento cirúrgico.

- Verifique a assinatura do paciente na declaração da apólice de seguro privado e sua cobertura.

- Certifique-se de que outras especialidades tenham liberado o paciente para a cirurgia (p. ex., cardiologia ou medicina interna).

- Verifique o protocolo para o nível de Hb do paciente.

- Certifique-se de que o paciente seguiu as recomendações anteriores sobre dieta, exercícios e medicamentos.

- Recomendamos uma sessão de drenagem linfática manual (MLD) 1 a 2 dias antes da cirurgia para melhorar o fluxo dos vasos linfáticos.

- Verifique se ambos os consentimentos informados estão devidamente assinados (cirurgia e anestesia).

A NOITE ANTERIOR...

- O paciente deve remover toda a maquiagem e qualquer esmalte das unhas das mãos/pés.

- O paciente deve interromper a ingestão de qualquer sólido 8 horas antes da cirurgia. Se a cirurgia for planejada após as 14 h, um café da manhã leve deve ser tomado às 6 h.

- O paciente deve descansar e não praticar exercícios 24 horas antes da cirurgia.

O DIA DA CIRURGIA

- Tomar um banho normal usando sabonete antisséptico (não cosmético) e garantir a sua remoção completa com água abundante (**Fig. 5.3**).
- A água é a única bebida permitida até 3 horas antes da cirurgia.
- O paciente deve trazer todos os exames laboratoriais/de imagem pré-operatórios relevantes para a cirurgia.
- Perguntar ao paciente e resolver quaisquer dúvidas adicionais.
- Garantir ao paciente jejum de 8 horas.
- Os pelos do corpo devem ser completamente removidos com um depilador (de preferência) ou um barbeador.
- Uma enfermeira designada individualmente deve ajudar o paciente antes e logo após a cirurgia, dependendo do horário de turno da equipe. Isto cria empatia e diminui a ansiedade.

PREPARAÇÃO DO PACIENTE

- Utilizamos solução antisséptica de cetrimida 0,05% + clorexidina 4% para preparo da pele do paciente.
- Protocolo:
  - Colocar uma mesa de Mayo com uma cobertura estéril.
  - Colocar um recipiente esterilizado com solução antisséptica e 20 gazes estéreis ao lado.
  - Utilizar luvas cirúrgicas estéreis e embeber a gaze com a solução.
  - Limpar o paciente com as gazes embebidas em solução na posição de pé.
  - Começar de cima para baixo, primeiro anterior e depois posterior.
  - As zonas sujeitas à antissepsia são pescoço, tronco inteiro, braços e coxas. Áreas da panturrilha somente quando necessário.
- Uma barreira impermeável estéril é colocada sobre as mesas de operação antes de o paciente se deitar.

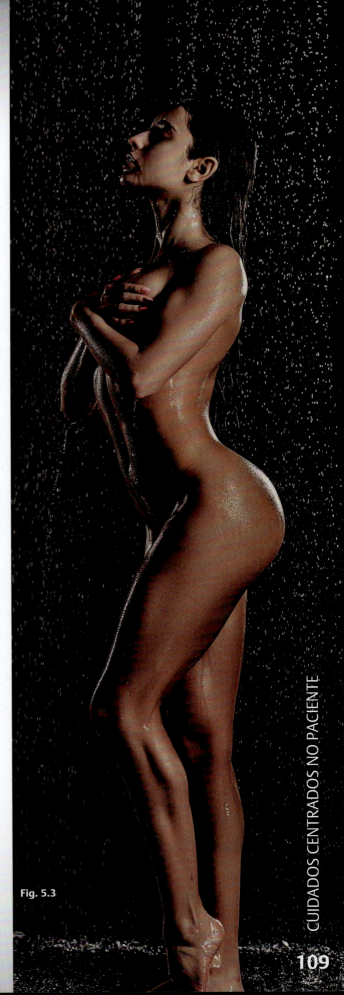

Fig. 5.3

SALA DE RECUPERAÇÃO...

Vestir o Paciente

- Usamos coletes de espuma e roupas de compressão (*design* personalizado para HD²) para vestir o paciente imediatamente após a cirurgia **(Fig. 5.4)**.

- Os coletes de espuma criarão uma pressão uniforme em toda a pele para sua retração controlada sobre estruturas anatômicas subjacentes rígidas e moles.

- As roupas de compressão mantêm a pressão constante e a espuma em seu lugar.

- Tanto as roupas de compressão quanto os coletes de espuma devem ser utilizados 4 a 6 semanas após a cirurgia, depois somente roupas de compressão por um período adicional de 4 semanas.

- A compressão pós-operatória precoce (7 d) garante hemostasia adequada e promove a drenagem de líquidos residuais.

- Coletes de espuma para HD² são colocados sobre a pele com ou sem almofadas absorventes e em graus progressivos de pressão **(Fig. 5.5)**:

  - Comece com compressão moderada e aumente conforme o inchaço diminui.

  - Compressão moderada (ideal): aumenta a pressão hidrostática no interstício para promover a reabsorção de água e retração suave da pele.

  - Muita compressão (prejudicial): diminui o fluxo linfático e prolonga o edema (colapso das válvulas linfáticas proximais).

  - Compressão suave: permite o acúmulo de líquido e o consequente aumento da sensação de dor.

- Outros complementos também são úteis em determinados casos (p. ex., casos secundários), em que a compressão modular é necessária para modificações específicas de defeitos de contorno.

  - Uma placa semirrígida pode ser colocada acima do colete para restringir a flexão do abdome e, assim, evitar dobras cutâneas.

  - A Epifoam é colocada diretamente sobre a pele para promover compressão adicional da pele.

Fig. 5.4

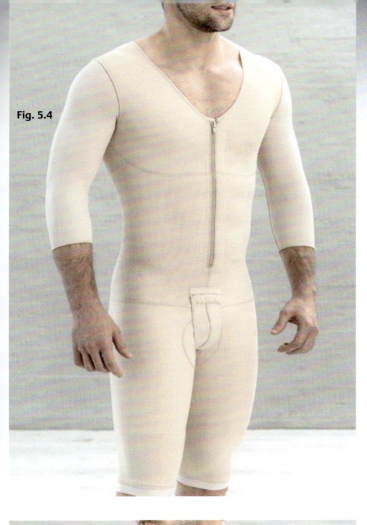
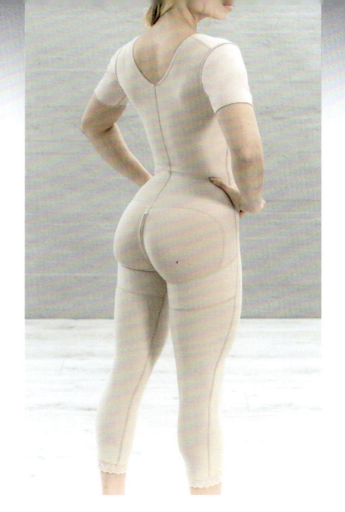

Fig. 5.5

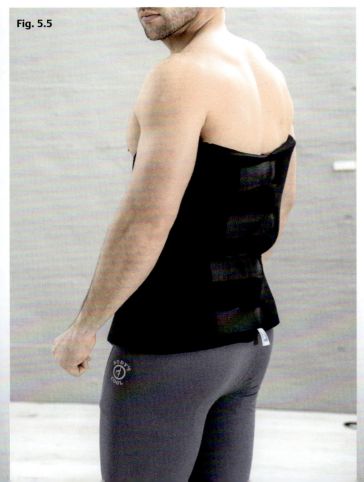
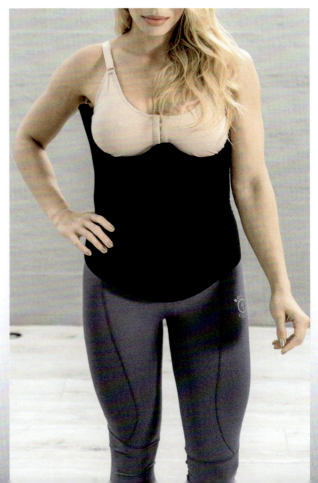

CUIDADOS CENTRADOS NO PACIENTE

111

NO DIA SEGUINTE...

- O paciente deve iniciar caminhadas curtas assistidas, transferências da cama para a cadeira e vice-versa.
- Começar uma dieta leve, incluindo líquidos e alimentos semissólidos. Não coma alimentos processados.
- Promover movimentos intestinais ficando de pé/andando e ingerindo frutas naturais (manga, pitaia, mamão, ameixa, tangerina, laranja etc.).
- Primeira consulta pós-operatória 24 a 48 horas após a cirurgia:
    - Verifique a perfusão cutânea adequada.
    - Faça uma massagem suave para remover qualquer fluido subcutâneo preso nos drenos/incisões abertas.
    - Verifique o estado físico geral do paciente.
    - Tranquilize o paciente sobre o controle da dor, mobilização, o que esperar e resolva qualquer dúvida.
- A drenagem é verificada diariamente, quando menos de 25 a 50 mL/d, os drenos são removidos.
- Inicie o programa de cuidados pós-operatórios 24 a 48 horas após a cirurgia (**Fig. 5.6**).

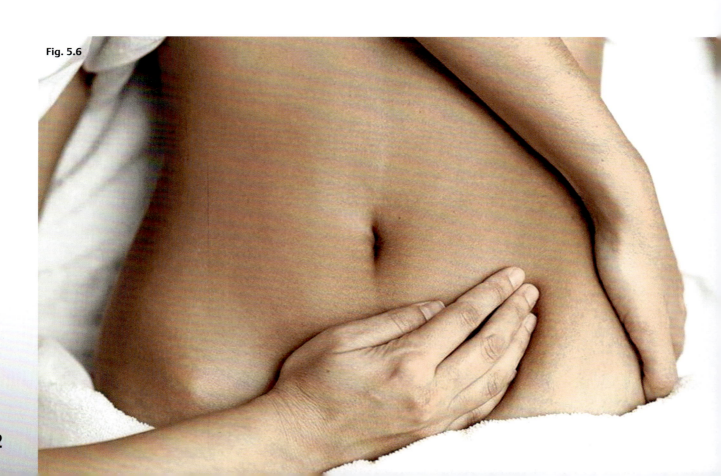

Fig. 5.6

NAS SEMANAS SEGUINTES...

- Lembre-se de que o compromisso é uma das tarefas mais importantes dos pacientes.

- A MLD e o US devem ser feitos com base nos resultados de cada paciente.

- A retomada da atividade física deve ser progressiva:

  - 2 semanas após a cirurgia: exercício cardiovascular/aeróbico leve (máquina elíptica, bicicleta ergométrica, caminhada ao ar livre, esteira).
  - 3 a 4 semanas após HD[2] sem lipoenxertia: treino isométrico leve + aumento progressivo do exercício aeróbico (guiado pela tolerância do paciente).
  - 8 semanas após HD[2] + lipoenxertia: treino isométrico completo.
  - 8 semanas após HD[2] + procedimentos excisionais: treino isométrico progressivo, não use sobrecarga excessiva/repetições para *crunches* abdominais.
  - As metas serão direcionadas pela tolerância do paciente e estarão sujeitas a aumento progressivo a cada 1 a 2 semanas.

- Os pacientes devem retomar sua atividade sexual assim que se sentirem confortáveis com os movimentos corporais habituais (em torno de 4–6 semanas de pós-operatório).

- Siga uma dieta regular e visite o nutricionista 6–8 semanas após a cirurgia, uma vez que o inchaço e os hematomas quase desapareceram.

- Acompanhe o peso corporal e o IMC do paciente, incluindo o percentual de gordura.

- Tente obter registros fotográficos de seus pacientes em cada visita de acompanhamento pós-operatório.

CUIDADOS PÓS-OPERATÓRIOS DE LONGO PRAZO

- Estilo de vida é a resposta!
- Controle do peso corporal e acompanhamento do IMC a cada 4 a 6 meses.
- Atividade física de longo prazo (**Fig. 5.7**):
  - Conforme sugerido pela *American Heart Association*, faça exercícios aeróbicos por 150 minutos por semana distribuídos em 4 a 5 dias (30–40 min por sessão).
  - Exercício controlado pela frequência cardíaca para atingir 60 a 80% do seu máximo de acordo com a idade.
  - As rotinas de exercícios isométricos dependem das preferências de cada paciente.
  - Não há contraindicação de nenhum exercício ou atividade física após 6 meses de pós-operatório.
- Acompanhamento de nutricionistas: dieta saudável para controlar o IMC e reduzir os efeitos do envelhecimento.
  - Geralmente recomendamos a dieta cetogênica, mas qualquer tipo de dieta saudável é bem-vindo para garantir resultados duradouros (p. ex., mediterrânea, oriental).
- Loções corporais anti-idade e hidratação da pele três a quatro vezes ao dia.
- Use protetor solar ($\geq$ FPS 30) pelo menos duas a três vezes por dia. Idealmente a cada 2 a 4 horas durante a exposição solar.
- Tecnologias externas adicionais podem ser feitas para otimizar os resultados ou corrigir pequenas deposições de gordura no pós-operatório tardio: criolipólise, lipólise por ultrassom, radiofrequência (RF) multipolar, estimulação muscular eletromagnética de alta intensidade, entre outras.

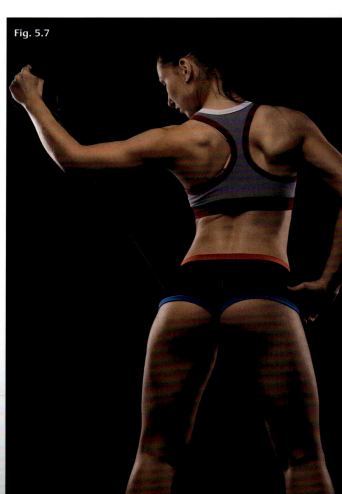

Fig. 5.7

LEITURAS SUGERIDAS

1. Haeck PC, Swanson JA, Iverson RE, et al; ASPS Patient Safety Committee. Evidence-based patient safety advisory: patient selection and procedures in ambulatory surgery. Plast Reconstr Surg 2009; 124(4, Suppl)6S–27S

2. Hoyos AE, Prendergast PM. Postoperative care. In: High-definition body sculpting. Berlin, Heidelberg: Springer; 2014:207–218. Accessed July 9, 2020

3. Hoyos AE, Prendergast PM, Hoyos AE, Prendergast PM. Preoperative assessment and preparation for high-definition body sculpting. In: High-definition body sculpting. Berlin, Heidelberg: Springer; 2014:49–64

4. Nassab R. The evidence behind noninvasive body contouring devices. Aesthet Surg J 2015;35(3):279–293

5. Röschmann P. Radiofrequency penetration and absorption in the human body: limitations to high-field whole-body nuclear magnetic resonance imaging. Med Phys 1987;14(6):922–931

6. Sadick N, Rothaus KO. Aesthetic applications of radiofrequency devices. Clin Plast Surg 2016;43(3):557–565

6

ASPECTOS GERAIS
DA CIRURGIA

RESUMO

Lipoesculturas de alta definição (HD) e de definição dinâmica (HD^2) são a manifestação mais importante da escultura corporal atualmente. A interação absoluta entre conceitos artísticos, novas tecnologias, nossa *expertise* e um vasto conhecimento anatômico permitiu-nos alcançar altos padrões nestes tipos de procedimentos. Desde nossa primeira descrição da técnica, as melhorias têm constantemente fomentado o método original, adicionando tecnologias atualizadas, considerações de segurança e novas percepções. Biótipos corporais e graus variáveis de muscularização são alguns dos novos conceitos que nos permitiram oferecer um espectro mais amplo de possibilidades aos nossos pacientes e aprimorar a técnica para sempre atender às suas expectativas, seguir suas principais premissas e, além disso, melhorar a segurança e satisfação do paciente. Neste capítulo, vamos explicar a técnica geral para procedimentos HD e HD^2, enquanto mais explicações detalhadas serão encontradas nas próximas seções referentes a cada segmento do corpo.

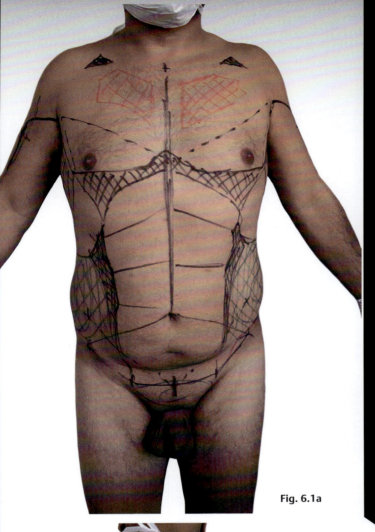

Fig. 6.1a

MARCAÇÕES

- Marcações: devem ser feitas na posição de pé.

- Incluir referências anatômicas, espaços negativos, áreas proibidas (zonas de aderência), depósitos de gordura, zonas de transição e dinâmicas, além daquelas para lipoaspiração profunda e/ou superficial.

- As marcações são desenhadas antes da preparação do paciente e servirão como o mapa anatômico para o cirurgião durante todo o procedimento. Os homens exigem que as bordas musculares sejam desenhadas **(Fig. 6.1)**, enquanto as mulheres exigem bordas curvilíneas **(Fig. 6.2)**.

- Criar seu próprio código de cores (ou use o nosso) para entender procedimentos operacionais em cada zona marcada.

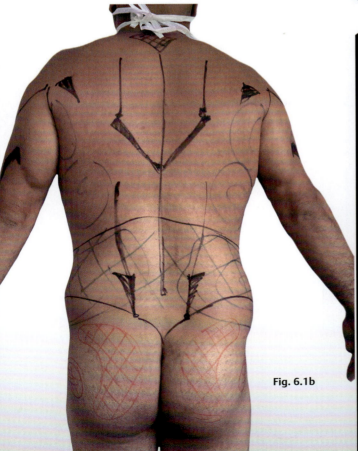

Fig. 6.1b

- Zonas para definição específica quanto aos graus de muscularização também são desenhadas.
- Siga suas marcações e não o que você vê na mesa de operação!
- Os conceitos dinâmicos sobre limites musculares que mudam com a contração muscular ativa, a abordagem tridimensional (lipo 360°) e diferentes graus de definição muscular são as principais alterações da lipoescultura HD tradicional à lipoescultura HD².

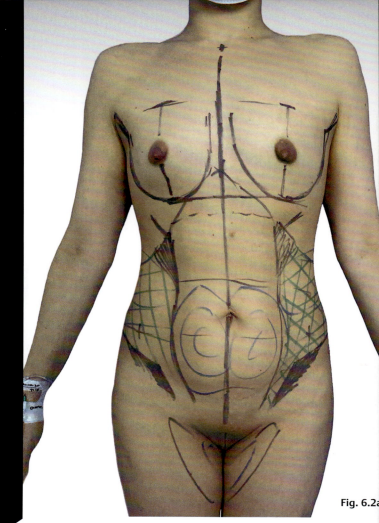

Fig. 6.2a

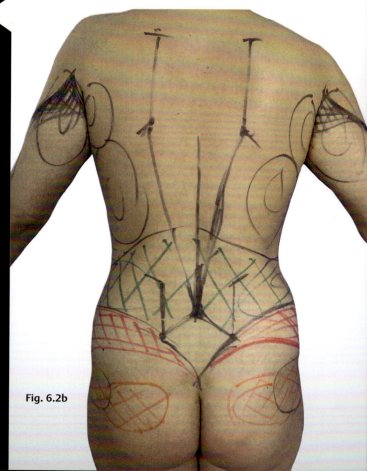

Fig. 6.2b

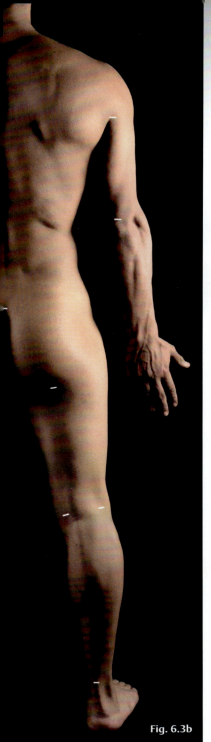

Fig. 6.3b

INCISÕES CAMUFLADAS

- Incisões mínimas (5 mm) são feitas sobre áreas ou ao longo das dobras cutâneas (p. ex., linha de roupas íntimas, dobra inframamária, dobra axilar).
- Incisões camufladas mais comuns para HD[2] incluem:
  - Prega axilar anterior (bilateral): dá acesso ao tórax, região superior do abdome e região proximal-anterior do membro superior.
  - Prega axilar posterior (bilateral): dá acesso à parte posterior do tronco, flancos laterais e região posteroproximal do membro superior.
  - Cotovelo posterior (bilateral): dá acesso às regiões posterior e lateral do braço.
  - Mamilo (bilateral): somente para pacientes do gênero masculino **(Fig. 6.3)**. Dá acesso ao tórax, flancos laterais e região superior do abdome.

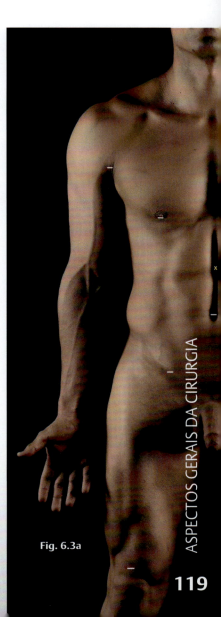

Fig. 6.3a

- Sulco inframamário (bilateral): somente para pacientes mulheres (**Fig. 6.4**). Através dessas incisões, nós podemos abordar o tórax, flancos laterais e região superior do abdome.

- Umbigo: dá acesso aos flancos e todo o abdome, incluindo as inscrições tendíneas do músculo reto do abdome.

- Inguinal (bilateral): Ao nível da linha semilunar e logo abaixo da linha dos pelos púbicos. Dá acesso ao abdome inferior e às regiões medial e anterior superior das coxas.

- Sulco interglúteo: dá acesso à área lombar, as regiões superior e lateral da área glútea.

- Sulco infraglúteo (bilateral): dá acesso às regiões inferior e lateral da área glútea, as regiões posterossuperiores e laterais da coxa.

- Joelho (bilateral): acima da patela. Dá acesso às regiões anterior e medial da coxa.

- Poplíteo (bilateral): um medial e um lateral à fossa poplítea. Eles dão acesso à região posterior da coxa e às regiões lateral e medial da perna (panturrilhas).

- Tendão do calcâneo (bilateral): dá acesso à região posterior da perna.

• Incisões adicionais: a maioria delas é feita dependendo da dificuldade da cirurgia (ergonomia) e do grau de definição muscular:

- Linha de sutiãs femininos: dá acesso adicional à parte posterior do tronco.

- Coxa lateral: para definição extrema do trato iliotibial e músculo quadríceps.

- Linha média posterior do pescoço: definição moderada a extrema do trapézio.

• Uma porta de silicone é fixada com seda cirúrgica 3–0 à pele (proteção para amplificação de vibração da energia sonora em sondas de ressonância [VASER]).

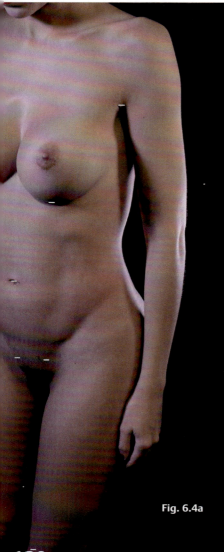

Fig. 6.4a

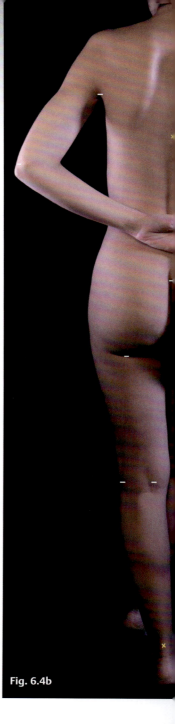

Fig. 6.4b

LIPOASPIRAÇÃO

INFILTRAÇÃO

- Solução tumescente: 1.000 mL de Ringer Lactato + 2 mL de 1:100.000 de adrenalina.
- Comece na camada profunda: criar uma plataforma e depois a camada superficial.
- Aguarde 5 minutos para uma distribuição uniforme da solução antes de iniciar a emulsificação (efeito vasoconstritor local).
- Braços e coxas: adicionar 100 mL de lidocaína a 1% por litro de solução tumescente. Isso ajudará no controle da dor após a cirurgia.

⚠️ **ATENÇÃO!**
Não use mais de 3L de solução tumescente com lidocaína (≤ 35 mg/kg) para evitar efeitos adversos devido à toxicidade do medicamento.

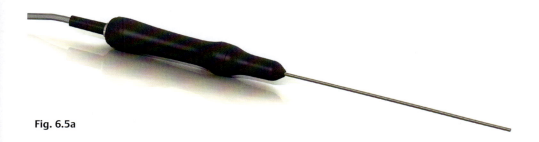

Fig. 6.5a

EMULSIFICAÇÃO PELA TÉCNICA VASER

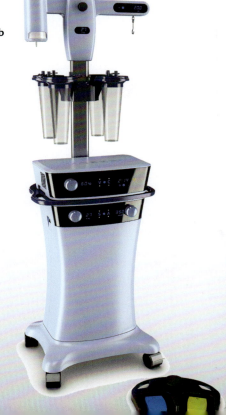

Fig. 6.5b

- O sistema VASER funciona na frequência de 36 kHz, próxima à ressonância de gordura = menos transferência de energia para outros tecidos (**Fig. 6.5**).
- Os adipócitos são muito maiores em tamanho em comparação com outros tecidos (vasos sanguíneos, nervos, tecido conjuntivo) = mais suscetível à energia ultrassônica.
- A emulsificação de gordura pelo sistema VASER é obtida por três processos principais:
  - A cavitação gera bolhas de ar microscópicas ao redor dos adipócitos, que se tornam progressivamente maiores até implodir e romper as células adiposas, poupando o tecido conjuntivo de suporte (permanecem intactas).
  - A vibração mecânica da superfície de titânio encontra e libera os adipócitos.
  - A energia térmica é gerada por movimentos de vai e vem e vibração.

ASPECTOS GERAIS DA CIRURGIA

121

- Técnica VASER para HD[2]:
  - Iniciar sempre sobre a camada superficial.
  - Executar movimentos suaves de vai e vem da sonda até que a resistência diminua.
  - Modo pulsátil 70 a 80%: tronco anterior e posterior (camada superficial).
  - Modo pulsátil 50 a 60%: braços e coxas (camadas superficiais e profundas) e em alguns pacientes jovens sem fibrose.
  - Modo contínuo 70 a 80%: utilizado apenas para a camada profunda em áreas volumosas sobre o tronco anterior e posterior.
- Existem três pontos de interrupção indicativos de tratamento bem-sucedido:
  - Tempo = 1 a 2 minutos no máximo por 100 mL de solução infiltrada.
  - Resistência diminuída ou mínima do tecido.
  - Temperatura = quando o tecido palpável está mais quente que a mão do cirurgião.
- Para pacientes com fibrose de grau moderado a grave, a emulsificação pela técnica VASER deve ser feita por meio de uma potência maior e/ou por um período mais longo do que o normal (máximo recomendado 2 min para cada 100 mL de infiltração).

DICA

O tecido profundo fornece a aderência para a camada adiposa sobrejacente, então sempre comece superficialmente!

⚠ ATENÇÃO!

- *Não deixe a sonda estática; caso contrário, causará queimaduras!*
- *Não execute movimentos de torque! O VASER já é radial!*
- *Se a temperatura for maior no tecido em comparação ao da mão do cirurgião, pare e reavalie.*

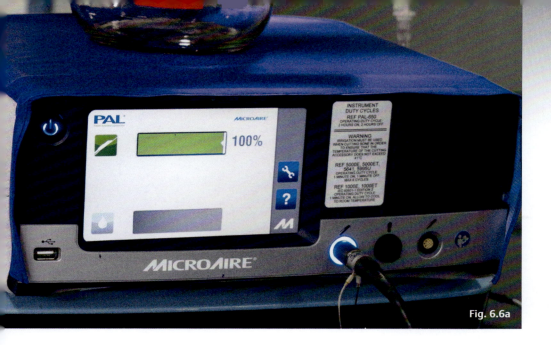

Fig. 6.6a

EXTRAÇÃO

- O uso de sistemas, como PowerX (© 2018 Solta Medical-Bausch Health Companies, Inc.) ou Microaire (© 2020 MicroAire Surgical Instruments, LLC), facilita o procedimento de lipoaspiração **(Fig. 6.6)**.

- Como regra geral, a lipoaspiração de camada profunda revelará a anatomia macroscópica (grandes grupos musculares), enquanto a lipoaspiração da camada superficial revelará os detalhes anatômicos e marcos artísticos (difere entre os graus de definição muscular).

- A avaliação do paciente definirá o ponto de partida:
  - Endomorfos: comece profundamente.
  - Ectomorfos e mesomorfos: comece superficialmente.

- O *debulking* (redução do volume) profundo sobre a camada superficial é feito com cânulas grossas: 4 a 5 mm.

- Homens: comece com a lipoaspiração superficial das linhas de definição com pequenas cânulas (3 mm), progredindo para cânulas maiores (4 a 5 mm).

- Mulheres: comece a esculpir as sombras usando cânulas de 3 a 4 mm seguindo ambas as bordas laterais das linhas de definição e as regiões anatômicas determinadas pelo cirurgião.

- As sombras são feitas em degradê por meio de lipoaspiração com cânulas ligeiramente curvas de 3 a 4 mm.

- A demarcação nítida de algumas linhas de definição é feita pela remoção precisa da gordura superficial com pequenas cânulas curvas (3 mm).

- As zonas dinâmicas são específicas para cada gênero e sua definição dependerá também da avaliação do paciente.

Fig. 6.6b

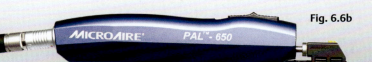

✓ **DICA**

Faça um teste de pinça para guiar a lipoaspiração da camada superficial e comparar os lados (simetria).

ASPECTOS GERAIS DA CIRURGIA

123

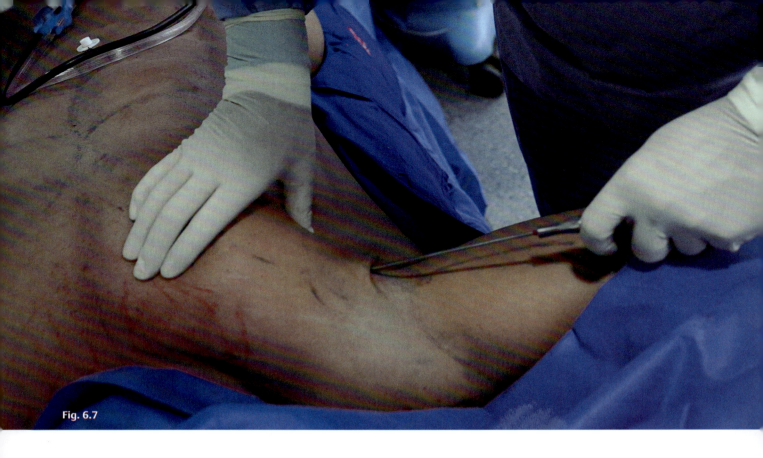

Fig. 6.7

LIPOENXERTIA

- Lipoenxertos autólogos são realizados para aumentar os músculos de força, daí as luzes.

- Músculos mais comuns sujeitos a lipoenxertia são os deltoides, peitorais, bíceps, trapézio, glúteo máximo, glúteo médio, vasto lateral, gastrocnêmio.

- Os locais e volumes das lipoenxertias serão explicados em detalhes ao longo dos capítulos seguintes.

- O tecido adiposo é coletado em um frasco estéril durante a lipoaspiração. A parte interna da coxa e a parte inferior do abdome são preferidas, pois são ricas em células-tronco derivadas de tecido adiposo (ASC).

- As tecnologias PowerX e Microaire são seguras e eficazes para a coleta de enxerto de gordura, não importa a pressão negativa.

- A decantação e a lavagem são preferidas para o processamento do enxerto em procedimentos de HD^2.

- A gordura é enxertada com uma cânula de ponta romba de 3 mm de forma retrógrada constante por meio de uma abordagem de múltiplas camadas.

- O volume e a técnica de lipoenxertia vão depender de cada grupo muscular.

- Recentemente, começamos a usar a técnica Microaire + dispositivo de bomba peristáltica (EVL, Expansion Vibration Lipofilling) como uma melhoria de segurança para a lipoenxertia em HD^2 (**Fig. 6.7**).

SEGURANÇA

Esteja sempre atento a qualquer sinal ou sintoma de lesões abdominais ou torácicas. Sua incidência é incerta e podem passar despercebidas:

- A mais comum é a perfuração do íleo, depois do jejuno e do baço e menos comumente o colo transverso, ceco e colo sigmoide.

- Fatores inerentes ao paciente podem ser decorrentes de defeitos na parede devido a cirurgias abdominais, diástase, hérnia, obesidade e outros fatores. Em caso de suspeita, use a ultrassonografia abdominal para identificar adequadamente os defeitos.

- Durante a HD[2], a tarefa mais importante do cirurgião é controlar a cânula sempre em uma direção tangencial e com controle tátil e visual.

- Monitorar o paciente nas primeiras 6 a 8 horas de pós-operatório: o diagnóstico precoce é vital para o sucesso do tratamento desta complicação.

- Alta suspeita se dor abdominal anormal e intensa, náusea persistente e/ou vômitos e ausência de trânsito intestinal.

- Radiografias de tórax e abdome + tomografia abdominopélvica devem ser solicitadas.

- Tratamento imediato = laparotomia exploratória.

ASPECTOS GERAIS DA CIRURGIA

LEITURAS SUGERIDAS

1. Hoyos AE, Prendergast PM. High definition body sculpting: art and advanced lipoplasty techniques. Berlin, Heidelberg: Springer; 2014

2. Hoyos AE, Perez ME, Domínguez-Millán R. Variable sculpting in dynamic definition body contouring: procedure selection and management algorithm. Aesthet Surg J 2021;41(3):318–332 PubMed

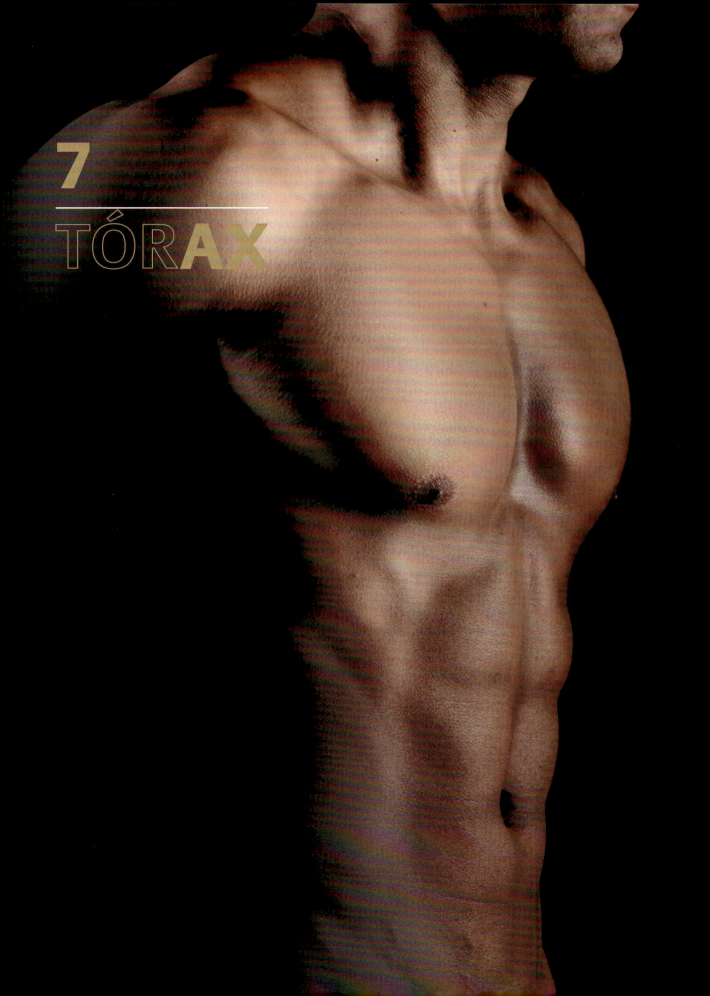

7
TÓRAX

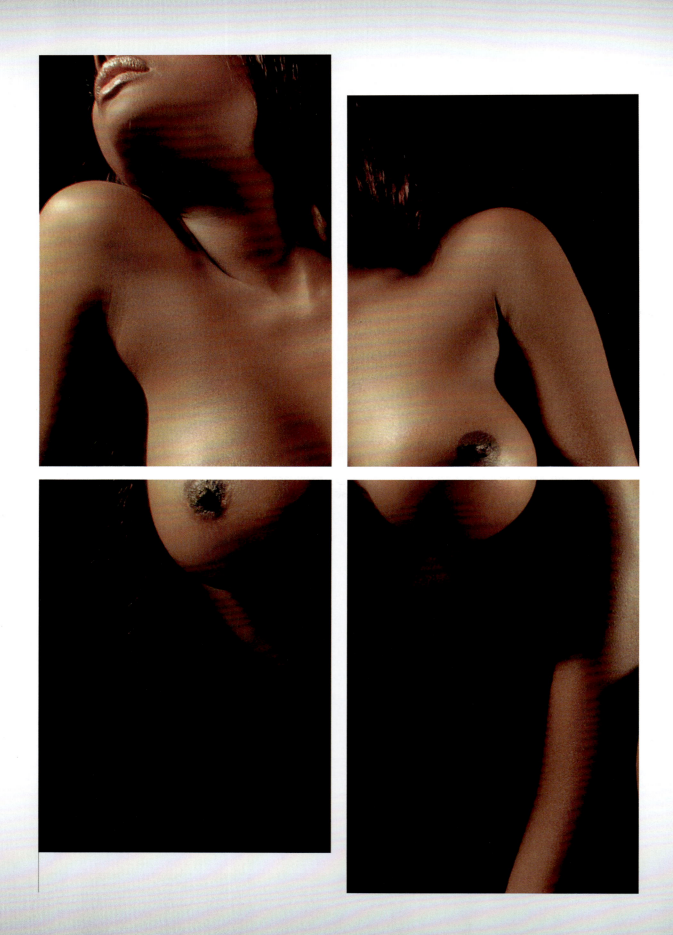

RESUMO

Os padrões estéticos do tórax masculino estão fortemente correlacionados à forma e ao desenvolvimento dos músculos peitorais. Múltiplas técnicas são descritas para corrigir deformidades anatômicas, eliminar depósitos de gordura e/ou reconstruir a parede torácica. Implantes, lipoaspiração e lipoenxertia isoladamente ou combinados são as abordagens mais comuns em cirurgia estética. Descreveremos nossa abordagem universal que inclui definição muscular variável, ressecção aberta ou fechada da ginecomastia e lipoenxertia, todas com o objetivo de realçar a aparência atlética, masculina e natural do tórax masculino.

Por outro lado, o padrão estético do tórax feminino não é sobre a definição dos músculos peitorais, mas sim sobre o volume das mamas, sua posição e relação com o tronco, que precisam ser cuidadosamente avaliados para seguir sempre as premissas da definição dinâmica (HD^2) de naturalidade e juventude. Mostraremos as respectivas imagens e explicações diretas sobre as técnicas atuais de mamoplastia de aumento, incluindo implantes e lipoenxertia autólogas para estes procedimentos de lipoescultura.

ARTE

- O tórax é de particular importância nos dismorfismos sexuais humanos, pois os marcos ósseos, a disposição muscular e o desenvolvimento glandular variam entre os gêneros.

- Os principais grupos musculares que constituem a anatomia superficial do tórax são o músculo serrátil anterior e o músculo peitoral maior.

- A definição muscular do tórax para o homem e o realce da mama para a mulher estão em estreita relação com múltiplas outras estruturas (músculos reto do abdome, deltoides, oblíquos, clavícula etc.) que também são essenciais para serem definidas.

MÚSCULO **PEITORAL** MAIOR

- É um músculo de força e o mais volumoso do tórax masculino, formado por três porções: clavicular, esternocostal e abdominal (**Fig. 7.1a**).

- Origem:
  - Dois terços mediais da borda anterior da clavícula para a porção clavicular.
  - A face anterior do esterno e a face anterior das primeiras sete costelas e suas cartilagens para a porção esternocostal.
  - A borda superior da aponeurose do oblíquo externo para a porção abdominal.

- Inserção: aspecto lateral do sulco intertubercular do úmero. Todas as porções se fundem para formar o tendão do músculo peitoral maior.

- Função: adução e rotação (internamente) do braço na articulação do ombro.

- A inserção esternocostal de ambos os músculos definem a sombra do sulco interpeitoral (**Fig. 7.1b**).

- Losango xifoide: espaço negativo na região inferomedial do tórax entre a inserção dos dois músculos peitorais e as inserções do "tanquinho" (abdome bem definido) abdominal.

- Sulco deltopeitoral: sombra que separa a borda superior do músculo peitoral maior do deltoide. Sempre visível e começa abaixo do terço medial da clavícula como a fossa deltopeitoral.

- Nas mulheres, o músculo peitoral é amplamente escondido pela glândula mamária, embora a porção clavicular e o deltoide possam ser definidos (**Fig. 7.2**).

Fig. 7.1a   Fig. 7.1b

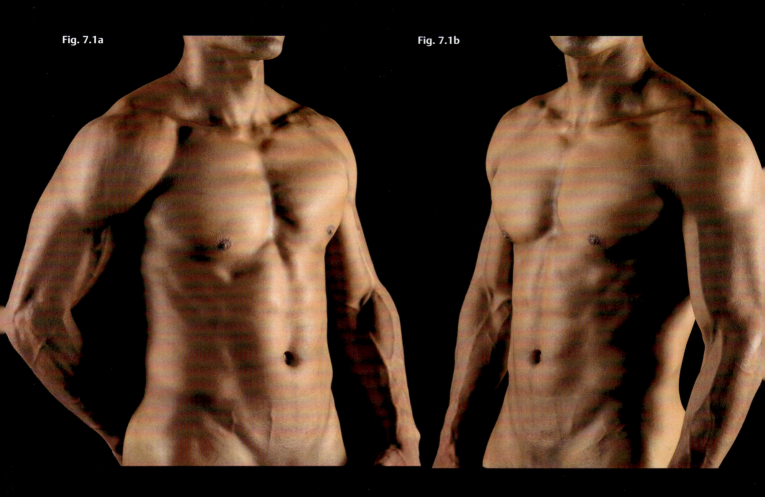

Fig. 7.2

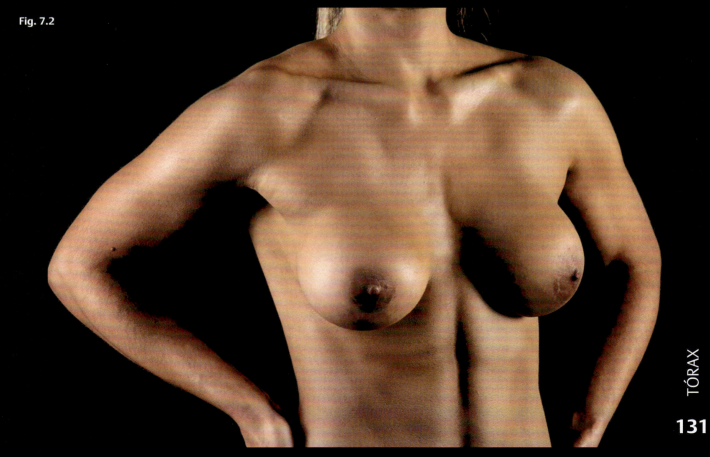

MÚSCULO **SERRÁTIL** ANTERIOR

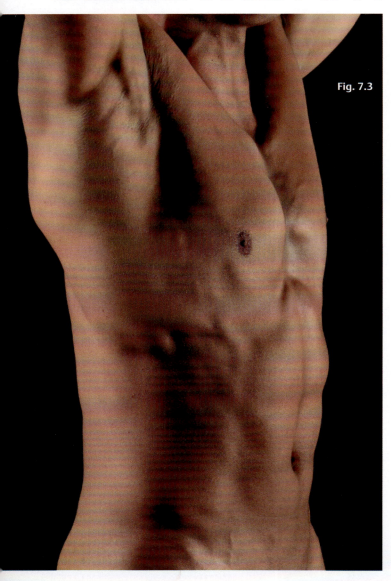

Fig. 7.3

- É um músculo de definição com um músculo amplo, radiante e poderoso que conecta o tórax anterior à borda medial da escápula, por meio de três grupos: superior, médio e inferior **(Fig. 7.3)**.

  – Origem: da primeira a nona costelas.

  – O grupo superior é inserido próximo ao ângulo superomedial.

  – O grupo do meio é inserido sobre a borda anterior do lábio espinal.

  – O grupo inferior é inserido no ângulo inferior da escápula.

- As fibras musculares do grupo superior estão escondidas, anteriormente pela porção clavicular do peitoral maior e posteriormente pelo latíssimo do dorso.

- As fibras musculares do grupo inferior podem ser apreciadas na parede lateral do tórax, enquanto se misturam com as fibras do músculo oblíquo externo (não em indivíduos magros).

- O músculo é uma característica-chave do tórax masculino bem desenvolvido (músculo masculinizante).

- Função: puxa a escápula para frente ao redor do tórax (estabiliza e gira).

BIOTIPOS CORPORAIS

- *Mesomorfo*: os sulcos interpeitoral e deltopeitoral, além da borda livre lateral do deltoide, irão manter sua aparência anatômica **(Fig. 7.4a)**.
- *Endomorfo*: camadas de gordura cobrem a massa dos músculos peitoral e serrátil **(Fig. 7.4b)**.
- *Ectomorfo:* pouco desenvolvimento muscular. O sulco interpeitoral não será visível devido ao baixo volume de ambos os músculos peitorais, e o músculo serrátil será plano demais para ser apreciado **(Fig. 7.4c)**.

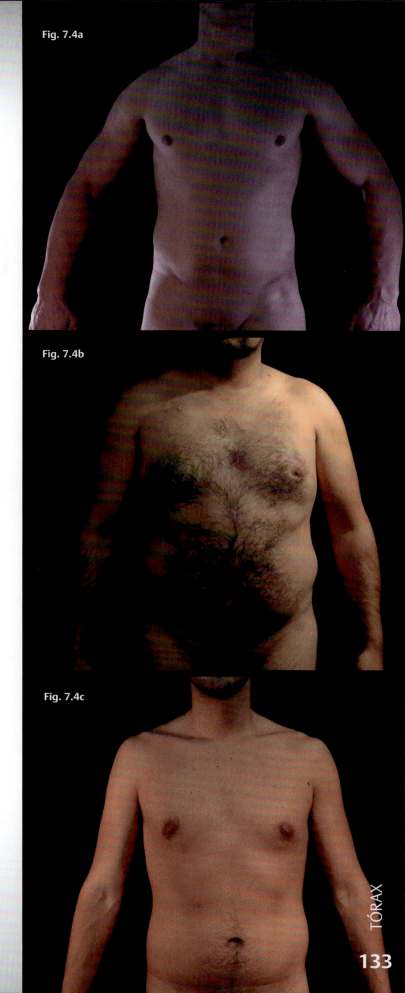

Fig. 7.4a

Fig. 7.4b

Fig. 7.4c

SOMBRAS TORÁCICAS
PEITORAIS MASCULINOS

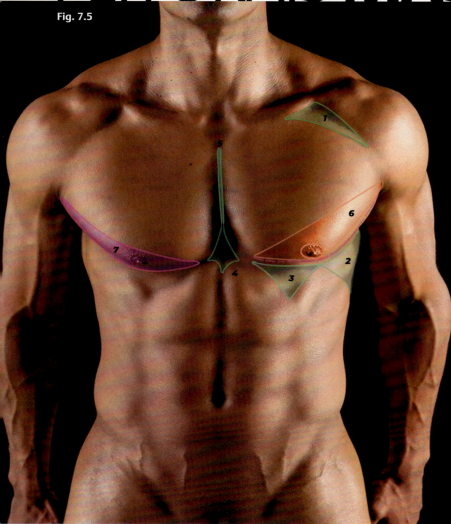

Fig. 7.5

- Os músculos peitorais maiores são músculos de força. Quanto maior o seu volume, mais atlético e masculino é a aparência do tórax (**Fig. 7.5**).

- Para fins estéticos, nós os dividimos em polos superior e inferior. O primeiro fornece projeção e mais volume ao tórax masculino.

- *Espaços negativos*: sulco deltopeitoral (1), triângulo peitoral-latíssimo (2), triângulo subpeitoral (3), losango xifoide (4) e sulco interpeitoral (5).

- A linha peitoral (rosa pontilhado) demarca as bordas inferior e lateral do músculo.

- Triângulo de ressecção (6): zona máxima para remoção de gordura profunda e superficial para mudar o volume do polo inferior ao polo superior, além da ressecção da ginecomastia.

- *Zona dinâmica* (7): diferença entre a posição de repouso e a contração muscular ativa, que desloca para cima e medialmente as bordas inferior e lateral do músculo peitoral maior.

MAMAS FEMININAS

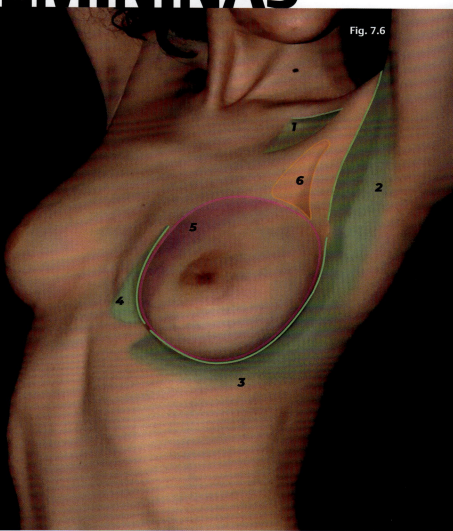

Fig. 7.6

- As mamas representam uma característica sexual secundária das mulheres (**Fig. 7.6**).

- Considerações sobre mamas jovens:

  – Em posição de pé, a mama é mais proeminente na base do que na parte superior.

  – Os mamilos devem apontar para cima.

  – A taxa de projeção ideal é 45/55 (45 superior 55 inferior).

- A borda inferior da mama é definida pelo sulco inframamário, que se localiza na junção da fáscia superficial e da fáscia mamária.

- *Espaços negativos*: sulco deltopeitoral (1), borda posterior do músculo peitoral maior (2), bordas lateral e inferior da mama (3) e o espaço intermamário (4).

- O *footprint* (localização da mama no tórax) da mama tem uma zona de clivagem (5), onde a projeção precisa ser melhorada.

- O processo lateral da mama (cauda de Spence) (6) situa-se anterior ao músculo peitoral maior. Uma zona de transição suave deve ser feita nessa área, em comparação com a definição profunda da zona posterior ao músculo (2).

FUNDAMENTOS

CONSIDERAÇÕES
PRÉ-OPERATÓRIAS

HOMENS

- Exame físico: identificar tecido com ginecomastia, tom de pele, volume e forma do peitoral maior, bem como orientação e nível dos mamilos **(Fig. 7.7)**.

- Contração ativa **(Fig. 7.8a)**: veja a projeção e o volume do músculo e marque as zonas dinâmicas.

- O músculo serrátil pode ser exposto pedindo ao paciente que empurre para baixo com o braço estendido contra a resistência. Este músculo é particularmente importante para a definição extrema do abdome e do tórax.

- O complexo mamilo/aréola tem algumas considerações estéticas sobre sua localização **(Fig. 7.8b)**:
  – Entre a linha medioclavicular (MCL) e os dois terços laterais do músculo peitoral.
  – Logo acima da borda inferior do músculo peitoral ou em média 1 cm acima deste limite.

MULHERES

- Exame físico: avalie o tamanho, forma e angulação das mamas, bem como a orientação dos mamilos.

- A tensão passiva do peitoral maior permite-nos examinar os limites musculares em repouso e sua relação com o tecido mamário **(Fig. 7.9a)**.

- A contração ativa contra resistência nos permite marcar as bordas posterior e superior do músculo, onde são definidos espaços negativos (zonas verdes) tanto para definição muscular (aparência em forma) e delimitação do *footprint* da mama (aparência jovem) **(Fig. 7.9b)**.

- O processo lateral da mama deve ser palpado e marcado.

- Realizar palpação única e bimanual, superficial e profunda do tecido mamário de quatro quadrantes nas posições de repouso e de braços erguidos.

- Identificar qualquer assimetria e/ou retração dos mamilos.

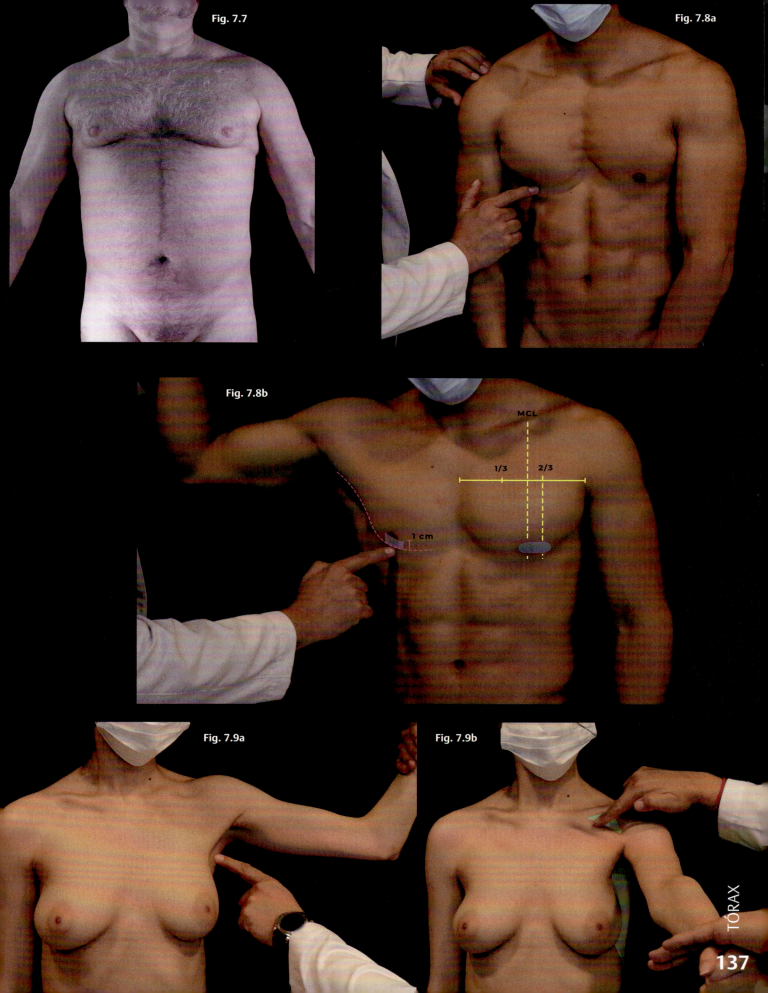

Fig. 7.7

Fig. 7.8a

Fig. 7.8b

Fig. 7.9a

Fig. 7.9b

137

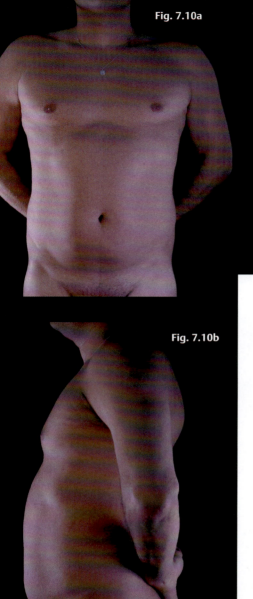

Fig. 7.10a

Fig. 7.10b

Fig. 7.10c

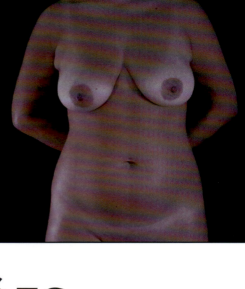

Fig. 7.10d

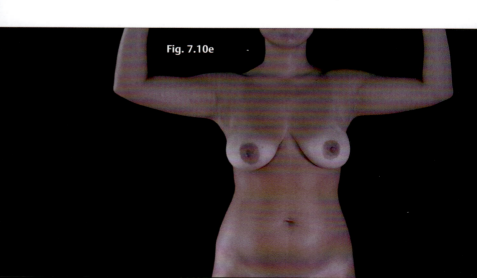

Fig. 7.10e

PADRÕES DE **FOTOGRAFIA**

- Área-alvo: 55 cm × 30 cm na orientação vertical **(Fig. 7.10)**.
- Foco: mama/área peitoral.
- Distância paciente-câmera: 1,5 a 2 m.
- A taxa de reprodução deve ser de 1:12.
- Recorte (referências): ângulo mandibular (superior), sínfise púbica (inferior), braços incluídos (lateral).
- Projeções: anterior, 3/4 anterior e lateral.
- As fotos devem incluir projeções com ambas as poses:
  - Braços cruzados atrás das costas.
  - Braços levantados com ombros em flexão de 90 graus (0 abdução) + extensão completa do cotovelo.
- Apenas para as mamas: ligue o *flash* frontal.
- A mama/peitoral distal à câmera não deve ser visível na projeção lateral.
- Configuração padrão do ambiente de luz de alta definição.

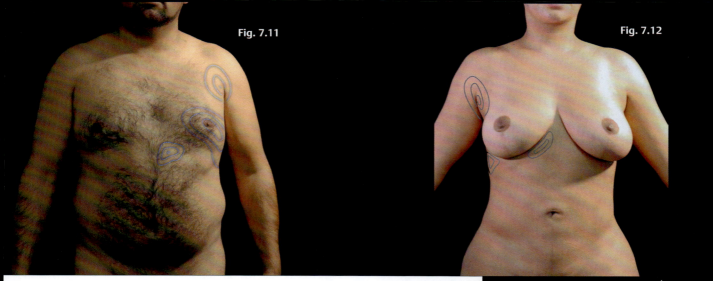

Fig. 7.11
Fig. 7.12

MARCAÇÕES

- Primeiramente, marcamos os depósitos de gordura visíveis para remoção com lipoescultura profunda em homens (**Fig. 7.11**) e mulheres (**Fig. 7.12**).

- O músculo peitoral maior masculino é dividido em polos superior e inferior em relação ao volume muscular (**Fig. 7.13a**).

- O *footprint* da mama também é dividido em polos superior e inferior, mas em relação à zona de clivagem (**Fig. 7.13b**).

- Marcamos espaços negativos de acordo com o gênero.

- Nos casos de ginecomastia, toda a glândula é marcada (**Fig. 7.14**).

- As áreas para lipoaspiração adicional dependerão do grupo corporal individual.

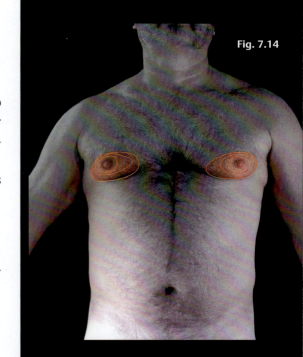

Fig. 7.14

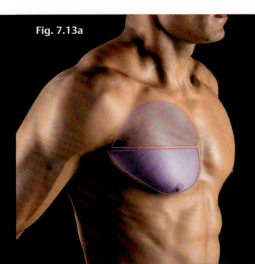

Fig. 7.13a

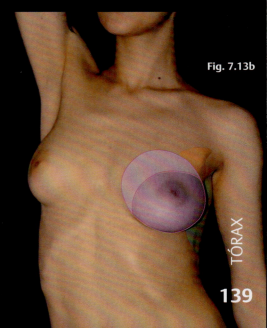

Fig. 7.13b

MARCAÇÕES BMX

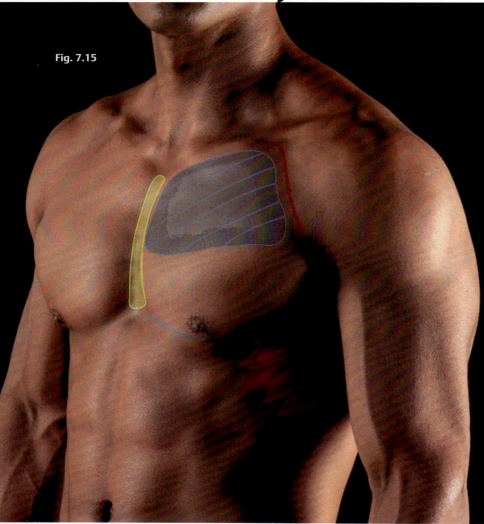

Fig. 7.15

HOMENS

(Fig. 7.15)

- **Básica** - Definição básica (azul): peça ao paciente para aduzir o braço na articulação glenoumeral contra resistência, para desenhar a borda lateral e inferior do músculo peitoral maior.

- **Moderada** - Definição moderada (amarelo): com a mesma manobra da básica, marque o sulco interpeitoral.

- **EXtrema** - Definição *Xtreme* ou extrema (vermelho): moderada + peça ao paciente para flexionar o braço na articulação glenoumeral e marque o sulco deltopeitoral. O músculo serrátil pode ser marcado ao fazer o teste de *punch-out*.

 NOTA

Áreas coloridas com linhas internas = lipoenxertia.

DICA

Espaços negativos que são posteriores ao músculo peitoral e ao footprint da glândula precisam de lipo-aspiração mais profunda do que a da região anterior para melhorar tanto a definição muscular quanto o arredondamento da mama.

 NOTA

Áreas sem projeção devem ser marcadas (polo inferior da mama) em caso de lipoenxertia (áreas coloridas com linhas internas).

MULHERES

(Fig. 7.16)

- Definição **B**ásica (azul) e **M**oderada (amarela): borda lateral livre do músculo peitoral maior (incluindo o processo lateral da mama) + *footprint* lateral e inferior da mama.
- Definição **EX**trema (vermelha): moderada + definição deltopeitoral do sulco e *footprint* medial da mama.

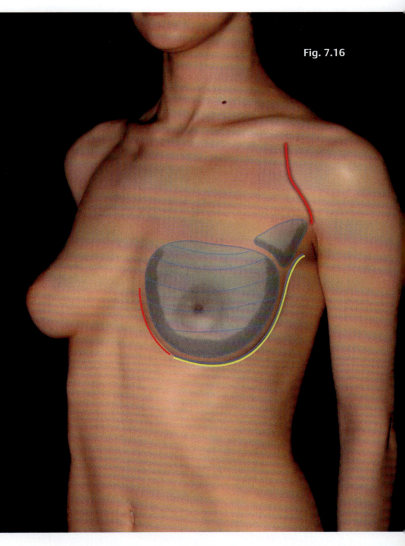

Fig. 7.16

CIRURGIA

HOMENS

INCISÕES CAMUFLADAS

(**Fig. 7.17**)

- Umbigo.

- Mamilo (borda inferior).

- Prega axilar anterior.

INFILTRAÇÃO

- Solução: 1 mL de adrenalina por litro de Ringer Lactato (RL).

  – Opcional: adicionar lidocaína e/ou bicarbonato, se o paciente estiver sob anestesia local (a critério do cirurgião).

- Use uma cânula tipo *basket* de 3,0 mm.

- Comece profundamente, depois superficialmente.

- Infiltração/remoção: aproximadamente 2:1.

EMULSIFICAÇÃO

(**Fig. 7.18**)

- Comece superficialmente, depois profundamente.

- Camada superficial: VASER em modo *pulsátil* com 70 a 80% de potência com uma sonda de dois anéis de 3,7 mm.

- Camada profunda: VASER em modo *contínuo* com 70 a 80% de potência com uma sonda de 3,7 mm de dois ou três anéis.

- Pare quando a resistência do tecido diminuir (cerca de 1 min por 100 mL de solução).

LIPOASPIRAÇÃO

(**Fig. 7.19**)

- Comece profundamente com uma lipoaspiração minuciosa, usando uma cânula de 4,0 mm com ou sem PAL.

- Lipoaspiração profunda: área subpeitoral, ao redor do mamilo, área peitoral triangular e almofada de gordura axilar sobre a borda lateral superior.

- Lipoaspiração superficial:

  – Linha horizontal inferior ao músculo peitoral com uma cânula de 4,0 mm.
  – Lipoaspiração subdérmica suave com cânula de 4,0 mm sobre os espaços negativos.

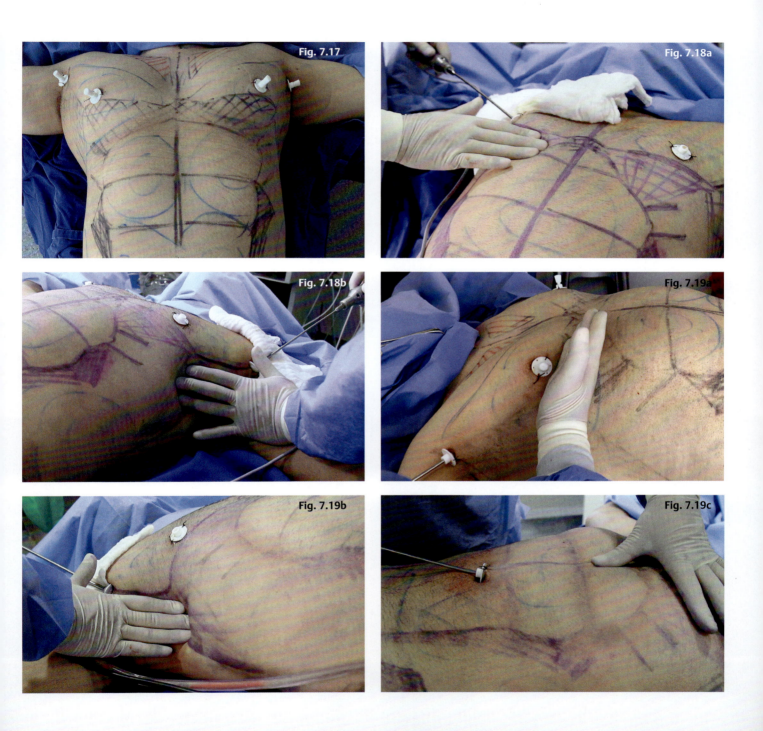

Fig. 7.17

Fig. 7.18a

Fig. 7.18b

Fig. 7.19a

Fig. 7.19b

Fig. 7.19c

TÓRAX

143

LIPOENXERTIAS

- Deve ser realizada para qualquer paciente que necessite de aumento de volume/projeção, não importa o grau de definição. Pacientes ectomorfos geralmente requerem lipoenxertia nos polos superior e inferior.

- Técnica:
  - Segure o peitoral maior (manobra de beliscão): introduza uma cânula de ponta romba de 3,0 mm, com curvatura de 30 graus, na massa muscular (polo superior predominantemente) através da incisão da prega axilar anterior (**Fig. 7.20 c,d**).
  - Injeção de gordura retrógrada multicamada: primeiro no plano intramuscular e depois submuscular.
  - A proporção de lipoenxertia intramuscular/subpeitoral é em torno de 1:2.
  - Suture as incisões imediatamente para evitar perda e/ou deslocamento do enxerto de gordura.

Tabela 7.1 As "Cinco Dicas Favoritas" para uma abordagem de segurança na lipoenxertia intramuscular em HD[2]

1. O acesso deve ser o mais distante possível do pedículo.
2. A ponta da cânula deve ser direcionada perpendicularmente ao eixo anatômico do pedículo.
3. Coloque o enxerto na camada superficial do músculo.
4. A lipoenxertia é feita de forma retrógrada.
5. Utilize cânulas de 3 a 4 mm de diâmetro para lipoenxertia (maior que o diâmetro do pedículo).

Tabela 7.2 Pedículos vasculares do músculo peitoral maior

Músculo	Anatomia	Descrição
Músculo peitoral maior	Pedículo arterial principal	Ramo peitoral da artéria toracoacromial.
	Pedículo arterial secundário	1. Artéria torácica superior 2. Artéria torácica lateral
	Inervação	Nervo peitoral medial

NOTA

(Fig. 7.20a, b) O cirurgião deve estar ciente dos pedículos principal e secundário de cada músculo e evitá-los seguindo os princípios da **Tabela 7.1** *e da* **Tabela 7.2**.

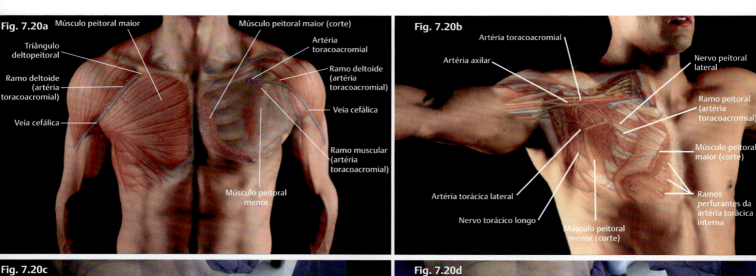

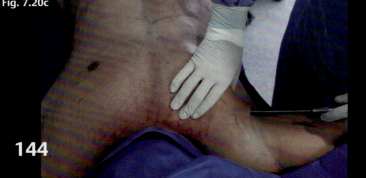

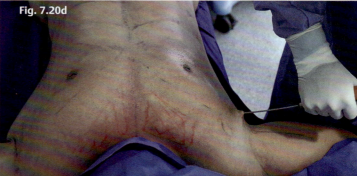

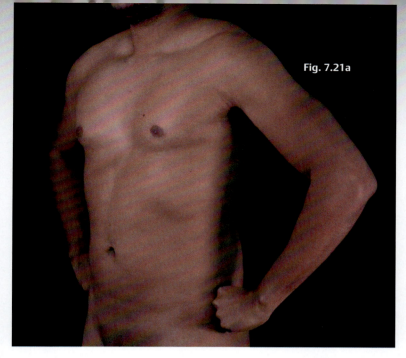

Fig. 7.21a

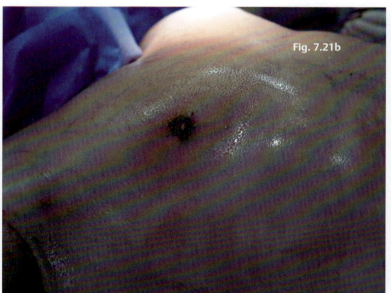

Fig. 7.21b

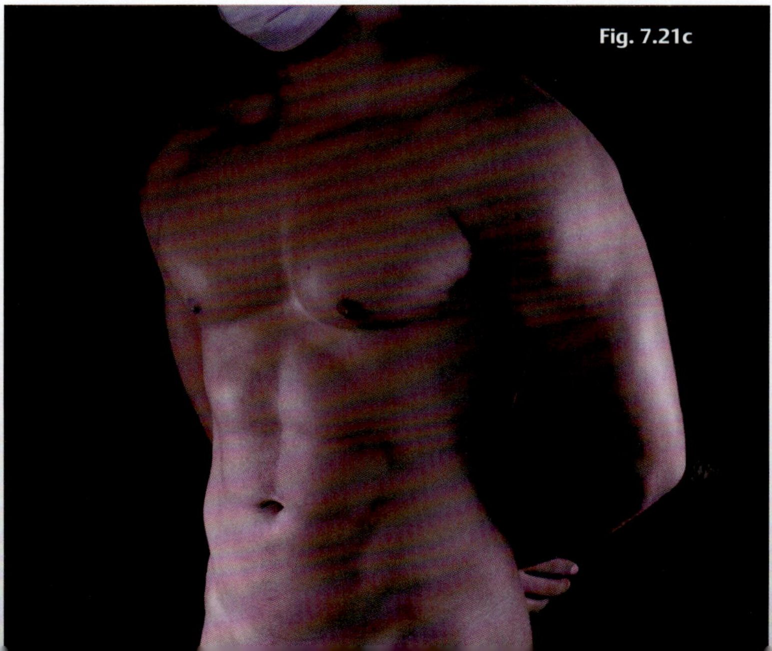

- Em caso de atrofia muscular: enxertar o espaço supramuscular.
- O volume do enxerto (70–300 mL) dependerá das necessidades de cada paciente.
- A lipoenxertia também pode ser realizada no músculo serrátil em casos de definição extrema. O enxerto guiado por US e/ou colocação subcutânea são recomendados.

📝 **NOTA**

(Fig. 7.21): *Homem de 26 anos.*
Cirurgia: ressecção da pseudoginecomastia por meio da lipoaspiração + HD² (definição moderada) com lipoenxertia multicamada do peitoral maior (200 mL nos polos superiores + 100 nos polos inferiores), músculos deltoides e tríceps.

Fig. 7.21c

BÁSICA

DEFINIÇÃO BMX

- **B**ásica: lipoaspiração superficial para destacar as bordas inferior (suave) e lateral (nítida) do músculo peitoral maior **(Fig. 7.22)**.

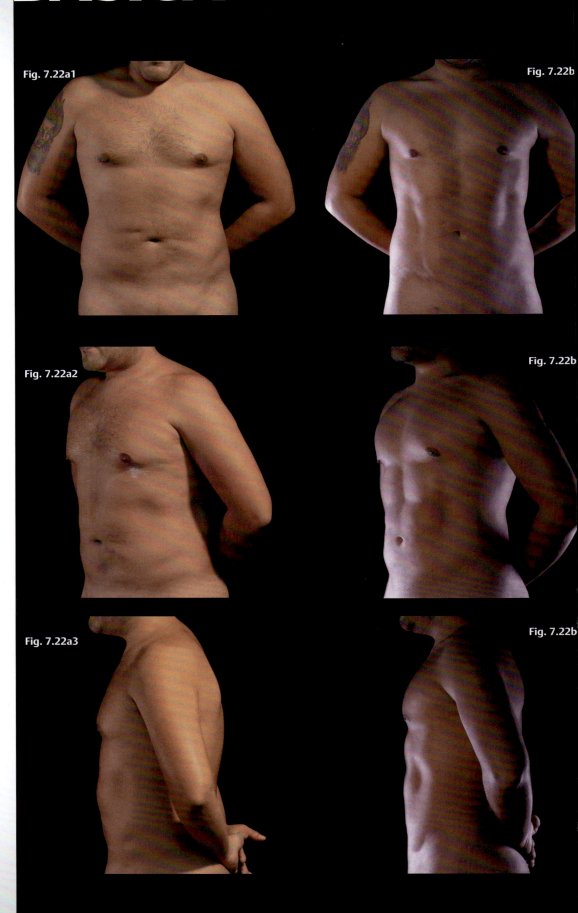

Fig. 7.22a1 Fig. 7.22b
Fig. 7.22a2 Fig. 7.22b
Fig. 7.22a3 Fig. 7.22b

MODERADA

- **M**oderada: básica mais nítida + acentuar a definição sobre os sulcos interpeitoral e deltopeitoral (**Fig. 7.23**).

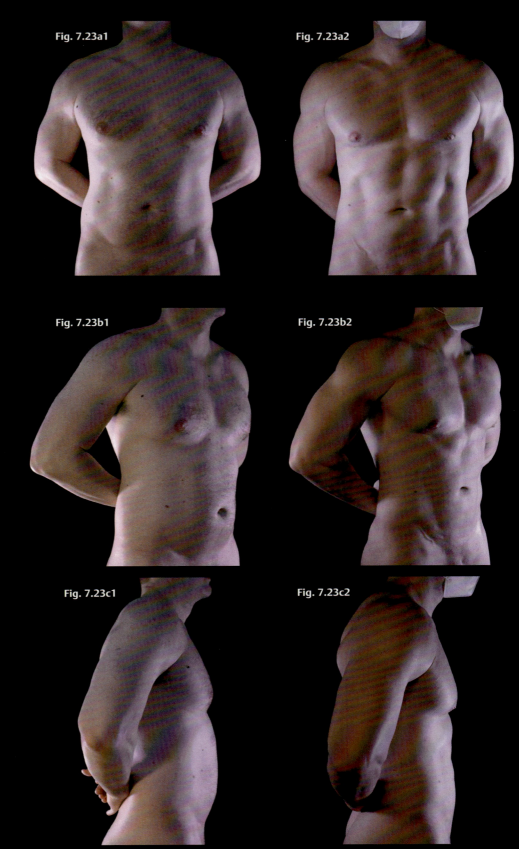

Fig. 7.23a1   Fig. 7.23a2
Fig. 7.23b1   Fig. 7.23b2
Fig. 7.23c1   Fig. 7.23c2

TÓRAX

147

EXTREMA

- EXtrema: nitidez moderada + definição do músculo serrátil (**Fig. 7.24**).

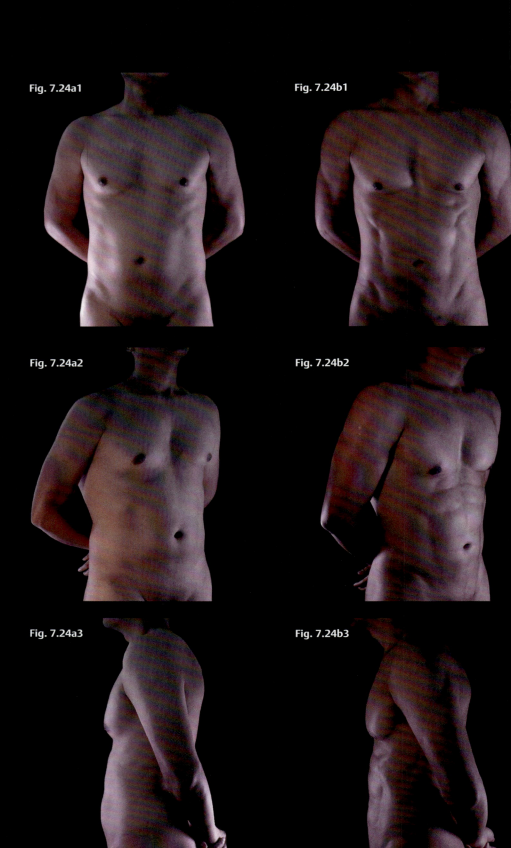

Fig. 7.24a1   Fig. 7.24b1

Fig. 7.24a2   Fig. 7.24b2

Fig. 7.24a3   Fig. 7.24b3

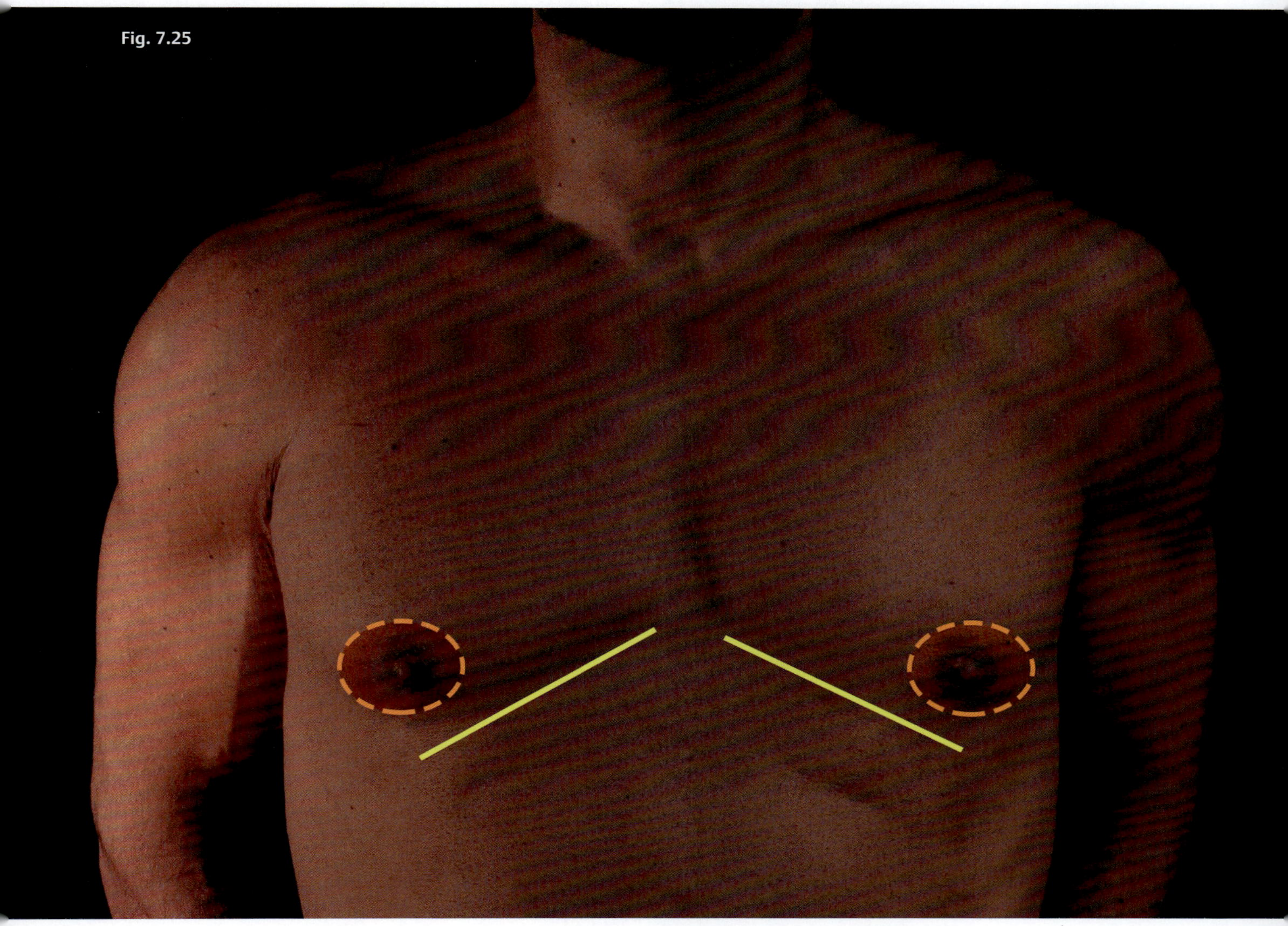

Fig. 7.25

 NOTA

(Fig. 7.25): *A deformidade em "peitorais tristes" ocorre quando a escultura da linha peitoral é feita com uma inclinação excessiva em relação ao sulco interpeitoral, o que gera uma aparência inestética do tórax. Geralmente, a presença de ginecomastia residual e/ou marcações pré-operatórias inadequadas são as principais causas dessa deformidade. No entanto, isso não deve ser confundido com a inserção curva natural das fibras do músculo peitoral maior sobre o esterno e as costelas.*

⚠ **ATENÇÃO!**

Cuidado com os peitorais tristes! Os braços devem estar em adução durante a marcação e definição da linha horizontal.

TÓRAX

149

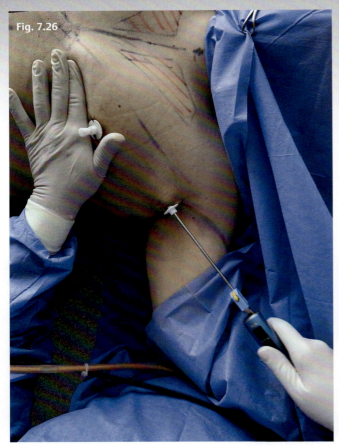

Fig. 7.26

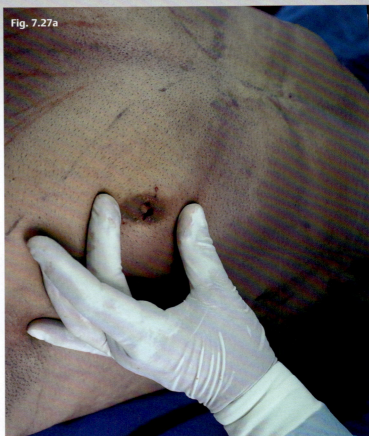

Fig. 7.27a

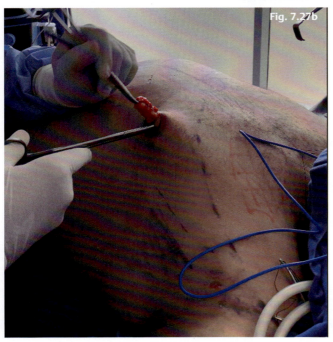

Fig. 7.27b

GINECOMASTIA

- Aparência glandular do tórax masculino devido ao aumento do tecido mamário.

- Tratamento:
  - Lipoescultura de alta definição (HD) para pseudoginecomastia e ginecomastia leve.
  - Ressecção aberta através de uma incisão em forma de ômega invertido para ginecomastia verdadeira.

- Técnica:
  - Lipoaspiração profunda com cânula tipo *basket* de 4,0 mm sobre o triângulo de ressecção em pacientes obesos ou quando a ginecomastia está presente (**Fig. 7.26**).
  - Se restar tecido glandular: estenda a incisão original para uma em forma de ômega invertido (seguir as bordas laterais do mamilo) e complete a ressecção (**Fig. 7.27a**).
  - Técnica *pull-through*: utilize uma pinça para dissecar o tecido mamário e garantir a remoção completa do broto superficial (**Fig. 7.27b**).
  - Após a ressecção aberta, use a cânula do tipo *basket* de 4 mm para fazer o *liposhifting* (sem sucção) para equalizar o tecido e ao mesmo tempo evitar concavidades indesejadas ou deformidades de ressecção excessiva.
  - Sempre compare a simetria após a ressecção do tecido para evitar resultados irregulares.

GINECOMASTIA

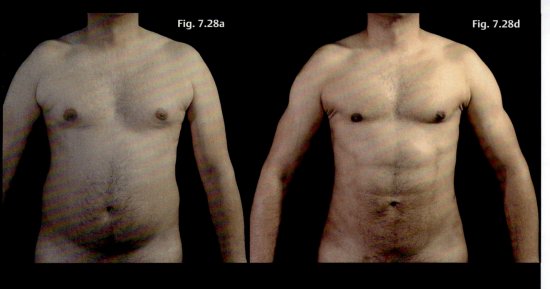

Fig. 7.28a　　　　　　　　　　Fig. 7.28d

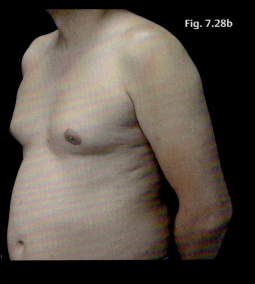

Fig. 7.28b

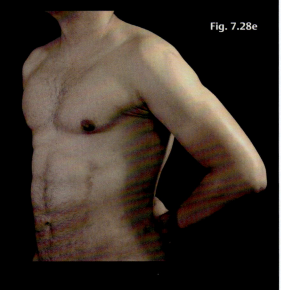

Fig. 7.28e

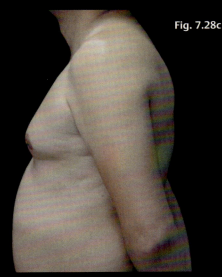

Fig. 7.28c

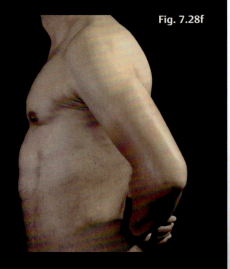

Fig. 7.28f

NOTA

(Fig. 7.28): *Este é um paciente do gênero masculino, 39 anos, submetido à técnica híbrida, que inclui quatro componentes principais*

- *Remoção completa do tecido adiposo do polo inferior, seguindo o conceito de triângulo de ressecção.*

- *Definição moderada do músculo peitoral maior (incluindo ambos os sulcos interpeitoral e deltopeitoral, bem como suas bordas laterais e inferiores).*

- *Ressecção aberta de ginecomastia por meio de uma incisão em ômega invertido.*

- *Lipoenxertia do polo superior.*

TÓRAX

151

MULHERES

INCISÕES CAMUFLADAS

(**Fig. 7.29**)

- Umbigo.

- Ponto médio do sulco inframamário.

- Prega axilar anterior.

INFILTRAÇÃO

- Solução tumescente: 1 mL de adrenalina por litro de RL.

  – Opcional: adicionar lidocaína e/ou bicarbonato se a paciente estiver sob anestesia local (de acordo com o critério do cirurgião).

- Use uma cânula do tipo *basket* de 3,0 mm.

- Comece profundamente, depois superficialmente.

- A infiltração/remoção é de aproximadamente 2:1.

EMULSIFICAÇÃO

(**Fig. 7.30**)

- Camada superficial: VASER em modo *pulsátil* com 70 a 80% de potência com sonda 3.7 de três anéis.

- Camada profunda: VASER em modo *contínuo* com 70 a 80% de potência com uma sonda 3.7 de três anéis.

LIPOASPIRAÇÃO

(**Fig. 7.31**)

- Início: Camada de tecido adiposo profunda com vigorosa aspiração de gordura profunda usando uma cânula de 4 mm com ou sem PAL.

- Realizar redução profunda do espaço negativo posterior ao músculo peitoral maior: Quanto mais nítida a definição, mais atlética a aparência.

- Remoção de volume suave sobre a almofada de gordura axilar (processo lateral da mama) mais redução profunda de volume em ambas as bordas lateral e inferior da mama. Isto aumentará o arredondamento do *footprint* da mama e, como resultado, sua aparência jovem.

⚠ **ATENÇÃO!**

A prega axilar é propensa a queimaduras devido à angulação da sonda durante a emulsificação de gordura pelo sistema VASER. Prevenção:

- *Use uma compressa dupla molhada atrás da área da porta.*

- *Use uma seringa de 10 mL, preenchida com solução tumescente para infiltrar a área ao redor da porta.*

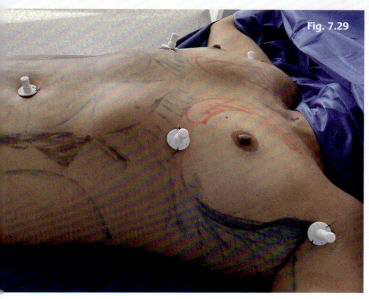
Fig. 7.29

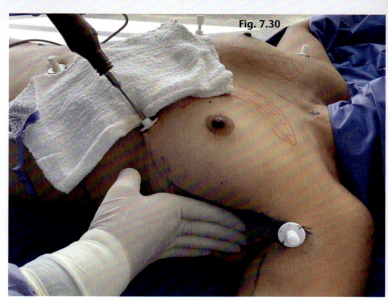
Fig. 7.30

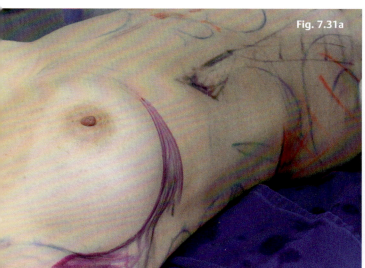
Fig. 7.31a

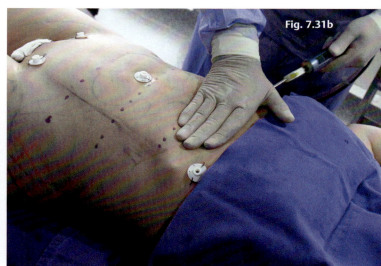
Fig. 7.31b

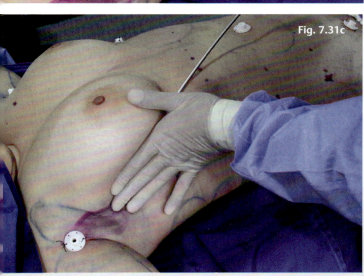
Fig. 7.31c

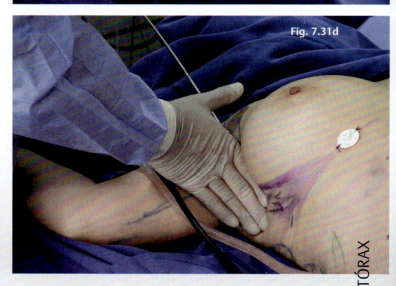
Fig. 7.31d

TÓRAX

153

LIPOENXERTIA

- A projeção das mamas pode ser obtida não só com implantes, mas também com lipoenxertia.
- A gordura pode ser centrifugada a 3.000 rpm por 3 minutos para obter um sobrenadante adequado de células-tronco derivadas do tecido adiposo (se desejado).
- Manobra de pinçamento da mama: é introduzida uma cânula de 3,0 mm, ponta romba e curva de 30 graus no plano subcutâneo (polo superior) usando a incisão da prega axilar anterior e a incisão submamária para o polo inferior (**Fig. 7.32a**).
- Comece no plano submuscular e depois no plano subcutâneo.
- Última etapa: uma agulha de calibre 16 ou cânula com seringas de 5 mL é usada para enxertar o plano supramuscular ao redor da glândula mamária e nos tecidos subdérmicos (**Fig. 7.32b**).
- O volume de lipoenxertia varia de 200 a 500 por lado (**Fig. 7.33**).

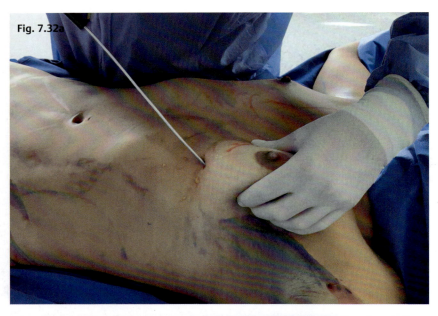

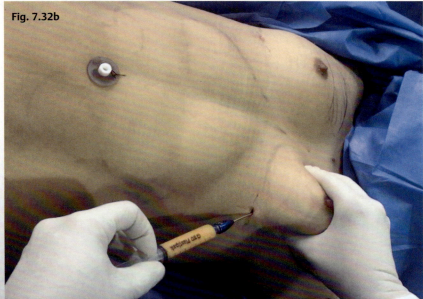

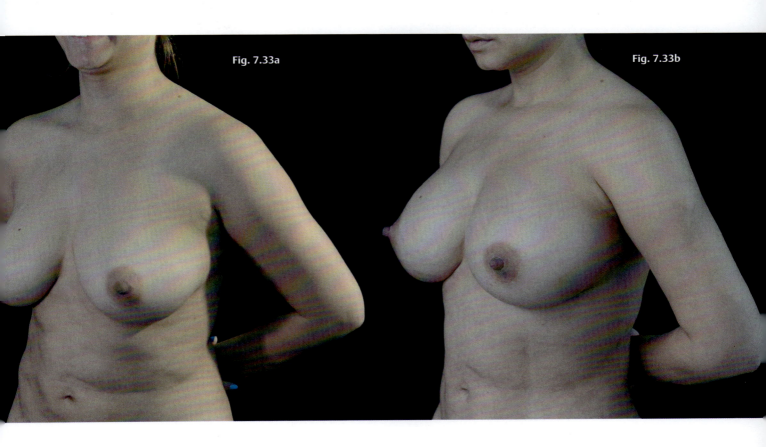

Fig. 7.33a Fig. 7.33b

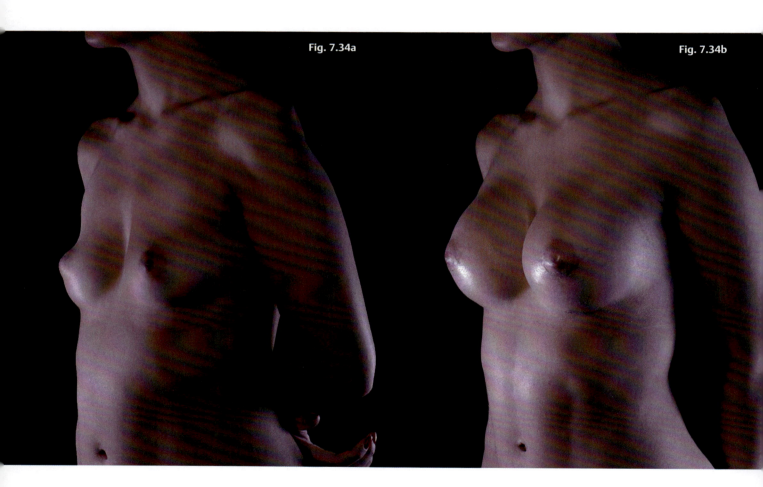

Fig. 7.34a Fig. 7.34b

⚠ ATENÇÃO!

Se a paciente deseja o aumento de mama ≥ 300 mL, então o cirurgião deve aconselhá-la sobre a taxa de reabsorção usual do enxerto de gordura. Nesse caso, a decisão deve ser a execução de um procedimento em multicamadas ou realizar uma técnica híbrida com implantes mamários + lipoenxertia **(Fig. 7.34)**.

BÁSICA

DEFINIÇÃO BMX

- **B**ásica: destaque da borda lateral do peitoral maior (**Fig. 7.35**).

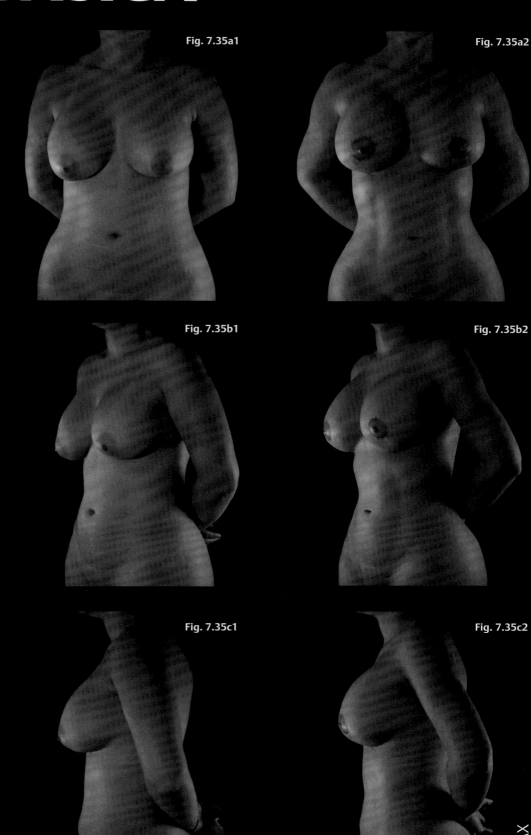

Fig. 7.35a1 Fig. 7.35a2
Fig. 7.35b1 Fig. 7.35b2
Fig. 7.35c1 Fig. 7.35c2

- **M**oderada: básica + *footprint* lateral da mama (**Fig. 7.36**).

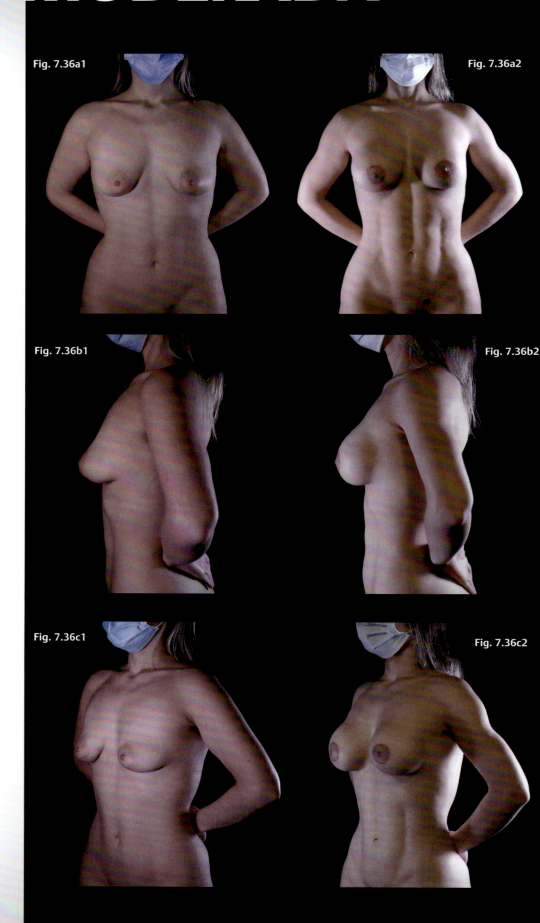

Fig. 7.36a1 Fig. 7.36a2
Fig. 7.36b1 Fig. 7.36b2
Fig. 7.36c1 Fig. 7.36c2

EXTREMA

- **EX**trema (extrema): moderada + definição dos sulcos interpeitoral e deltopeitoral **(Fig. 7.37)**.

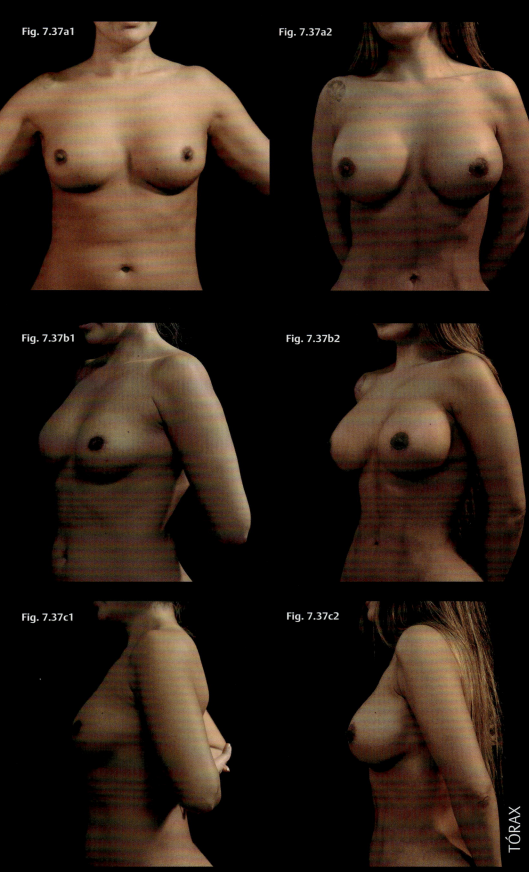

Fig. 7.37a1   Fig. 7.37a2

Fig. 7.37b1   Fig. 7.37b2

Fig. 7.37c1   Fig. 7.37c2

SEGURANÇA

⚠ **ATENÇÃO!**

- *Uma malha apertada e a terapia de US sobre a área com lipoenxertia diminuiriam a viabilidade do tecido adiposo.*

- *Não use drenos para a mama feminina após a lipoenxertia de aumento.*

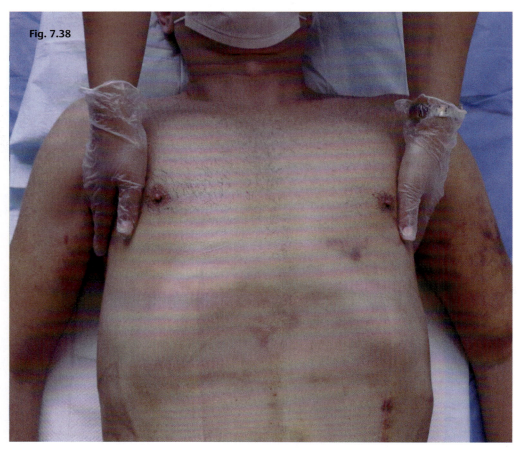

Fig. 7.38

CUIDADO PÓS-OPERATÓRIO

- Uma vez concluído o procedimento, uma vestimenta de baixa pressão é utilizada sobre a área torácica.

- MDL é obrigatória no período pós-operatório (**Fig. 7.38**).

- Durante o período pós-operatório, recomenda-se o uso de ultrassom em todas as áreas circundantes, exceto em áreas onde foi realizada a lipoinjeção.

LEITURAS SUGERIDAS

1. Hoyos A, Perez M. Dynamic-definition male pectoral reshaping and enhancement in slim, athletic, obese, and gynecomastic patients through selective fat removal and grafting. Aesthetic Plast Surg 2012;36(5):1066–1077

2. AE H. ME P, R D-M. Variable sculpting in dynamic definition body contouring: procedure selection and management algorithm. Aesthetic Surg J 2020

3. Hoyos AE, Prendergast PM, Hoyos AE, Prendergast PM. Male chest. In: High definition body sculpting. Berlin, Heidelberg: Springer; 2014:109–117

4. Hoyos AE, Prendergast PM. Female breasts. In: High definition body sculpting. Berlin, Heidelberg: Springer; 2014:177–185. Accessed July 9, 2020

5. Zarins U, Kondrats S. Anatomy for sculptors: understanding the human figure.

6. Hoyos AE, Prendergast PM, Hoyos AE, Prendergast PM. Muscular and surface anatomy. In: High definition body sculpting. Berlin, Heidelberg: Springer; 2014:19–39

8

ABDOME

RESUMO

A definição do músculo reto do abdome, também denomina-do como "tanquinho" (abdome bem definido), é considerada o ápice do condicionamento físico (*fitness*). Qualquer homem, não importa o grau de muscularização obtido pelo treinamen-to, sem "tanquinho" dá a impressão de "ainda não chegou lá". Nas mulheres, no entanto, um tanquinho completo pode diminuir a aparência feminina, por isso é raro considerá-lo o objetivo principal. De alguma forma, os procedimentos de definição dinâmica (HD^2) foram erroneamente categorizados por alguns cirurgiões como procedimentos para mera defini-ção abdominal de tanquinho, quando, na verdade, envolve o corpo inteiro. A região abdominal é de suma importância para nós, pois nesta área ocorrem grandes diferenças de gênero entre graus variáveis de muscularização. Os principais grupos musculares que delineiam a anatomia superficial do tronco anterior são os músculos reto do abdome, oblíquo externo e serrátil anterior. Na verdade, este último faz parte da definição do tórax, mas como os oblíquos externos se misturam com o serrátil sobre o tronco lateral, decidimos incluí-lo também no presente capítulo.

ABDOME

ARTE

MÚSCULO **RETO** DO ABDOME

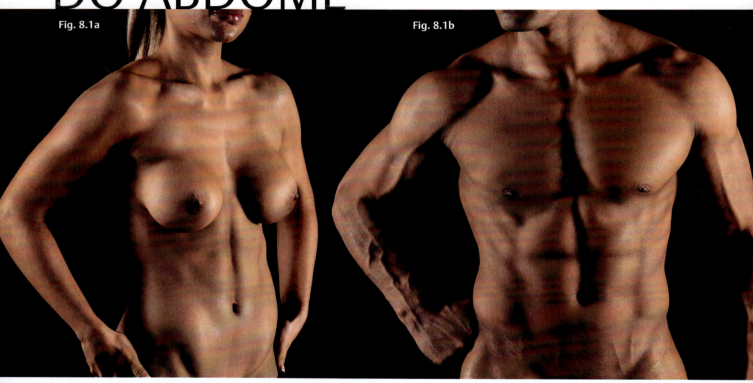

Fig. 8.1a Fig. 8.1b

- É o músculo de definição por excelência e o principal músculo vertical da parede abdominal anterior. É um músculo pareado separado pela linha alba (**Fig. 8.1**).
- Origem: sínfise púbica e crista púbica.
- Inserção: processo xifoide e quinta a sétima cartilagem costal.
- Função: flexiona o tronco e segura todos os órgãos e tecidos abdominais.
- O reto do abdome é largo (três vezes a parte inferior) e fino na parte superior, e estreito e espesso na parte inferior.
- O músculo reto do abdome é ancorado transversalmente por fixações anteriores de sua bainha em três ou mais intersecções tendíneas que criam o conhecido "tanquinho".

MÚSCULO OBLÍQUO EXTERNO

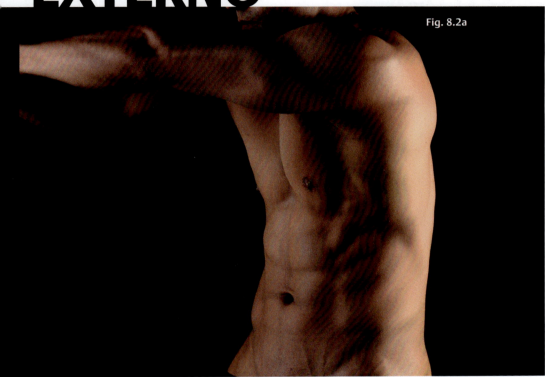
Fig. 8.2a

- É um músculo de definição e o maior e mais superficial dos músculos planos abdominais anterolaterais, e constitui a maior porção da parede lateral do abdome (**Fig. 8.2**).

- Origem: superfície externa da 5ª à 12ª costela.

- Inserção: linha alba, tubérculo púbico e metade anterior da crista ilíaca.

- O músculo oblíquo externo tem duas porções:
  – A porção torácica (superior) consiste em fibras musculares que correm paralelas entre si e em linha reta das superfícies externas das costelas até suas aponeuroses na linha semilunar.
  – A porção do flanco do músculo estende-se das superfícies externas das costelas inferiores até a metade anterior do lábio da crista ilíaca (posterior) e a linha alba (anterior). A borda inferior da porção do flanco é a linha ilíaca.

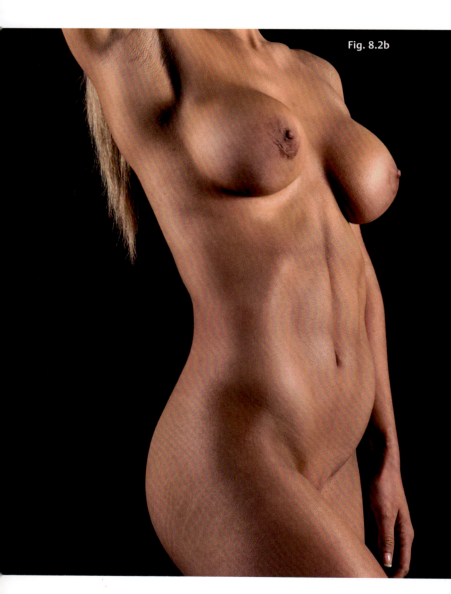

Fig. 8.2b

- O músculo oblíquo externo funciona como um músculo digástrico, porque suas fibras mais mediais são contínuas com as fibras do músculo oblíquo interno contralateral.

- Função: causa flexão lateral ipsilateral do tronco e a rotação contralateral do tronco quando se contrai unilateralmente. A contração bilateral flexiona o tronco anteriormente.

PLANOS **ABDOMINAIS**

- Conforme explicado no *Capítulo 1*, os planos abdominais são cruciais para alcançar uma aparência natural e harmônica do tronco anterior **(Fig. 8.3)**.

- Os planos são esculpidos na cirurgia começando do inferior em direção ao superior. Lembre-se da referência anatômica para cada um deles:

    – Inferior: espinhas ilíacas anterossuperiores (ASIS).
    – Central inferior: abaixo do ponto W.
    – Central superior: acima do ponto W.
    – Superior: margem costal (T10).

- A correta definição dos planos permite uma maior muscularização por meio da demarcação de espaços negativos e sombras do tronco anterior, que devem estar em concordância anatômica.

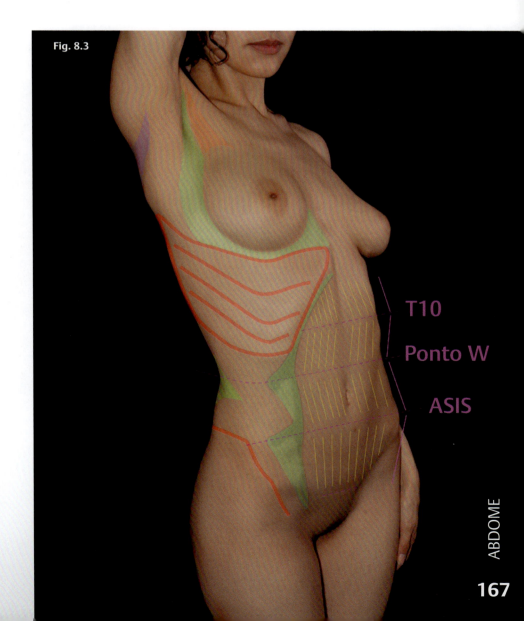

Fig. 8.3

BIÓTIPOS HUMANOS

- *Mesomorfo*: volume muscular adequado, depósitos de gordura em determinadas áreas que fornecem uma aparência de "tanquinho" (abdome bem definido). A lipoaspiração é focada no remodelamento **(Fig. 8.4a)**.

- *Endomorfo*: maior acúmulo de gordura (flancos e porção inferior do abdome). Lipoaspiração para remover o máximo de gordura possível e esculpir a anatomia macroscópica em vez de detalhada **(Fig. 8.4b)**.

- *Ectomorfo*: acúmulo moderado de gordura e baixa massa muscular e óssea. Lipoaspiração para remodelar a anatomia abdominal, às vezes, exigindo lipoenxertia do músculo reto do abdome **(Fig. 8.4c)**.

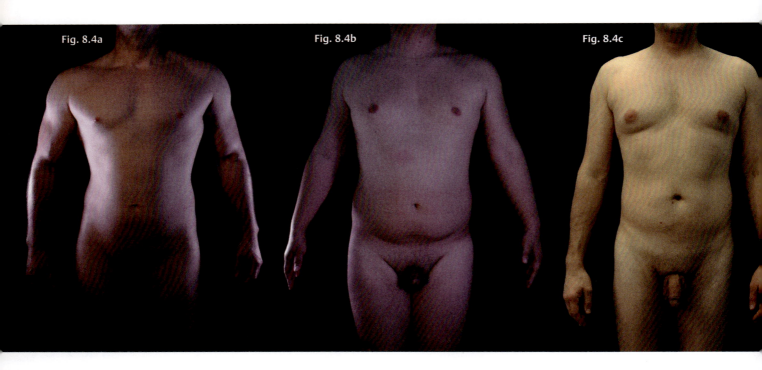

Fig. 8.4a   Fig. 8.4b   Fig. 8.4c

SOMBRAS ABDOMINAIS

HOMENS

(**Fig. 8.5**)

1. Triângulo latíssimo do dorso peitoral.
2. Peitoral – triângulo reto.
3. Triângulo subcostal.
4. Triângulo semilunar.
5. Triângulo oblíquo.
6. Linha mediana (linha alba).
7. Inscrições transversais.

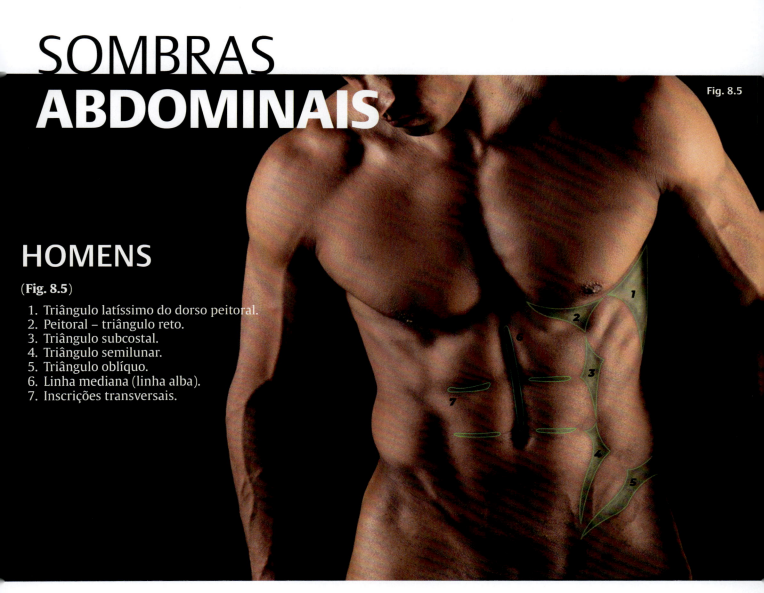

Fig. 8.5

MULHERES

(**Fig. 8.6**)

1. Linha mediana (linha alba).
2. Triângulo submamário.
3. Triângulo subcostal.
4. Triângulo semilunar.
5. Triângulo oblíquo.
6. Triângulo púbico.

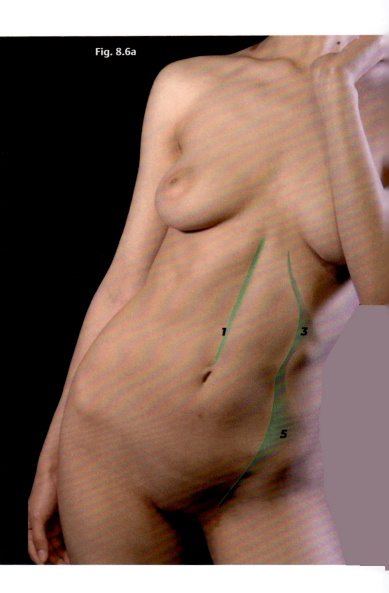

Fig. 8.6a

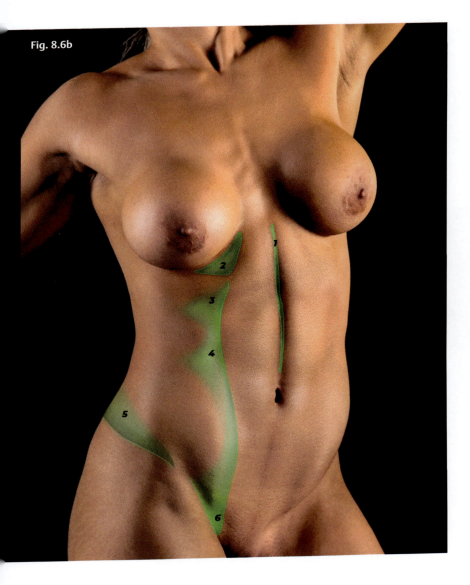

Fig. 8.6b

 NOTA

Os espaços negativos variam na paciente do gênero feminino dependendo do grau de muscularização desejado: para a definição Básica **(Fig. 8.6a)**, esses espaços requerem uma transição leve da porção superior ao abdome inferior com apenas dois triângulos para transição, enquanto, para a definição Moderada/Extrema, a escultura de margens nítidas nas bordas oblíquas e na parte inferior/lateral do músculo reto do abdome é obrigatória **(Fig. 8.6b)**.

FUNDAMENTOS

CONSIDERAÇÕES PRÉ-OPERATÓRIAS

HOMENS

- Exame físico: identificar hérnias abdominais/umbilicais, flacidez da pele, volume e configuração do músculo reto do abdome **(Fig. 8.7a, b)**.

- Paciente em decúbito dorsal: flexão voluntária de quadril com extensão de perna para identificação de bordas laterais e inferiores do músculo reto do abdome **(Fig. 8.7c)**. Esta manobra é particularmente útil no paciente com sobrepeso.

- Configuração do reto do abdome: peça ao paciente para contrair voluntariamente os músculos retos do abdome na posição em pé, marque suas bordas laterais, a linha alba e as intersecções tendíneas (inscrições transversais) **(Fig. 8.7d, e)**.

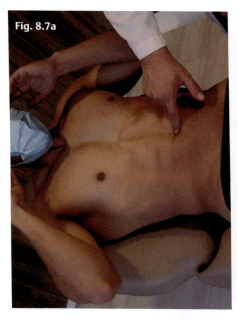
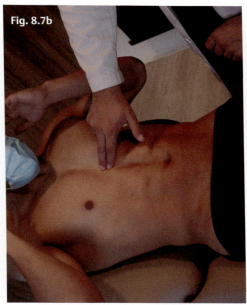
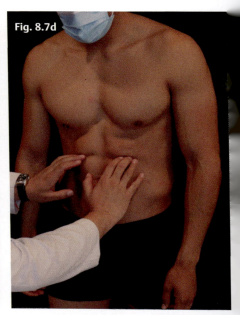
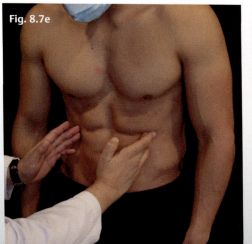
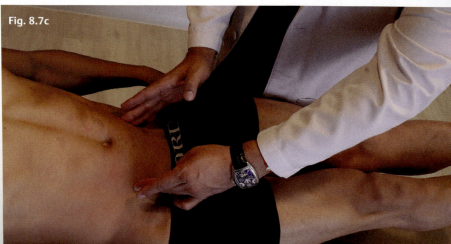

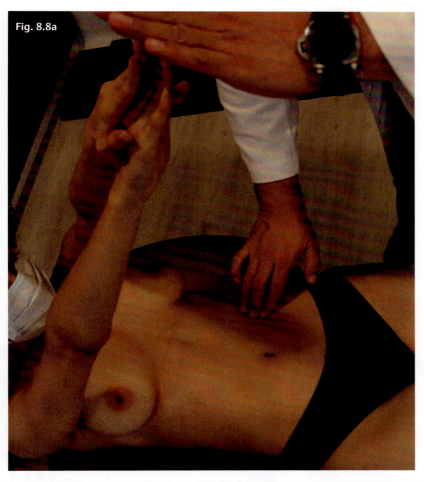

Fig. 8.8a

MULHERES

- Elas têm maior taxa de incidência de diástase do reto do abdome comparada aos homens, portanto uma avaliação minuciosa para defeitos da parede abdominal deve ser realizada.

- A plicatura muscular pode ser necessária por meio de mini ou completa abdominoplastia, dependendo do grau de diástase muscular.

- Marque as bordas laterais do músculo reto do abdome utilizando a mesma manobra realizada em homens (**Fig. 8.8a, b**).

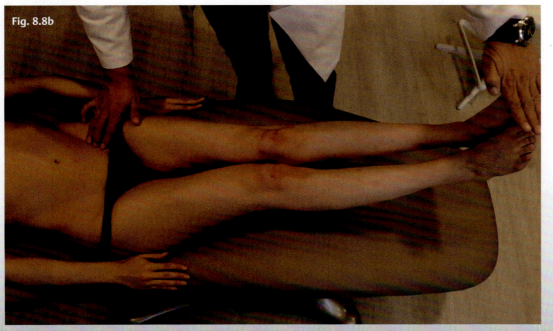

Fig. 8.8b

DEPOSIÇÃO DE GORDURA ABDOMINAL

- Determinar a predominância de gordura abdominal (intra ou extra-abdominal) por meio das seguintes manobras:

    - Teste do pinçamento (*pinch test*): pacientes com acúmulo de gordura intra-abdominal e extra-abdominal manifestarão protrusão supraumbilical e infraumbilical, enquanto aqueles com predominância de gordura extra-abdominal terão apenas a protrusão do abdome inferior **(Fig. 8.9a, b)**.
    - Manobra de Valsalva: evidencia o quanto o ventre (ou abdome) é achatado. Pacientes com predominância de gordura intra-abdominal apresentarão um maior achatamento do abdome.

- Se houver alguma dúvida no exame físico (p. ex., com pacientes obesos), então use imagens de ultrassom **(Fig. 8.9c)**.

- A extração de gordura varia de acordo com a presença de gordura intra-abdominal *vs.* extra-abdominal em pacientes obesos:

    - Gordura extra-abdominal predominante: ressecção da porção inferior do abdome.
    - Gordura intra-abdominal predominante: ressecção da porção central do abdome (reduzir a curvatura anterior do abdome).

- A região púbica geralmente armazena uma quantidade considerável de tecido adiposo que também precisa ser tratado para evitar uma deformidade protuberante pós-operatória nesta zona.

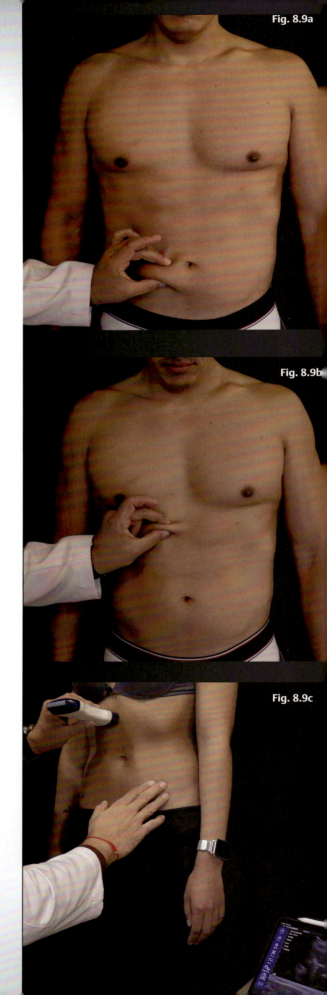

Fig. 8.9a
Fig. 8.9b
Fig. 8.9c

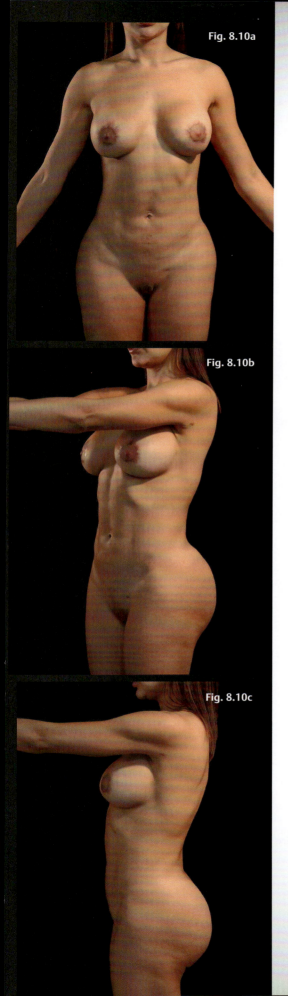

Fig. 8.10a
Fig. 8.10b
Fig. 8.10c

PADRÕES DE **FOTOGRAFIA**

- Área-alvo: 55 cm × 30 cm na orientação vertical (**Fig. 8.10**).
- Foco: porção média do abdome.
- Distância paciente-câmera: 2 m.
- A taxa de reprodução deve ser de 1:12.
- Recorte (referências): ângulo mandibular (superior), sínfise púbica (inferior), incluir ambos os braços (lateral).
- Projeções: anterior (braços em posição de repouso), 3/4 anterior e lateral (braços em extensão e ombros em flexão de 90 graus).
- As mamas/peitoral/glúteo distais à câmera não devem ser visíveis na projeção lateral.
- Configuração padrão do ambiente de luz de alta definição.

MARCAÇÕES

- Os depósitos de gordura extra são marcados para uma lipoaspiração minuciosa.

- Áreas para extração de gordura profunda:
  – Homens: área infraumbilical, flancos inferiores, área peitoral (triângulo de ressecção) e tórax lateral em direção à axila (**Fig. 8.11a**).
  – Mulheres: as zonas mais salientes são os flancos e a área infraumbilical (**Fig. 8.11b**).

- Espaços negativos em homens e mulheres.

- Marque o músculo serrátil pedindo ao paciente que empurre para baixo com o braço estendido contra resistência (definição extrema do tronco).

⚠️ **ATENÇÃO!**

As marcações no paciente obeso podem ser desafiadoras:

- *Lembre-se de fazer manobras adicionais para marcar tanto o limite superior quanto as bordas laterais do músculo reto do abdome (crunch na posição supina com extensão completa das pernas).*

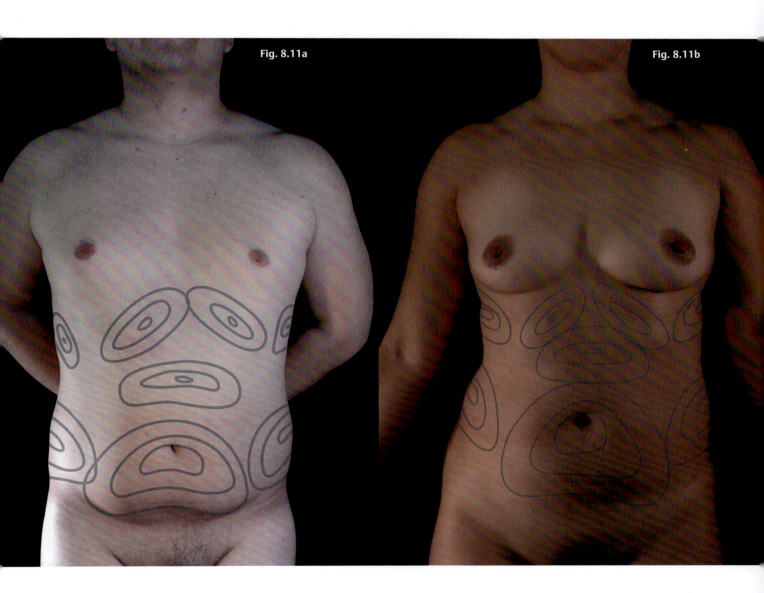

Fig. 8.11a   Fig. 8.11b

MARCAÇÕES **BMX**

HOMENS

(**Fig. 8.12**)

- Definição **B**ásica (azul): marque a linha mediana (acima do umbigo) + linha semilunar completa (bilateral) + linha oblíqua.

- Definição **M**oderada (amarelo): básica + inscrições transversais + oblíquos superiores.

- Definição Extrema ou *Xtreme* (vermelha): moderada + marque o músculo serrátil pedindo ao paciente para fazer uma flexão contra a parede ou executar o teste de *punch-out* (pedir para o paciente fazer força contra resistência como se estivesse dando um soco).

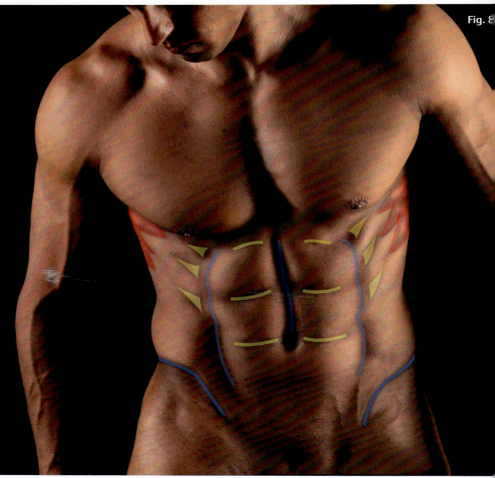

⚠ **ATENÇÃO!**
Nenhuma linha mediana deve ser marcada abaixo do umbigo!

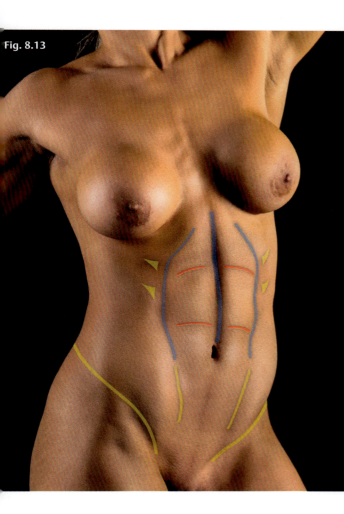

Fig. 8.13

MULHERES

(**Fig. 8.13**)

- Definição **B**ásica (azul): linha mediana (acima do umbigo) e linha semilunar superior.
- Definição **M**oderada (amarelo): básica + linha semilunar inferior + oblíquos externos.
- Definição Extrema ou *Xtreme* (vermelho): moderada + inscrições transversais do músculo reto do abdome.

 NOTA

O músculo serrátil pode ser definido em mulheres somente se solicitado (músculo masculinizante).

SEGURANÇA

HOMENS

INCISÕES CAMUFLADAS

(**Fig. 8.14**)

- Púbis.
- Umbigo.
- Prega inferior do mamilo.
- Prega ou linha axilar anterior.
- Adicional: incisões sobre a linha mediana no nível das inscrições transversais do músculo reto do abdome (não recomendado).

INFILTRAÇÃO

- Solução tumescente: 1 mL de adrenalina por litro de RL.
  - Opcional: adicionar lidocaína e/ou bicarbonato, se o paciente estiver sob anestesia local (a critério do cirurgião).
- Use uma cânula do tipo *basket* de 3,0 mm.
- Comece profundamente, depois superficialmente (evite a migração para proteger da VASER).
- A infiltração/remoção é de aproximadamente 2:1.

EMULSIFICAÇÃO

(**Fig. 8.15**)

- Comece superficialmente, depois profundamente.
- Camada superficial: VASER em modo *pulsátil* com 70 a 80% de potência com uma sonda de dois anéis de 3,7 mm.
- Camada profunda: VASER em modo *contínuo* com 70 a 80% de potência.
  - Use uma sonda de dois anéis de 3,7 mm para o hemiabdome superior.
  - Use uma sonda de três anéis de 3,7 mm para o hemiabdome inferior.
- Não há resistência na camada profunda, então verifique a camada superficial.

 DICA

Friccione a sonda VASER contra a camada muscular para garantir a emulsificação total de gordura da camada profunda.

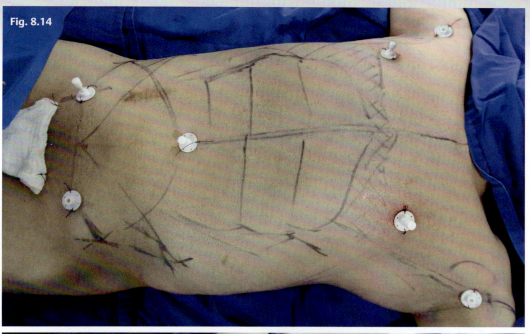

Fig. 8.14

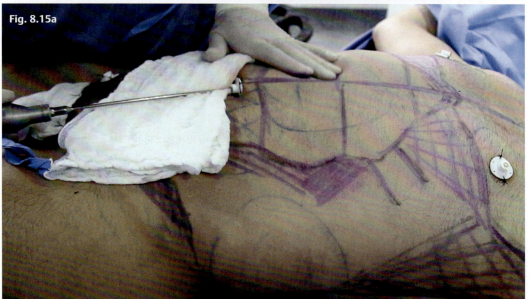

Fig. 8.15a

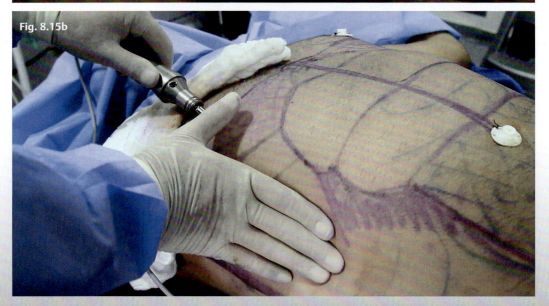

Fig. 8.15b

LIPOASPIRAÇÃO PROFUNDA

- Lipoaspiração completa usando uma cânula de 4,0 mm com ou sem PAL (Microaire©).

- Comece pela área infraumbilical: retire toda a gordura anterior até a obtenção de um retalho de 7 mm de espessura.

- Continue pelos flancos e depois pela área supraumbilical (principalmente superficial): lipoaspiração com cânula pequena de 3,0 mm até a espessura do retalho de 5 a 7 mm.

- Finalmente, complete a lipoaspiração na área peitoral (*consulte o Capítulo 7*).

⚠ **ATENÇÃO!**
- *Não alcance a área superior do abdome a partir das incisões inferiores. Demarque a borda subcostal inferior e não a atravesse, utilize as incisões superiores para esse propósito.*
- *Utilize movimentos suaves e não forçados para a lipoplastia central do abdome.*

LIPOASPIRAÇÃO SUPERFICIAL

- Inicie na área inferior do reto do abdome: use uma cânula de 4,0 mm (**Fig. 8.16a**).

- Continue com a linha muscular transverso-oblíqua usando uma cânula de 4,0 mm (**Fig. 8.16b**).

- Depois, a porção superior da linha semilunar e as inscrições transversais (através do mamilo ou incisões inguinais):
  - Lipoaspiração superficial com cânula de 3,0 mm (**Fig. 8.16c**).
  - Aprofunde então com uma cânula de 4,0 mm.

- Inscrições transversais:
  - Abordagem direta: Cânula reta e acesso através das incisões horizontais (linha mediana) ou usando uma cânula curva através das incisões do mamilo (melhor).
  - Abordagem indireta (preferencial): cânula curva a partir da incisão umbilical (**Fig. 8.16d**).
  - Comece superficialmente e depois profundamente, até formar o sulco (**Fig. 8.16e**).
  - Primeiro os sulcos inferiores e depois os superiores.

 DICA
Esculpir as inscrições horizontais de ângulos diferentes para obter uma progressão tonal natural dos sulcos para as superfícies convexas dos ventres musculares.

LINHA MEDIANA

- Sempre deixe a linha mediana por último: use uma cânula de 3,0 mm para definir o sulco na linha alba e sua continuação com o sulco interpeitoral (incisão umbilical) (**Fig. 8.17**).

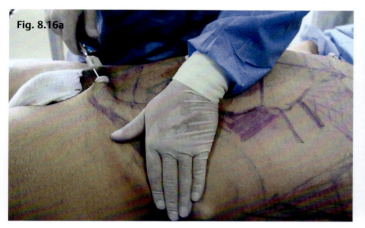

Fig. 8.16a

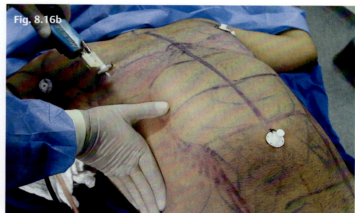

Fig. 8.16b

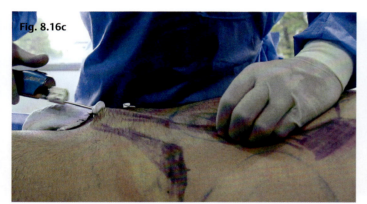

Fig. 8.16c

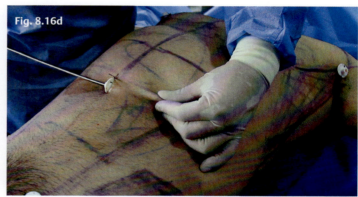

Fig. 8.16d

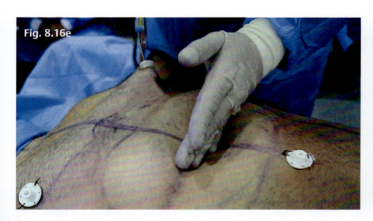

Fig. 8.16e

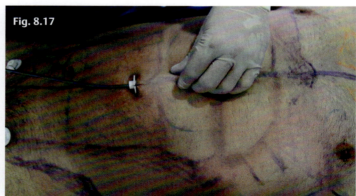

Fig. 8.17

A CAMADA INTERMEDIÁRIA

- Comece na linha suboblíqua com extração total e continue com um degradê suave à medida que você se distancia da linha.
- Prossiga com a linha semilunar: extração total sem ressecção excessiva (retalho de 3–5 mm).
- Espaços negativos:
  - Região subcostal: lipoaspiração sobre a borda costal inferior (incisões nos mamilos).
  - Abaixo do peitoral maior (mamilo e incisões axilares anteriores): um sulco linear ou um triângulo de base mais larga entre os ventres superiores do músculo reto do abdome e os músculos peitorais maiores.
  - Triângulo peitoral-latíssimo do dorso: definição nítida de seus limites (incisões axilares anteriores e mamilares).

DICA

- Use uma cânula de 3,0 mm para extração profunda, se mais definição for necessária.
- Siga as curvaturas naturais dos ventres musculares para criar sombras em vez de sulcos retos profundos sobre a linha semilunar.

⚠ ATENÇÃO!

- *Não revisite áreas onde a definição já foi realizada para evitar ressecção excessiva ou isquemia do retalho superficial.*
- *Não recomendamos o uso de cânulas com modelo agressivo (p. ex., tipo Candy cane, tipo basket), pois podem prejudicar o suprimento sanguíneo da pele (plexo subdérmico).*

LIPOENXERTIA

- Para pacientes que desejam definição *Xtreme*, mas carecem de projeção dos ventres dos músculos retos do abdome ou aqueles com deformidades de contorno secundárias.
- A orientação por ultrassom é altamente recomendada para lipoinjeção intramuscular dos ventres do músculo reto do abdome.
- A lipoenxertia sobre o músculo serrátil guiado por US (intramuscular) ou palpação (supramuscular) pode ser necessária em alguns casos de definição *Xtreme*.

- Técnica:
  - Defina o transdutor de ultrassom (preferimos o linear) em uma profundidade de 30 a 60 mm.
  - Ajuste o ganho e outras configurações para obter uma imagem adequada dos ventres musculares, fáscia e tecido adiposo.
  - Introduza uma cânula reta de 2,0–3,0 mm, ponta romba na massa muscular (através da incisão mais próxima ao ventre muscular).
  - Injeção de gordura intramuscular guiada por ultrassom: peça ao instrumentador/assistente cirúrgico para colocar a seringa pré-preenchida no local, enquanto segura a ponta da cânula no lugar (**Fig. 8.18c, d**).

- O volume do enxerto (20–60 mL) dependerá da necessidade de cada paciente

 NOTA

Cuidado com os pedículos arteriais nos ventres musculares inferiores e superiores, porque os vasos se tornam mais espessos à medida que se aproximam de sua origem (**Fig. 8.18 a, b** *e* **Tabela 8.1**).

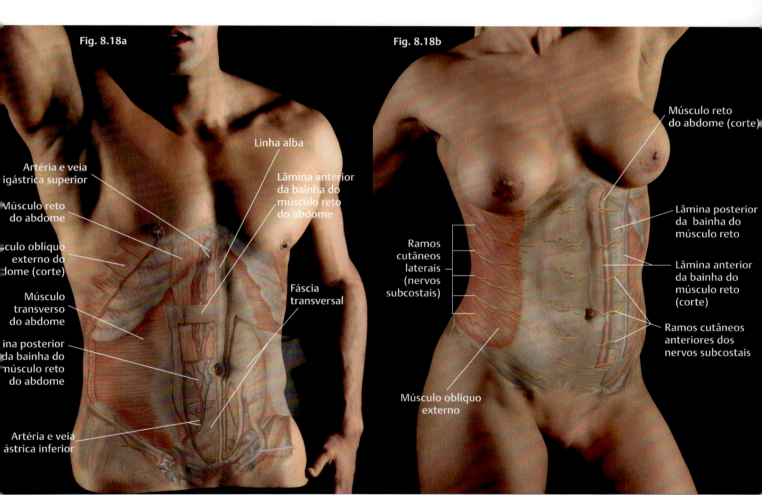

ABDOME

185

Fig. 8.18c

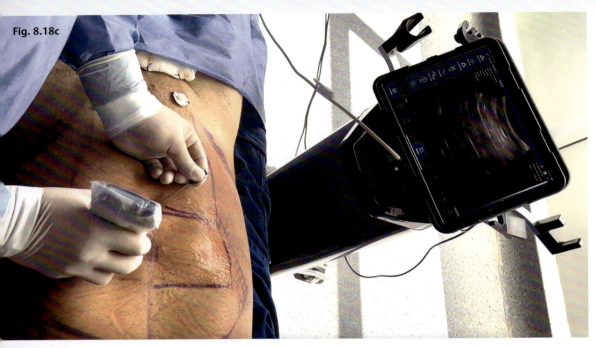

Fig. 8.18d

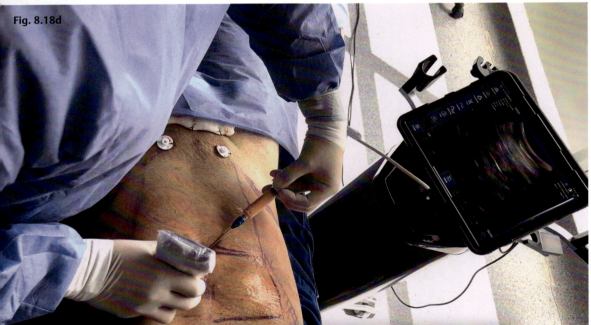

Tabela 8.1 Pedículos vasculares derivados do músculo reto do abdome

Músculo	Anatomia	Descrição
Músculo reto do abdome	Pedículo arterial principal	Artérias epigástricas superior e inferior
	Inervação	Ramos anteriores dos seis nervos torácicos inferiores
Músculo oblíquo externo	Pedículo arterial principal	Artérias epigástricas superior e inferior
	Inervação	Ramos anteriores dos seis nervos torácicos inferiores

 DICA

Lembre-se das premissas das "Cinco Dicas Favoritas" para uma técnica segura de lipoenxertia em HD^2 (ver **Tabela 7.1**).

BÁSICA

DEFINIÇÃO BMX

- **B**ásica: linha mediana na região supraumbilical e a linha semilunar total (**Fig. 8.19**).

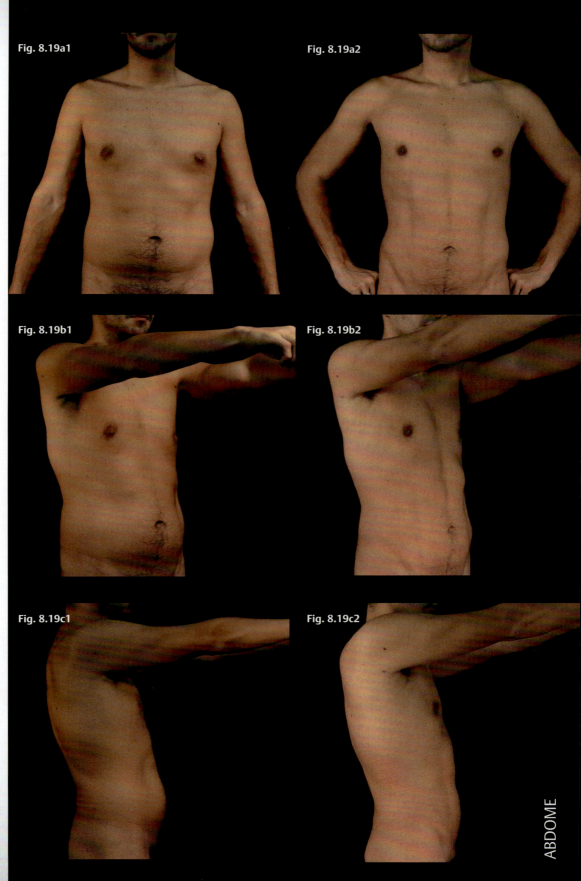

Fig. 8.19a1 Fig. 8.19a2
Fig. 8.19b1 Fig. 8.19b2
Fig. 8.19c1 Fig. 8.19c2

MODERADA

- Moderada: básica mais nítida + inscrições transversais + músculo oblíquo externo (**Fig. 8.20**).

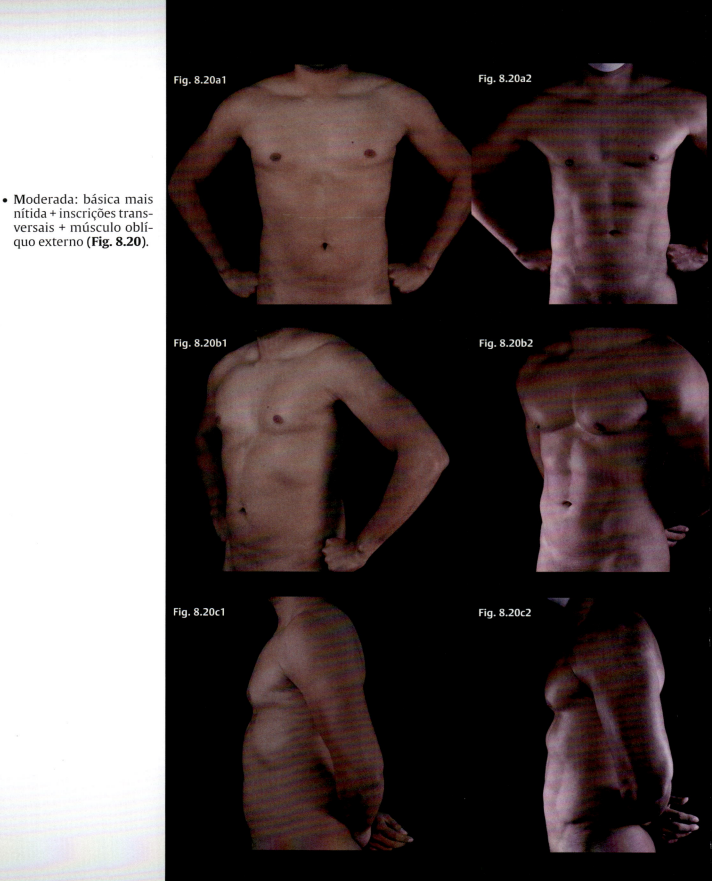

Fig. 8.20a1　　Fig. 8.20a2

Fig. 8.20b1　　Fig. 8.20b2

Fig. 8.20c1　　Fig. 8.20c2

EXTREMA

- E**X**trema: moderada mais nítida + músculos oblíquos superiores e serrátil anterior (**Fig. 8.21**).

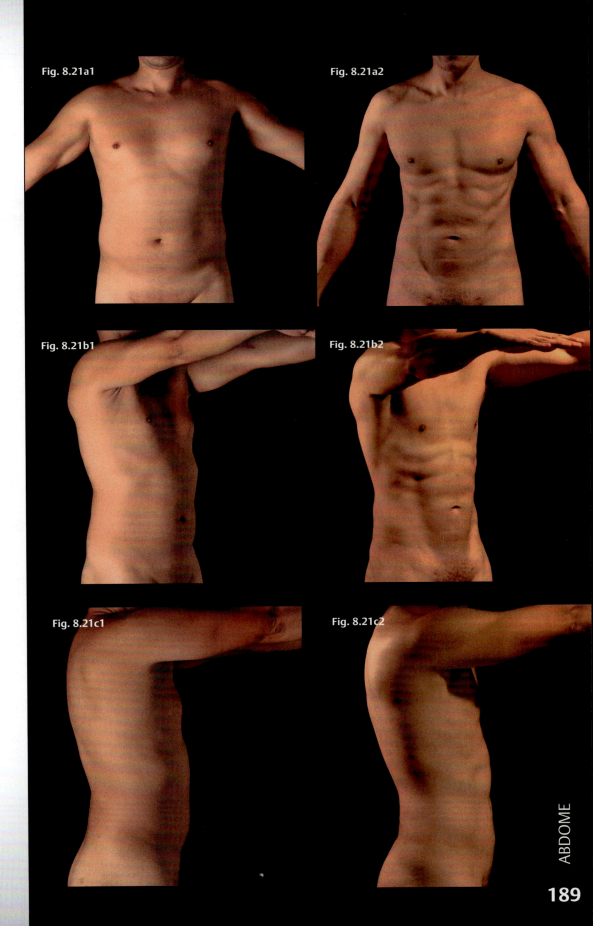

Fig. 8.21a1 Fig. 8.21a2
Fig. 8.21b1 Fig. 8.21b2
Fig. 8.21c1 Fig. 8.21c2

MULHERES

INCISÕES CAMUFLADAS

(**Fig. 8.22a**)

- Púbis (bilateral).
- Umbigo.
- Sulco inframamário (bilateral).

 DICA
Pacientes com extensa deposição de gordura podem necessitar de incisões adicionais, que devem ser colocadas na linha (prega) axilar anterior.

INFILTRAÇÃO

- A mistura de infiltração contém 1 mL de adrenalina por litro de Ringer Lactato.
  - Opcional: adicionar lidocaína e/ou bicarbonato, se a paciente estiver sob anestesia local (a critério do cirurgião).
- Use uma cânula do tipo *basket* de 3,0 mm.
- A proporção de infiltração para o volume de gordura removido é de aproximadamente 2:1.
- Sempre comece com as camadas profundas e depois avance para as camadas superficiais.

EMULSIFICAÇÃO

(**Fig. 8.22b, c**)

- Camadas superficiais e intermediárias: utilize VASER no modo *pulsátil* com 70 a 80% de potência, com uma sonda de três anéis de 3,7 mm para a área abdominal inferior e uma sonda de dois anéis de 3,7 mm para a porção superior do abdome.
- Camada profunda: use VASER no modo *contínuo* com 70 a 80% de potência com uma sonda de três anéis de 3,7 mm.

 DICA
Em casos secundários ou na presença de fibrose (maior resistência sentida): utilize a sonda de anel simples 3,7 mm com potência VASER aumentada para 80% para a emulsificação.

LIPOASPIRAÇÃO PROFUNDA

- A lipoaspiração profunda é realizada na região lateral e média do abdome usando cânulas de 3,0 mm e depois de 4,0 mm.
- Use cânulas curvas para alcançar a linha da cintura de todas as três incisões abdominais.
- Use cânulas de pequeno diâmetro e baixo trauma para preservar o suprimento de sangue da pele.
- Os planos abdominais são esculpidos apoiando sua forma com a mão guia e fazendo movimentos de cânula para frente e para trás até que o plano seja alcançado (**Fig. 8.23**).

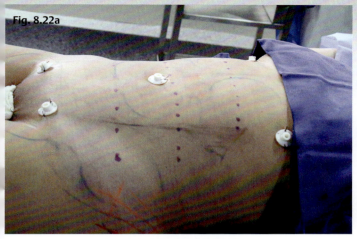
Fig. 8.22a

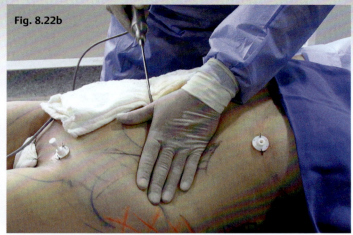
Fig. 8.22b

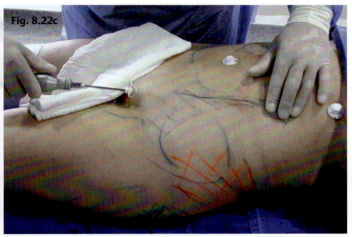
Fig. 8.22c

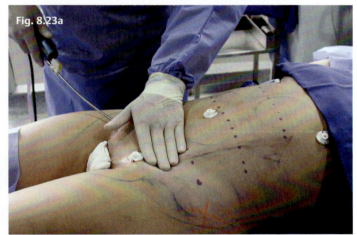
Fig. 8.23a

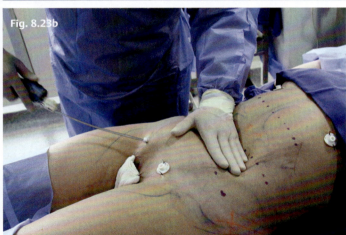
Fig. 8.23b

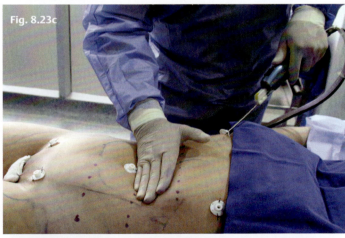
Fig. 8.23c

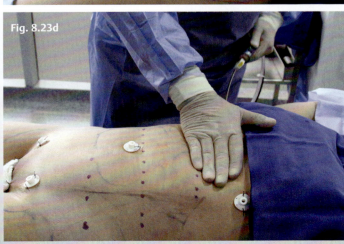
Fig. 8.23d

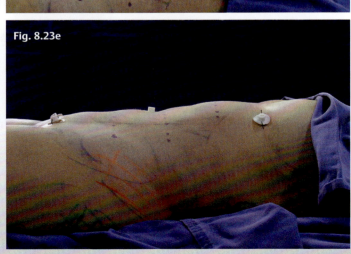
Fig. 8.23e

ESPAÇOS NEGATIVOS

- O púbis é o primeiro passo. Existem duas zonas em forma de cunha no triângulo púbico que realçarão a aparência jovem do tronco anteroinferior (**Fig. 8.24**):

  – O triângulo suprapúbico (**6a**) está acima da vulva e está sujeito a aspiração profunda.
  – O triângulo inguinal (**6b**) situa-se lateralmente à emergência do nervo genitofemoral (ramo genital) e é submetido à lipoaspiração apenas superficial. Este trígono é apenas a continuação imaginária da borda lateral do músculo reto do abdome.
  – O púbis pode ser tratado com VASER na potência de 40 a 50% e seguido por lipoaspiração superficial sobre os espaços negativos.
  – O púbis geralmente não é tratado e pode resultar em falta de contorno harmônico.

- Em seguida, faça uma aspiração profunda da linha suboblíqua e torne-a mais suave à medida que esculpe mais longe da linha.

- Prossiga para a linha semilunar, o trígono subcostal e o trígono submamário.

- Por fim, esculpa o espaço negativo da linha mediana.

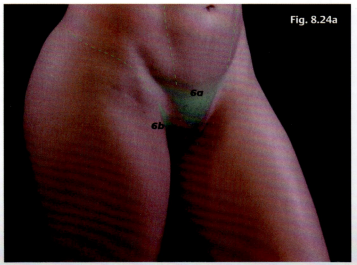
Fig. 8.24a

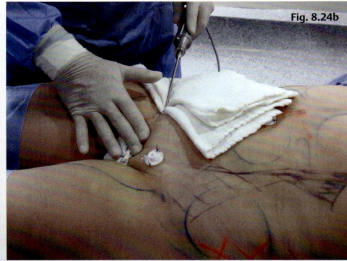
Fig. 8.24b

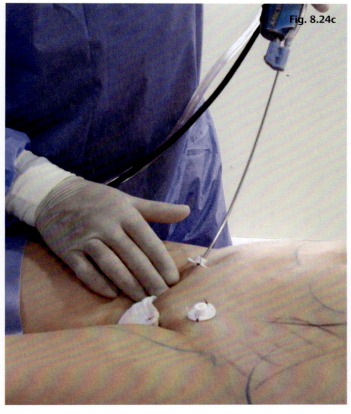

Fig. 8.24c

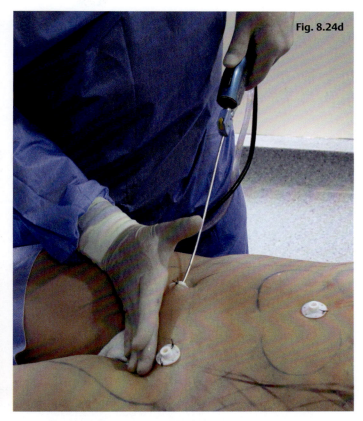

Fig. 8.24d

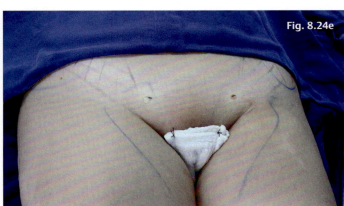

Fig. 8.24e

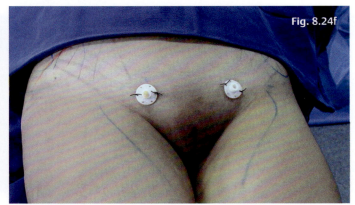

Fig. 8.24f

LIPOASPIRAÇÃO SUPERFICIAL

- Comece na área inferior do músculo reto do abdome: use uma cânula de 4,0 mm.

- Continue com a linha muscular transverso-oblíqua usando uma cânula de 4,0 mm e alcance uma transição suave em direção à parte posterior do tronco.

- Porção superior da linha semilunar: primeiro superficial e depois profunda com cânulas de 3,0 mm e de 4,0 mm, respectivamente.

- Inscrições transversais apenas para definição *Xtreme*.

- Recomendamos o uso de cânulas pequenas (3,0 mm) para finalizar o contorno suave da linha mediana (linha alba), da linha semilunar, dos músculos oblíquos externos e das inscrições transversais **(Fig. 8.25)**.

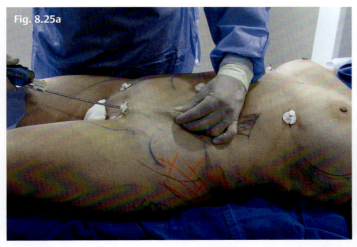
Fig. 8.25a

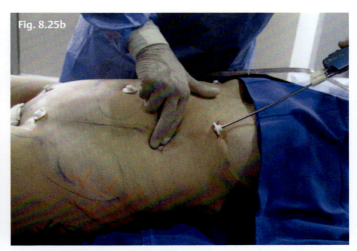
Fig. 8.25b

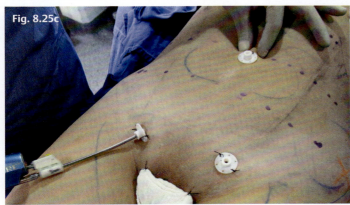
Fig. 8.25c

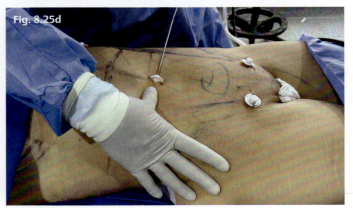
Fig. 8.25d

LIPOENXERTIA

(**Fig. 8.26**)

- A lipoaspiração é quase sempre suficiente para alcançar as facetas feminilizantes da aparência abdominal.

- Em casos seletivos (casos secundários ou mulheres que desejam uma aparência mais musculosa), pode ser necessária a lipoenxertia dos músculos retos do abdome (supramuscular).

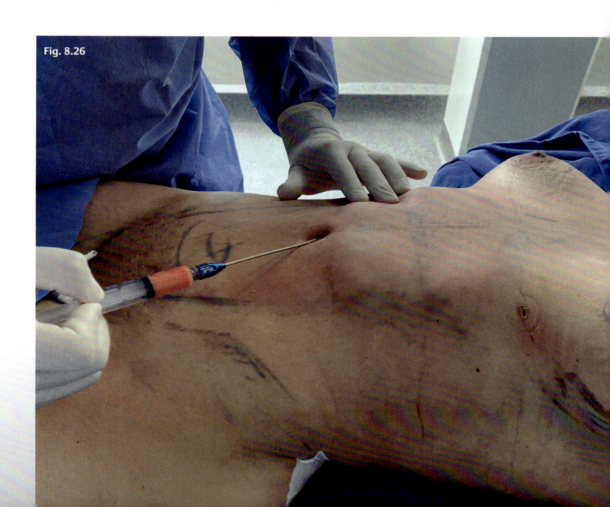

Fig. 8.26

BÁSICA

DEFINIÇÃO BMX

- **B**ásica: Porção superior da linha semilunar e da linha média (**Fig. 8.27**).

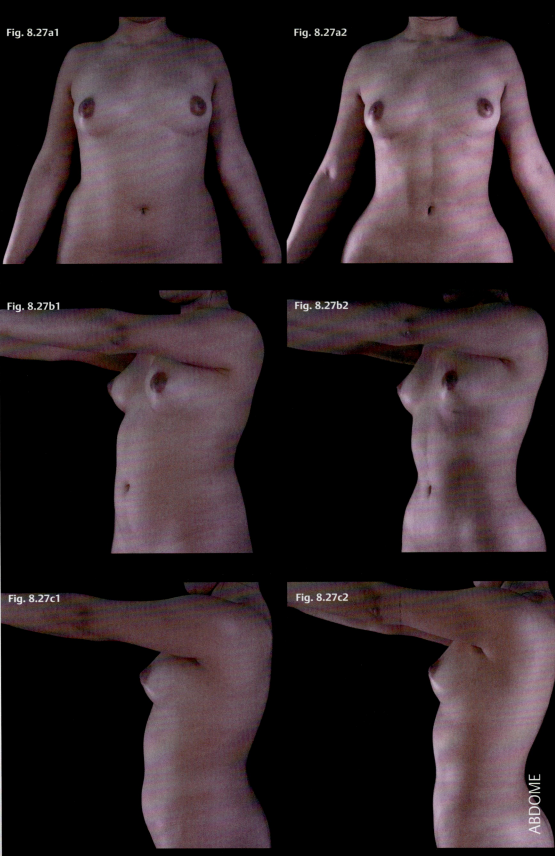

Fig. 8.27a1 Fig. 8.27a2
Fig. 8.27b1 Fig. 8.27b2
Fig. 8.27c1 Fig. 8.27c2

MODERADA

- **M**oderada: básica + músculo oblíquo externo + porção inferior da linha semilunar **(Fig. 8.28)**.

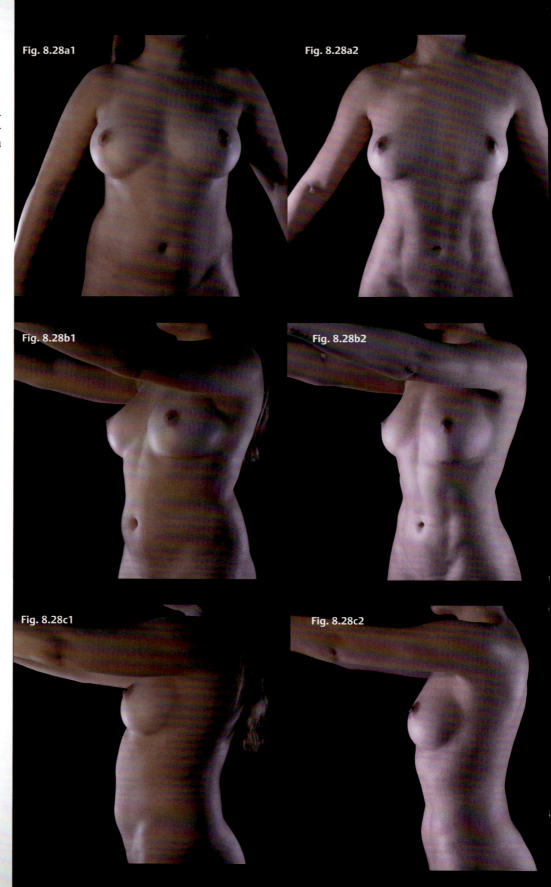

Fig. 8.28a1   Fig. 8.28a2
Fig. 8.28b1   Fig. 8.28b2
Fig. 8.28c1   Fig. 8.28c2

EXTREMA

- E**X**trema: moderada + inscrições transversais do músculo reto do abdome (**Fig. 8.29**).

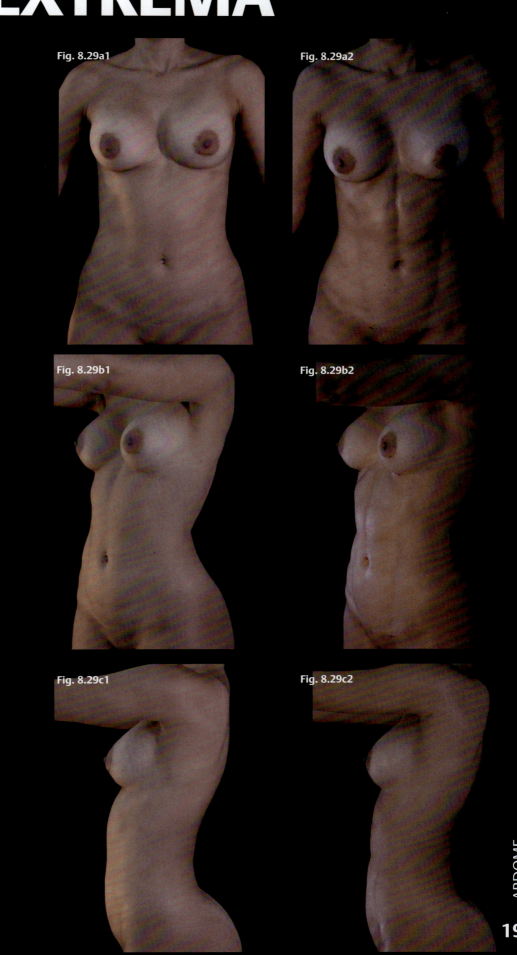

Fig. 8.29a1 Fig. 8.29a2
Fig. 8.29b1 Fig. 8.29b2
Fig. 8.29c1 Fig. 8.29c2

SEGURANÇA

- A lipoescultura abdominal é realizada sob anestesia geral e com a paciente em decúbito dorsal.

- Defina uma linha (marcação) sobre os pontos de referência ósseos das caixas torácicas e use esta linha como indicador de segurança.

> ⚠️ **ATENÇÃO!**
>
> - *As sondas inseridas nas incisões inferiores ou superiores nunca devem ultrapassar o limite da caixa torácica.*
>
> - *Use uma compressa dupla molhada sob a sonda VASER para reduzir o risco de queimaduras.*

CUIDADOS PÓS-OPERATÓRIOS

- A paciente deve ser vestida com um colete de espuma de compressão e uma roupa uma vez que o procedimento estiver completo. Isso proporciona melhor retração da pele e reduz a dor.

- Fechar as incisões com suturas subdérmicas.

- Para mulheres que se submetem a lipoaspiração de baixo volume (< 4 L), as incisões distais são deixadas abertas para drenagem. Caso contrário, drenos subdérmicos bilaterais são colocados através das incisões púbicas no final do procedimento.

- Coletes de espuma e roupas de compressão devem ser utilizados por até 8 a 10 semanas.

- A MLD é indicada por pelo menos 10 sessões para reduzir o inchaço e equimoses pós-operatórios **(Fig. 8.30)**. As massagens previnem a fibrose na zona abdominal central.

- A terapia com US é implementada 24 a 48 horas após a cirurgia, para permitir uma recuperação rápida e diminuir a formação de seroma sobre os ventres do músculo reto do abdome. A implementação precoce do US melhora o fluxo sanguíneo e linfático, o que reduz a probabilidade de fibrose ou aderências cutâneas irregulares **(Fig. 8.31)**.

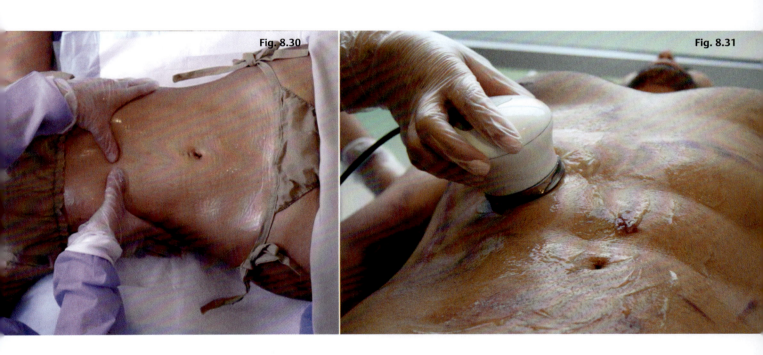

Fig. 8.30

Fig. 8.31

LEITURAS SUGERIDAS

1. Hoyos AE, Prendergast PM, Hoyos AE, Prendergast PM. Male abdomen and torso. In: High-definition body sculpting. Berlin, Heidelberg: Springer; 2014:95–107

2. Hoyos AE, Prendergast PM, Hoyos AE, Prendergast PM. Female abdomen and torso. In: High-definition body sculpting. Berlin, Heidelberg: Springer; 2014:147–155

3. Hoyos AE, Prendergast PM, Hoyos AE, Prendergast PM. Muscular and surface anatomy. In: High-definition body sculpting. Berlin, Heidelberg: Springer; 2014:19–39

4. Hoyos AE, Perez ME, Domínguez-Millán R. Variable sculpting in dynamic definition body contouring: procedure selection and management algorithm. Aesthetic Surg J 2021;41(3):318–332

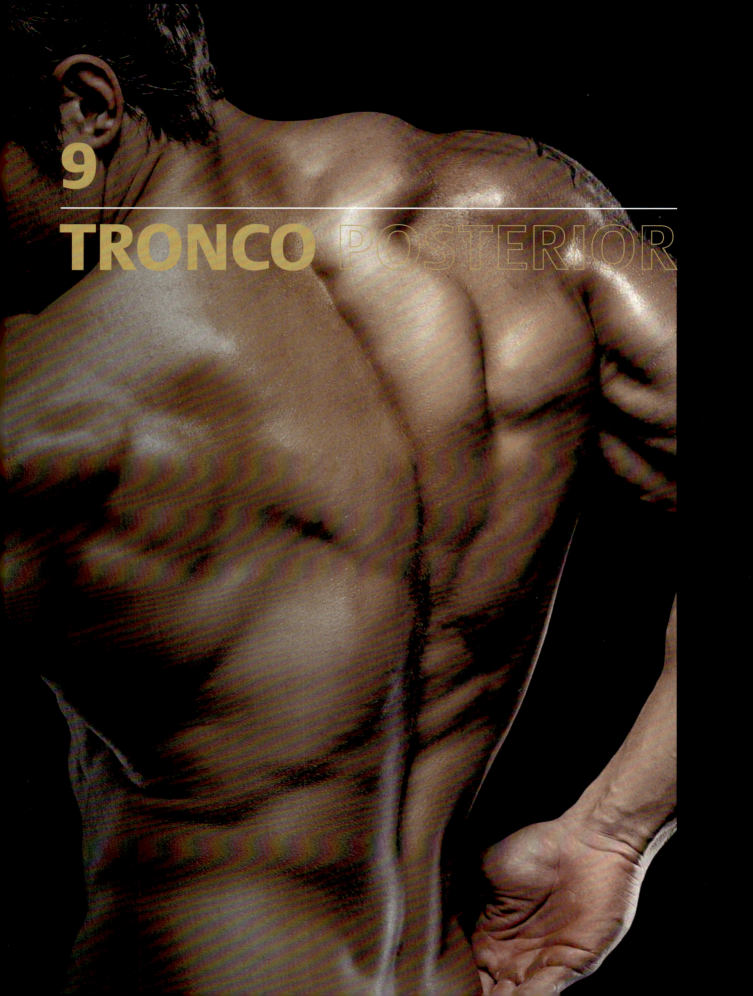

9
TRONCO POSTERIOR

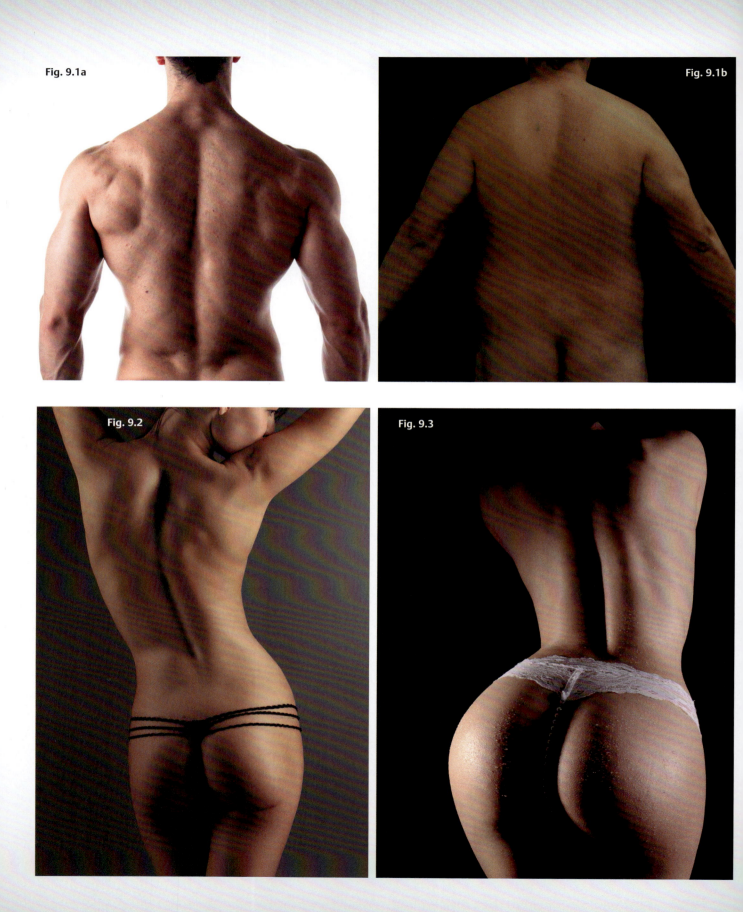

RESUMO

O tronco posterior ideal do paciente do gênero masculino deve ter um segmento superior largo que se afunila para baixo em forma de V. Para aqueles homens com excesso de depósitos de gordura e/ou baixo volume muscular, seu tronco pode parecer em forma de pêra ou mesmo em forma de A ("V invertido") **(Fig. 9.1)**. Estes depósitos de gordura nas costas e flancos ("pneuzinhos") são particularmente problemáticos, porque eles não costumam responder ao exercício e/ou dieta.

O tronco posterior feminino ideal é constituído por curvas e facetas que desempenham um papel fundamental na atratividade física. Em comparação com o masculino, a parte superior das costas femininas ideal deve ser estreita com padrão esguio contínuo em direção aos braços que irão complementar a silhueta posterior. A cintura fina, uma curva lordótica lombar e quadris curvilíneos são padrões de beleza e feminilidade que essencialmente aumentam o apelo sexual **(Fig. 9.2)**. Como mencionamos, o objetivo estético de proporcionar uma relação cintura-quadril de 0,7 a 1,0 é atualmente visado pela maioria das pacientes do gênero feminino **(Fig. 9.3)**. Para algumas mulheres, uma proporção próxima a 1 pode ser pouco atraente, caso em que um procedimento de alargamento do quadril (lipoenxertia) seria necessário, enquanto para outras mulheres, uma proporção próxima a 0,9 seria ideal para manter um contorno fino desejado.

Neste capítulo descreveremos os principais grupos musculares que compõem a anatomia superficial do tronco posterior: músculos trapézio, latíssimo do dorso, redondo e o eretor da espinha; e como definir seus contornos por meio de lipoescultura de definição dinâmica (HD[2]).

TRAPÉZIO

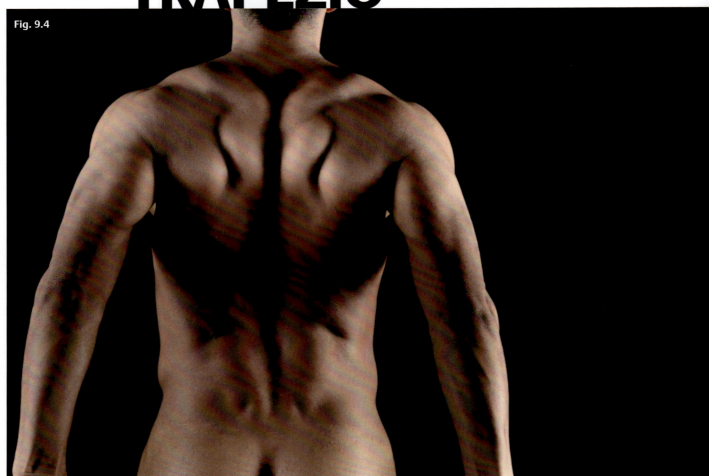

Fig. 9.4

- O trapézio é um músculo de força de forma triangular que cobre a porção posterior do pescoço e a porção superior do tronco posterior (músculo masculinizante). Este nome foi dado porque a união de ambos os músculos forma um trapézio (**Fig. 9.4**).

- Suas fibras são divididas em três porções: superior (fibras descendentes), média e inferior (fibras ascendentes).

- Origem: terço medial da linha nucal superior; ligamento nucal; protuberância occipital externa e processos espinhosos das vértebras C7–T12.

- Inserção: terço lateral da clavícula; acrômio e espinha da escápula.

- Função: eleva o ombro, aproxima a escápula da coluna e estende a cabeça.

LATÍSSIMO DO DORSO

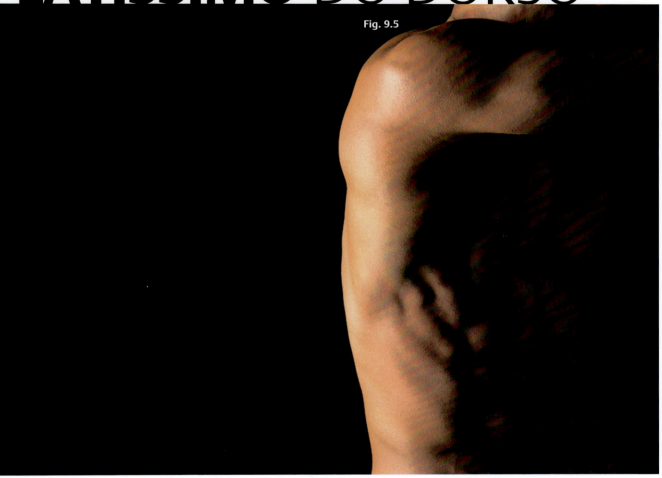

Fig. 9.5

- O latíssimo do dorso é um músculo de força em forma de leque que cruza do tronco posterior ao úmero (músculo masculinizante) **(Fig. 9.5)**.

- Ação direta na articulação glenoumeral e indireta no cíngulo do membro superior.

- Cobre os músculos profundos da parte média e inferior das costas.

- Ambos os músculos latíssimo do dorso criam a forma em V das costas (mais pronunciados no homem).

- Origem: processos espinhosos das seis vértebras torácicas inferiores, fáscia toracolombar, crista ilíaca e três a quatro costelas inferiores.

- Inserção: assoalho do sulco intertubercular do úmero.

- Função: retrai, estende e gira o úmero medialmente. Eleva o corpo em direção aos braços durante a escalada.

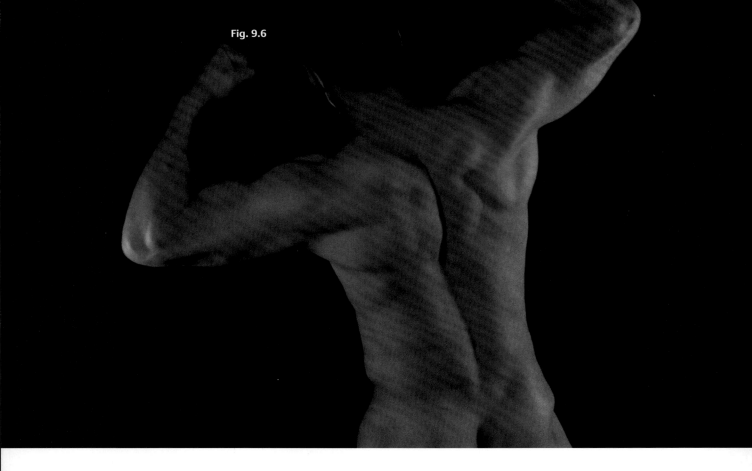

Fig. 9.6

MÚSCULOS **REDONDOS**

- Redondo maior: músculo espesso (articulação do ombro) que se estende desde a porção inferior da escápula até a parte proximal do corpo do úmero e cria um volume lateralmente e acima da escápula, mas abaixo do tríceps **(Fig. 9.6)**.

  – Não faz parte do manguito rotador.
  – Origem: ângulo inferior e parte inferior da borda lateral da escápula.
  – Inserção: sulco intertubercular (lábio medial) do úmero.
  – Função: puxa o úmero posteriormente (extensão) e gira medialmente em direção ao tronco (rotação interna). Contribui para a estabilização da articulação do ombro.

- Redondo menor: surge da superfície posterior da escápula, diretamente adjacente à parte superior de sua borda lateral. Cria um volume lateral e abaixo da escápula, mas acima do tríceps.

- Estabiliza a articulação glenoumeral tipo *ball-and-socket* ajudando a manter a cabeça do úmero (bola) na cavidade glenoidal rasa da escápula (soquete).
  – Origem: margem lateral da escápula.
  – Inserção: tubérculo maior do úmero.
  – Função: parte do manguito rotador. Rotação lateral ou externa do braço na articulação do ombro.

- Ambos os músculos redondos são definidos além do músculo infraespinal para criar diferentes luzes e sombras acima da escápula.

MÚSCULOS ERETORES DA ESPINHA

- Grupo de músculos localizados em cada lado da coluna vertebral entre os processos espinhosos (medial) e os ângulos das costelas (laterais) **(Fig. 9.7)**.

- Os eretores da espinha são divididos em três grupos: o *espinal* forma a coluna medial, o *longuíssimo* forma a coluna intermediária e o *iliocostal* forma a coluna lateral. Cada um deles tem três porções.
    - Iliocostal do pescoço, iliocostal do tórax e iliocostal do lombo.
    - Longuíssimo da cabeça, longuíssimo do pescoço e longuíssimo do tórax.
    - Espinal da cabeça, espinal do pescoço e espinal do tórax.

- Função: são os principais extensores e estabilizadores da coluna vertebral.

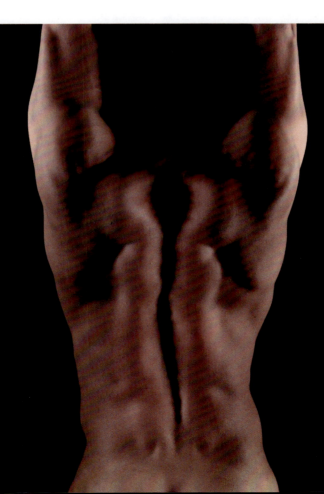

Fig. 9.7

BIOTIPOS CORPORAIS

- *Mesomorfo*: Muscular em forma de V com depósitos de gordura localizados na parte inferior das costas **(Fig. 9.8a)**.

- *Endomorfo*: tronco em forma de pera ou V invertido. Acúmulo de gordura abundante (predominante nos flancos — "pneuzinhos") **(Fig. 9.8b)**.

- *Ectomorfo*: tronco alongado, com estruturas ósseas e musculares pequenas **(Fig. 9.8c)**.

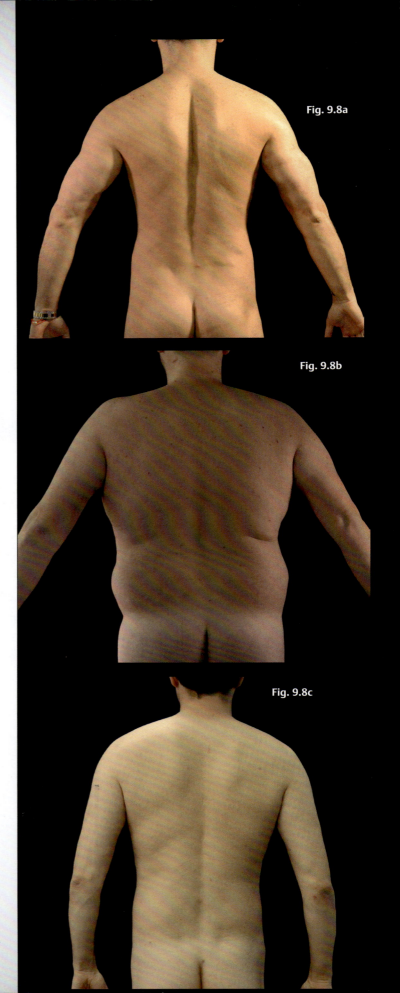

Fig. 9.8a

Fig. 9.8b

Fig. 9.8c

SOMBRAS DO TRONCO POSTERIOR

Fig. 9.9

HOMENS

(**Fig. 9.9**)

1. Quadratura dos oblíquos.
2. Linha mediana inferior.
3. Losango sacral.
4. Linha iliocostal.
5. Losango do pescoço e linha mediana superior (borda medial do m. trapézio).
6. Bordas inferior e lateral do m. trapézio.
7. Trígono interespinal.
8. Sulco deltoescapular.

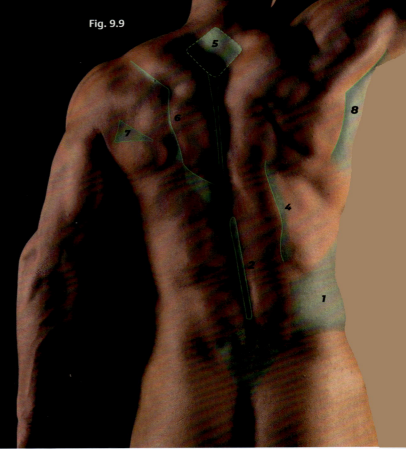

 NOTA

As quadraturas dos limites oblíquos são a margem costal (superior), os músculos eretores da espinha (medial), osso ilíaco (inferior).

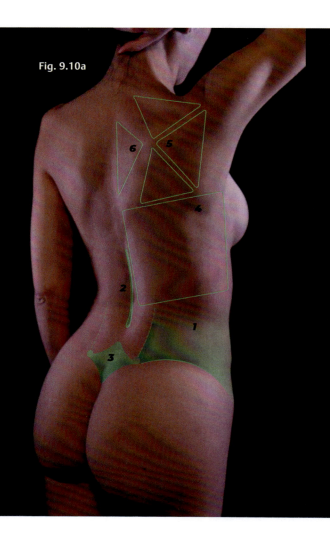

Fig. 9.10a

MULHERES

(**Fig. 9.10**)

1. Quadratura dos oblíquos.
2. Linha mediana.
3. Losango sacral.
4. Faceta de cobertura
5. Facetas da escápula.
6. Faceta do trapézio.

 NOTA

Os limites do losango sacral são L5 (superior), S5 (inferior) e a articulação sacroilíaca (lateral).

DICA

Lembre-se do conceito de facetas feminilizantes! O tronco posterior feminino possui planos específicos ao redor da escápula, que melhoram sua aparência suave após a Lipo HD². **(Figs. 9.7–9.10)**.

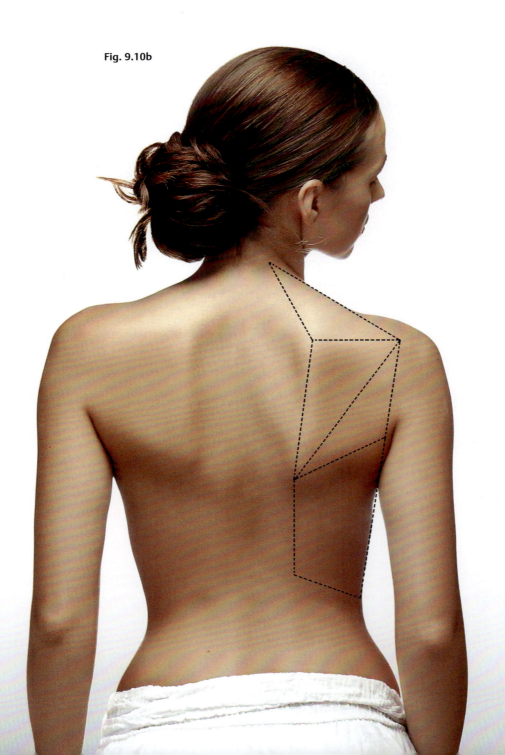

Fig. 9.10b

CONSIDERAÇÕES
PRÉ-OPERATÓRIAS

- Exame físico:

  – Avalie a postura corporal do paciente e a presença de curvaturas anormais que afetem a coluna na posição lordótica (**Fig. 9.11a**), que também permite a palpação da massa do músculo eretor da espinha (**Fig. 9.11b**).

  – Teste de palpação ou de pinçamento para localizar e delinear os coxins de tecido adiposo na parte posterior do tronco. Avalie a presença de lipomas e outras assimetrias.

  – Meça a relação cintura-quadril em mulheres: use uma fita métrica para esta finalidade (o ideal é 0,6–0,7).

  – Peça ao paciente para encolher os ombros contra a resistência para contrair o trapézio (avaliar seus limites) (**Fig. 9.11c**).

  – Manobra de avaliação do latíssimo do dorso: com a mão esquerda do paciente colocada sobre o ombro esquerdo do examinador de frente um para o outro, peça-lhe para empurrar para baixo com o cotovelo completamente estendido (**Fig. 9.11d**). Isto também ajudará a avaliar o músculo serrátil.

  – Avaliação do eretor da espinha: na posição prona, peça ao paciente para levantar o tronco e/ou suas pernas contra resistência e sem usar as mãos (contração muscular lombar ativa) (**Fig. 9.11e**).

  – Opcional: peça ao paciente para colocar as mãos na parte posterior do quadril e, em seguida, empurre os cotovelos posteriormente contra resistência, com esta manobra o iliocostal do lombo pode ser palpado na porção inferomedial do dorso (costas).

Fig. 9.11a

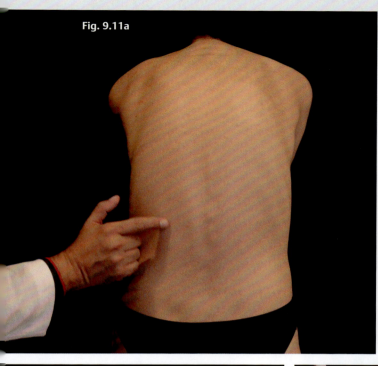

Fig. 9.11b

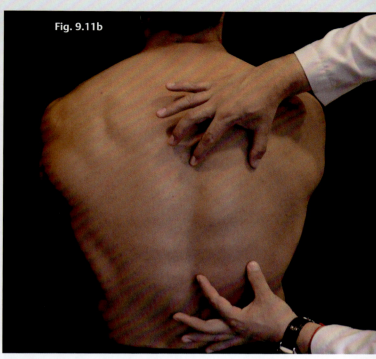

Fig. 9.11c

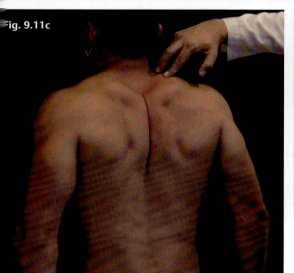

Fig. 9.11d

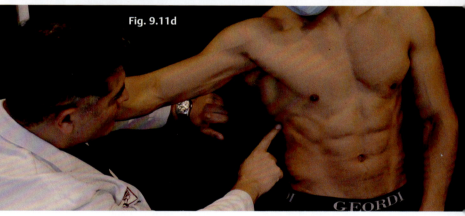

Fig. 9.11e

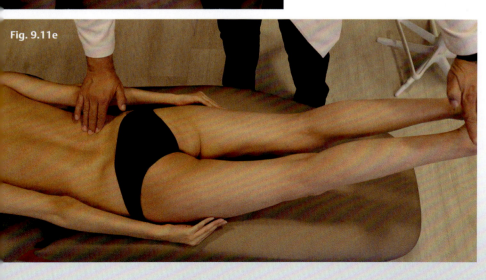

TRONCO POSTERIOR

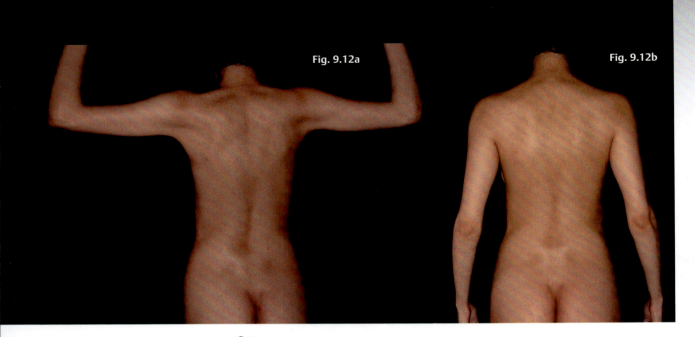

Fig. 9.12a   Fig. 9.12b

PADRÕES DE **FOTOGRAFIA**

- Área-alvo: 60 × 40 cm na orientação vertical (braços em posição de repouso) ou 90 × 60 cm na orientação horizontal (braços levantados).
- Foco: zona interescapular.
- Distância paciente-câmera: 2 m.
- A taxa de reprodução deve ser de 1:12.
- Recorte (referências): nível trocantérico (em baixo) e proeminência occipital (em cima). O recorte lateral depende da posição dos braços, que deve constar na fotografia.
- Projeções: uma posterior com os braços em repouso e outra com os braços em abdução do ombro de 90 graus + flexão de cotovelo de 90 graus **(Fig. 9.12a, b)**. Três quartos posteriores e lateral com braços levantados em flexão de ombro de 90 graus com extensão completa do antebraço **(Fig. 9.12c, d)**.
- A mama/peitoral/glúteo distal à câmera não deve ser visível na projeção lateral.
- Configuração padrão do ambiente de luz de alta definição.

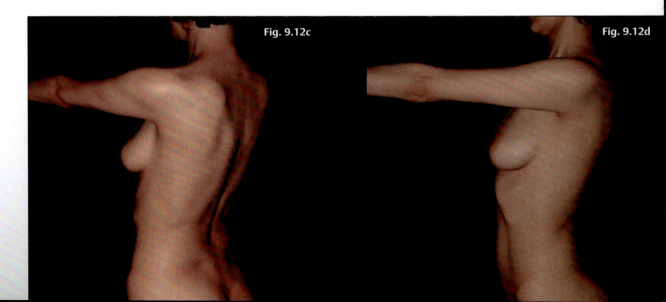

Fig. 9.12c   Fig. 9.12d

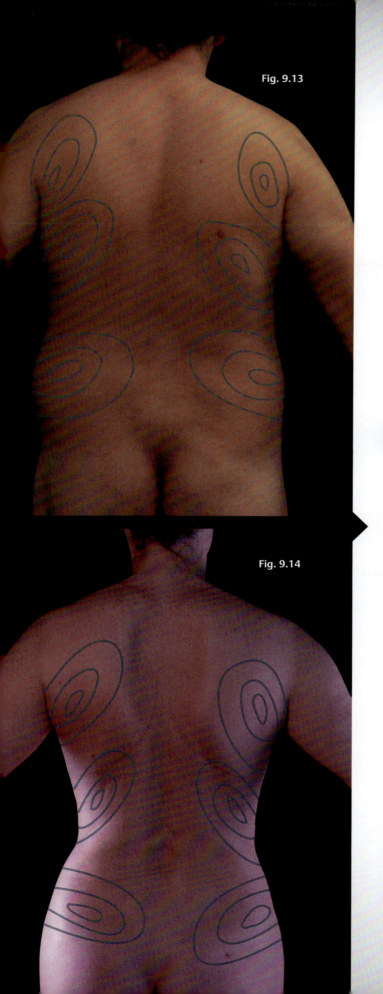

Fig. 9.13

Fig. 9.14

MARCAÇÕES

- Áreas de gordura extra: o coxim adiposo axilar, o meio das costas e a parte inferior das costas laterais ("pneuzinhos").

- Marque os depósitos de gordura do centro para a periferia. As pregas de gordura são marcadas para lipoaspiração completa (**Figs. 9.13** e **9.14**).

- Espaços negativos são marcados de acordo com o gênero (**Figs. 9.9** e **9.10**).

TRONCO POSTERIOR

MARCAÇÕES **BMX**

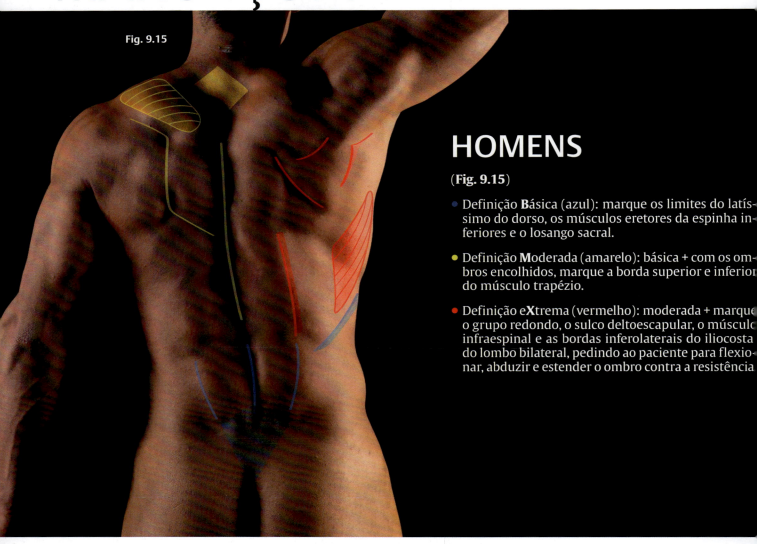

Fig. 9.15

HOMENS

(**Fig. 9.15**)

- Definição **B**ásica (azul): marque os limites do latíssimo do dorso, os músculos eretores da espinha inferiores e o losango sacral.

- Definição **M**oderada (amarelo): básica + com os ombros encolhidos, marque a borda superior e inferior do músculo trapézio.

- Definição e**X**trema (vermelho): moderada + marque o grupo redondo, o sulco deltoescapular, o músculo infraespinal e as bordas inferolaterais do iliocosta do lombo bilateral, pedindo ao paciente para flexionar, abduzir e estender o ombro contra a resistência

 NOTA

Áreas coloridas com linhas internas = lipoenxertia.

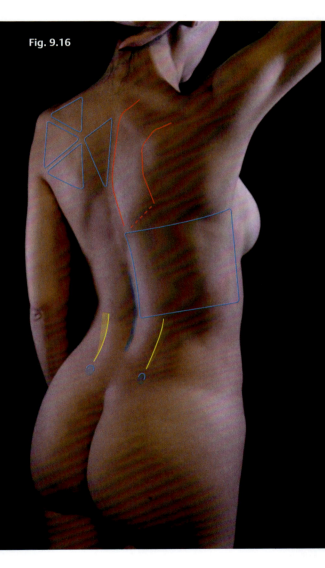

Fig. 9.16

MULHERES

(**Fig. 9.16**)

- Definição **B**ásica (azul): depressões sacrais, linha mediana e facetas da parte posterior do tronco.

- Definição **M**oderada (amarelo): básica + linha mediana posterior (inferior) e linhas paralombares.

- Definição e**X**trema (vermelha): moderada + definição leve da porção superior e inferior do trapézio.

 NOTA

Áreas coloridas com linhas internas = lipoenxertia.

TRONCO POSTERIOR

219

CIRURGIA

DICA
Cânulas longas especiais são utilizadas para intervi[r] em todo este segmento do corpo. Se necessário, in[ci]sões adicionais podem ser feitas na linha median[a] ao nível do limite inferior do trapézio (T10-T12).

HOMENS

INCISÕES CAMUFLADAS

(Fig. 9.17)

- Linha ou prega axilar posterior (bilateral).
- Prega interglútea.
- Adicional: acesso occipital central (abaixo da linha do cabelo).

INFILTRAÇÃO

- Solução tumescente: 1 mL de adrenalina por litro de Ringer Lactato (RL).
  – Opcional: adicionar lidocaína e/ou bicarbonato se o paciente estiver sob anestesia local (a critério do cirurgião).
- Use uma cânula do tipo *basket* de 3,0 mm.
- A proporção de infiltração para o volume de gordura removido é de aproximadamente 2:1.

EMULSIFICAÇÃO

- Camada superficial: VASER em modo *pulsátil* com 70 a 80% de potência com uma sonda de dois anéis de 3,7 mm **(Fig. 9.18)**.
- Camada profunda: VASER em modo *contínuo* com 70 a 80% de potência com uma sonda de dois anéis de 3,7 mm.
- A potência pode ser aumentada para 90% (modo *contínuo*) para emulsificar o tecido adiposo sobre a área intertrapezoidal superior (corcunda de búfalo).

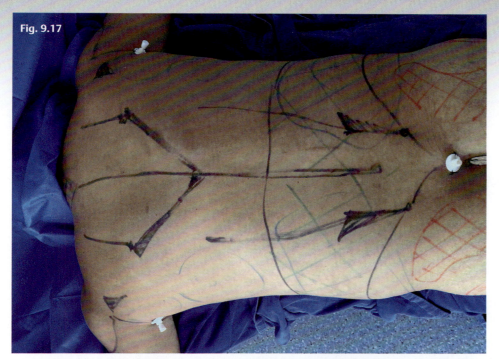

Fig. 9.17

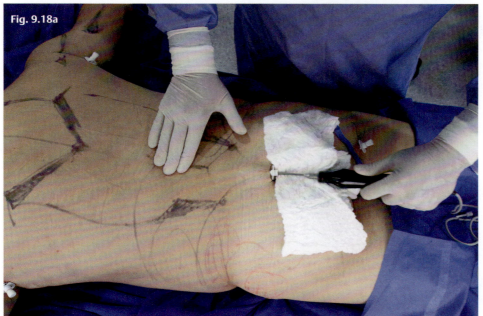

Fig. 9.18a

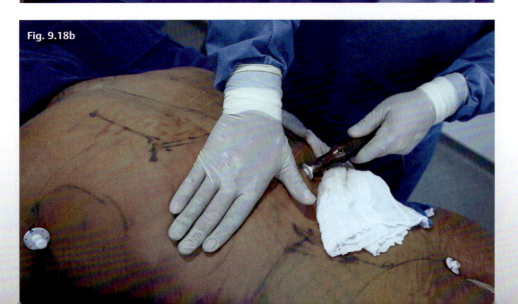

Fig. 9.18b

LIPOASPIRAÇÃO PROFUNDA

- Inicialmente, trabalhe os "pneuzinhos" através do acesso da prega interglútea de medial para lateral e com a remoção do máximo de gordura possível.

- Remoção de gordura no trígono sacral: comece com uma cânula "bebê" curta de 3,0 mm para a camada superficial e então use uma cânula de 4,0 mm para a camada profunda.

- Extração lateral distal com cânula especial curva de 4,0 mm para atingir o contorno da cintura (**Fig. 9.19a**). O movimento do cirurgião deve ser em um padrão ligeiramente semicircular seguindo a anatomia do paciente.

- Parte superior das costas: remova o coxim de gordura através da prega axilar posterior usando uma "cânula bebê" curta de 4,0 mm (**Fig. 9.19b**).

- Área distal lateral superior (**Fig. 9.19c, d**): utilize uma cânula de 4,0 mm para garantir uma transição suave entre estruturas.

DICA
As pregas de gordura remanescentes nas costas podem ser reduzidas no final com uma cânula do tipo basket de 4,0 mm.

ATENÇÃO!
- Localize e demarque a margem subcostal em decúbito ventral. Tente não ultrapassar esta borda a partir da incisão sacral; use as incisões axilares para esta finalidade.
- A lipoaspiração completa deve ser feita com cautela. A mão não dominante deve sentir a ponta da cânula e proteger a margem subcostal posterior em todos os momentos!

LIPOASPIRAÇÃO SUPERFICIAL

- Comece com a linha mediana e as bordas do eretor da espinha (**Fig. 9.20**):
  - O limite inferior para a definição da linha mediana posterior seria uma linha imaginária entre as duas depressões sacrais.
  - Comece com uma cânula "bebê" de 3,0 mm e depois uma cânula de 4,0 mm para melhorar os sulcos.

- Prossiga para a parte superior das costas e defina as bordas inferior e lateral do trapézio e dos sulcos deltoescapulares.

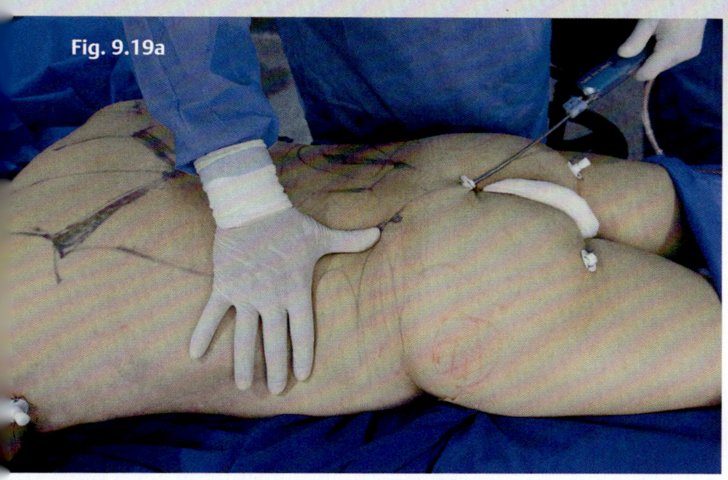

Fig. 9.19a

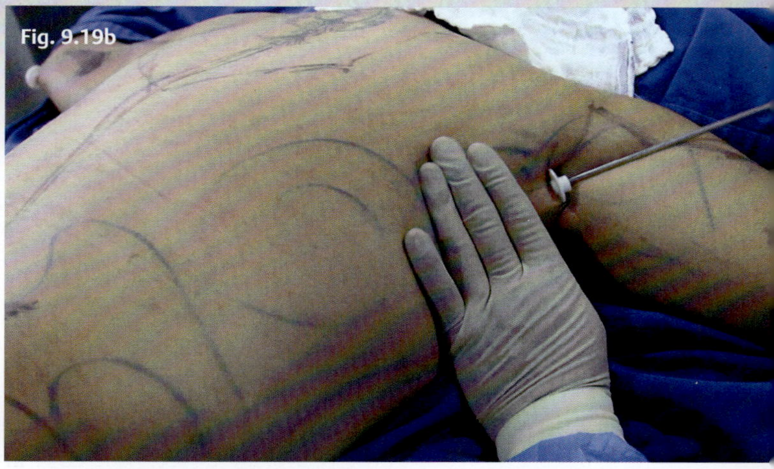

Fig. 9.19b

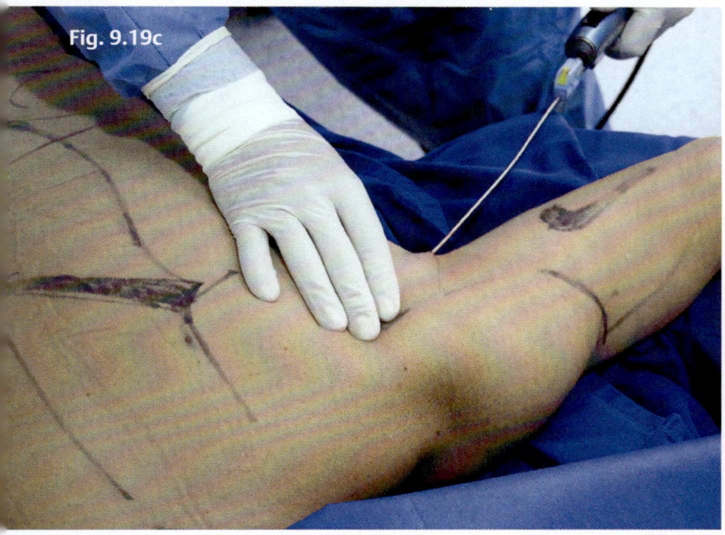

Fig. 9.19c

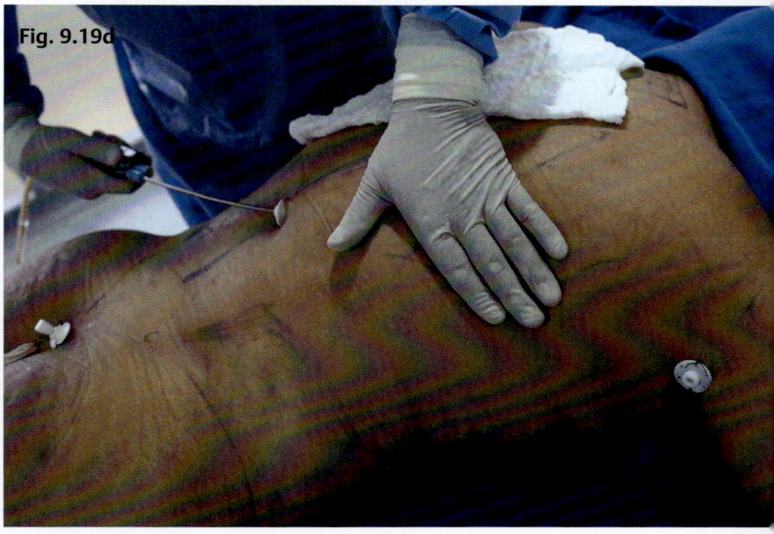

Fig. 9.19d

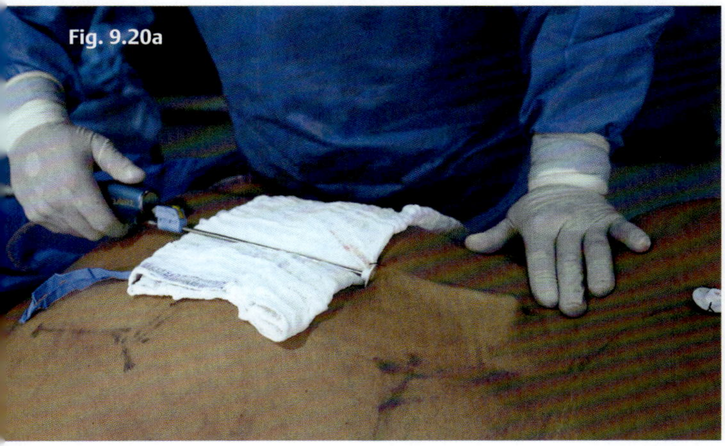

Fig. 9.20a

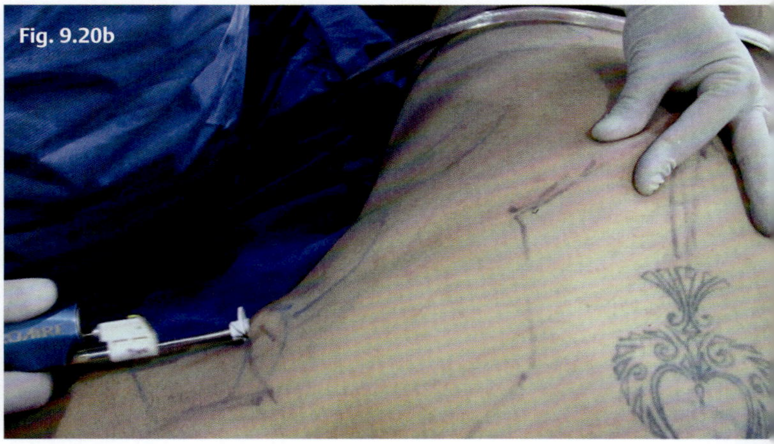

Fig. 9.20b

TRONCO POSTERIOR

223

ESPAÇOS NEGATIVOS

- Comece pelos trígonos paralombares (acesso por meio da prega interglútea e da incisão axilar posterior). Use cânulas de 3,0 mm ou 4,0 mm.

- Trígono sacral: utilize uma cânula semicurva de 3,0 mm para o plano superficial. O movimento do braço do cirurgião determinará o grau de curvatura da cânula.

- Sulco deltoescapular: use uma cânula "bebê" de 4,0 mm (pela incisão da prega axilar posterior).

- Borda lateral e inferior do trapézio: use uma cânula curva de 4,0 mm (pela incisão da prega axilar posterior).

NOTA
Localização anatômica das estruturas neurovasculares relevantes para a lipoenxertia dos músculos latíssimo do dorso **(Fig. 9.21a)** *e trapézio* **(Fig. 9.21b)**.

DICA
Lembre-se das premissas das 'Cinco Dicas Favoritas' para uma técnica segura de lipoenxertia em HD² **(Tabela 7.1)**.

LIPOENXERTIA

Objetivo: melhorar a forma em V da parte posterior do tronco, aumentando o volume muscular e a projeção dos músculos latíssimo do dorso e trapézio **(Tabela 9.1)**.

Tabela 9.1 Pedículos vasculares derivados dos músculos do tronco posterior

Músculo	Anatomia	Descrição
Músculo latíssimo do dorso	Pedículo arterial principal	Artéria toracodorsal
	Pedículo arterial secundário	Ramos perfurantes dorsais da 9ª, 10ª e 11ª artérias intercostais posteriores, subcostais e três primeiras artérias lombares
	Inervação	Nervo toracodorsal
Músculo trapézio	Pedículo arterial principal	Artéria cervical transversa
	Pedículo arterial secundário	Ramos perfurantes dorsais das artérias intercostais posteriores
	Inervação	Nervo acessório (nervo craniano XI)

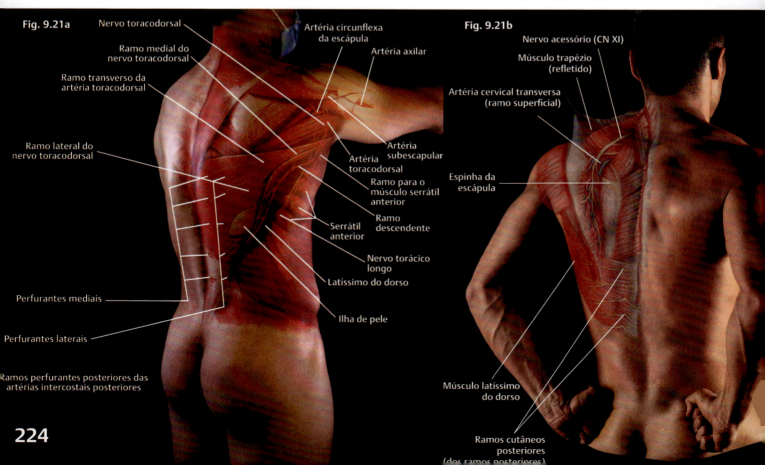

Fig. 9.21a — Nervo toracodorsal; Ramo medial do nervo toracodorsal; Ramo transverso da artéria toracodorsal; Ramo lateral do nervo toracodorsal; Perfurantes mediais; Perfurantes laterais; Ramos perfurantes posteriores das artérias intercostais posteriores; Artéria circunflexa da escápula; Artéria axilar; Artéria subescapular; Artéria toracodorsal; Ramo para o músculo serrátil anterior; Ramo descendente; Serrátil anterior; Nervo torácico longo; Latíssimo do dorso; Ilha de pele.

Fig. 9.21b — Nervo acessório (CN XI); Músculo trapézio (refletido); Artéria cervical transversa (ramo superficial); Espinha da escápula; Músculo latíssimo do dorso; Ramos cutâneos posteriores (dos ramos posteriores).

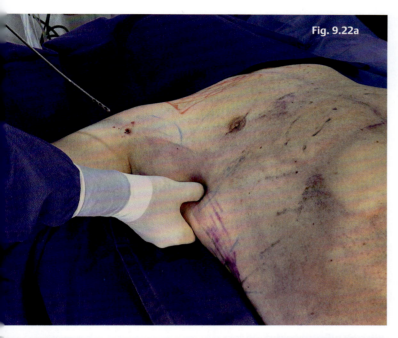

Fig. 9.22a

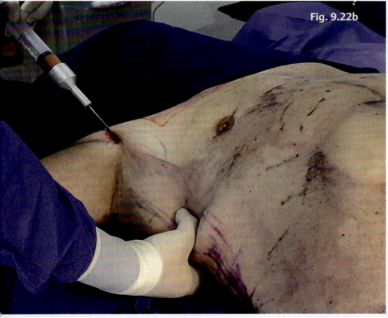

Fig. 9.22b

- Latíssimo do dorso:
  - Agarrar (pinçar) a porção anterior e introduzir uma cânula de 3 mm, romba, curvada em 30 graus na massa muscular através da incisão na prega axilar anterior (**Fig. 9.22a**).
  - O enxerto é colocado na camada submuscular de forma retrógrada e circulando a borda anterior do músculo. Aproximadamente 50 a 150 mL de gordura são colocados em cada lado (**Fig. 9.22b**).

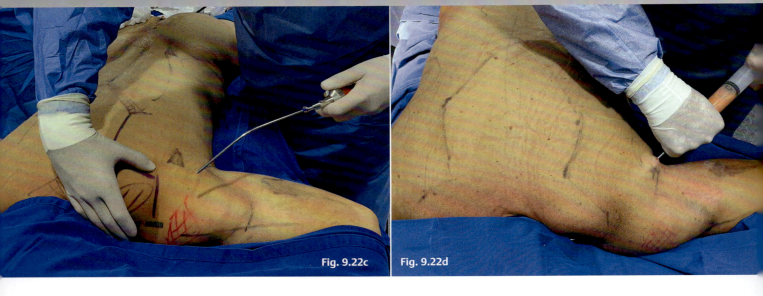

- Trapézio:
  - Apreenda o segmento superior e introduza uma cânula semicurva de 3 mm, romba e de 30 graus na massa muscular através da incisão na prega axilar posterior (**Fig. 9.22c, d**) ou incisão occipital (**Fig. 9.22e, f**).
  - O enxerto é colocado na camada intramuscular, de forma retrógrada, da posição caudal para proximal. Aproximadamente 50 a 150 mL podem ser lipoinjetados bilateralmente.

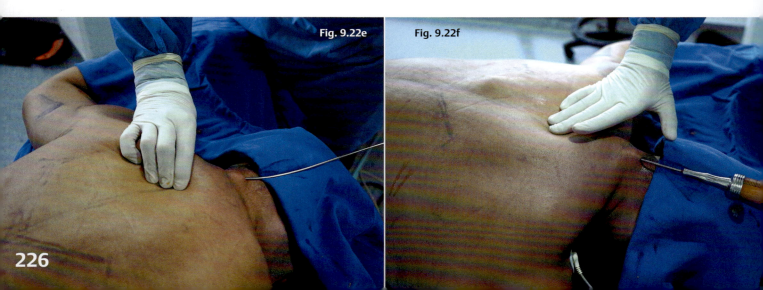

BÁSICA

LIPOASPIRAÇÃO BMX

- **B**ásica: sombras sobre as bordas dos eretores da espinha para realçar as luzes dos músculos da parte inferior das costas e definição nítida da porção lateral do latíssimo do dorso (**Fig. 9.23**).

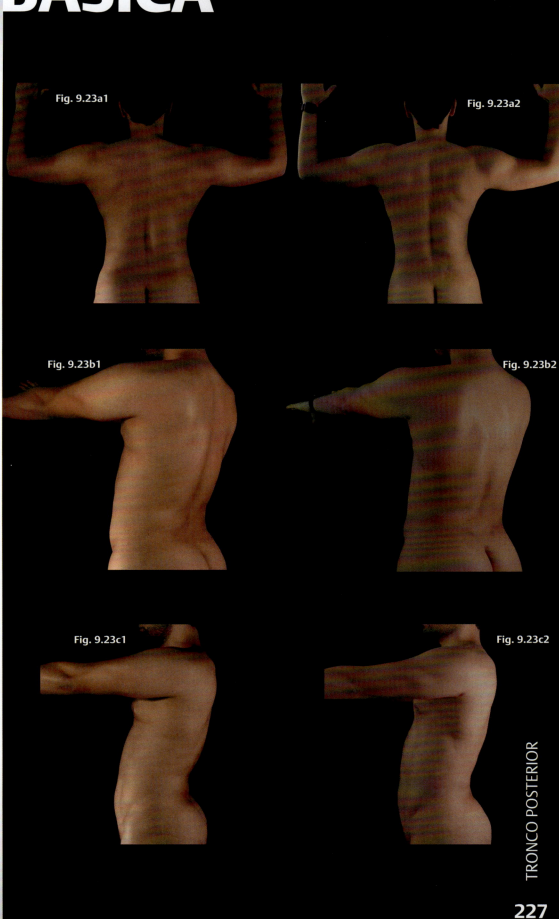

Fig. 9.23a1 — Fig. 9.23a2
Fig. 9.23b1 — Fig. 9.23b2
Fig. 9.23c1 — Fig. 9.23c2

MODERADA

- **M**oderada: básica mais nítida + borda lateral e inferior do trapézio (considerar lipoenxertia na porção superior) **(Fig. 9.24)**.

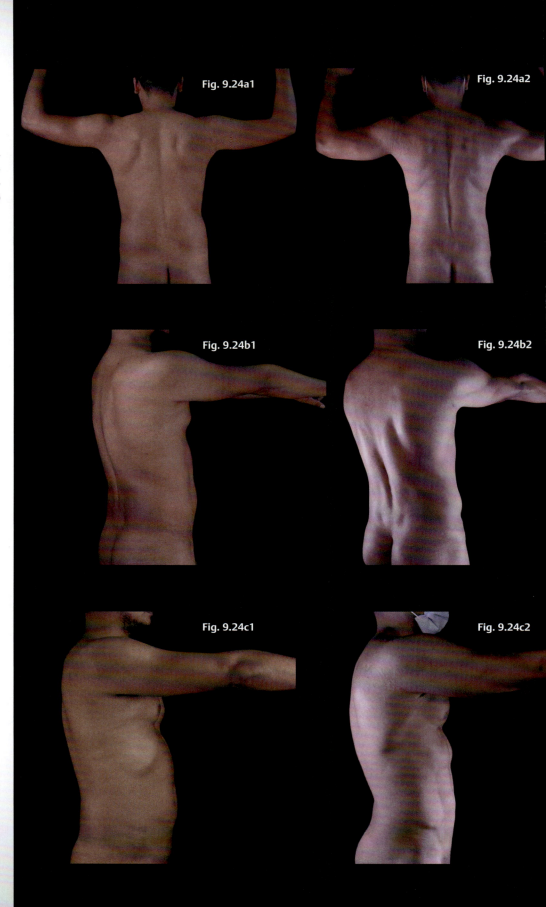

Fig. 9.24a1 Fig. 9.24a2
Fig. 9.24b1 Fig. 9.24b2
Fig. 9.24c1 Fig. 9.24c2

EXTREMA

- EXtrema: moderada mais nítida + redondo, infraespinal e borda lateral do iliocostal do lombo (considere a lipoenxertia do latíssimo do dorso) **(Fig. 9.25)**.

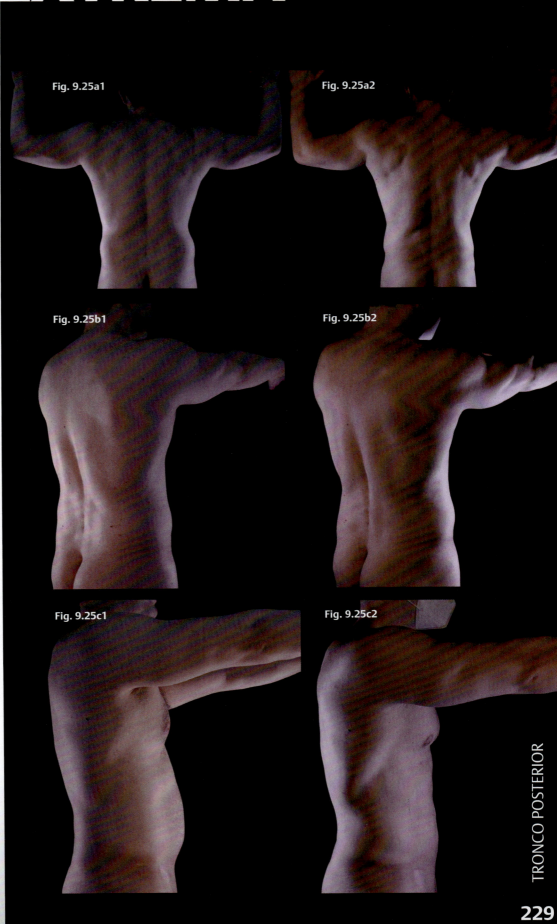

Fig. 9.25a1　　Fig. 9.25a2

Fig. 9.25b1　　Fig. 9.25b2

Fig. 9.25c1　　Fig. 9.25c2

TRONCO POSTERIOR

229

MULHERES

INCISÕES CAMUFLADAS

(**Fig. 9.26**)

- Prega axilar posterior (bilateral).
- Prega interglútea

 DICA
Incisão adicional sobre a linha do sutiã, apenas para pacientes obesas com várias pregas nas costas e pacientes secundárias com gordura abaixo do arco costal.

INFILTRAÇÃO

- Solução tumescente: 1 mL de adrenalina por litro de RL.
  – Opcional: adicionar lidocaína e/ou bicarbonato se a paciente estiver sob anestesia local (a critério do cirurgião).
- Use uma cânula do tipo *basket* de 3,0 mm.
- Comece profundamente, depois superficialmente. Realize a infiltração uniformemente em ambas as camadas.
- A infiltração/remoção é de aproximadamente 2:1.

EMULSIFICAÇÃO

(**Fig. 9.27**)

- Gordura fibrosa (costas e flancos): VASER por 2 minutos por 100 mL de infiltração.
- Camada superficial: VASER modo *pulsátil* com 70 a 80% de potência com uma sonda de anel duplo ou único, de 3,7 mm.
- Camada profunda: VASER modo *contínuo* com 70 a 80% de potência com uma sonda de 3,7 mm, de dois anéis.
- Corcunda de búfalo: VASER modo *contínuo* com 90% de potência.

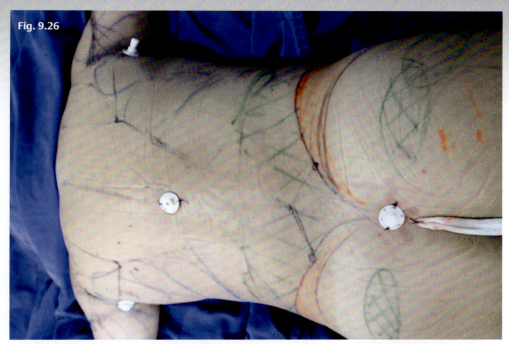

Fig. 9.26

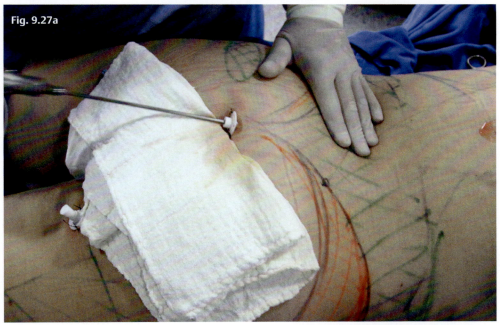

Fig. 9.27a

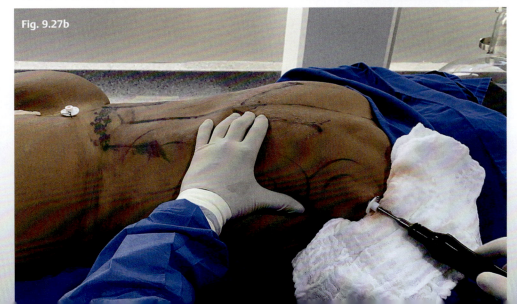

Fig. 9.27b

LIPOASPIRAÇÃO PROFUNDA

(**Fig. 9.28**)

- Parte superior do tronco: use uma cânula "bebê" (curta) de 4,0 mm através das incisões axilares e/ou occipitais posteriores.
- Parte média e inferior das costas: use uma cânula de 4,0 mm.
- Pregas de gordura nas costas: comece com uma cânula de 3,0 mm e depois com uma cânula de 4,0 mm e conclua a remoção de gordura sobre a faceta de cobertura.
- Definição da cintura: lipoaspiração completa com cânulas curvas e semicurvas de 4,0 mm.

ATENÇÃO!
A partir da incisão interglútea você deve estar atento à ponta da cânula, pois o retroperitônio e a cavidade abdominal têm alguns centímetros de profundidade! Seja gentil e use movimentos curtos na região lombar e nos flancos!

LIPOASPIRAÇÃO SUPERFICIAL

(**Fig. 9.29**)

- Use pequenas cânulas (3,0–4,0 mm) sobre o trígono lombar para definir os músculos paraespinais e as depressões sacrais.
- Porção superior do tronco: concentre-se em esculpir de cima para baixo e remova todo o excesso de gordura na região axilar.

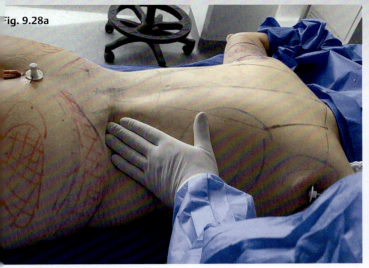

Fig. 9.28a

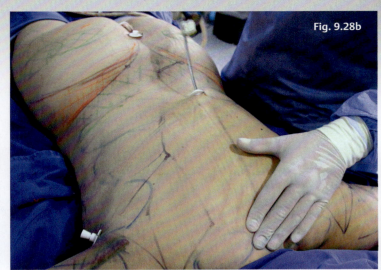

Fig. 9.28b

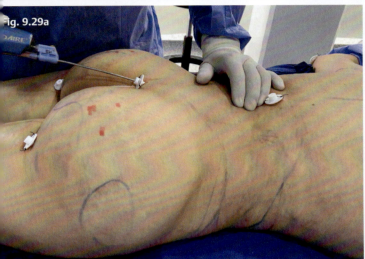

Fig. 9.29a

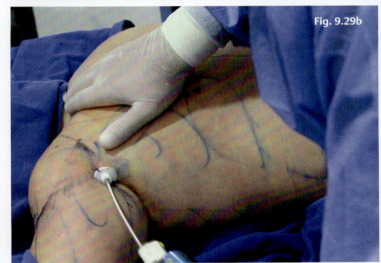

Fig. 9.29b

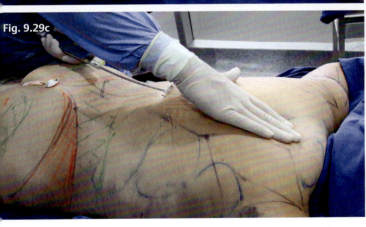

Fig. 9.29c

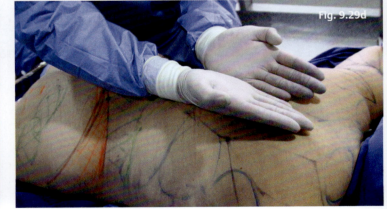

Fig. 9.29d

TRONCO POSTERIOR

233

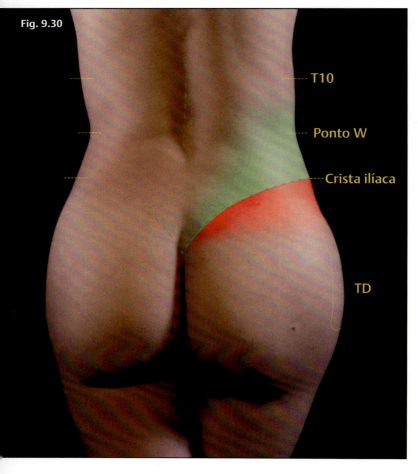

Fig. 9.30

ESPAÇOS NEGATIVO

- Crie uma transição suave entre o ponto W (cintura) e a pressão trocantérica. Isto irá gerar uma progressão tonal tural entre a cintura (acima) e as nádegas (abaixo).

- A zona de transição mais importante (verde) do tronc aquela sobre a quadratura dos oblíquos, que continua p baixo criando um contorno redondo progressivo (zona v melha de transição), enquanto atinge a área do glúteo (9.30).

  – Quadratura dos oblíquos: ressecção completa.
  – Zona vermelha: ressecção suave.
  – Estes conceitos serão explicados com mais detalhes no pítulo 11.

⚠ **ATENÇÃO!**

- *Não ressecar em excesso a área lateral lombar em mulheres (zona vermelha); pode acabar em uma aparência não natural!*

- *Resumindo: sempre dê projeção para a região glútea!*

LIPOENXERTIA

- Sem lipoenxertia para o trapézio na mulher.
- Lipoenxertia no glúteo máximo e na região lateral, quando necessário (*ver Capítulo 9*).

⚠ **ATENÇÃO!**

Apenas a lipoenxertia subcutânea é permitida para as nádegas. A lipoenxertia intramuscular no m. glúteo máximo é contraindicada! (ver Capítulo 9).

BÁSICA

LIPOASPIRAÇÃO BMX

- **B**ásica: definição das depressões sacrais + facetas posteriores do tronco (**Fig. 9.31**).

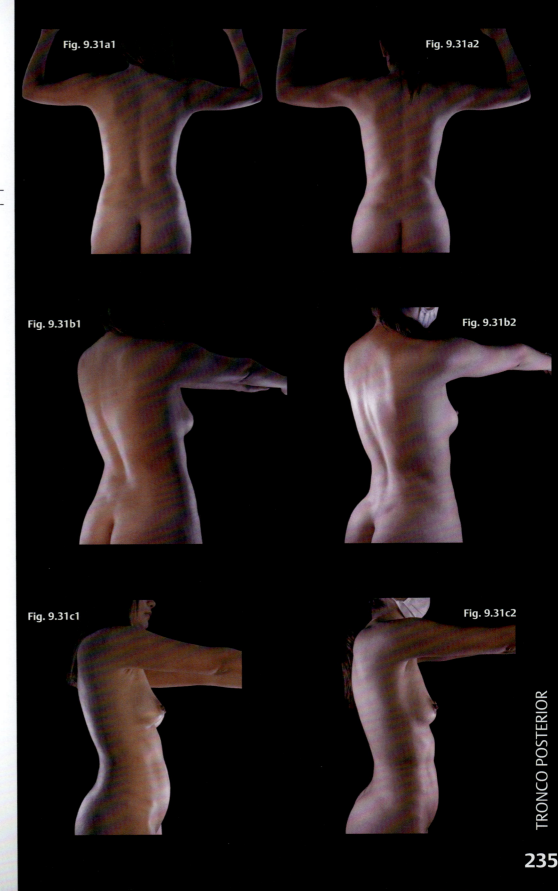

Fig. 9.31a1 Fig. 9.31a2
Fig. 9.31b1 Fig. 9.31b2
Fig. 9.31c1 Fig. 9.31c2

MODERADA

- **M**oderada: básica + realçar os músculos eretores da espinha (**Fig. 9.32**).

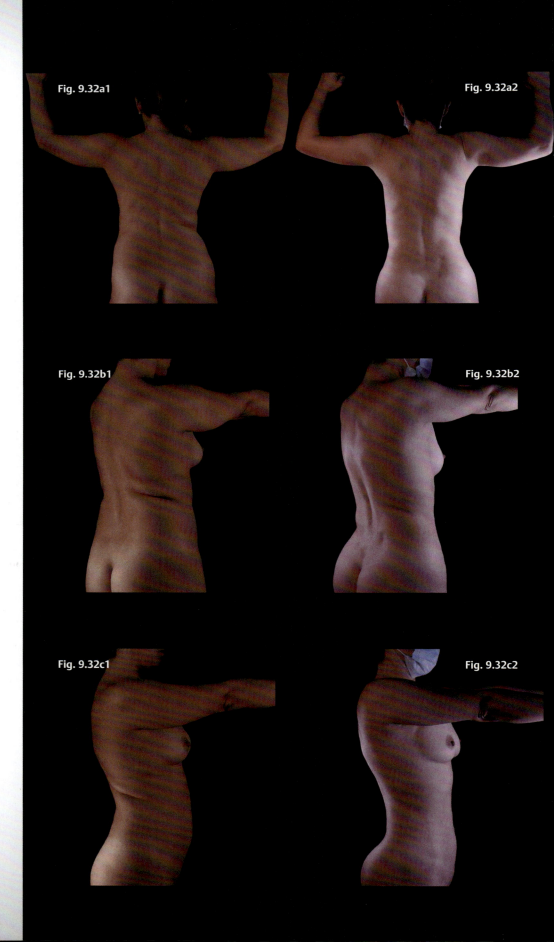

Fig. 9.32a1 Fig. 9.32a2
Fig. 9.32b1 Fig. 9.32b2
Fig. 9.32c1 Fig. 9.32c2

EXTREMA

- *Xtreme* (extrema): moderada + definição suave da margem inferior do trapézio. Os músculos masculinizantes também podem ser tratados (grupo infraespinal, redondo) (**Fig. 9.33**).

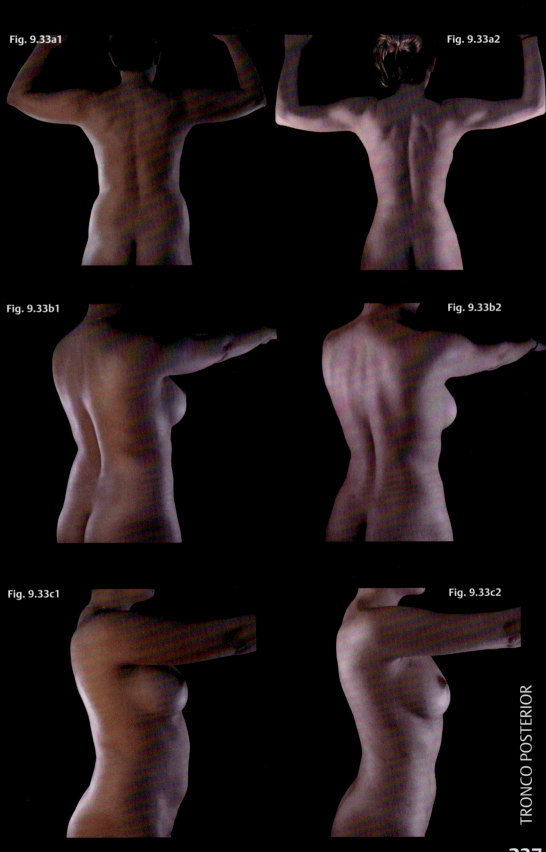

Fig. 9.33a1   Fig. 9.33a2
Fig. 9.33b1   Fig. 9.33b2
Fig. 9.33c1   Fig. 9.33c2

TRONCO POSTERIOR

237

SEGURANÇA

- A mão guia deve sempre monitorar a ponta da cânula para evitar lesões imprevistas na parede abdominal, penetração na cavidade e/ou perfurações viscerais **(Fig. 9.34a)**.

- Use as incisões nas pregas axilares e interglúteas para lipoaspiração nos dois terços superiores e no terço inferior do tronco posterior, respectivamente **(Fig. 9.34b)**.

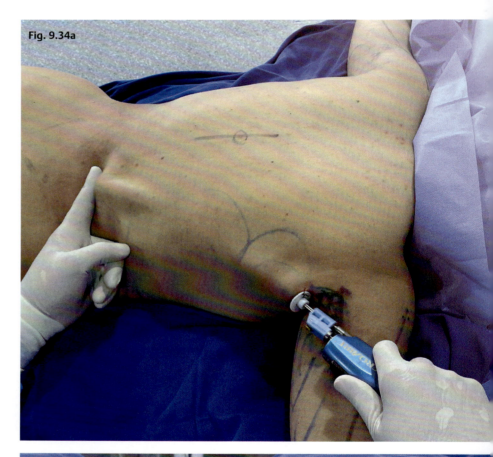

Fig. 9.34a

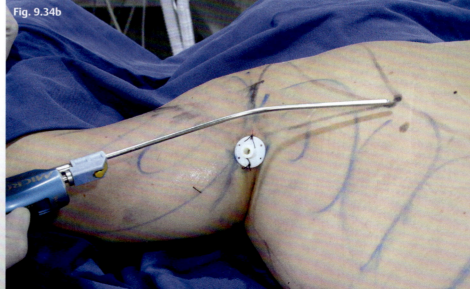

Fig. 9.34b

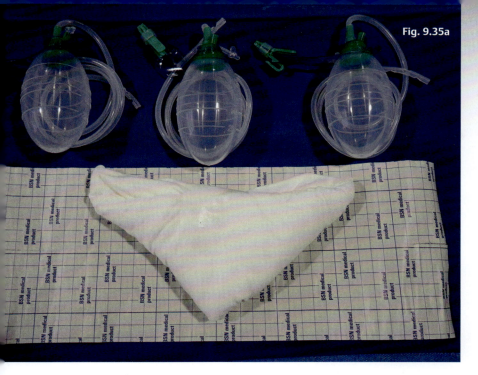
Fig. 9.35a

CUIDADOS PÓS-OPERATÓRIOS

As incisões da prega axilar posterior são fechadas com suturas subdérmicas.

Deixe um dreno na incisão da prega interglútea.

- Em casos de lipoescultura de pequenos volumes (< 10%), basta deixar a incisão aberta para permitir a drenagem durante as massagens pós-operatórias.
- Um acolchoado é colocado sobre o trígono sacral para compressão adicional (**Fig. 9.35**).

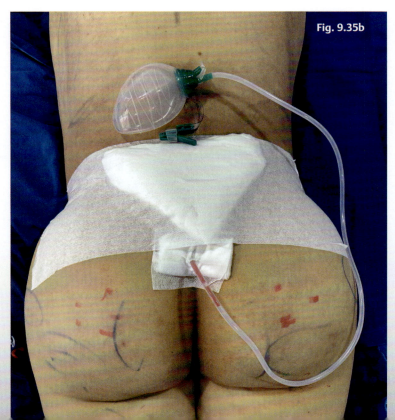
Fig. 9.35b

TRONCO POSTERIOR

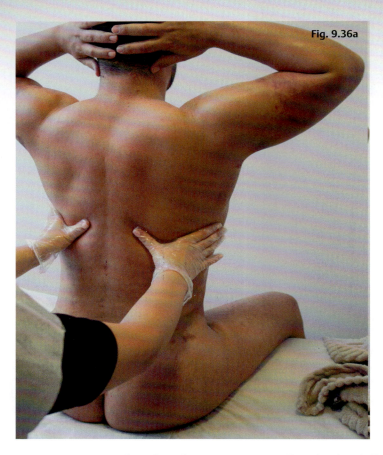

Fig. 9.36a

- Roupas de colete de espuma para a lipo de alta definição (HD) devem ser usadas por pelo menos um mês.

- A massagem pós-operatória deve ser iniciada em 24 horas após a cirurgia devido à tendência usual da zona lombar de reter fluidos **(Fig. 9.36a)**. O US é utilizado como terapia adjuvante **(Fig. 9.36b)**.

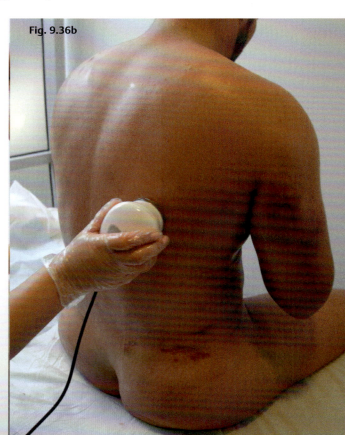

Fig. 9.36b

LEITURAS SUGERIDAS

1. Hoyos AE, Prendergast PM, Hoyos AE, Prendergast PM. Male torso and back. In: High definition body sculpting. Berlin, Heidelberg: Springer; 2014:129–136

2. Hoyos AE, Prendergast PM, Hoyos AE, Prendergast PM. Female dorsum, flanks, and hips. In: High definition body sculpting. Berlin, Heidelberg: Springer; 2014:157–164

3. Hoyos AE, Prendergast PM, Hoyos AE, Prendergast PM. Muscular and surface anatomy. In: High definition body sculpting. Berlin, Heidelberg: Springer; 2014:19–39

4. Hoyos AE, Perez ME, Domínguez-Millán R. Variable sculpting in dynamic definition body contouring: procedure selection and management algorithm. Aesthetic Surg J 2021;41(3):318–332

10
BRAÇOS

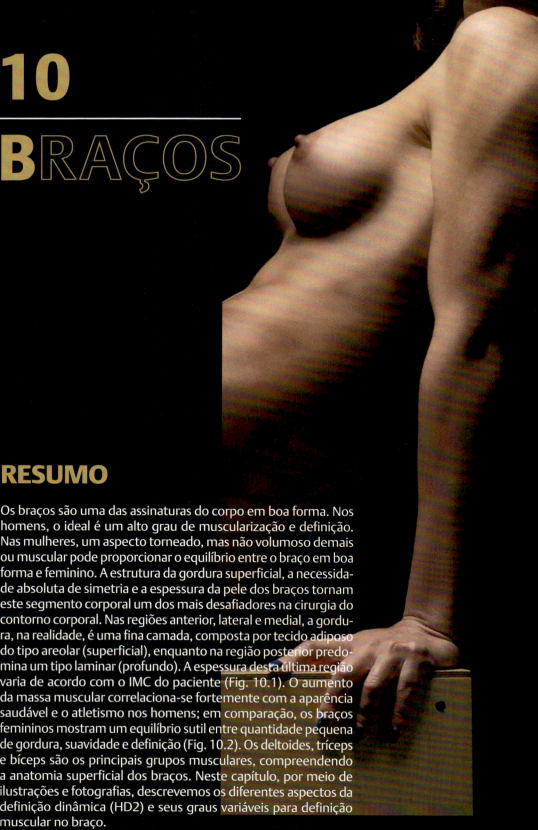

RESUMO

Os braços são uma das assinaturas do corpo em boa forma. Nos homens, o ideal é um alto grau de muscularização e definição. Nas mulheres, um aspecto torneado, mas não volumoso demais ou muscular pode proporcionar o equilíbrio entre o braço em boa forma e feminino. A estrutura da gordura superficial, a necessidade absoluta de simetria e a espessura da pele dos braços tornam este segmento corporal um dos mais desafiadores na cirurgia do contorno corporal. Nas regiões anterior, lateral e medial, a gordura, na realidade, é uma fina camada, composta por tecido adiposo do tipo areolar (superficial), enquanto na região posterior predomina um tipo laminar (profundo). A espessura desta última região varia de acordo com o IMC do paciente (Fig. 10.1). O aumento da massa muscular correlaciona-se fortemente com a aparência saudável e o atletismo nos homens; em comparação, os braços femininos mostram um equilíbrio sutil entre quantidade pequena de gordura, suavidade e definição (Fig. 10.2). Os deltoides, tríceps e bíceps são os principais grupos musculares, compreendendo a anatomia superficial dos braços. Neste capítulo, por meio de ilustrações e fotografias, descrevemos os diferentes aspectos da definição dinâmica (HD2) e seus graus variáveis para definição muscular no braço.

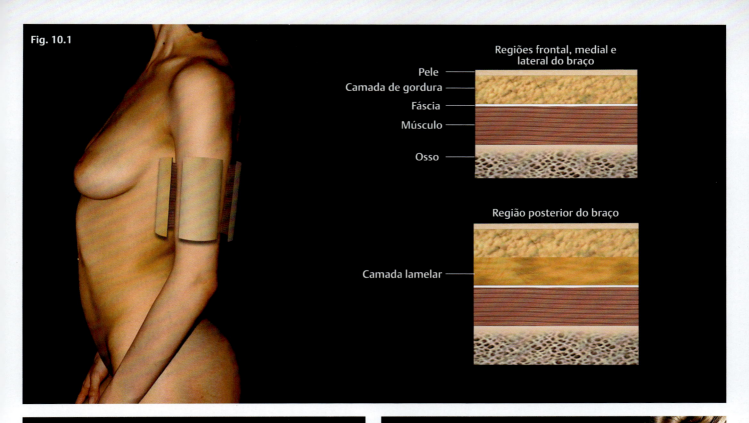

Fig. 10.1

Regiões frontal, medial e lateral do braço
- Pele
- Camada de gordura
- Fáscia
- Músculo
- Osso

Região posterior do braço
- Camada lamelar

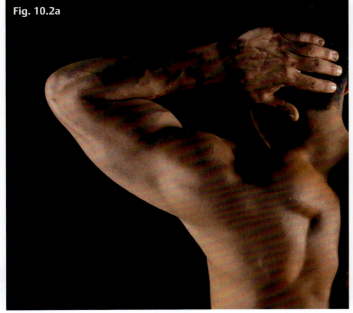

Fig. 10.2a

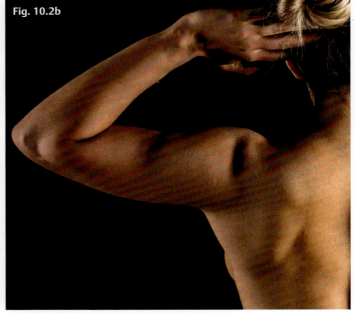

Fig. 10.2b

BRAÇOS

243

ARTE

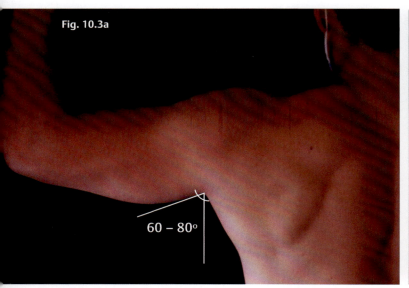
Fig. 10.3a

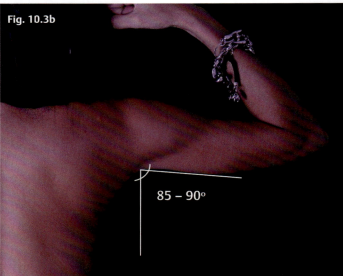
Fig. 10.3b

O ÂNGULO NA JUVENTUDE

- O ângulo, na juventude, é formado entre a borda inferior do braço (com o ombro e o cotovelo em abdução de 90 graus) e a linha medial axilar.

- Este ângulo tende a ser mais agudo quando a massa do tríceps é mais pronunciada (**Fig. 10.3a**), sendo mais obtuso em razão da presença de gordura extra e/ou pele flácida perto da axila.

- As mulheres são mais propensas ao acúmulo de gordura na região posterior do braço com o envelhecimento e, além disso, seu músculo tríceps é anatomicamente pouco desenvolvido (o ângulo na juventude á quase um ângulo reto) (**Fig. 10.3b**)

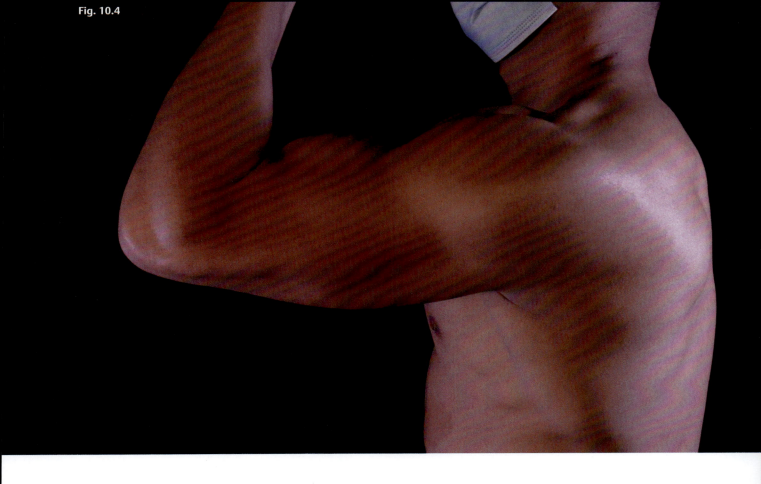

Fig. 10.4

BÍCEPS BRAQUIAL

- Bíceps = *Bi*, dois + *Caput*, cabeça.
- As duas cabeças do bíceps se originam proximalmente por meio de fixações tendíneas nos processos da escápula, sendo que seus ventres se unem distalmente à parte média do antebraço (**Fig. 10.4**).
- Origens: A cabeça curta origina-se no processo coracoide da escápula; a cabeça longa, no tubérculo supraglenoidal da escápula.
- Inserção: Tuberosidade do rádio e fáscia do antebraço via aponeurose bicipital.
- Função: Supina e (quando o antebraço está supino) flexiona o antebraço.
- O bíceps braquial é um músculo de força.

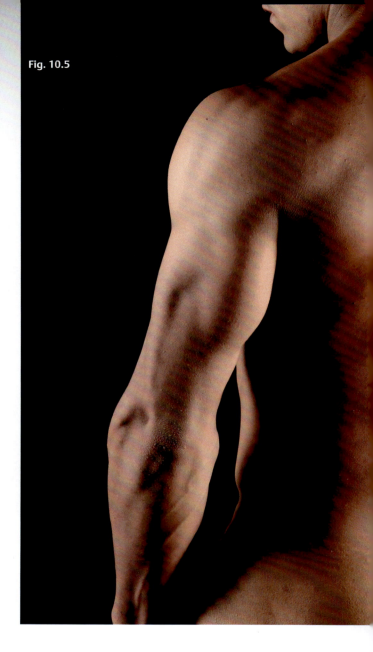

Fig. 10.5

TRÍCEPS BRAQUIAL

- Tríceps = *Tri*, três + *Caput*, cabeça
- Tem três cabeças: longa, lateral e medial. É um grande músculo fusiforme que ocupa a maior parte do compartimento posterior do braço (**Fig. 10.5**).
- Origens: a cabeça longa origina-se no tubérculo infraglenoidal da escápula; a cabeça lateral, na superfície posterior do úmero, posteriormente ao sulco radial, e a cabeça medial origina-se na superfície posterior do úmero, inferiormente ao sulco radial.
- Inserção: extremidade proximal do olécrano e fáscia do antebraço.
- Função: extensão do antebraço.
- O tríceps braquial é um músculo de força e masculinizante.

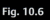
Fig. 10.6

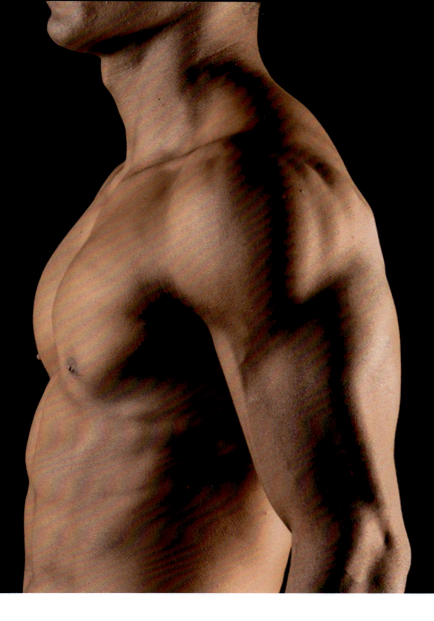

DELTOIDES

- São músculos de força espessos que cobrem o ombro e lhe dão o contorno arredondado. Sua forma é a da letra grega delta (Δ) invertida (**Fig. 10.6**).

- Origem: terço lateral da clavícula; acrômio e espinha da escápula.

- Inserção: tuberosidade deltoide do úmero.

- Os deltoides dividem-se em três partes: anterior, posterior e média. Podem atuar separadamente ou em conjunto:

   – O braço abduz quando as três partes se contraem simultaneamente (durante os primeiros 15 graus de abdução, os deltoides são assistidos pelos músculos supraespinhosos).
   – A parte anterior auxilia o peitoral maior na flexão do braço.
   – A parte posterior auxiliar o latíssimo do dorso na extensão do braço.

- Os deltoides são músculos de força e masculinizantes.

BIOTIPOS HUMANOS

- *Mesomorfo:* pacientes com tono muscular adequado e, portanto, a lipoaspiração apenas gera uma aparência atlética e torneada (**Fig. 10.7a**).

- *Endomorfo:* os pacientes endomórficos têm maior acúmulo de gordura na parte posterior do braço (**Fig. 10.7b**).

- *Ectomorfo:* geralmente têm braços finos que exigirão não apenas lipoaspiração, mas, em vários casos, enxerto de gordura para que se obtenha um aspecto atlético (**Fig. 10.7c**).

Fig. 10.7a1

Fig. 10.7a2

Fig. 10.7b1

Fig. 10.7b2

Fig. 10.7c1

Fig. 10.7c2

BRAÇOS

249

SOMBRAS DO BRAÇO

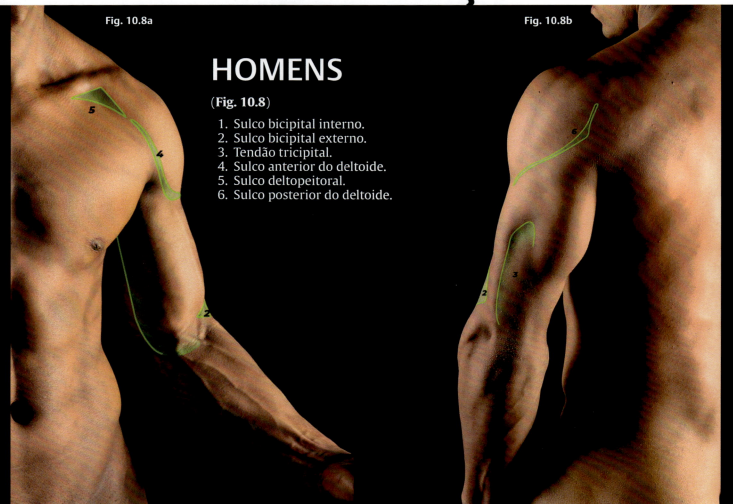

Fig. 10.8a

Fig. 10.8b

HOMENS

(Fig. 10.8)

1. Sulco bicipital interno.
2. Sulco bicipital externo.
3. Tendão tricipital.
4. Sulco anterior do deltoide.
5. Sulco deltopeitoral.
6. Sulco posterior do deltoide.

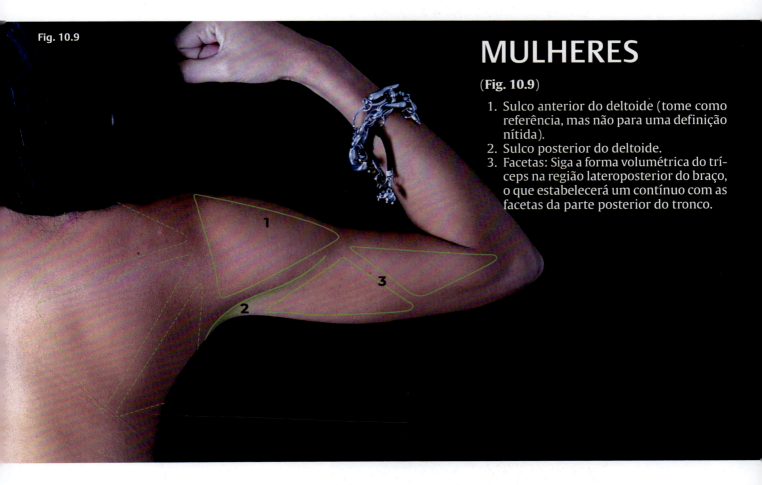

Fig. 10.9

MULHERES

(**Fig. 10.9**)

1. Sulco anterior do deltoide (tome como referência, mas não para uma definição nítida).
2. Sulco posterior do deltoide.
3. Facetas: Siga a forma volumétrica do tríceps na região lateroposterior do braço, o que estabelecerá um contínuo com as facetas da parte posterior do tronco.

FUNDAMENTOS

CONSIDERAÇÕES PRÉ-OPERATÓRIAS

- Exame físico: *pinch test* a fim de avaliar a espessura de gordura nos segmentos proximal, medial e distal da zona posterior do braço.

- Peça ao paciente para contrair o bíceps e o tríceps contra resistência para ver os limites musculares para o homem (**Fig. 10.10a**) e as facetas femininas (**Fig. 10.10b**). O exame passivo também pode dar informações sobre a dinâmica muscular, especialmente para os limites mediais do tríceps (**Fig. 10.10c**). Ambas as manobras também informarão sobre o tono e o volume musculares.

- Os limites dos deltoides e sua relação com o tríceps podem ser delineados realizando-se manobras contra resistência:
    - Braço com abdução do ombro de 90 graus em rotação interna neutra e cotovelo em flexão de 90 graus (**Fig. 10.10d**).
    - Braço em flexão de 90 graus no ombro com antebraço em extensão (**Fig. 10.10e**).

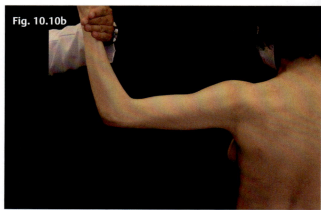
Fig. 10.10b

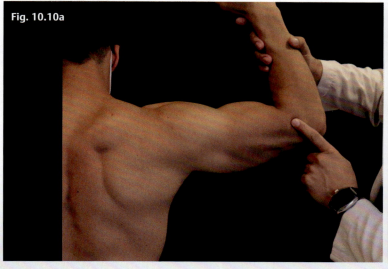
Fig. 10.10a

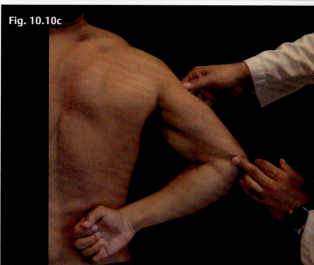
Fig. 10.10c

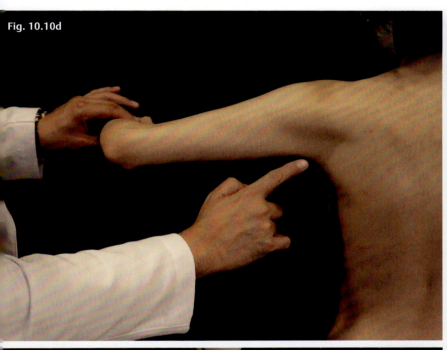
Fig. 10.10d

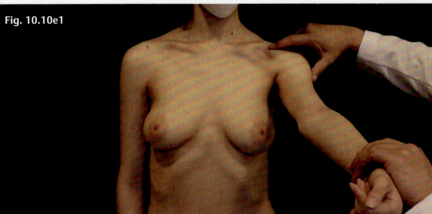
Fig. 10.10e1

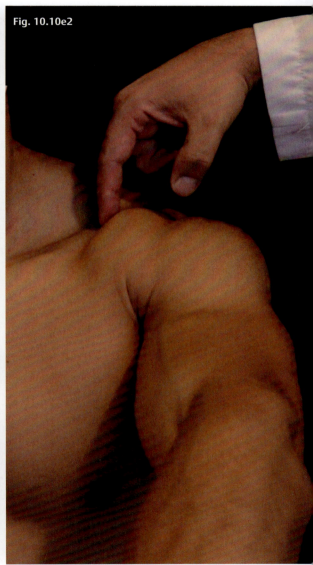
Fig. 10.10e2

BRAÇOS

253

PADRÕES DE **FOTOGRAFIA**

(**Fig. 10.11**)

- Área-alvo: 90 × 60 cm em uma orientação horizontal para as projeções anterior e posterior e 60 x 40 cm em orientação vertical para a projeção lateral (braços na posição de repouso).

- Foco:

  – Projeções posteriores: área intertrapezoide superior (braços elevados) e média do tronco (braços na cintura).
  – Projeções anteriores: área superior do tórax (braços elevados) e média do abdome (braços na cintura).
  – Projeção lateral (opcional): área média do braço.

- Distância do paciente à câmera: 1,5 m.

- A razão de reprodução deve ser de 1:12.

- O enquadramento será limitado pelos cotovelos (lateralmente) e o limite superior do pescoço (superiormente) e o tórax/parte superior do tronco (inferiormente).

- Corte (referências): borda inferior da escápula (inferiormente) e parte média do antebraço (superiormente) para uma tomada em *close-up* (braços elevados). Pode-se fazer uma foto mais ampla com o corte no nível inferior na espinha ilíaca anterossuperior (braços elevados ou com o punho fechado na linha da cintura).

- Projeções: anterior, posterior e lateral.

- As fotografias precisam incluir:

  – Braços em abdução de 90 graus no ombro e rotação externa + 90 graus de flexão no cotovelo (palmas voltadas para a frente).
  – Braços em rotação interna com os punhos colocados sobre o osso ilíaco.
  – Braços em posição de repouso (projeção lateral).

- Projeções anterior e posterior são obrigatórias. A projeção lateral é para casos selecionados, ficando os braços na posição de repouso.

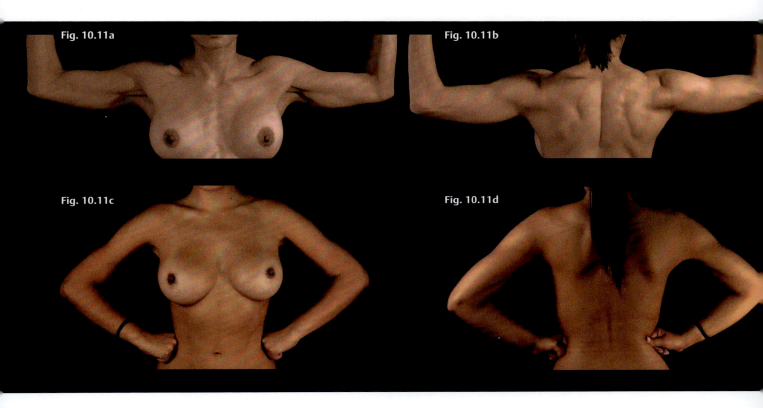

Fig. 10.11a
Fig. 10.11b
Fig. 10.11c
Fig. 10.11d

MARCAÇÕES

- A gordura é facilmente visualizada com o braço relaxado em adução (**Fig. 10.12**)
- A zona posterior divide-se em terços: os terços distal e proximal geralmente acumulam coxins de gordura para extração profunda, enquanto o terço médio é misto para alcançar a forma natural do músculo tríceps.
- Os espaços negativos são marcados de acordo com o gênero (**Figs. 10.8** e **10.9**).

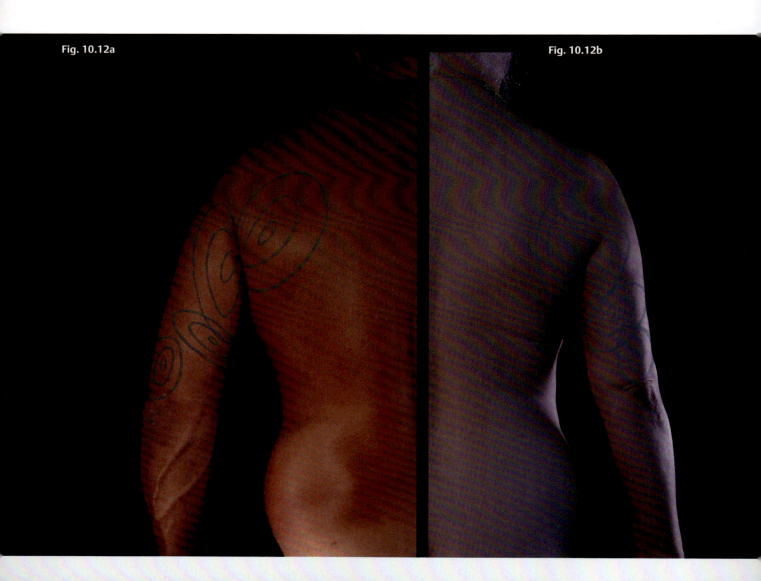

Fig. 10.12a Fig. 10.12b

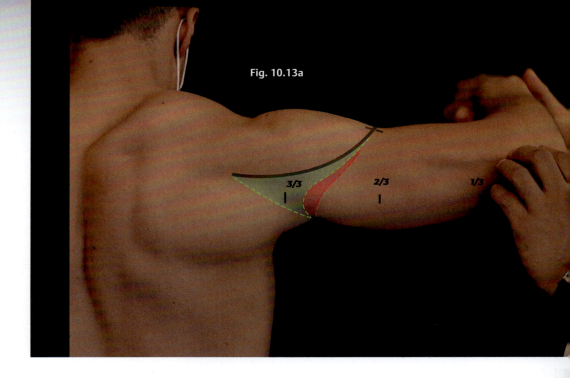

Fig. 10.13a

- A inserção dos deltoides e seus limites (sulcos anterior e posterior do deltoide) são marcados com o ombro em abdução de 90 graus, o braço em rotação interna neutra e o cotovelo em flexão de 90 graus (**Fig. 10.13**).

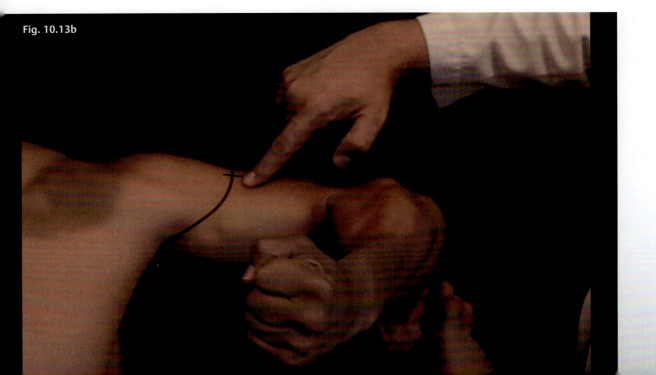

Fig. 10.13b

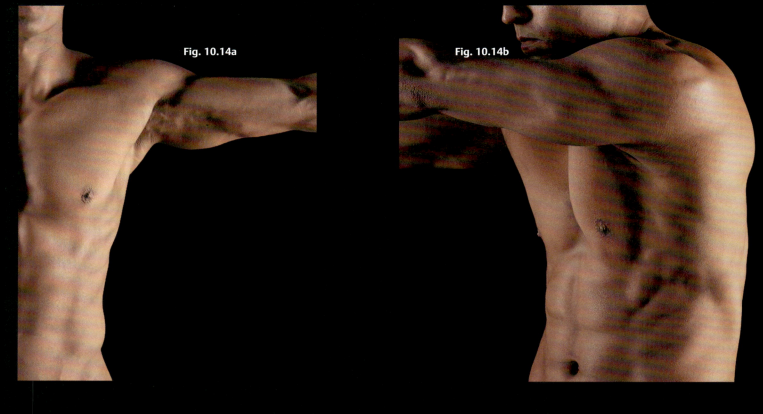

Fig. 10.14a Fig. 10.14b

– Conceito dinâmico: o ombro é uma das articulações mais complexas e móveis no corpo humano. O aspecto dos músculos que o circundam varia entre um amplo espectro de movimentos, especialmente em uma área entre a origem do tríceps e os fascículos posteriores dos deltoides (**Fig 10.14a-e**).

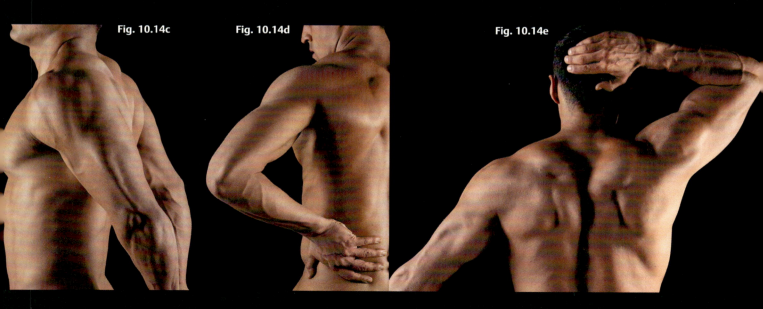

Fig. 10.14c Fig. 10.14d Fig. 10.14e

– O deslocamento cranial do tríceps depois de sua contração resulta em um novo sulco (mais alto) e em uma zona de transição (em vermelho), delimitada por este último e o sulco posterior do deltoide (marcado previamente). Observe que a sombra abaixo do sulco posterior do deltoide permanece a mesma (em verde) (**Fig. 10.14f, g**).

– As mulheres seguem o conceito das facetas; por isso, geralmente não se marca zona dinâmica.

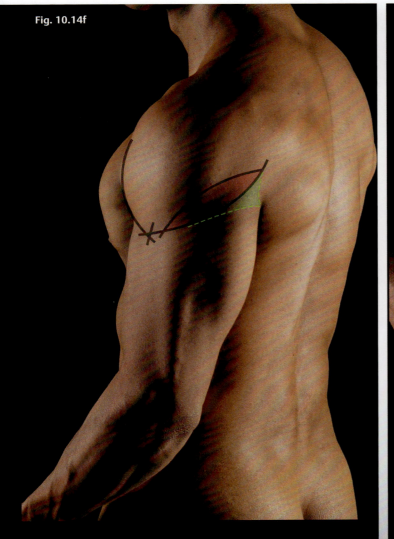

Fig. 10.14f

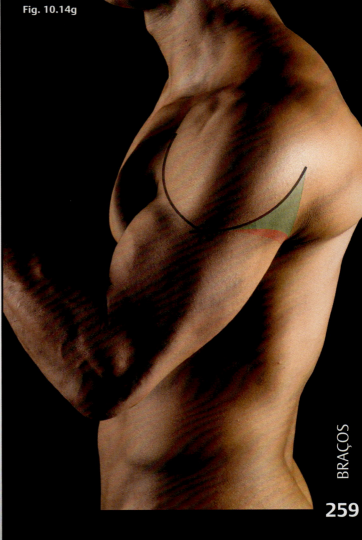

Fig. 10.14g

MARCAÇÕES BMX

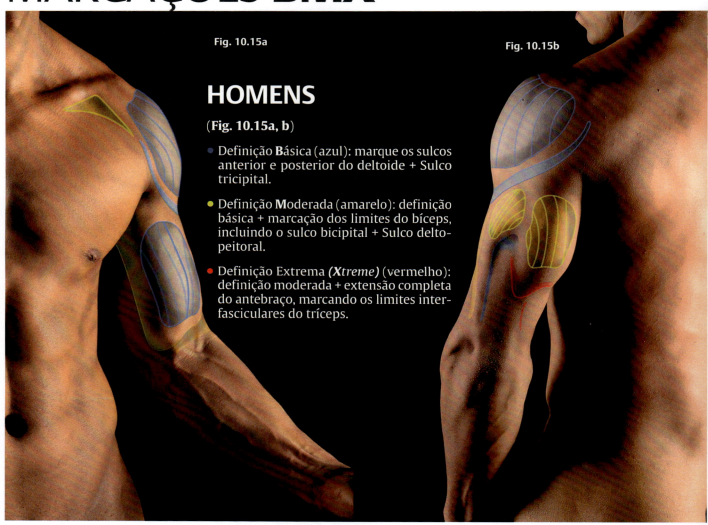

Fig. 10.15a

Fig. 10.15b

HOMENS

(Fig. 10.15a, b)

- Definição **B**ásica (azul): marque os sulcos anterior e posterior do deltoide + Sulco tricipital.

- Definição **M**oderada (amarelo): definição básica + marcação dos limites do bíceps, incluindo o sulco bicipital + Sulco delto-peitoral.

- Definição Extrema *(Xtreme)* (vermelho): definição moderada + extensão completa do antebraço, marcando os limites interfasciculares do tríceps.

 NOTA

Áreas coloridas com linhas internas = Enxerto de gordura.

 DICA

Geralmente definimos a borda lateral do sulco do tríceps ("sombra da Nike") em todos os três tipos de definição masculina, já que a lipoaspiração superficial na parte posterior do braço indubitavelmente marcará o volume do músculo tríceps.

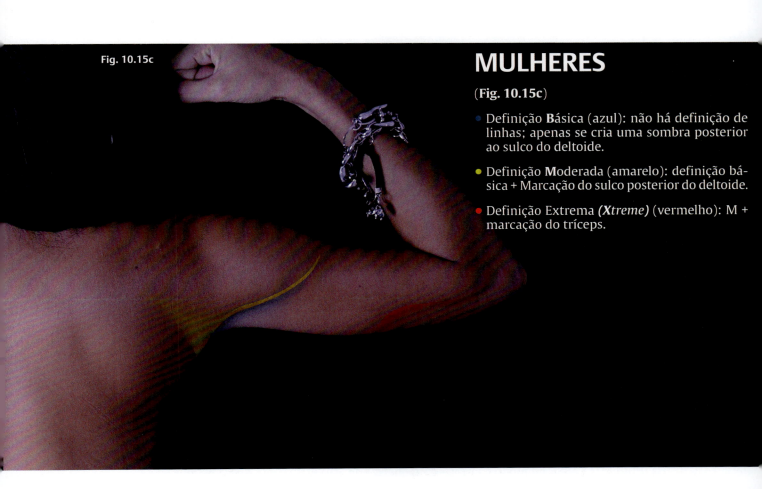

Fig. 10.15c

MULHERES

(Fig. 10.15c)

- Definição **B**ásica (azul): não há definição de linhas; apenas se cria uma sombra posterior ao sulco do deltoide.

- Definição **M**oderada (amarelo): definição básica + Marcação do sulco posterior do deltoide.

- Definição Extrema *(Xtreme)* (vermelho): M + marcação do tríceps.

 NOTA

Áreas coloridas com linhas internas = Enxerto de gordura

⚠ **ATENÇÃO!**

Não faça enxerto de gordura nos deltoides e não faça marcação em seu sulco anterior! Estas características, na verdade, são masculinizantes.

CIRURGIA

MASCULINA

INCISÕES CAMUFLADAS

(**Fig. 10.16**)

- Prega axilar posterior.
- Prega axilar anterior.
- Extremidade do olécrano.

INFILTRAÇÃO

- Solução tumescente: 1 mL de epinefrina + 100 mL de lidocaína a 1% por litro de Ringer Lactato. Pode-se acrescentar bicarbonato (10 mEq/L) como estabilizador de pH.
- Use uma cânula *basket* de 3,0 mm.
- A proporção de infiltrado/aspirado é de aproximadamente 2:1.

DICA
A lipoescultura de braços e coxas geralmente ocasiona dor pós-operatória intensa; por isso, usamos lidocaína em dose completa na fórmula de Klein para infiltrar este segmento corporal e diminuir a intensidade do dolorimento.

EMULSIFICAÇÃO

- Tempo médio para emulsificação: 2 minutos por 100 mL da solução tumescente infiltrada (**Fig. 10.17**).
- Camada superficial: VASER no modo pulsado com energia de 50 a 60% e uma sonda de dois anéis com 3,7 mm.
- Camada profunda: VASER no modo contínuo com energia de 50 a 60% e uma sonda de dois anéis com 3,7 mm.

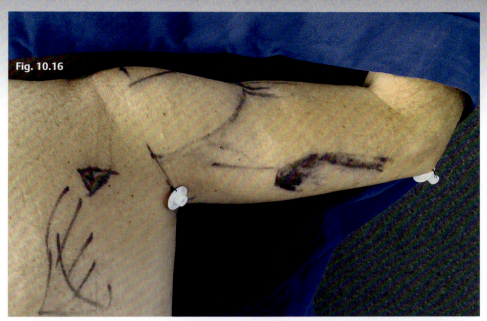

Fig. 10.16

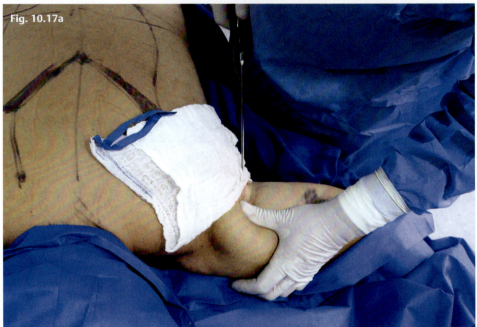

Fig. 10.17a

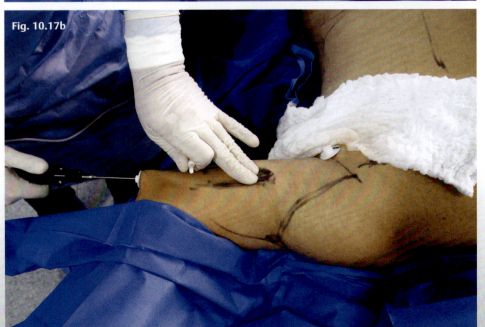

Fig. 10.17b

BRAÇOS

263

LIPOASPIRAÇÃO PROFUNDA

- Divida o braço em terços: proximal, medial e distal.
- Inicie no terço distal, depois vá ao proximal e deixe sempre o terço médio para o final.
- Lipoaspiração nos terços proximal e distal usando uma cânula de 4,0 mm (**Fig. 10.18a, b**).

LIPOASPIRAÇÃO SUPERFICIAL

- A finalidade principal é remodelar o contorno posterior tanto na parte proximal como na distal do braço.
- Use cânulas pequenas (3,0-4,0 mm) para evitar irregularidades de contorno.

ESPAÇOS NEGATIVOS

- A gordura entre os sulcos bicipital e tricipital (anterior e posterior) é extraída para realçar as bordas musculares (**Fig. 10.18c**).
- Use cânulas curvas em 45 graus com 3,0 mm para esculpir os sulcos anterior e posterior (**Fig. 10.18d**).
- A relação muscular entre os ombros e a parte superior do tronco faz que os espaços negativos dos deltoides formem um contínuo com aqueles do dorso e da parte anterior do tórax.

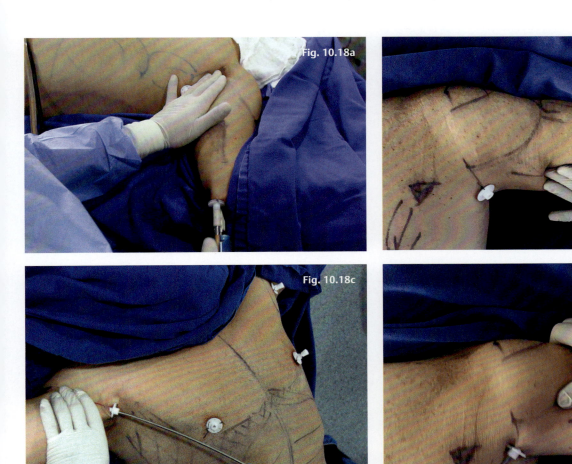

Fig. 10.18a

Fig. 10.18b

Fig. 10.18c

Fig. 10.18d

⚠ **ATENÇÃO!**
Cuidado com o terço médio: não faça uma ressecção excessiva da camada profunda; caso contrário você vai criar uma deformidade em "telefone" **(Fig. 10.19)**.

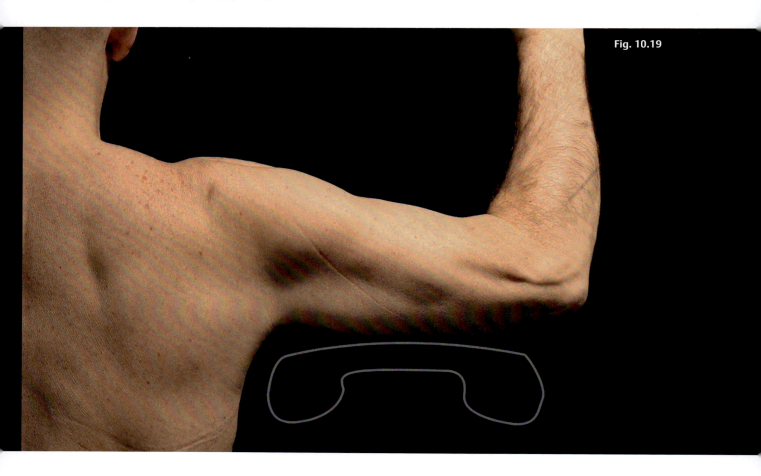

Fig. 10.19

✓ **DICA**
Usamos uma cânula curva especial (30 graus) para a definição do contorno do tríceps e deltoides.

Tabela 10.1 Pedículos vasculares dos músculos do braço

Músculo	Anatomia	Descrição
M. bíceps braquial	Pedículo arterial principal	Ramos musculares da artéria braquial
	Inervação	Nervo musculocutâneo
M. tríceps braquial	Pedículo arterial principal	Ramo da artéria braquial profunda
	Inervação	Nervo radial
M. deltoide	Pedículo arterial principal	Artéria umeral circunflexa posterior
	Pedículo arterial secundário	Ramo deltoide da artéria toracoacromial
	Inervação	Nervo axilar

DICA

Lembre-se das premissas "Cinco Dicas Favoritas" para uma técnica de enxerto de gordura segura em HD² (ver Tabela 7.1).

NOTA

*Localização anatômica das estruturas neurovasculares relevantes para o enxerto de gordura dos músculos bíceps (**Fig. 10.20a**), tríceps e deltoide (**Fig. 10.20b**) (**Tabela 10.1**)*

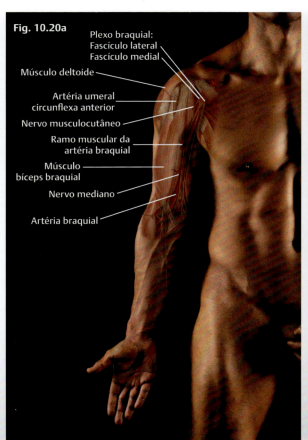

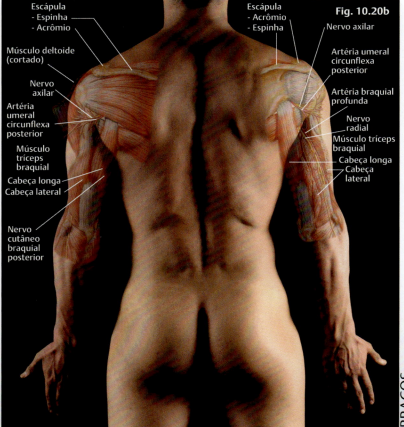

BRAÇOS

267

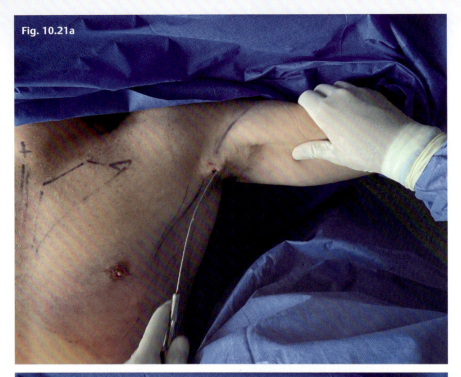

Fig. 10.21a

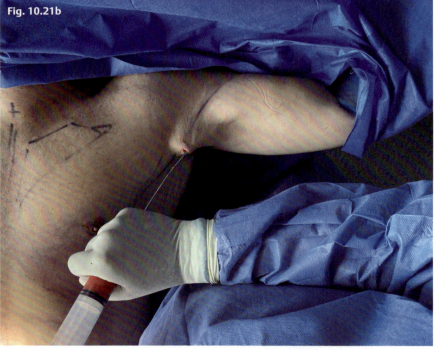

Fig. 10.21b

ENXERTO DE GORDURA

- Bíceps braquial:
  - Acesso: incisão na prega axilar anterior com uma cânula curva de 30 graus, ponta romba com 3 mm.
  - Pegue as cabeças dos músculos e controle a direção e a profundidade da ponta da cânula (**Fig. 10.21a**).
  - Injeção de gordura: de maneira retrógrada. Colocada em ambas as cabeças para evitar assimetrias (**Fig. 10.21b**). O mesmo volume de enxerto para ambas as cabeças (aproximadamente 50-100 mL em cada)

- Tríceps braquial:
  - Acesso: incisão na prega axilar posterior com uma cânula curva de 30 graus, ponta romba com 3 mm.
  - Pegue as cabeças dos músculos e direcione a ponta da cânula para a cabeça longa e depois para a cabeça lateral.
  - Os enxertos adiposos são feitos na camada intramuscular por um movimento retrógrado (**Fig. 10.21c, d**) tanto na cabeça lateral como na cabeça longa (cerca de 50-100 mL no total).

⚠ **ATENÇÃO!**
Não faça enxerto de gordura na cabeça medial do tríceps; caso contrário, a faceta posterior ficará alterada!

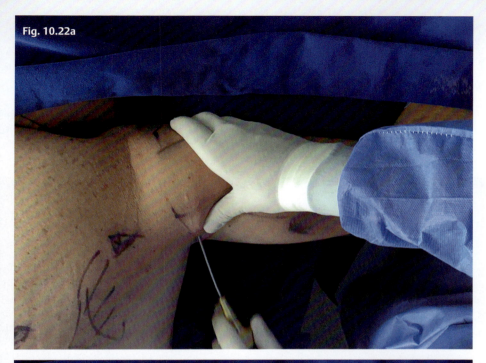

Fig. 10.22a

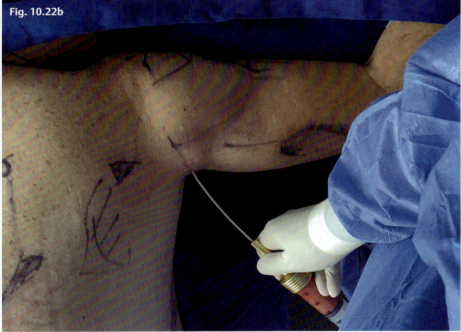

Fig. 10.22b

- Deltoides:

  – Acesso: Incisão na prega axilar posterior.
  – Use uma cânula curva de 45 graus, com ponta romba e de 3 mm.
  – O enxerto é colocado principalmente em situação intramuscular, na porção média dos deltoides, por meio de um movimento em leque (cerca de 50-150 mL em cada) (**Fig. 10.22b**).

Tanto a incisão axilar posterior como a anterior precisam ser fechadas com sutura contínua intradérmica. Deixa-se a incisão no cotovelo aberta para drenagem livre.

LIPOASPIRAÇÃO BMX

- Sulcos deltoides anterior e posterior por meio de incisões nas pregas axilares anterior e posterior, respectivamente (cânula curva de 45 graus) (**Fig. 10.23**).

BÁSICA

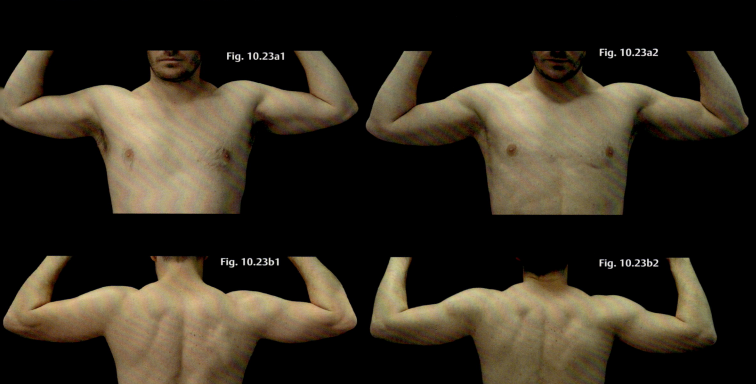

Fig. 10.23a1 Fig. 10.23a2
Fig. 10.23b1 Fig. 10.23b2

- Básica mais nítida + Bordas distal e proximal do bíceps + sulco bicipital (**Fig. 10.24**).

MODERADA

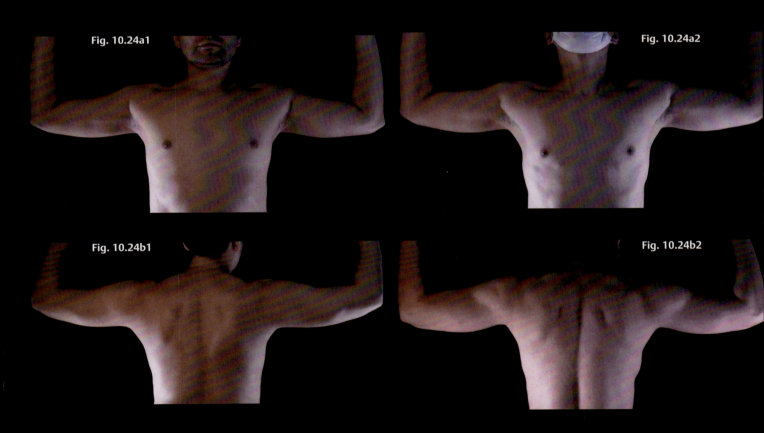

Fig. 10.24a1 Fig. 10.24a2
Fig. 10.24b1 Fig. 10.24b2

- Moderada mais nítida + Definição completa do tríceps (**Fig. 10.25**).

> ✓ **DICA**
> Lembre-se de esculpir a "sombra Nike" em todos os pacientes, pois ela acentua o aspecto volumétrico do tríceps.

EXTREMA

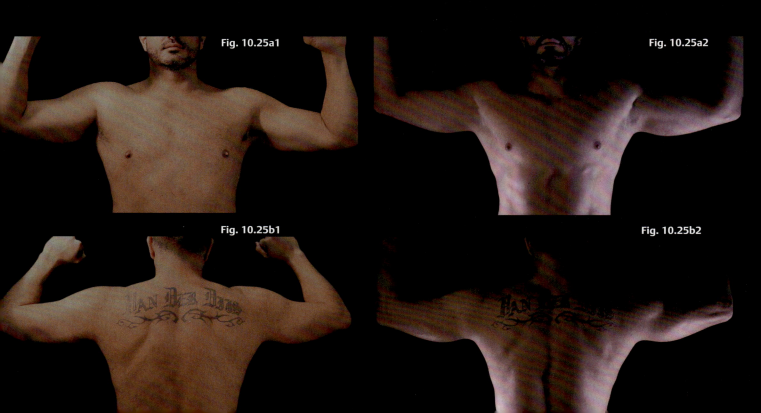

Fig. 10.25a1 Fig. 10.25a2
Fig. 10.25b1 Fig. 10.25b2

Fig. 10.25

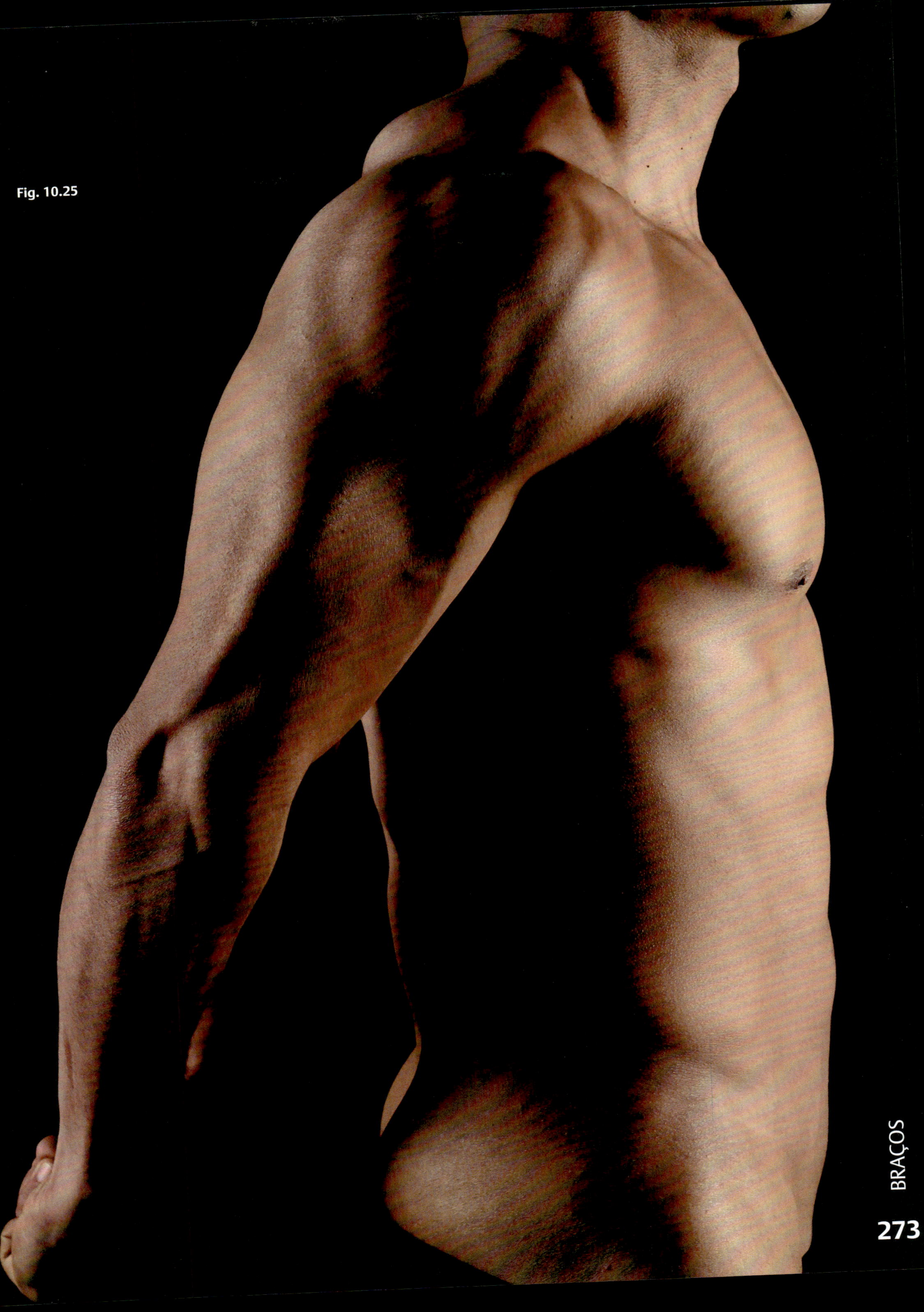

BRAÇOS

273

FEMININA

INCISÕES CAMUFLADAS

(**Fig. 10.26**)

- Prega axilar posterior.
- Prega axilar anterior.
- Extremidade do olécrano.

INFILTRAÇÃO

- Solução tumescente: 1 mL de epinefrina + 100 mL de lidocaína a 1% por litro de Ringer lactato. Pode-se acrescentar bicarbonato (10 mEq/L) como estabilizador do pH.
- Use uma cânula *basket* de 3,0 mm.
- A relação infiltração-aspiração deve ser de 2:1.

EMULSIFICAÇÃO

(**Fig. 10.27**)

- Início superficial: VASER no modo pulsado com energia de 50 a 60% com uma sonda de dois anéis de 3,7 mm.
- Depois profunda: VASER em modo contínuo com energia de 50 a 60% com uma sonda de dois anéis de 3,7 mm.

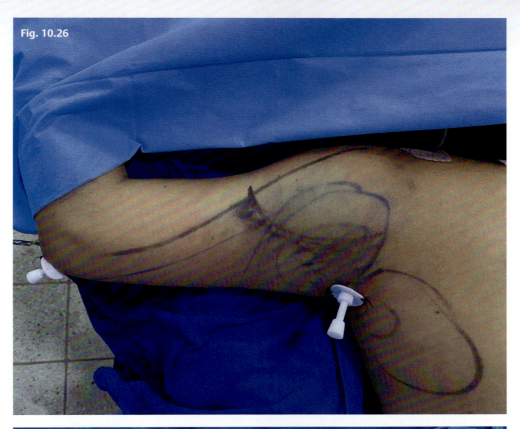

Fig. 10.26

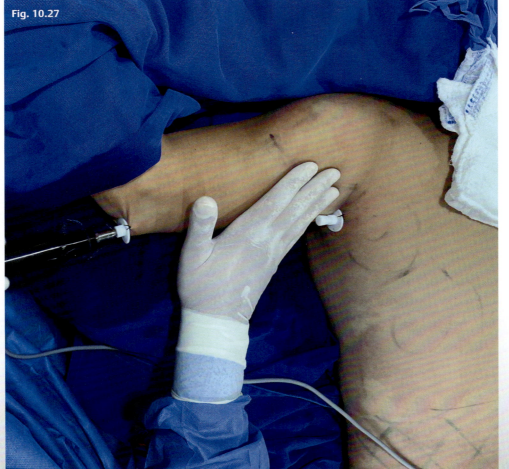

Fig. 10.27

LIPOASPIRAÇÃO PROFUNDA

(**Fig. 10.28**)

- O braço é dividido em terços para se seguir uma ordem na lipoaspiração.
- Inicie com o terço distal (1) e depois o proximal (2); finalmente, o terço médio (3).
- Deixe o terço médio por último com a finalidade de minimizar o risco de ressecção excessiva.
- Fazemos uma compressão perpendicular em direção ao centro do braço, seguindo sua forma tubular e criando um contorno regular para as facetas feminilizantes.

 DICA

A remoção de gordura no terço distal do braço precisa ser feita minuciosamente, tendo uma transição suave em direção proximal; caso contrário, aparecerá uma deformidade, que chamamos aparência "de Popeye".

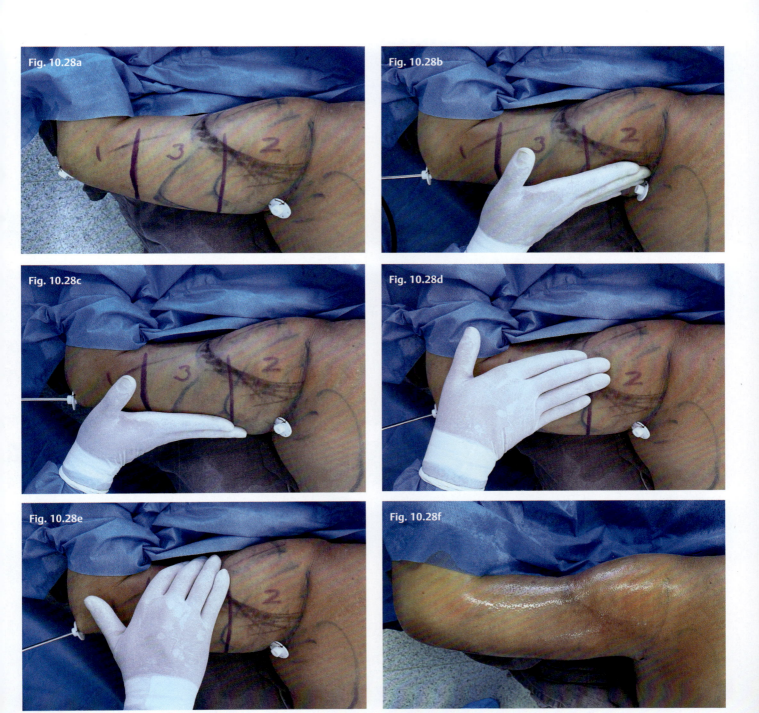

LIPOASPIRAÇÃO SUPERFICIAL

(**Fig. 10.29**)

- Use cânulas curvas de 45 e/ou 30 graus com 3,0 mm para o contorno e definição dos sulcos tricipital e posterior do deltoide (definição BMX).
- Esculpa as facetas do braço e siga-as em direção às facetas da parte posterior do tronco.

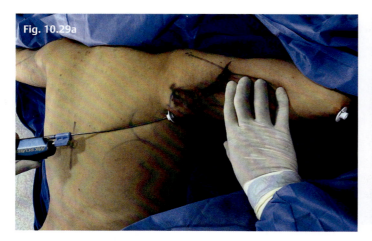
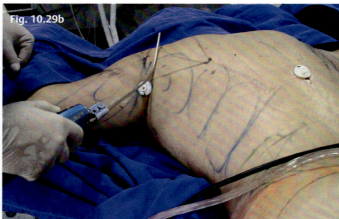
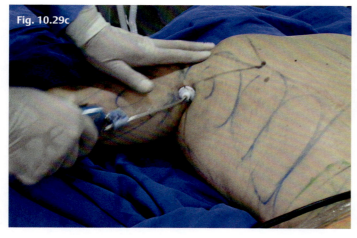
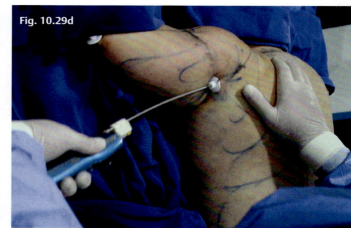

ESPAÇOS NEGATIVOS

- Proporcione sombras e uma progressão tonal entre a convexidade dos deltoides e o terço médio do braço.

- Esculpa a área da prega axilar posterior para obter uma transição suave entre os músculos deltoide e tríceps.

ENXERTO DE GORDURA

- Enxerte os deltoides somente em pacientes com definição moderada/extrema que precisem de projeção dos deltoides (falha de contorno ou hipoplasia muscular).

- Como os músculos tríceps e bíceps são masculinizantes, não recomendamos enxerto de gordura em mulheres.

LIPOASPIRAÇÃO BMX

- Básica: sombra abaixo do sulco posterior do deltoide (incisão na prega axilar posterior) (**Fig. 10.31**).

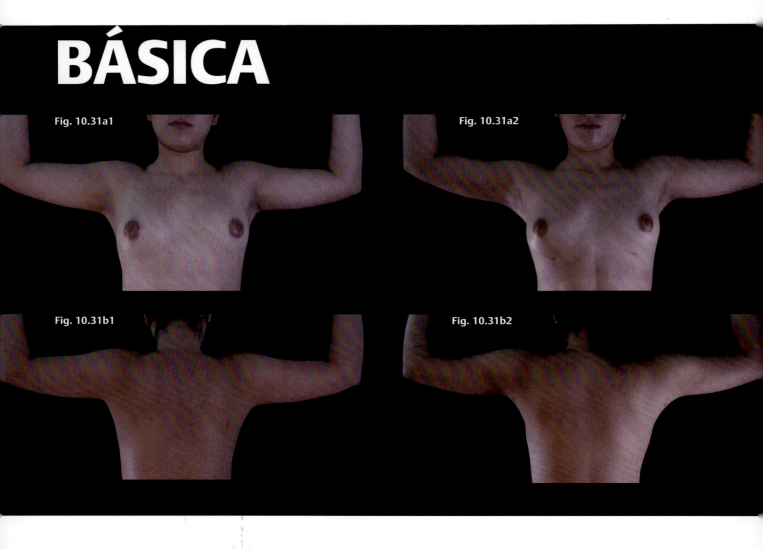

Fig. 10.31a1 | Fig. 10.31a2 | Fig. 10.31b1 | Fig. 10.31b2

- Moderada: básica mais nítida + Definição do sulco posterior do deltoide (incisão na prega axilar posterior (**Fig. 10.32**).

MODERADA

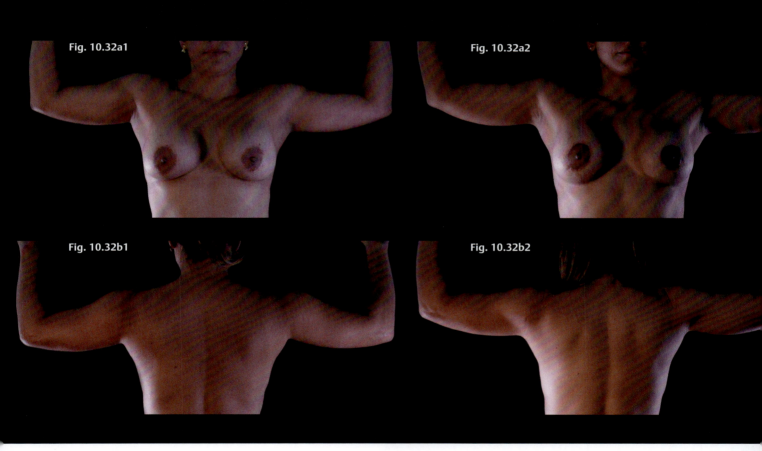

Fig. 10.32a1
Fig. 10.32a2
Fig. 10.32b1
Fig. 10.32b2

- *Extrema (Xtreme)*: moderada mais nítida + Sulco tricipital (**Fig. 10.33**).

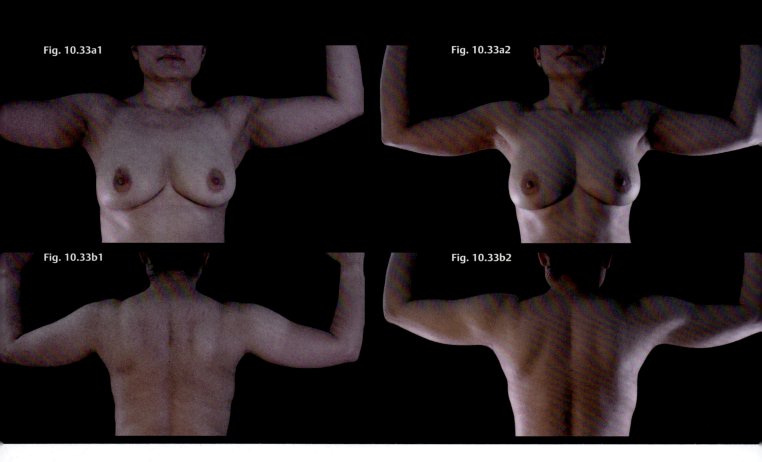

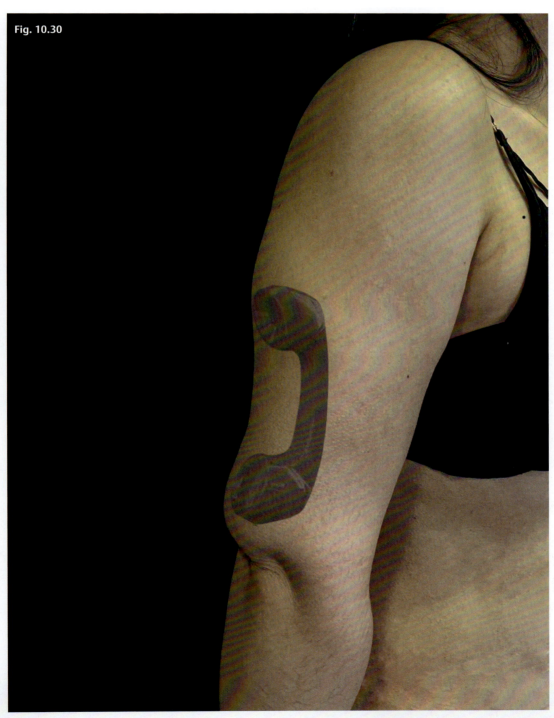

Fig. 10.30

⚠ **ATENÇÃO!**
Tenha cuidado com a deformidade em telefone causada pela ressecção excessiva no terço médio **(Fig. 10.30)**. *A ressecção insuficiente também poderia resultar em um braço volumoso, o que não seria desejável em mulheres.*

SEGURANÇA

- Os braços precisam ser operados em decúbito dorsal e decúbito ventral com o ombro em abdução de 90 graus e flexão do cotovelo de 90 graus.

- A lipoaspiração do braço precisa ser feita com cânula pequena de 3 mm para se evitarem irregularidades de contorno indesejáveis. Devem-se usar cânulas curvas especiais para a definição do deltoide e do tríceps (**Fig. 10.34**).

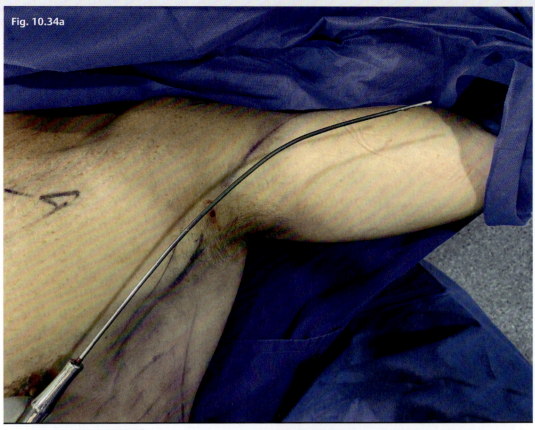
Fig. 10.34a

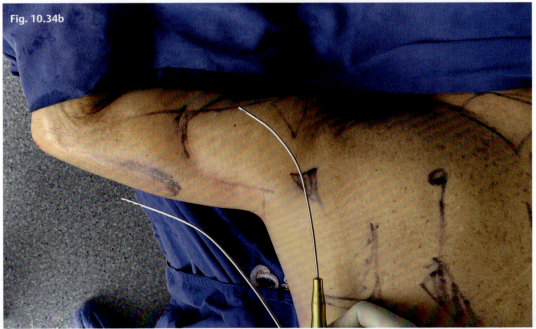
Fig. 10.34b

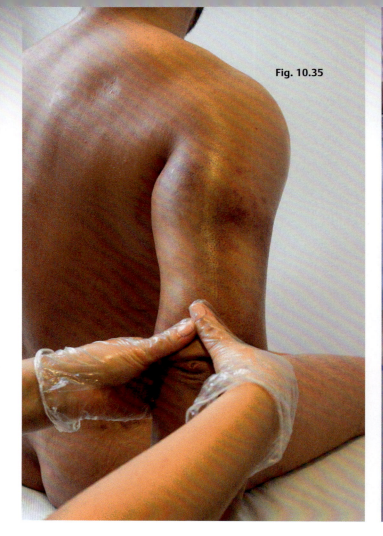
Fig. 10.35

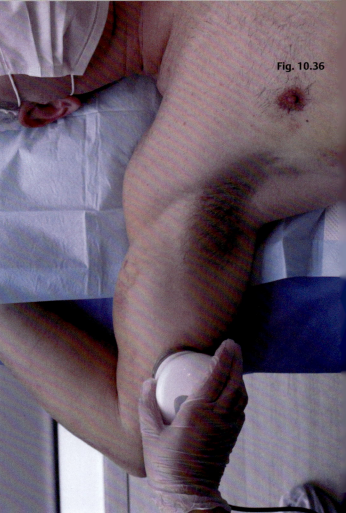
Fig. 10.36

CUIDADOS PÓS-OPERATÓRIOS

- As incisões das pregas axilares posterior e anterior são fechadas com pontos subdérmicos.
- Deixe a incisão do cotovelo aberta para drenagem. Cubra-a com uma gaze estéril.
- Inicia-se DLM com 1 a 2 dias de pós-operatório para estimular a drenagem e reduzir o edema e as equimoses do pós-operatório (**Fig. 10.35**).
- Recomendam-se exercícios de alongamento para se evitarem retrações na área posterior do braço.
- Deve-se iniciar a ultrassonografia externa com 2 a 3 dias de pós-operatório para prevenir a formação de fibrose (**Fig. 10.36**).
- Vestimenta de compressão deve ser usada por 6 a 8 semanas para melhorar a recuperação e reduzir a sensação de dor e o edema (evite a compressão excessiva).
- A etapa mais importante para o sucesso em um procedimento de contorno do braço são os cuidados pós-operatórios (**Fig. 10.37**).

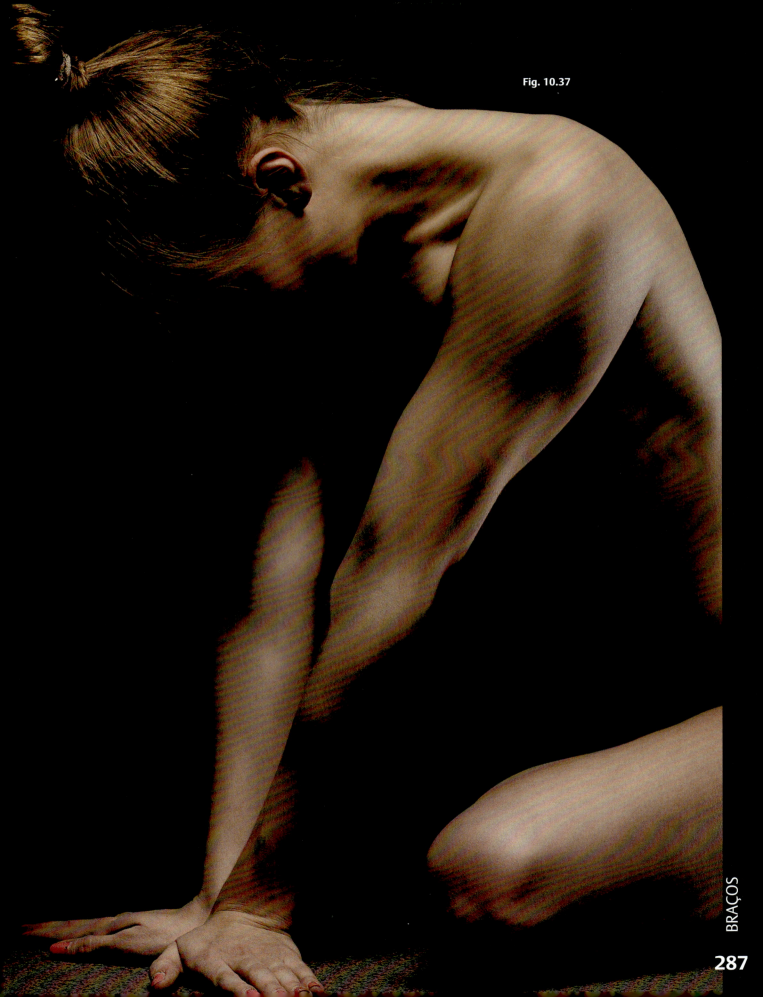
Fig. 10.37

LEITURAS SUGERIDAS

1. Hoyos AE, Prendergast PM, Hoyos AE, Prendergast PM. Female arms. In: High definition body sculpting. Berlin, Heidelberg: Springer; 2014:187–191

2. Hoyos AE, Prendergast PM, Hoyos AE, Prendergast PM. Muscular and surface anatomy. In: High definition body sculpting. Berlin, Heidelberg: Springer; 2014:19–39

3. Hoyos AE, Prendergast PM, Hoyos AE, Prendergast PM. Male arms. In: High definition body sculpting. Berlin, Heidelberg: Springer; 2014:119–127

4. Hoyos A, Perez M. Arm dynamic definition by liposculpture and fat grafting. Aesthet Surg J 2012;32(8):974–987

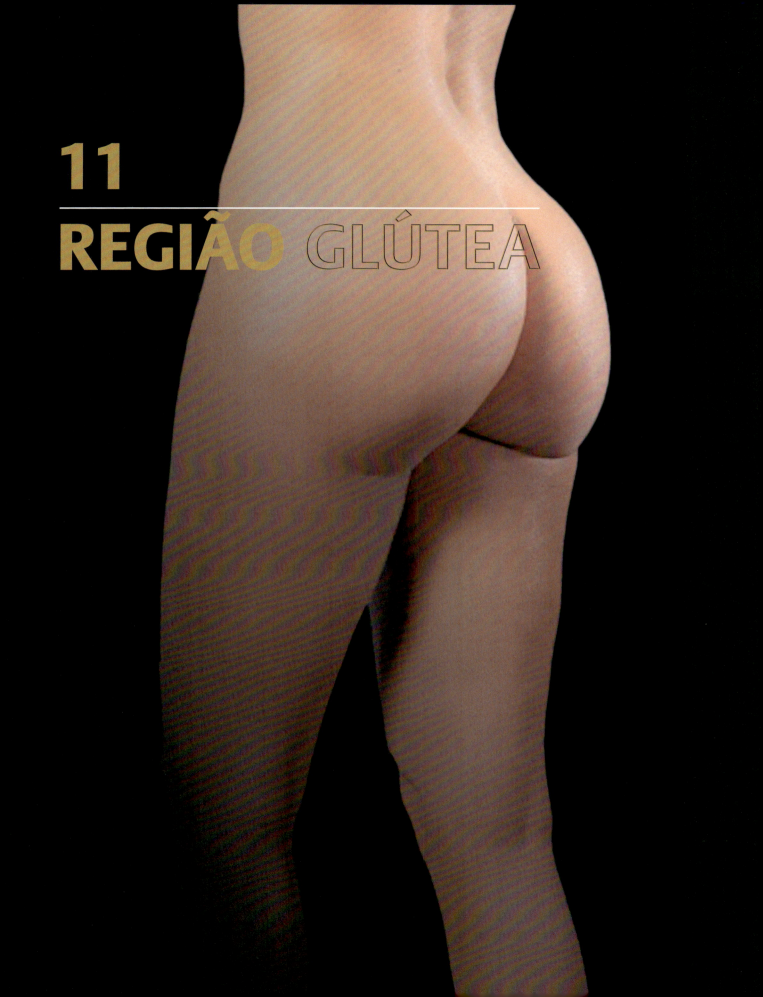
11
REGIÃO GLÚTEA

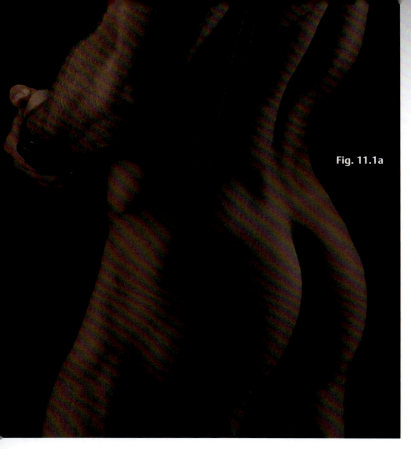

Fig. 11.1a

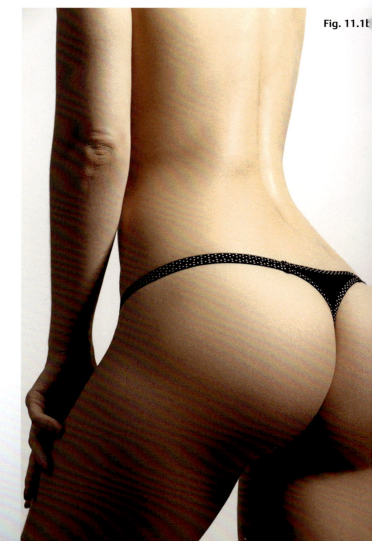

Fig. 11.1b

RESUMO

A forma glútea é considerada, tanto por homens como por mulheres, uma das qualidades físicas mais agradáveis para definir um casal atraente. Desde os tempos antigos até a atualidade, múltiplas mudanças e concepções foram dirigidas à área glútea por artistas, escultores e pintores. Não obstante, existem claras diferenças entre as formas glúteas ideais para homens e mulheres, e abordaremos detalhes sobre cada uma delas e explicaremos como a forma glútea pode mudar complemente o aspecto entre gêneros. A forma glútea dos homens tem indentações musculares nítidas com um aspecto quadrado na posição em pé e uma forma de borboleta durante a contração ativa a partir de uma vista posterior **(Fig. 11.1a)**, enquanto que a forma da região glútea feminina é quase hemisférica, sendo que a silhueta forma uma curva contínua da cintura aos quadris e ao membro inferior **(Fig. 11.1b)**.

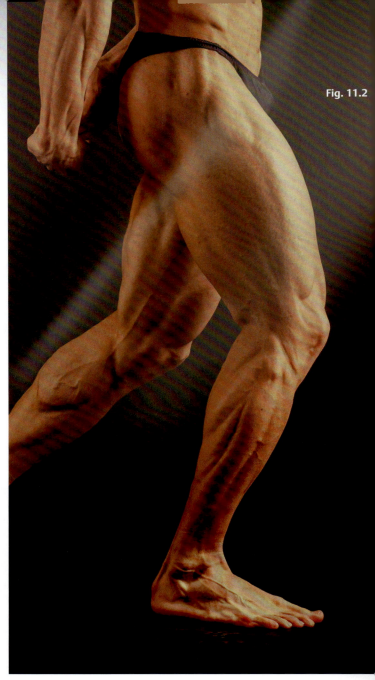

Fig. 11.2

TENSOR
DA FÁSCIA LATA

- É um músculo fusiforme com aproximadamente 15 cm de comprimento (**Fig. 11.2**).
- Origem: espinha ilíaca anterossuperior (EIAS).
- Inserção: côndilo lateral da tíbia (por meio do trato iliotibial).
- Função:

  – Flexor da coxa (localização anterior): em conjunto com o iliopsoas e o reto femoral.
  – Atua juntamente com o glúteo mínimo e o médio em abdução e rotação medial da coxa.

- Trato iliotibial: aumenta a força de extensão e acrescenta estabilidade ao joelho quando em extensão total.

GLÚTEO MÁXIMO

- O músculo mais pesado do corpo e o glúteo mais superficial (**Fig. 11.3**).
- Cobre os outros músculos glúteos, exceto o terço anterossuperior do glúteo médio.
- Origem: superfície posterior ilíaca do sacro e do cóccix, ligamento sacrotuberal.
- Inserção: a maioria das fibras insere-se no côndilo lateral da tíbia (pelo trato iliotibial) e algumas, na tuberosidade glútea.
- Função: extensão da coxa, rotação da coxa lateralmente. Auxilia para assumir a posição em pé, partindo da posição sentada.

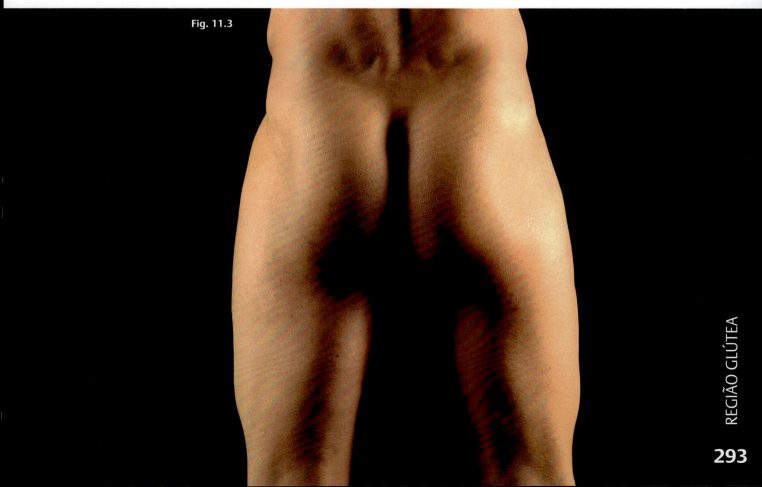

Fig. 11.3

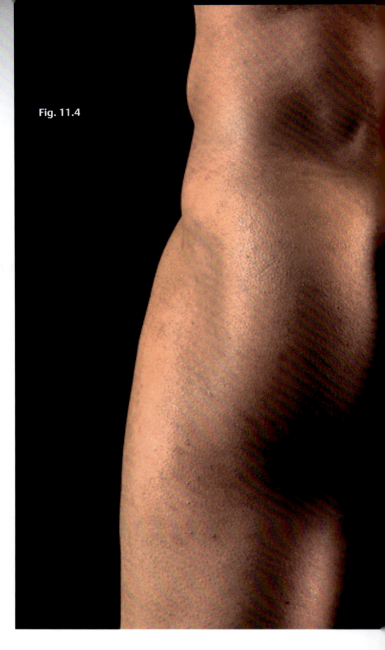

Fig. 11.4

GLÚTEO MÉDIO

- Músculo em forma de leque e seu terço anterossuperior pode ser percebido na superfície (**Fig. 11.4**).
- Tem um papel crucial na estética glútea masculina (músculo masculinizante).
- Origem: superfície externa do ilíaco, entre as linhas glúteas anterior e posterior.
- Inserção: superfície lateral do trocânter maior do fêmur.
- Função: atua em conjunto com o glúteo mínimo e o tensor da fáscia lata, abduzindo e rodando medialmente a coxa.

BIOTIPOS **HUMANOS**

- *Mesomorfo:* pacientes com tono muscular adequado na área glútea (**Fig. 11.5a**).
- *Endomorfo:* os pacientes endomórficos tendem a ter um acúmulo maior de gordura na área periglútea (**Fig. 11.5b**).
- *Ectomorfo:* pacientes com pouco tono muscular na área glútea (**Fig. 11.5c**).

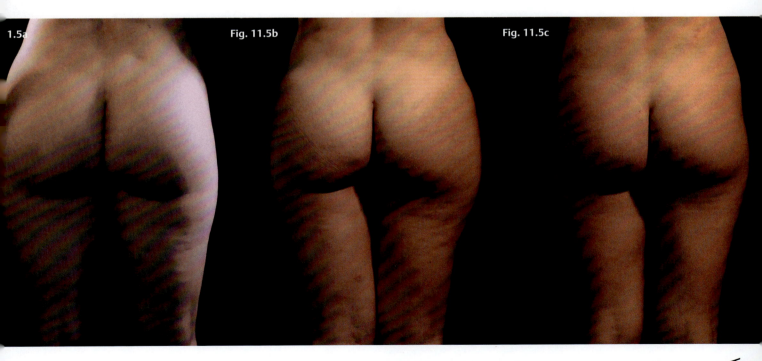

Fig. 11.5a   Fig. 11.5b   Fig. 11.5c

SOMBRAS GLÚTEAS

Fig. 11.6

MASCULINO

(**Fig. 11.6**)

1. Quadratura dos oblíquos e linha ilíaca.
2. Losango sacral.
3. Depressão trocantérica.
4. Triângulo da prega infraglútea.
5. Região lateral proximal da coxa.

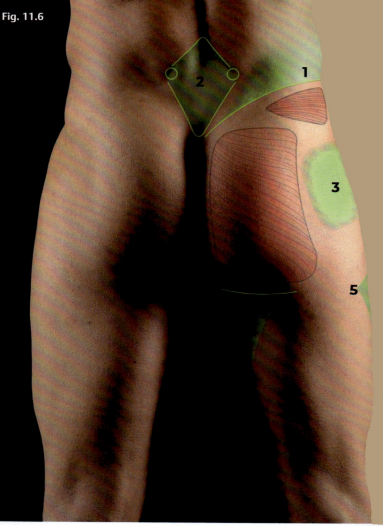

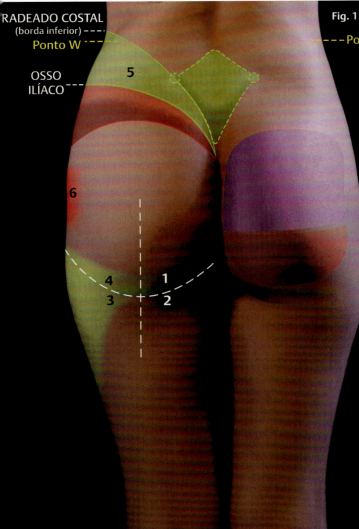

Fig. 11.7a

FEMININAS

(Fig 11.7a)
A forma arredondada da região glútea depende de muitas variáveis, inclusive do ângulo da articulação sacroilíaca, do alinhamento da articulação do quadril, do acúmulo adiposo glúteo/das coxas e, por fim, dos músculos glúteos. Portanto, a relação congruente entre elas e outras estruturas anatômicas são cruciais para se obter uma aparência feminina natural.

Dividimos a área glútea inferior em quatro grandes espaços negativos de acordo com o ponto glúteo médio (MGP):

- Zona 1: área glútea inferomedial.
- Zona 2: coxa medial proximal.
- Zona 3: coxa lateral proximal.
- Zona 4: área glútea inferolateral.

A divisão da área glútea superior depende de dois pontos de referência anatômicos: o osso ilíaco e o limite inferior do gradeado costal.

- Área supraglútea (5): corresponde à quadratura dos oblíquos, na qual é preciso fazer lipoaspiração minuciosa para definir a linha da cintura (ponto W).
- Zona de transição glútea superior (em vermelho): abaixo do osso ilíaco, mas acima da depressão trocantérica (zona do glúteo médio).
- Depressão trocantérica (6): a definição desta área depende do grau de definição muscular e do desejo da paciente.

⚠️ **ATENÇÃO!**
Cuidado com as zonas em vermelho! A ressecção excessiva destas áreas pode resultar em grandes deformidades para a paciente. Portanto, sempre passe por transições suaves.

Marcações adicionais: O polo superior compreende 60% da projeção glútea, enquanto o polo inferior, 40%. Marque as áreas para colocação de enxerto/liposhifting, dependendo de cada caso.

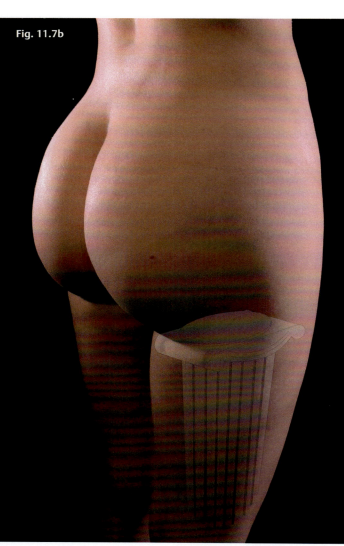

Fig. 11.7b

PILARES GLÚTEOS

- A prega infraglútea é formada pela dobra cutânea posterior originada na articulação do quadril e no tecido adiposo de cobertura. O glúteo máximo modela a projeção central, mas, na realidade, atravessa a prega obliquamente (**Fig. 11.7b-d**).

- Isto significa que o suporte estrutural da prega é composto essencialmente por tecido adiposo.

- Trouxemos o conceito de pilares glúteos depois de perceber que o enxerto de gordura na coxa proximal posterior ajudava não apenas a construir um glúteo com forma arredondada, mas também a lhe dar sustentação.

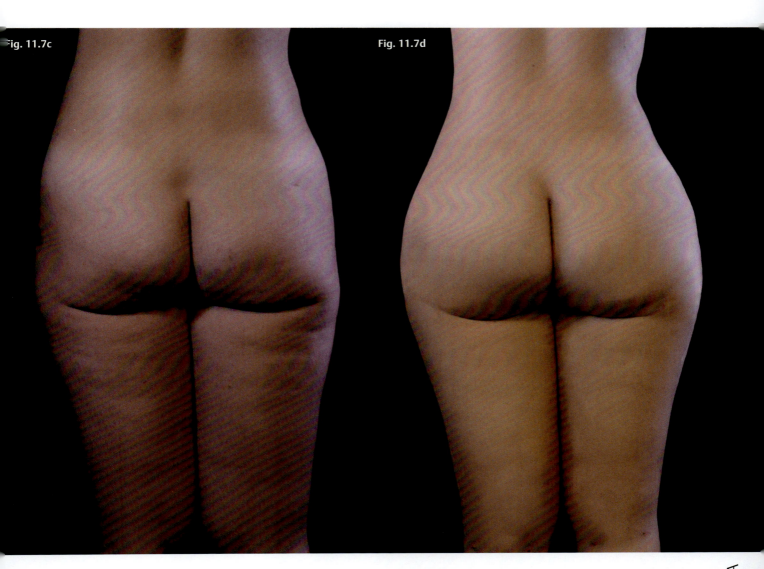
Fig. 11.7c Fig. 11.7d

FUNDAMENTOS

CONSIDERAÇÕES PRÉ-OPERATÓRIAS

- Exame físico: avalie a projeção e a flacidez da pele na região glútea.
- Identifique a depressão trocantérica (**Fig. 11.8a**) e o glúteo médio (**Fig. 11.8b**) para o homem.
- Classifique as pacientes do gênero feminino de acordo com a forma da região glútea (classificação de Mendieta): forma de A, forma de V, quadrada e redonda (**Fig. 11.9a-d**) e complete as marcações destacando aquelas zonas que possam exigir tratamento extra.

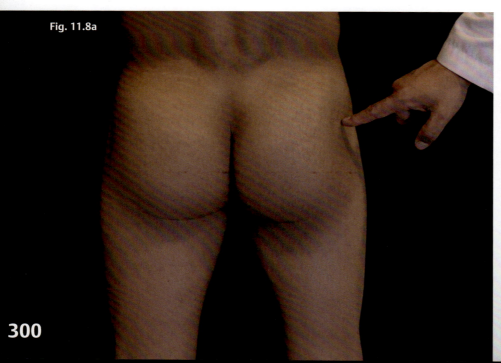

Fig. 11.8a

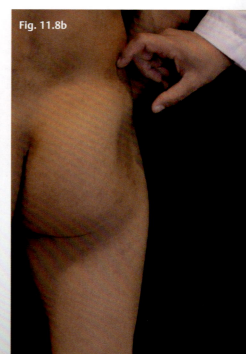

Fig. 11.8b

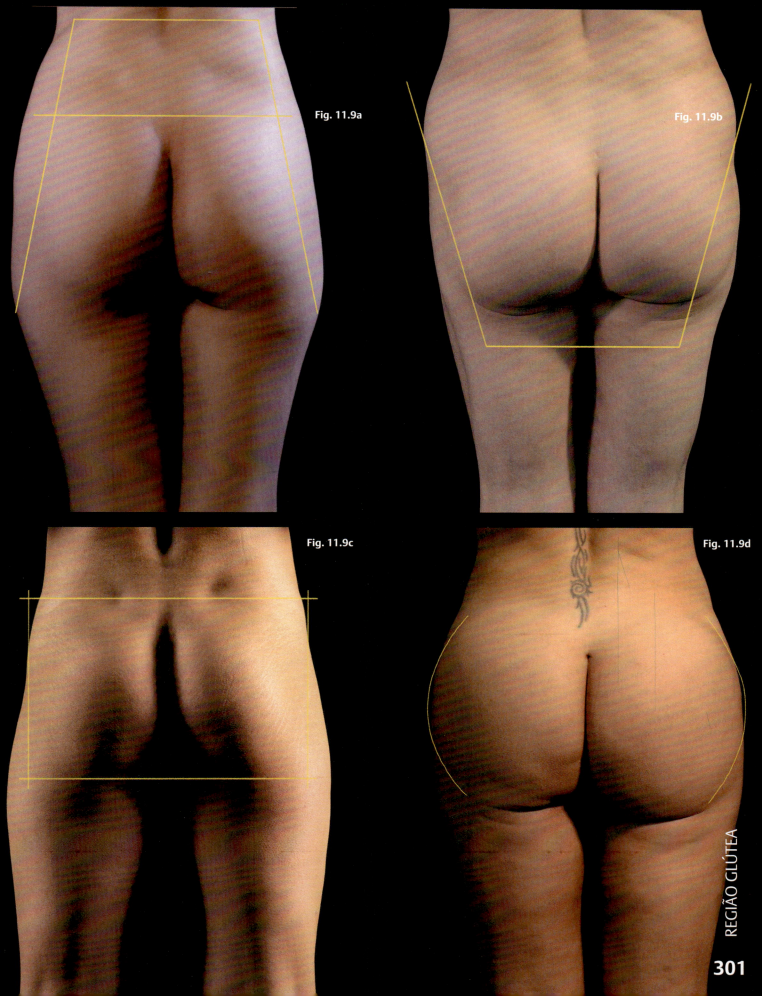

Fig. 11.9a
Fig. 11.9b
Fig. 11.9c
Fig. 11.9d

REGIÃO GLÚTEA

301

PADRÕES DE FOTOGRAFIA

(**Fig. 11.10**)

- Área-alvo: 40 × 60 cm em uma orientação vertical.
- Foco: músculos glúteos. Toma-se a prega glútea horizontal como referência inferior para o enquadramento.
- Distância paciente-câmera: 1,5-2 m.
- A razão de reprodução deve ser de 1:18.
- Corte (referências): joelho (inferior) e acima da linha da cintura (superior).
- Projeções: posterior, 3/4 posterior e lateral.
- O glúteo distalmente à câmera não pode ser visível na projeção lateral.
- Configuração da luz ambiente de alta definição padrão.

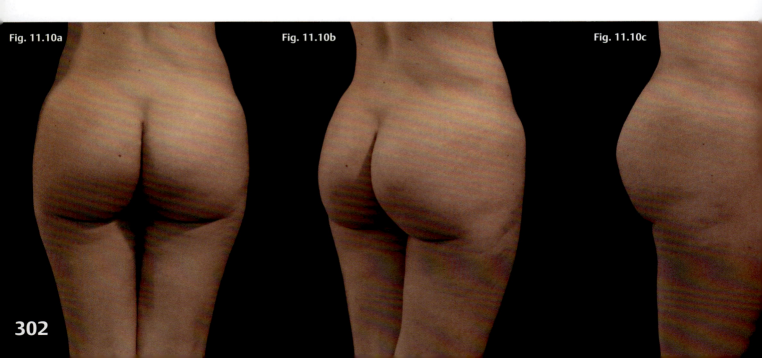

Fig. 11.10a Fig. 11.10b Fig. 11.10c

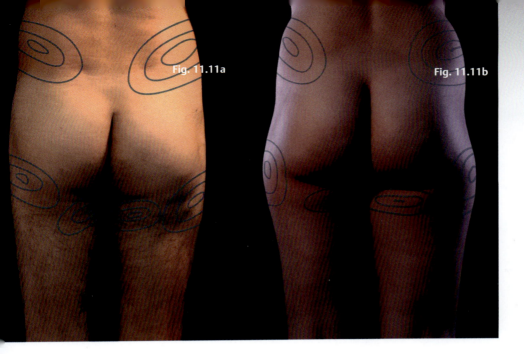

Fig. 11.11a Fig. 11.11b

MARCAÇÕES

- Nas mulheres, marque os depósitos de gordura nos flancos, coxim adiposo sacral e partes lateral e medial das coxas. Em razão dos efeitos hormonais, os homens não armazenam grandes quantidade de tecido adiposo na área glútea e na área periglútea. Se presentes, esses depósitos são marcados para ressecção (**Fig. 11.11a, b**).

- Marcamos espaços negativos de acordo com o gênero.

- Linha da cintura (Ponto W): concavidade entre o osso ilíaco e a borda inferior do gradeado costal (**Fig. 11.11c**).

- As marcas para lipoaspiração superficial são estabelecidas de acordo com o grau de definição desejado (marcações BMX).

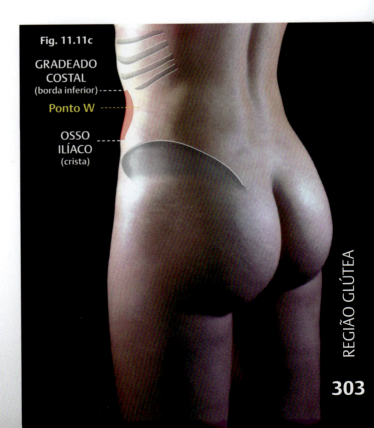

Fig. 11.11c
GRADEADO COSTAL (borda inferior)
Ponto W
OSSO ILÍACO (crista)

REGIÃO GLÚTEA

MARCAÇÕES BMX

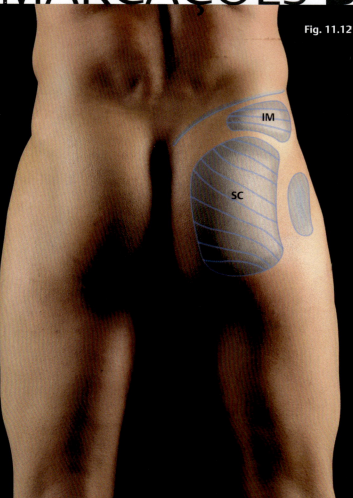

Fig. 11.12

HOMENS

(**Fig. 11.12**)

- Peça ao paciente para enrijecer os glúteos e estender a articulação do quadril: Resulta em contração glútea máxima e facilita a palpação da borda glútea superior.

- Peça ao paciente para ficar em pé sobre apenas um dos membros inferiores: Resulta em contração do glúteo médio (extremidade que está apoiada no chão) e facilita sua palpação imediatamente inferior à crista ilíaca.

- Marque a depressão trocantérica na área glútea lateral.

DICA
A área glútea, nos pacientes do gênero masculino, é a **única** que não segue o algoritmo BMX: Como característica masculina importante, deve-se ter indentações musculares fortes com limites nítidos entre o glúteo máximo, o glúteo médio e a depressão trocantérica.

NOTA
Áreas coloridas com linhas internas = enxerto de gordura.

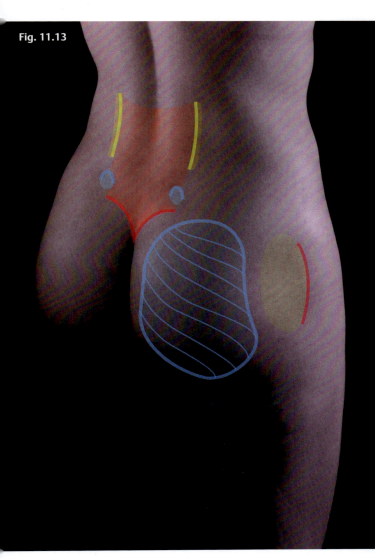

Fig. 11.13

MULHERES

(**Fig. 11.13**)

- Definição **B**ásica (Azul): marque as covinhas sacrais por palpação sobre a articulação sacroilíaca
- Definição **M**oderada (Amarelo): Básica + marque os limites do eretor da espinha e suas sombras.
- Definição Extrema *(Xtreme)* (Vermelho): Moderada + defina o limite entre a área glútea e o romboide lombar + definição profunda da sombra posterior ao trato iliotibial.

 NOTA

- *Áreas coloridas com linhas internas = enxerto de gordura.*

- *A definição profunda segue os conceitos de lipoescultura com definição dinâmica, o que significa que a contração glútea exibirá uma sombra posterior ao trato iliotibial (sobre a depressão trocantérica), mas não seria visível na posição de repouso. A definição profunda é reservada para os glúteos e os membros inferiores na paciente que exija definição moderada ou extrema.*

CIRURGIA

HOMENS

INCISÕES CAMUFLADAS

(**Fig. 11.14**)

- Prega interglútea.
- Ponto médio da prega infraglútea de cada lado.

INFILTRAÇÃO

- Solução tumescente: 1 mL de epinefrina por litro de Ringer lactato (RL).
  - Opcional: acrescente lidocaína e/ou bicarbonato se o paciente estiver sob anestesia local (a critério do cirurgião).
- Use uma cânula *basket* de 3,0 mm.
- A razão de infiltrado/aspirado deve ser de 2:1.

EMULSIFICAÇÃO

(**Fig. 11.15**)

- O tempo médio para emulsificação é de aproximadamente 2 min por 100 mL de solução tumescente infiltrada.
- Inicie na camada superficial: VASER no modo pulsado com energia de 70 a 80% e uma sonda de dois anéis com 3,7 mm.
- Depois, a camada profunda: VASER no modo contínuo com energia de 70 a 80% e uma sonda de dois ou três anéis com 3,7 mm.

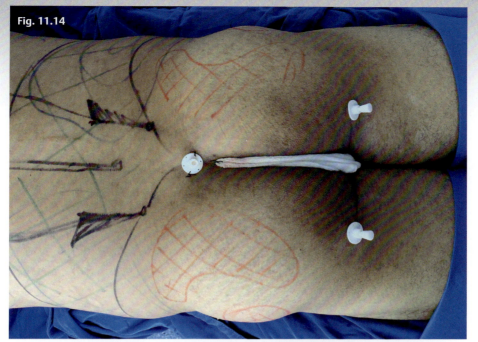
Fig. 11.14

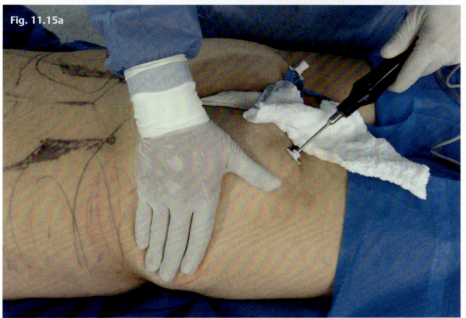
Fig. 11.15a

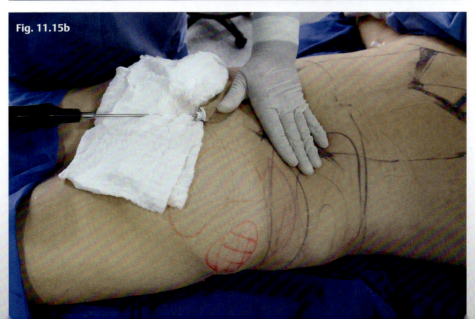
Fig. 11.15b

LIPOASPIRAÇÃO PROFUNDA

(**Fig. 11.16**)

- Incisão na prega interglútea: use uma cânula curva de 4,0 mm para a extração profunda na parte inferior do dorso e na zona de transição sobre o glúteo médio.

- Incisão na prega infraglútea: use cânulas curvas de 4,0 mm para extração profunda da depressão trocantérica e da região glútea inferior (inclusive a parte proximal da coxa).

DICA
Use uma cânula curva longa especial que chegue até a área glútea lateral (zona vermelha) e a depressão trocantérica.

LIPOASPIRAÇÃO SUPERFICIAL

(**Fig. 11.17**)

- Definição nítida da área acima do glúteo máximo e em torno do romboide lombar, incluindo os músculos eretores da espinha.

- O glúteo médio exigirá enxerto de gordura para realçar as luzes acima do músculo e uma transição suave de seus limites com o glúteo máximo.

- Promova zonas de aderência sobre os limites da depressão trocantérica.

ESPAÇOS NEGATIVOS

- Lipoaspiração sobre o romboide lombar é realizada através da incisão na prega interglútea para definir a linha superior do glúteo máximo.

- A lipoaspiração da depressão trocantérica tem o objetivo de extrair qualquer excesso de gordura e definir suas bordas.

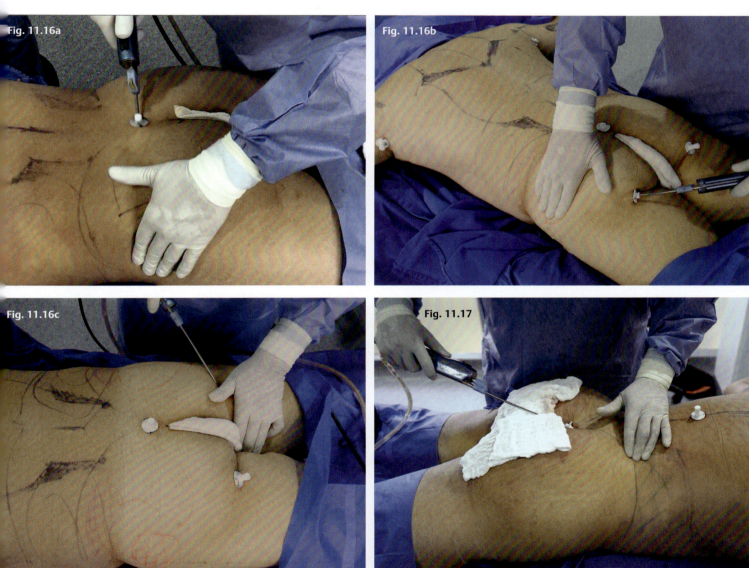

Fig. 11.16a Fig. 11.16b Fig. 11.16c Fig. 11.17

REGIÃO GLÚTEA

309

ENXERTO DE GORDURA

- O tecido adiposo coletado é separado dos componentes do sangue por decantação e centrifugação, o que permite maior porcentagem de células-tronco derivadas do tecido adiposo (ASC).

 NOTA

Localização anatômica das estruturas neurovasculares relevantes para o enxerto de gordura intramuscular no glúteo médio (Fig. 11.18a) e o enxerto de gordura subcutânea dos glúteos (Fig. 11.18b) (Tabela 11.1).

 DICA

Lembre-se das premissas "Cinco Dicas Favoritas" para uma técnica segura de enxerto de gordura na definição dinâmica (HD$_2$) (v. Tabela 7.1).

Tabela 11.1 Pedículos vasculares dos músculos da região glútea

Músculo	Anatomia	Descrição
M. glúteo máximo	Pedículo arterial principal	Artérias glúteas inferiores
	Pedículo arterial secundário	Artérias glúteas superiores
	Inervação	Nervo glúteo inferior
	Veias	Plexo das veias glúteas inferiores e superiores
M. glúteo médio	Pedículo arterial principal	Artéria glútea superior
	Inervação	Nervo glúteo superior

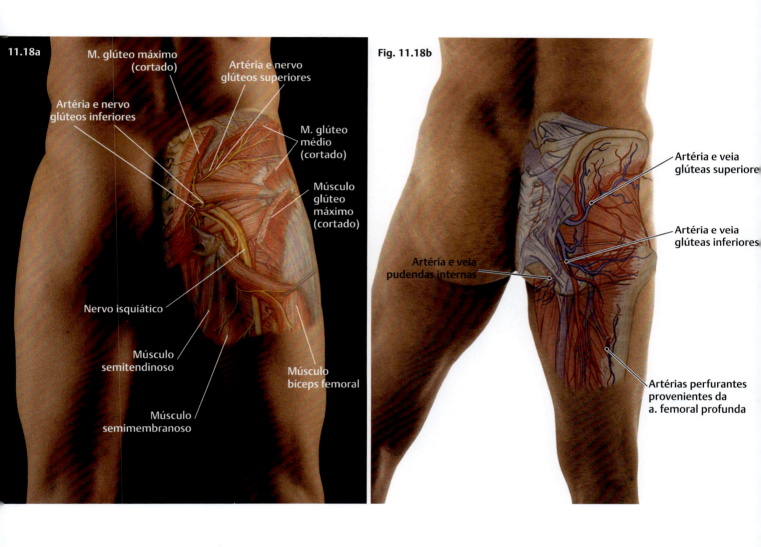

- Glúteo máximo:
  - Use uma cânula *basket* presa a uma bomba MicroAire + Peristaltic (EVL – *Expansion vibration lipofilling* – Lipopreenchimento com vibração e expansão)
  - Acesso: incisão na prega infraglútea para chegar à parte média da região glútea (**Fig. 11.19a**).
  - Camada subcutânea: use movimentos delicados para injetar somente quando a cânula estiver saindo.

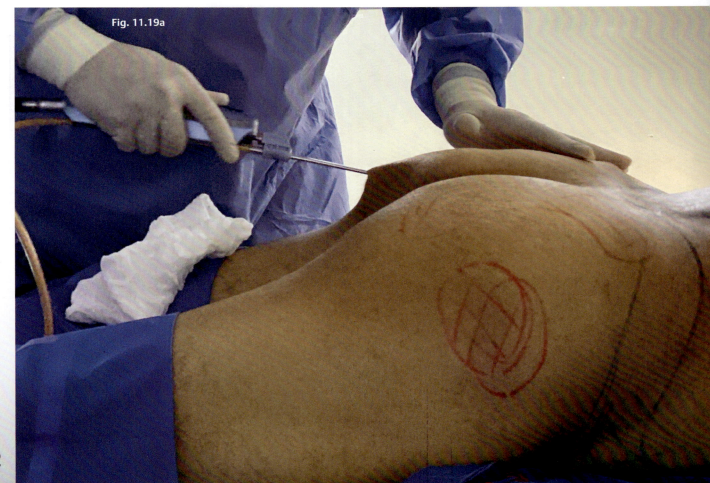

- Glúteo médio:
  - Use uma cânula curva de 30 graus com 3,0 mm e ponta romba.
  - Acesso: prega interglútea.
  - Intramuscular: vá na direção mais lateral possível = evite os vasos sanguíneos (**Fig. 11.19b, c**).

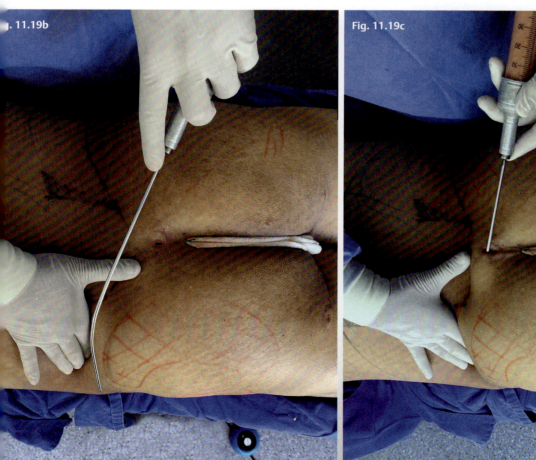
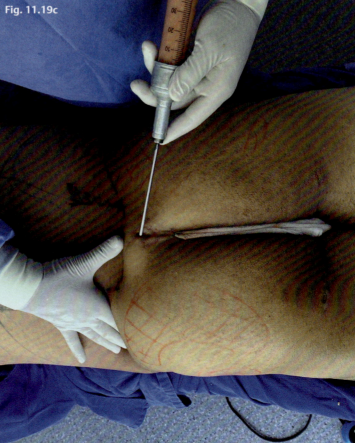

Fig. 11.19b

Fig. 11.19c

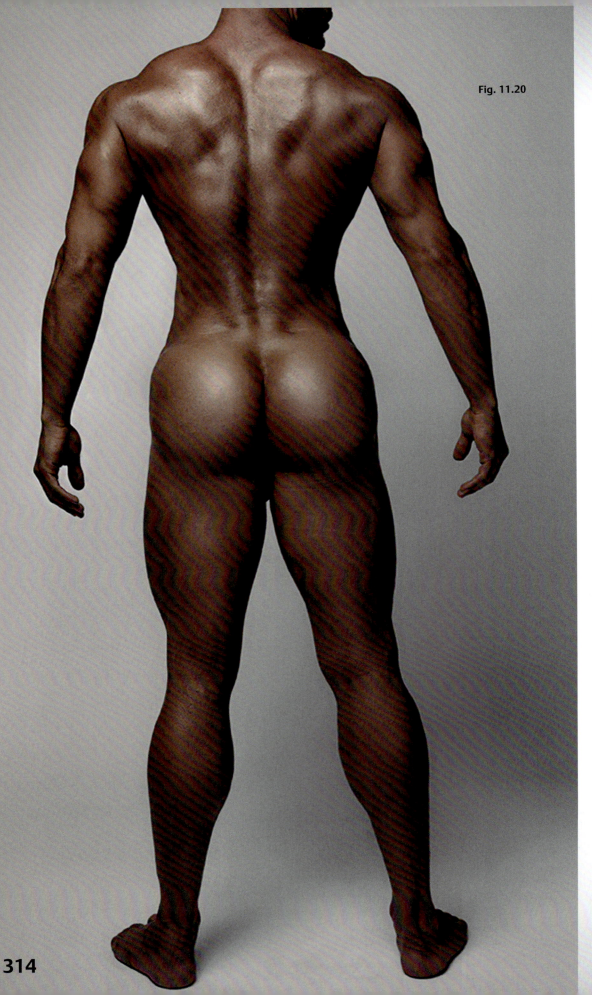

Fig. 11.20

> ⚠️ **ATENÇÃO!**
> A menos que seja pedido pelo paciente, não faça enxerto de gordura na depressão trocantérica em homens! = Faceta feminilizante (glúteo redondo) **(Fig. 11.20)**.

DEFINIÇÃO BMX

Todos os biotipos ficam sujeitos à mesma definição glútea (**Fig. 11.21**):

- Definição nítida do contorno acima dos glúteos máximo e médio, continuando com a parte inferoposterior do tronco.

- Os limites entre a área lateral dos músculos glúteos e a depressão trocantérica precisam ser minuciosamente definidos para uma aparência masculina.

 DICA

Evite o contorno redondo e vise à forma quadrada!

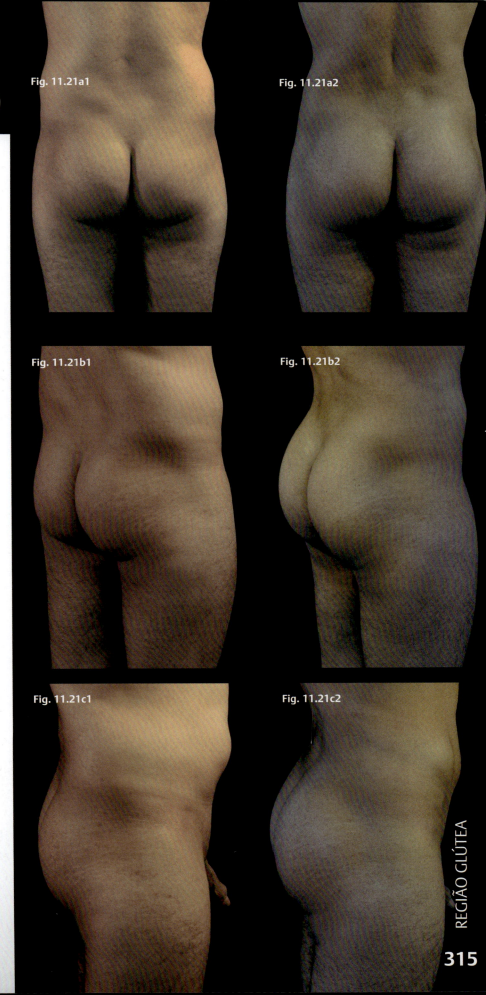

MULHERES

INCISÕES CAMUFLADAS

(**Fig. 11.22**)

- Prega interglútea.
- Ponto médio da prega infraglútea a cada lado.

INFILTRAÇÃO

- Solução tumescente: 1 mL de epinefrina por litro de RL.
  - Opcional: acrescente lidocaína e/ou bicarbonato se a paciente estiver sob anestesia local (a critério do cirurgião).
- Use uma cânula *basket* de 3,0 mm.
- A relação infiltrado/aspirado deve ser de 2:1.

EMULSIFICAÇÃO

(**Fig. 11.23**)

- O tempo médio para emulsificação é de aproximadamente 2 min por 100 mL de solução tumescente infiltrada.
- Inicie na camada superficial: VASER no modo pulsado com energia de 70 a 80% com sonda de dois anéis de 3,7 mm.
- Na camada profunda: VASER no modo contínuo com energia de 70 a 80% e sonda de 3,7 mm com dois ou três anéis.

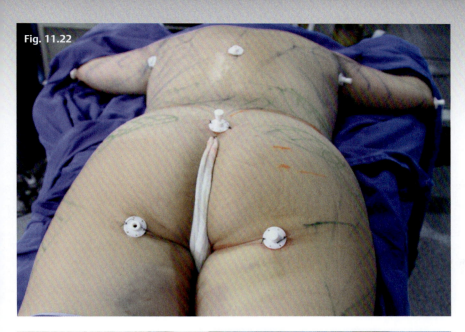

Fig. 11.22

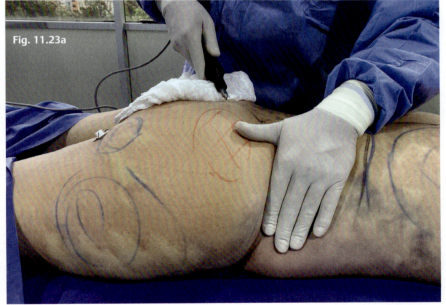

Fig. 11.23a

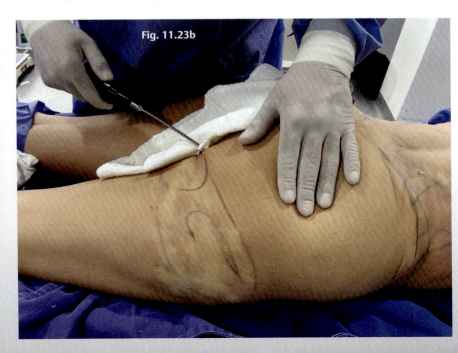

Fig. 11.23b

LIPOASPIRAÇÃO PROFUNDA

(**Fig. 11.24**)

- Use cânulas curvas de 4,0 mm.
- Incisão interglútea: lipoaspiração minuciosa da área glútea superior e da região inferior do dorso, com uma transição suave ao longo da zona vermelha.
- Incisão na prega infraglútea: lipoaspiração da área glútea inferior e lateral, incluindo a depressão trocantérica e a coxa proximal.

DICA
- *Use cânulas curvas longas especiais para a lipoaspiração lateral da região glútea.*
- *Use o Ponto W e a distância média até a depressão trocantérica como referências anatômicas para realizar uma transição redonda suave!*

LIPOASPIRAÇÃO SUPERFICIAL

(**Fig. 11.25a, b**)

- Depende do grau de definição.
- Respeite as zonas de transição e os espaços negativos para evitar uma aparência masculina!
- Suave em vez de nítida.
- Marque os pontos de referência anatômicos para cada grau de definição.

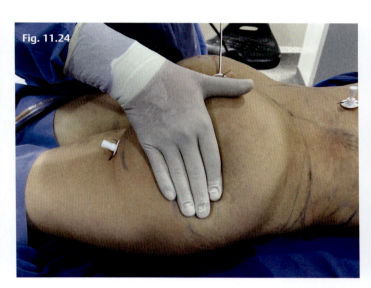

Fig. 11.24

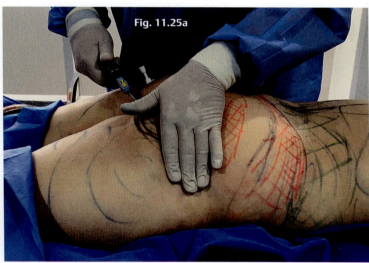

Fig. 11.25a

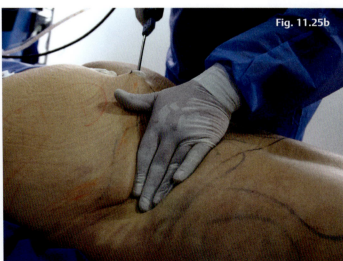

Fig. 11.25b

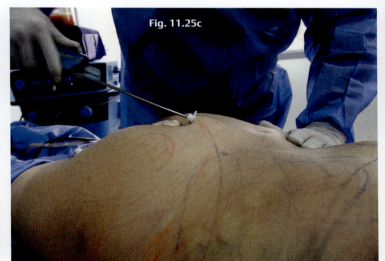

Fig. 11.25c

REGIÃO GLÚTEA

319

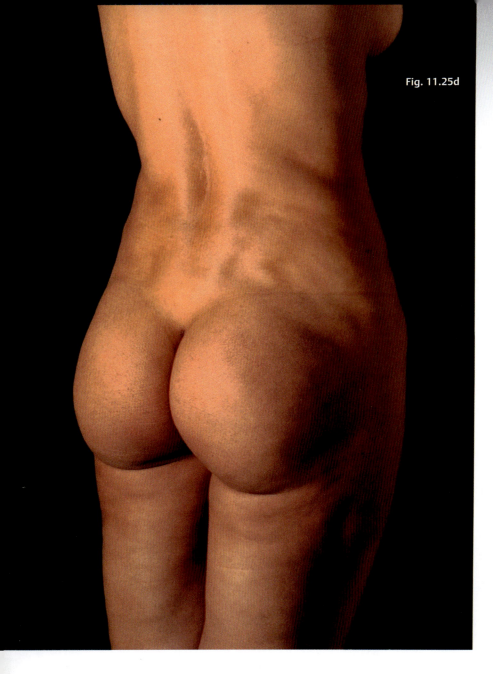

Fig. 11.25d

> ⚠ **ATENÇÃO!**
> *Tenha um cuidado extra com uma ressecção excessiva da zona vermelha e da zona de aderência lombar! A lipoaspiração não restrita nessas áreas pode levar a graves deformidades de contorno que serão muito difíceis de corrigir mais tarde (**Fig. 11.25c, d**).*

ESPAÇOS NEGATIVOS

- Extração na Zona 2 visa a remodelar um ângulo agudo que determina o caráter redondo do glúteo e oferece uma aparência jovem.
- A Zona 3 precisa de uma progressão tonal para tornar o glúteo esférico, mas sem uma borda clara (linha imaginária do ponto médio infraglúteo à borda inferior da depressão trocantérica).
- As zonas de transição são extremamente importantes para o glúteo feminino. O contorno redondo não deve ser criado com bordas nítidas, mas por progressão tonal:

  – Zona verde: quadratura dos oblíquos. Faz-se ressecção minuciosa.
  – Zona vermelha: ressecção suave e avaliação contínua da forma glútea redonda para evitar ressecção excessiva.
  – A zona vermelha criará o contorno redondo natural do glúteo. Se a ressecção for excessiva ou insuficiente, ambos os casos serão considerados deformidades de contorno.

ENXERTO DE GORDURA

- Decantação e centrifugação são usadas para separar as células adiposas dos componentes serosanguíneos.
- Acesso: prega glútea inferior.
- Use uma cânula *basket* curva de 4,0 mm presa à bomba MicroAire + Peristaltic (EVL – Lipopreenchimento com vibração e expansão).
- Os pilares glúteos precisam ser enxertados em pacientes que sofrem ptose da prega infraglútea e/ou de falta de projeção da parte posterior da coxa. No entanto, não faça enxerto em excesso na zona inteira, pois pode dar uma aparência de volume residual (**Fig. 11.26a**).
- Glúteo máximo:
  - Faz-se a colocação do enxerto em um movimento em leque sobre a camada subcutânea e especialmente no terço médio, mas também no terço superior se necessário (**Fig. 11.26b**).
  - Não enxerte o músculo.
  - Evite a região glútea média e inserções profundas.
- Depressão trocantérica (**Fig. 11.27**):
  - Não há necessidade de enxerto nesta área para as formas Redonda e "A", enquanto é obrigatório para as formas Quadrada e "V".
  - Inicie a colocação do enxerto de cima para baixo, com pequenos volumes e avanços contínuos.
  - É preciso fazer a estimativa do volume de acordo com cada paciente.

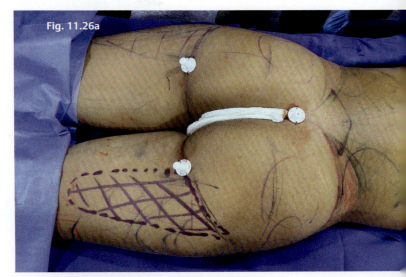

Fig. 11.26a

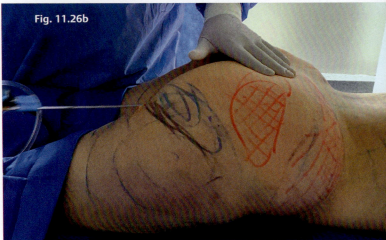

Fig. 11.26b

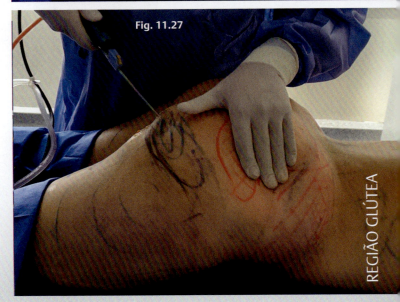

Fig. 11.27

BÁSICA

LIPOASPIRAÇÃO BMX

- **B**ásica: covinhas sacrais (**Fig. 11.28**).

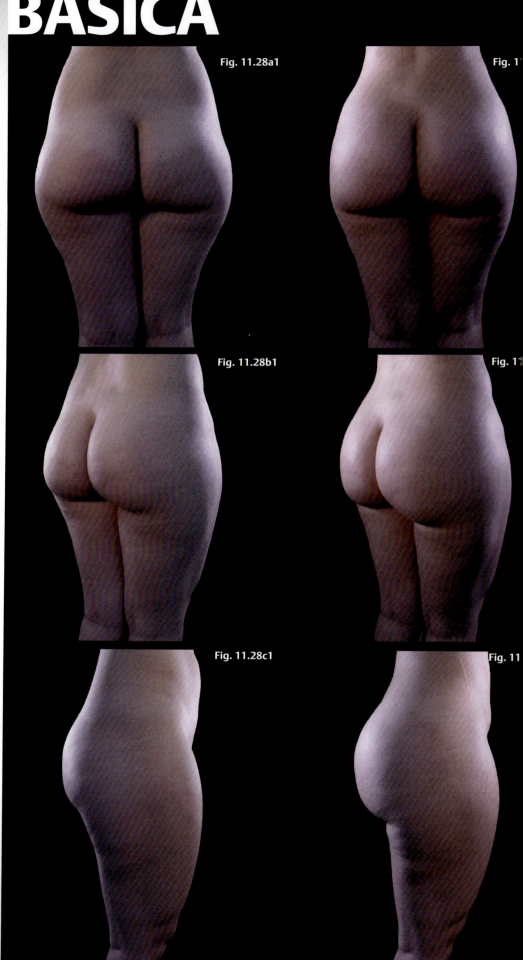

MODERADA

- **M**oderada: Básica mais nítida + sombras ao longo dos eretores da espinha + Sombra adicional posteriormente ao trato iliotibial (**Fig. 11.29**).

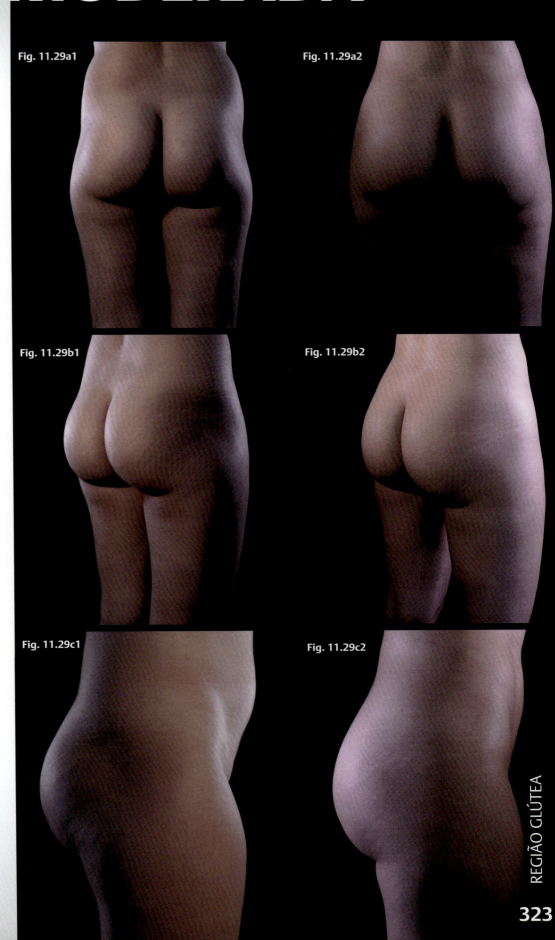

Fig. 11.29a1　　Fig. 11.29a2

Fig. 11.29b1　　Fig. 11.29b2

Fig. 11.29c1　　Fig. 11.29c2

EXTREMA

- E**X**trema: Moderada mais nítida + romboide lombar + definição profunda da sombra posterior ao trato iliotibial (**Fig. 11.30**).

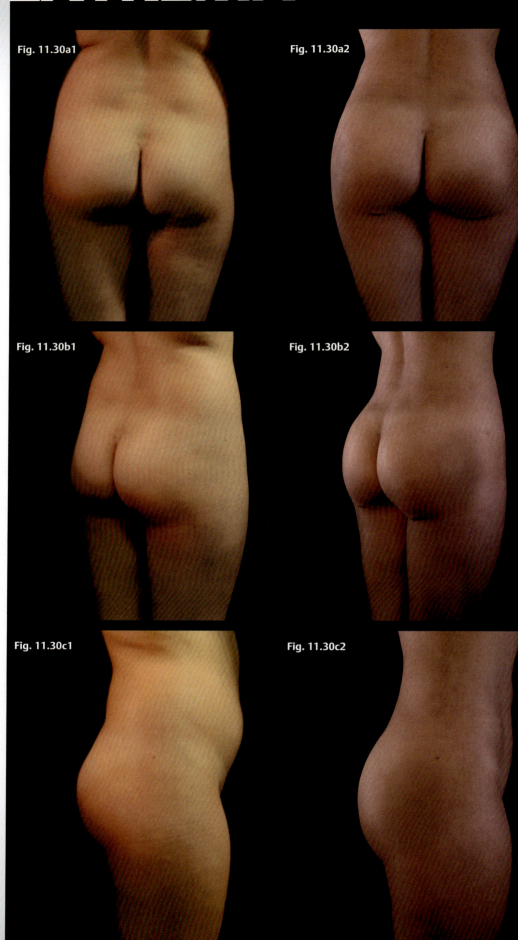

EGURANÇA

Lembre-se das recomendações consultivas para enxerto de gordura glútea da American Society of Plastic Surgeons:

- **Fique o mais longe possível das veias glúteas e do nervo isquiático**. A gordura só deve ser enxertada em planos superficiais, sendo o espaço subcutâneo considerado o mais seguro. Se o objetivo estético exigir mais enxerto adiposo do que possa ser colocado na camada subcutânea, o cirurgião deve considerar estadiar o procedimento, e não injetar profundamente.

- **Concentre-se na posição da ponta da cânula em cada avanço** para ter certeza de que não haja passagem mais profunda do que a pretendida, particularmente na metade medial dos glúteos, sobrejacente a estruturas críticas.

- **Use incisões de acesso que permitam a trajetória superficial melhor para cada parte dos glúteos**; evite angulação profunda da cânula; e palpe externamente, com a mão não dominante, para se certificar de que a ponta da cânula permaneça superficial.

- **Use instrumentação que ofereça controle da cânula**; evite cânulas que se dobrem e conexões Luer móveis. Cânulas de injeção vibratórias podem oferecer *feedback* tátil adicional.

- **A injeção só deve ser feita com a cânula em movimento** a fim de evitar injeções de *bolus* em alta pressão.

- **O risco de morte deve ser discutido** com cada paciente que esteja planejando ser submetido a enxerto de gordura glútea.

CONSIDERAÇÕES ADICIONAIS

- Paciente em decúbito ventral durante a cirurgia.
- A inclinação da mesa cirúrgica pode ser feita de acordo com as necessidades ergonômicas do cirurgião.
- Usam-se cânulas curvas longas especiais para chegar à área glútea lateral (**Fig. 11.31**).
- O enxerto de gordura precisa ser feito na parte lateral do músculo glúteo médio para evitar vasos sanguíneos (camada intramuscular).

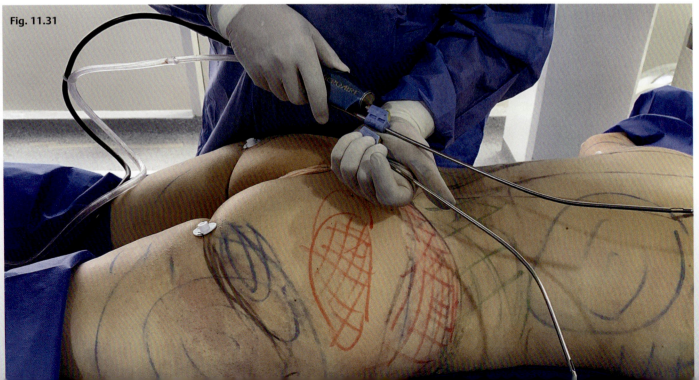

Fig. 11.31

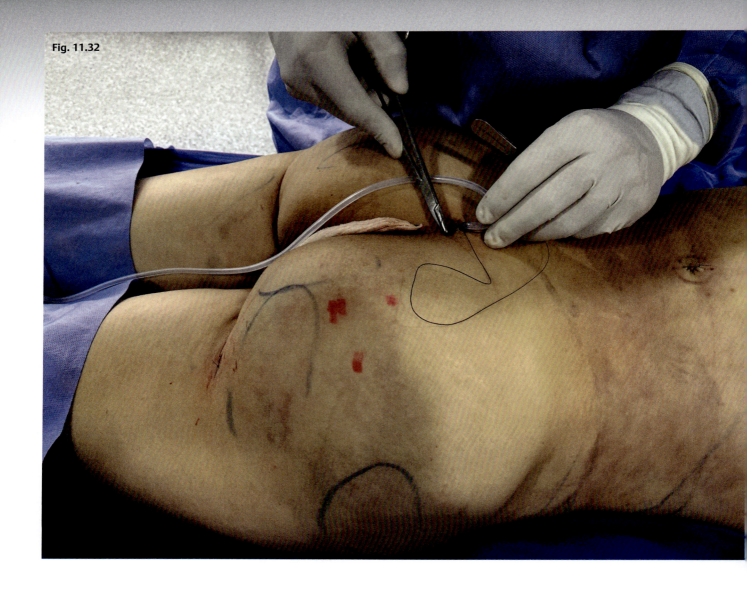

Fig. 11.32

CUIDADOS PÓS-OPERATÓRIOS

- As incisões na prega infraglútea são fechadas com pontos contínuos subdérmicos.
- Coloca-se um dreno na incisão interglútea tanto em homens como em mulheres (**Fig. 11.32**).
- Coloca-se um forro triangular sobre o sacro para compressão extra.
- Recomenda-se compressão leve na área glútea para prevenir reabsorção da gordura enxertada.
- Recomenda-se massagem da drenagem linfática para reduzir o edema e as equimoses somente nas adjacências glúteas (coxas e dorso).
- Como a maioria dos pacientes passa por enxerto de gordura, não se recomenda fisioterapia com ultrassom.

LEITURAS SUGERIDAS

1. Hoyos AE, Prendergast PM, Hoyos AE, Prendergast PM. Male buttocks and thighs. In: High definition body sculpting. Berlin, Heidelberg: Springer; 2014:137–143

2. Hoyos AE, Prendergast PM, Hoyos AE, Prendergast PM. Female buttocks. In: High definition body sculpting. Berlin, Heidelberg: Springer; 2014:165–176

3. Hoyos AE, Prendergast PM, Hoyos AE, Prendergast PM. Muscular and surface anatomy. In: High definition body sculpting. Berlin, Heidelberg: Springer; 2014:19–39

4. Hoyos AE, Perez ME, Domínguez-Millán R. Male aesthetics for the gluteal area: anatomy and algorithm for surgical approach for dynamic definition body contouring. Plast Reconstr Surg 2020;146(2):284–293

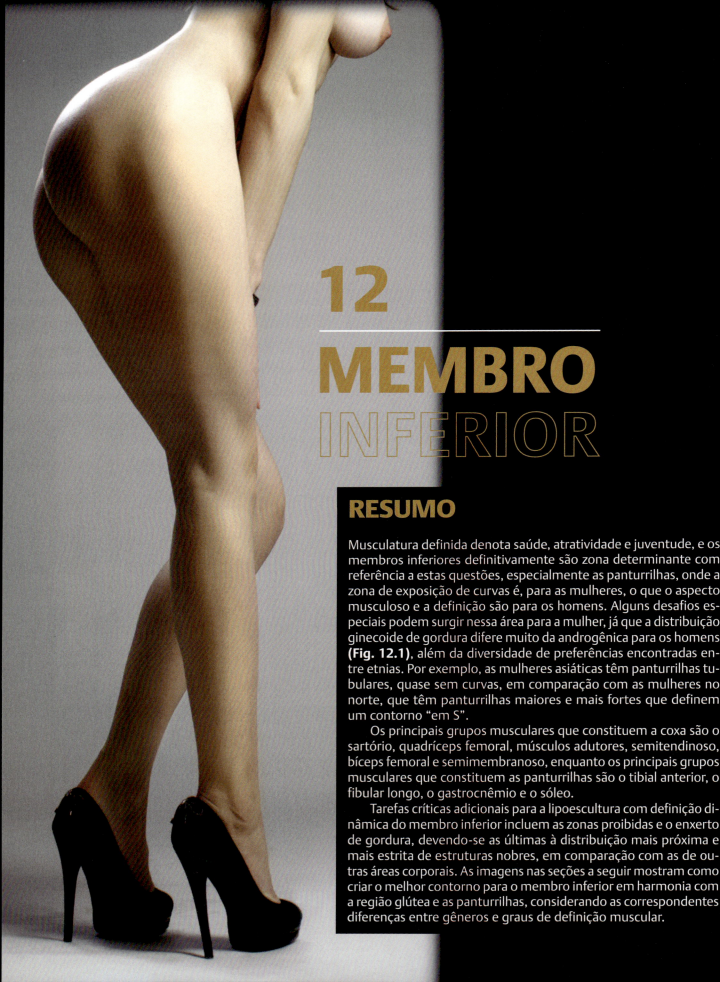

12
MEMBRO
INFERIOR

RESUMO

Musculatura definida denota saúde, atratividade e juventude, e os membros inferiores definitivamente são zona determinante com referência a estas questões, especialmente as panturrilhas, onde a zona de exposição de curvas é, para as mulheres, o que o aspecto musculoso e a definição são para os homens. Alguns desafios especiais podem surgir nessa área para a mulher, já que a distribuição ginecoide de gordura difere muito da androgênica para os homens **(Fig. 12.1)**, além da diversidade de preferências encontradas entre etnias. Por exemplo, as mulheres asiáticas têm panturrilhas tubulares, quase sem curvas, em comparação com as mulheres no norte, que têm panturrilhas maiores e mais fortes que definem um contorno "em S".

Os principais grupos musculares que constituem a coxa são o sartório, quadríceps femoral, músculos adutores, semitendinoso, bíceps femoral e semimembranoso, enquanto os principais grupos musculares que constituem as panturrilhas são o tibial anterior, o fibular longo, o gastrocnêmio e o sóleo.

Tarefas críticas adicionais para a lipoescultura com definição dinâmica do membro inferior incluem as zonas proibidas e o enxerto de gordura, devendo-se as últimas à distribuição mais próxima e mais estrita de estruturas nobres, em comparação com as de outras áreas corporais. As imagens nas seções a seguir mostram como criar o melhor contorno para o membro inferior em harmonia com a região glútea e as panturrilhas, considerando as correspondentes diferenças entre gêneros e graus de definição muscular.

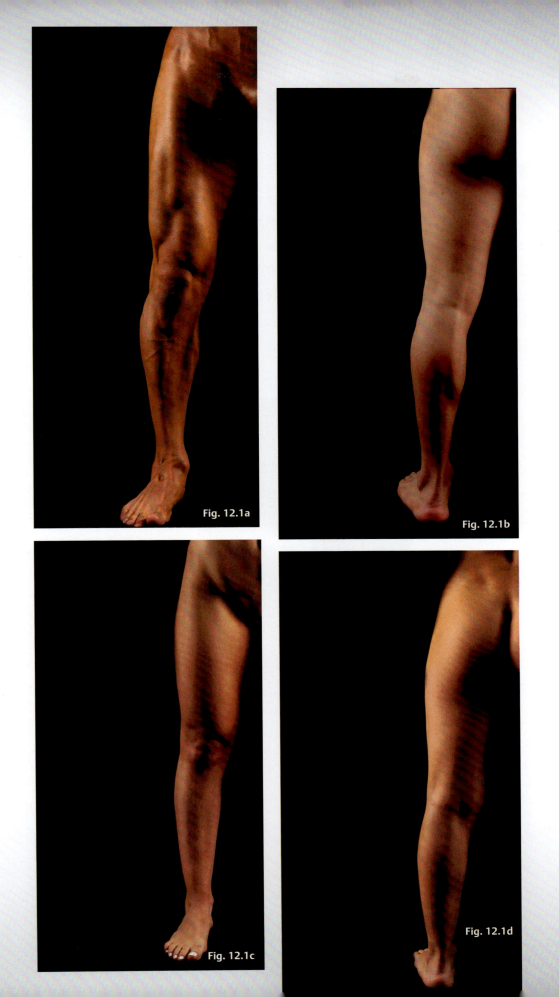

Fig. 12.1a
Fig. 12.1b
Fig. 12.1c
Fig. 12.1d

SARTÓRIO

É um músculo em forma de fita que passa de lateral a medial pela parte superior da coxa anterior (**Fig. 12.2**).

- Origem: espinha ilíaca anterossuperior e segmento superior de uma incisura inferior a ela.
- Inserção: parte superior da superfície medial da tíbia.
- Ação: leva os membros inferiores à posição sentada com as pernas cruzadas ("posição do alfaiate").
- Auxiliar em: flexão do quadril e do joelho, abdução e rotação lateral da coxa.
- Considerado o músculo de definição da coxa por excelência.

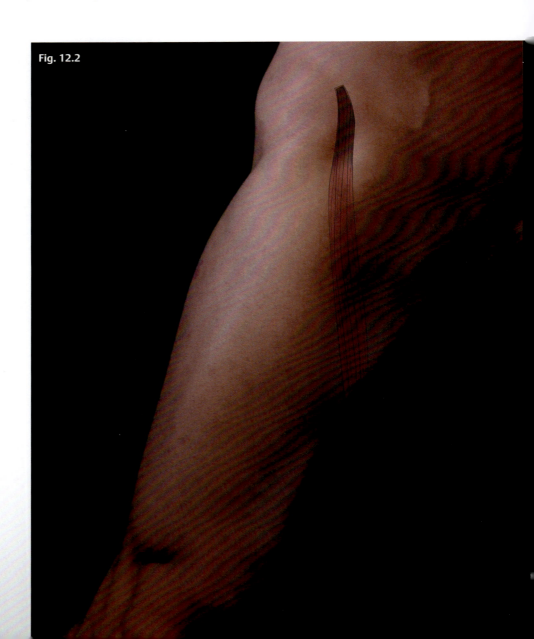

Fig. 12.2

QUADRÍCEPS FEMORAL

É um músculo com quatro cabeças que forma a massa mais volumosa da parte anterior da coxa: Reto femoral, vasto lateral, vasto intermédio e vasto medial, que constituem o grande músculo extensor da perna (**Fig. 12.3**).

- Reto femoral: corre em linha reta pela coxa.
  - Origem: espinha ilíaca anteroinferior e ilíaco superiormente ao acetábulo.
  - Função especial: atravessa duas articulações (quadril e joelho) – flexiona o quadril e a coxa no quadril e estende a perna no joelho.
  - Músculo de força e definição da coxa.

- Vasto lateral: situa-se na parte lateral da coxa e é o maior componente do quadríceps.
  - Origem: trocânter maior e lábio lateral da linha áspera do fêmur.

- Vasto medial: cobre o lado medial da coxa.
  - Origem: linha intertrocantérica e lábio medial da linha áspera do fêmur.

- Vasto intermédio: situa-se profundamente ao reto femoral, entre o vasto lateral e o vasto medial.
  - Origem: superfícies anterior e lateral da diáfise do fêmur. Apenas parte dele pode ser vista da superfície.

- Inserção: os tendões das quatro unidades formam o tendão do quadríceps na parte distal da coxa. Esse tendão continua até o ligamento patelar e insere-se na tuberosidade tibial.

- Função: extensão da perna na articulação do joelho. O reto femoral também flexiona a coxa.

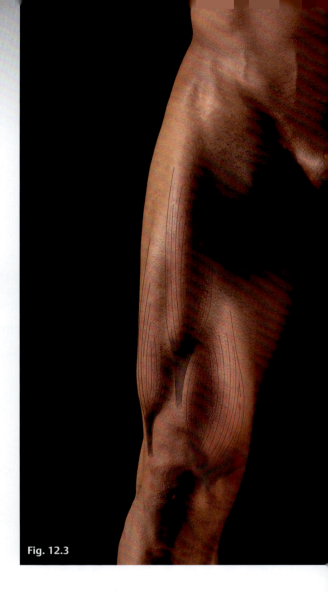

Fig. 12.3

ADUTOR
LONGO

É um músculo em forma de leque encontrado na faceta anterior do grupo muscular adutor. Dá à parte superior da coxa um senso de volume medial, criando uma curva contínua com a região inguinal (**Fig. 12.4**).

- Origem: corpo do púbis inferiormente à crista púbica.
- Inserção: terço médio da linha áspera do fêmur.
- Função: adução da coxa na articulação do quadril e participação na rotação externa/lateral e flexão da coxa.

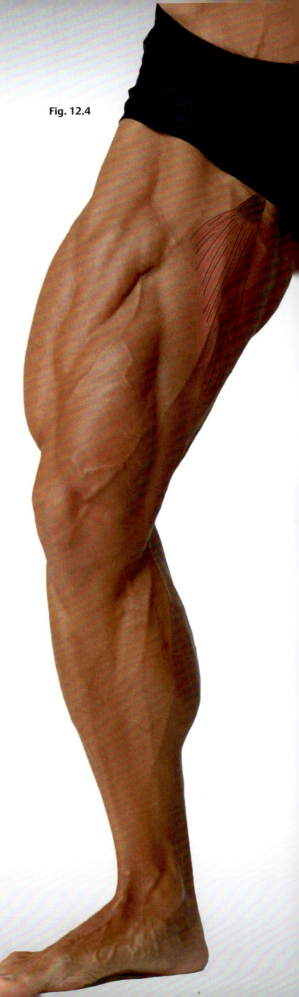

Fig. 12.4

ADUTOR
MAGNO

É o maior músculo, mais posterior e o mais poderoso no grupo adutor. Tem duas porções: adutor e isquiossural.

- Adutor: flexão e adução da coxa.
  - Origem: ramo inferior do púbis.
  - Inserção: tuberosidade glútea do fêmur.
- Grupo isquiossural: extensão e adução da coxa.
  - Origem: tuberosidade isquiática.
  - Inserção: tubérculo adutor do fêmur.
- Funções: contrai e puxa o quadril em direção à linha média do corpo. Esta ação é parte fundamental do caminhar, de saltar e de vários outros movimentos bípedes.

BÍCEPS FEMORAL

- Tem duas cabeças: curta e longa. Distalmente, a cabeça longa torna-se tendínea e une-se à cabeça curta (**Fig. 12.5**).

- Origens:
  - Cabeça longa: tuberosidade isquiática.
  - Cabeça curta: linha áspera e linha supracondilar lateral do fêmur.

- Inserção: parte lateral da cabeça da fíbula. A principal função do bíceps femoral é flexionar a perna e, quando a perna está flexionada, faz a rotação lateral. Além disso, participa da extensão da coxa (durante o primeiro passo da marcha).

- Função:
  - A cabeça curta flexiona a coxa na articulação do joelho.
  - A cabeça longa flexiona o joelho e auxilia na extensão do quadril.

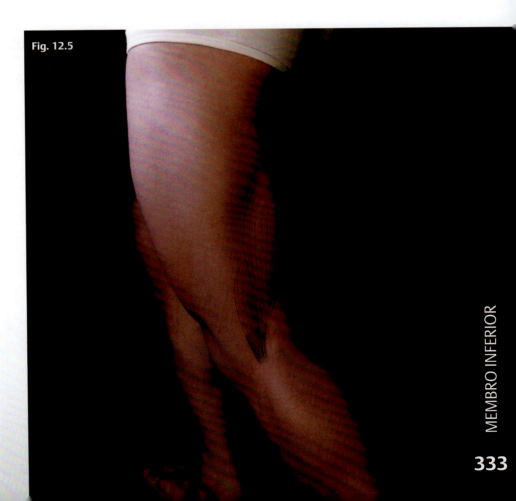

Fig. 12.5

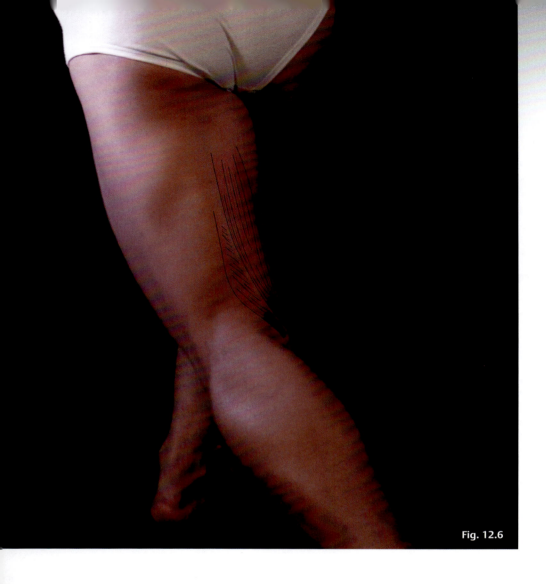

Fig. 12.6

SEMITENDINOSO

- É um músculo com metade tendinosa (parte do compartimento posterior da coxa) (**Fig. 12.6**).
- Forma a "pata de ganso" juntamente com as inserções tendíneas do sartório e do grácil.
- Origem: tuberosidade isquiática (**Fig. 12.6**).
- Inserção: superfície medial da parte superior da tíbia.
- Função: extensão da coxa, flexão e rotação da perna medialmente e, quando a perna está flexionada, participa da extensão do tronco.

SEMIMEMBRANOSO

- Origem: tuberosidade isquiática.
- Inserção: parte posterior do côndilo medial da tíbia.
- Função: trabalha em conjunto com outros músculos isquiossurais para executar sua função no tronco. Auxilia em múltiplos movimentos do quadril e do joelho.

TIBIAL
ANTERIOR

- Músculo fino que se situa contra a superfície lateral da tíbia, sendo o mais medial e superficial dos dorsiflexores (**Fig. 12.7**).

- Origem: côndilo femoral e metade superior da superfície lateral da tíbia e membrana interóssea.

- Inserção: superfícies medial e inferior do cuneiforme medial e base do primeiro metatarsiano.

- Função: dorsiflexão e inversão do pé no tornozelo.

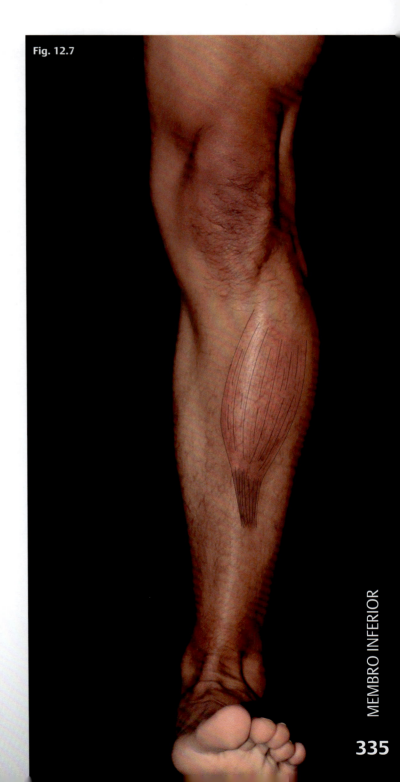

Fig. 12.7

FIBULAR LONGO

- Músculo mais superficial do compartimento lateral da perna. É um músculo estreito que se estende da cabeça da fíbula à planta do pé (**Fig. 12.8**).
- Origem: cabeça e dois terços superiores da superfície lateral da fíbula.
- Inserção: base do primeiro metatarsiano e cuneiforme medial.
- Função: everte o pé e auxilia na flexão plantar no tornozelo.

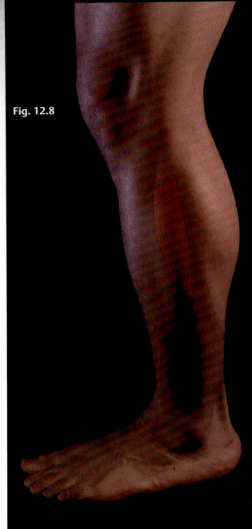

Fig. 12.8

SÓLEO

- Localizado profundamente ao gastrocnêmio (**Fig. 12.9**).
- Músculo grande, que pode ser palpado a cada lado do gastrocnêmio quando o paciente fica na ponta dos pés.
- Origem: face posterior da cabeça e quarto superior da superfície posterior da fíbula, linha do sóleo e terço médio da borda medial da tíbia e arco tendíneo que se estende entre as fixações ósseas.
- Inserção: osso calcâneo através do tendão do calcâneo.
- Função: flexão plantar do pé no tornozelo (independentemente da posição do joelho).

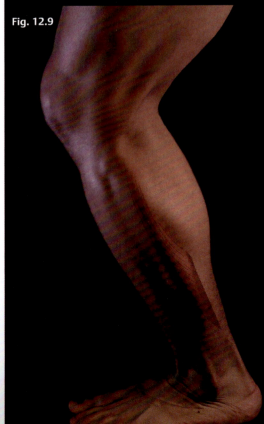

Fig. 12.9

GASTROCNÊMIO

- Músculo mais superficial no compartimento posterior e constitui a parte mais proeminente da panturrilha (**Fig. 12.10**).

- É um músculo com duas cabeças e duas articulações: a cabeça medial é maior e estende-se mais distalmente do que a cabeça lateral. Ambas as cabeças se unem na margem inferior da fossa poplítea, onde formam seus limites inferolateral e inferomedial.

- Origens:
    - Cabeça lateral: face lateral do côndilo lateral do fêmur.
    - Cabeça medial: superfície poplítea do fêmur, superiormente ao côndilo medial.

- Inserção (comum): superfície posterior do calcâneo através do tendão do calcâneo (fusão dos músculos plantar, sóleo e gastrocnêmio).

- Função: flexão plantar do tornozelo quando o joelho está em extensão e participa da flexão da perna no joelho.

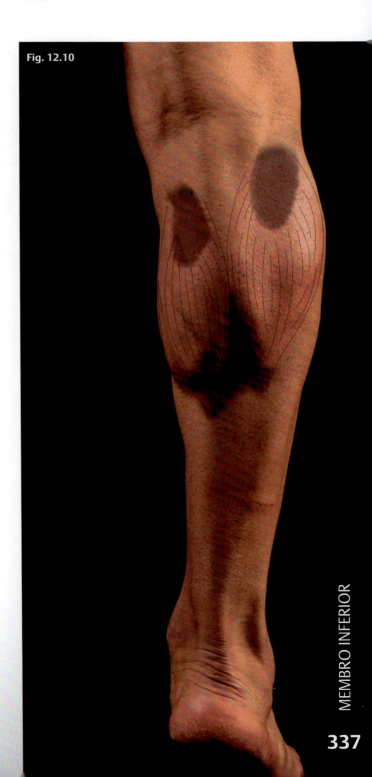

Fig. 12.10

BIOTIPOS
HUMANOS

- **Mesomorfo**: geralmente tem compartimentos extensores da coxa e músculos gastrocnêmios grandes que predominam na parte média e superior da panturrilha (**Fig. 12.11a**).

- **Endomorfo**: pacientes com coxins gordurosos, particularmente nas partes medial e lateral da coxa e na panturrilha (**Fig. 12.11b**).

- **Ectomorfo**: pacientes com pouco tono muscular, músculos finos e volume de contorno leve na parte inferior da coxa e superior da panturrilha (**Fig. 12.11c**).

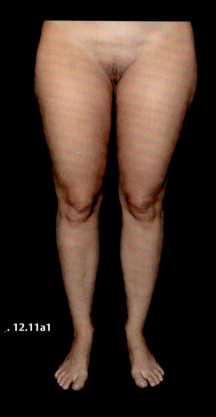

Fig. 12.11a1

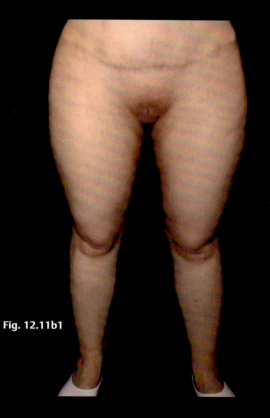

Fig. 12.11b1

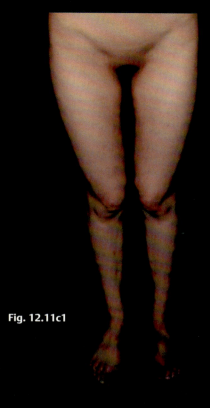

Fig. 12.11c1

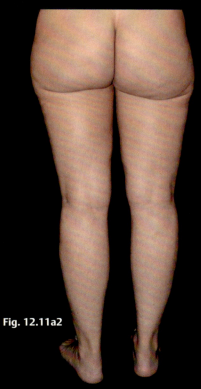

Fig. 12.11a2

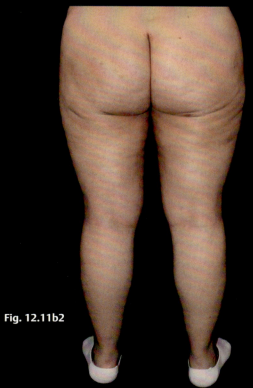

Fig. 12.11b2

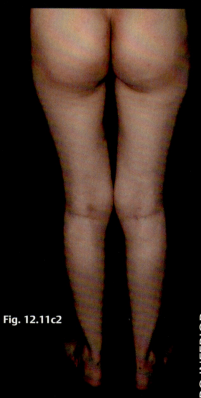

Fig. 12.11c2

MEMBRO INFERIOR

339

SOMBRAS
DO MEMBRO INFERIOR

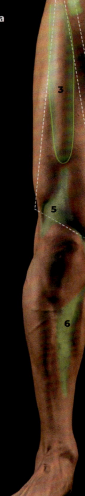

Fig. 12.12a

Homens

- Anteriores (**Fig. 12.12a**):

    1. Linhas do sartório.
    2. Zona dos adutores.
    3. Zona do reto femoral.
    4. Triângulo inferior do vasto medial.
    5. Triângulo inferior do vasto lateral.
    6. Triângulo tibial.

Linhas tracejadas: faceta dos adutores (triângulo medial) e faceta dos vastos (triângulo lateral).

Fig. 12.12b

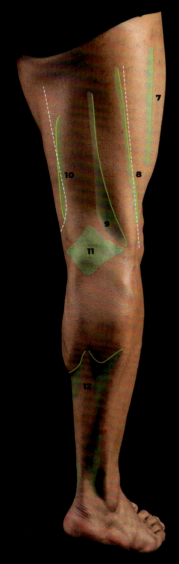

- Posteriores (**Fig. 12.21b**):

    7. Trato iliotibial.
    8. Sulco do vasto lateral-bíceps femoral.
    9. Sulco do bíceps femoral-semitendinoso.
    10. Sulco do semitendinoso-semimembranoso.
    11. Romboide na fossa poplítea.
    12. Triângulos do gastrocnêmio.
    13. Triângulos do tendão do calcâneo.

Linhas tracejadas: faceta iliotibial (linha lateral) e faceta do bíceps femoral (linha medial).

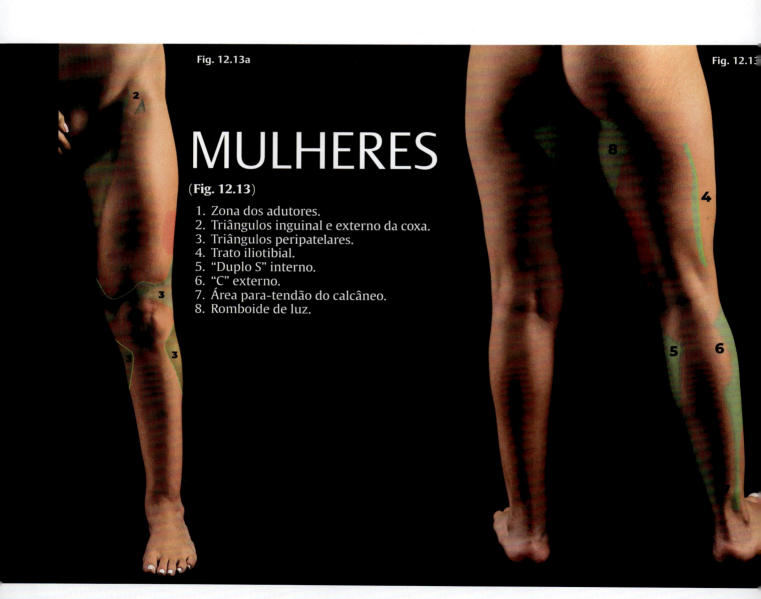

Fig. 12.13a

MULHERES

(**Fig. 12.13**)

1. Zona dos adutores.
2. Triângulos inguinal e externo da coxa.
3. Triângulos peripatelares.
4. Trato iliotibial.
5. "Duplo S" interno.
6. "C" externo.
7. Área para-tendão do calcâneo.
8. Romboide de luz.

✓ DICA

À medida que as pacientes do gênero feminino realçam o volume e a definição dos músculos, as facetas masculinas começam a aparecer (linhas tracejadas) **(Fig. 12.13c)**.

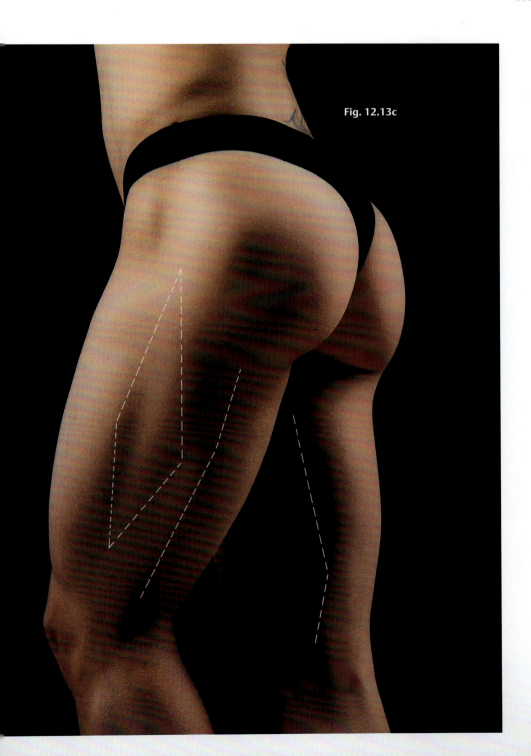

Fig. 12.13c

⚠ ATENÇÃO!

Há zonas de aderência nas partes medial e lateral da coxa, onde apenas se deposita gordura superficial. Não realize lipoaspiração completa nesta área, ou poderão aparecer assimetrias.

FUNDAMENTO

CONSIDERAÇÕES PRÉ-OPERATÓRIAS

- Exame físico: avalie o tamanho, a forma, o volume de gordura e a flacidez da pele das coxas.
- Determine os limites do quadríceps e do sartório (**Fig. 12.14a-c**) e dos do grupo isquiossural, incluindo a linha do vasto lateral (**Fig. 12.14d-f**). Avalie o tamanho e o volume das panturrilhas, pedindo ao paciente para contrair voluntariamente o gastrocnêmio.

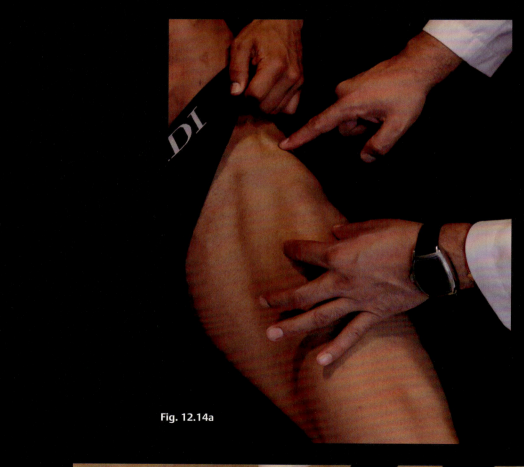

Fig. 12.14a

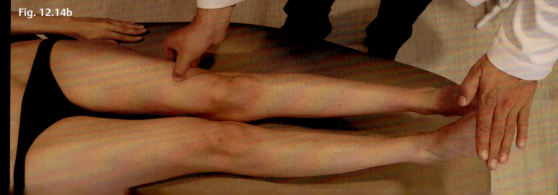

Fig. 12.14b

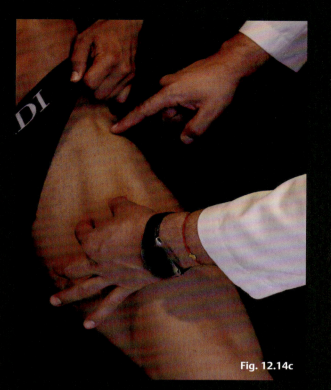

Fig. 12.14c

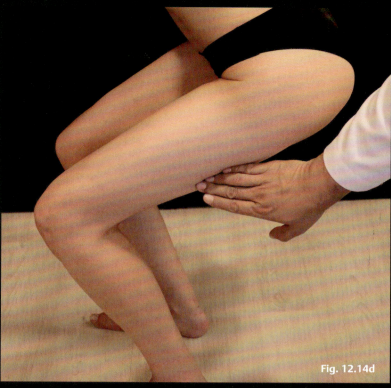

Fig. 12.14d

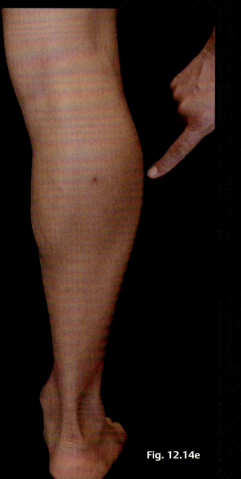

Fig. 12.14e

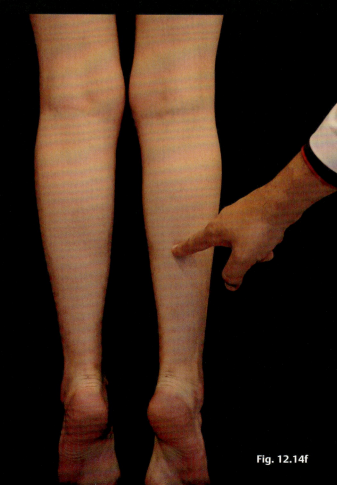

Fig. 12.14f

MEMBRO INFERIOR

345

PADRÕES DE FOTOGRAFIA

(**Fig. 12.15**)

- Projeções: anterior, posterior e lateral.
- Área-alvo: 40 × 120 cm em orientação vertical.
- Foco: articulação do joelho sem limite lateral para o enquadramento.
- Distância paciente-câmera: 1,5 a 2 m.
- A relação de reprodução deve ser de 1:18.
- Corte (referências): espinha ilíaca anterossuperior (superior) e abaixo dos pés/dedos dos pés (inferior).
- Projeções: anterior, posterior e lateral.
- Configuração da luz ambiente de alta definição padrão.

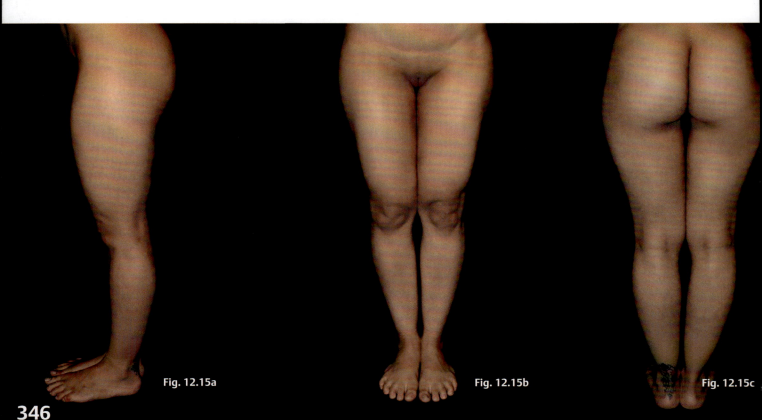

Fig. 12.15a   Fig. 12.15b   Fig. 12.15c

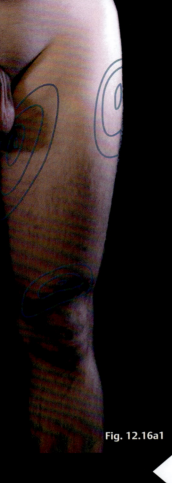

Fig. 12.16a1

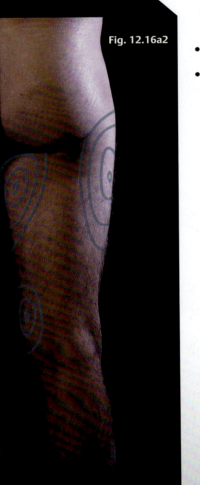

Fig. 12.16a2

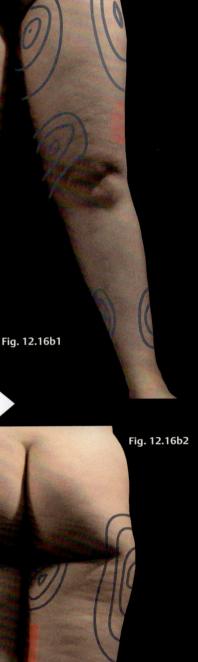

Fig. 12.16b1

Fig. 12.16b2

MARCAÇÕES

Ver **Fig. 12.16**

- Marque os coxins adiposos nas partes proximal e distal mediais da coxa, bem como aqueles na parte posterior e inferior da panturrilha.
- Lembre-se das zonas de aderência no terço médio!
- Marque os espaços negativos de acordo com o gênero (**Figs. 12.12** e **12.13**).

MEMBRO INFERIOR

347

MARCAÇÕES **BMX**

Fig. 12.17a

Fig. 12.17b

HOMENS

(**Fig. 12.17**)

- Definição **B**ásica (Azul): peça ao paciente para estender o joelho contra resistência e marque o vasto lateral, e peça a ele para dorsiflexionar o pé e marque o tibial anterior. Peça também para curvar o joelho e elevar o calcanhar para permitir a marcação da borda inferior do gastrocnêmio.

- Definição **M**oderada (Amarelo): Básica + marcação da zona do grupo adutor com o vasto medial e o lateral por palpação. Marque ainda a borda superior do gastrocnêmio e a sombra do trato iliotibial.

- Definição Extrema (**X**treme) (Vermelho): Moderada + peça ao paciente para estender o joelho e marque os limites do reto femoral e do sartório. Depois, peça ao paciente para flexionar o joelho e rodá-lo lateralmente. Em seguida, pode-se palpar a contração do bíceps femoral na zona lateral posterior da coxa + contração do gastrocnêmio, quando se deve marcar o sulco gastrocnêmio-sóleo na parte lateral da perna.

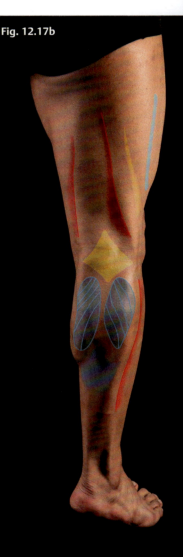

 NOTA

Áreas coloridas com linhas internas = Enxerto de gordura.

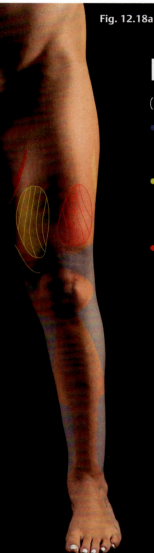

Fig. 12.18a

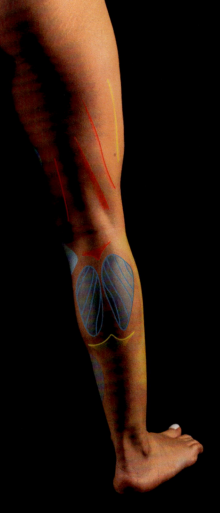

Fig. 12.18b

MULHERES

(**Fig. 12.18**)

- Definição **B**ásica (Azul): peça à paciente para estender o joelho e marque as sombras peripatelares + trace sombras para o contorno suave do "S" duplo interno e do "C" externo.

- Definição **M**oderada (Amarelo): Básica + marcação da borda do vasto medial e do trato iliotibial enquanto o joelho fica em extensão + trace a borda inferior do gastrocnêmio durante a manobra de elevação do calcanhar.

- Definição Extrema (*Xtreme*) (Vermelho): Moderada + marque a zona do grupo de adutores e faça a definição do trato iliotibial + peça à paciente para flexionar o joelho contra resistência para marcar o grupo isquiossural e a borda superior do gastrocnêmio.

 NOTA

Áreas coloridas com linhas internas = Enxerto de gordura.

CIRURGIA

HOMENS

INCISÕES CAMUFLADAS

(**Fig. 12.19**)

- Poplíta: lateral e/ou medial.
- Acima da patela.
- Púbis.
- Prega infraglútea.

 DICA
Os homens geralmente não precisam de lipoplastia na zona em torno do tendão do calcâneo, pois é raro o acúmulo de gordura nesta área, até mesmo nos indivíduos acima do peso.

INFILTRAÇÃO

- Inicie profundamente e depois siga de modo superficial.
- Solução tumescente: 1 mL de epinefrina + 100 mL de lidocaína a 1% por litro de Ringer lactato. Pode-se acrescentar bicarbonato (10 mEq/L) como estabilizador do pH.
- Use uma cânula *basket* de 3,0 mm.
- A relação infiltrado/aspirado é de aproximadamente 2:1.

 DICA
A lipoescultura dos braços e coxas geralmente deriva em dor pós-operatória intensa; por isso, usamos lidocaína em dose total na fórmula de Klein para infiltrar este segmento corporal e para diminuir a intensidade da sensação dolorosa.

EMULSIFICAÇÃO

(**Fig. 12.20**)

- Tempo médio para emulsificação: 2 min por 100 mL de solução tumescente infiltrada.
- Camada superficial: VASER no modo pulsado em energia de 50 a 70% com sondas de três anéis com 2,9 ou 3,7 mm para a coxa e energia de 50 a 60% com sonda de dois anéis com 3,7 mm para as panturrilhas.
- Camada profunda: VASER no modo contínuo em energia de 50 a 70% com sonda de dois ou três anéis com 3,7 mm.

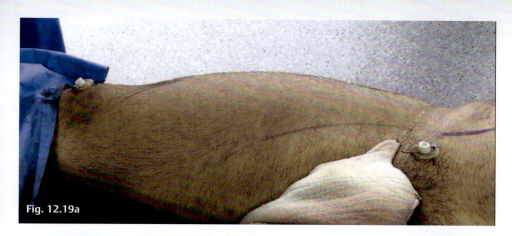
Fig. 12.19a

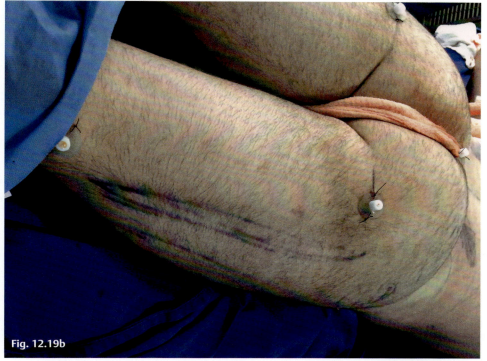
Fig. 12.19b

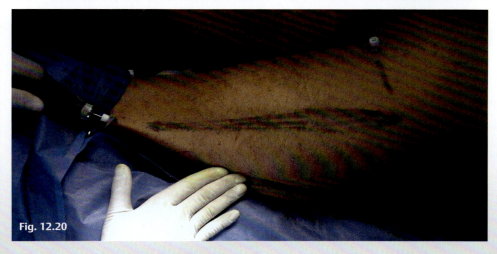
Fig. 12.20

MEMBRO INFERIOR

351

LIPOASPIRAÇÃO PROFUNDA

Os homens raramente acumulam tecido adiposo nas extremidades inferiores. A lipoaspiração é feita seletivamente em áreas onde seja necessária definição ou redução de volume (**Fig. 12.21**).

ANTERIOR

- Coxa proximal medial: o acesso é através de incisão púbica com o uso de uma cânula curta de 3,0 mm ("*baby*").
- Coxa distal medial e lateral: o acesso é através de incisões medial e lateral no joelho, respectivamente, usando uma cânula curva de 4,0 mm.

DICA

Inicie de distal a proximal a fim de evitar ressecção excessiva nas zonas de aderência da coxa medial/lateral média!

POSTERIOR

- Realize lipoaspiração minuciosa usando cânulas curta e longa de 4,0 mm.
- Incisão infraglútea: trate a coxa medial superior.
- Incisão poplítea medial: coxa distal medial e panturrilha medial.
- Incisão poplítea lateral: coxa e panturrilha lateralmente.
- Os homens geralmente não têm muitos depósitos de gordura nas panturrilhas e, se assim for:
  - Faz-se lipoplastia completa sobre o gastrocnêmio e a panturrilha proximal.
  - Incisão no tendão do calcâneo: permite o tratamento na panturrilha distal, usando uma cânula curta (*baby*) de 3,0 mm.

LIPOASPIRAÇÃO SUPERFICIAL

(**Fig. 12.22**)

- Foco em destacar os grandes músculos da coxa e sulcos da panturrilha.
- É preciso ser feita usando cânulas curvas com diâmetro pequeno (3,0 mm) para evitar irregularidades.
- O vasto lateral e o medial são os músculos mais importantes na parte anterior da coxa.
- Use a cânula curta de 3,0 mm para o romboide poplíteo e a parte proximal da coxa.
- Como regra geral: não cruze a linha média da coxa de nenhuma das incisões poplíteas. Use cânulas longas curvas para chegar às partes superiores lateral e medial da coxa.

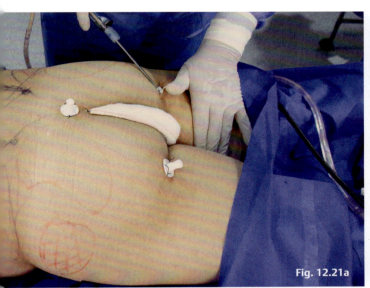
Fig. 12.21a

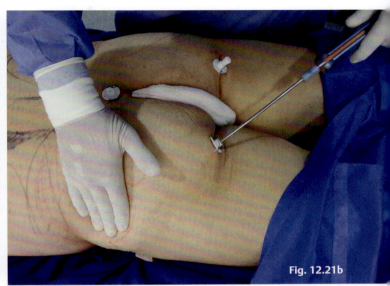
Fig. 12.21b

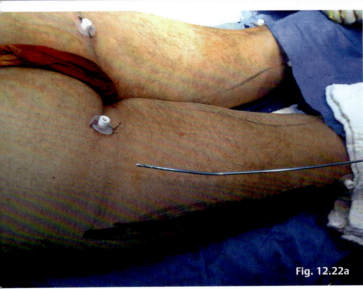
Fig. 12.22a

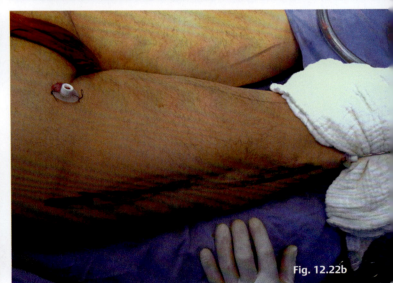
Fig. 12.22b

ESPAÇOS NEGATIVOS

- Bordas nítidas são as preferidas para os pacientes masculinos.

- Coxas:

  - A lipoaspiração no romboide poplíteo evidencia a aparência volumétrica da parte posterior da coxa.

  - Incisão anterior no joelho: defina as bordas do quadríceps e a zona dos adutores.

  - Incisões posteriores no joelho: defina as bordas nítidas dos músculos isquiossurais, do bíceps femoral e do trato iliotibial.

- Panturrilhas:

  - A área em torno do tendão do calcâneo é comumente uma zona magra, onde raramente pacientes endomorfos têm depósitos de gordura.

  - Incisões anteriores no joelho: defina as bordas do triângulo tibial.

  - Incisões posteriores no joelho: defina as sombras e triângulos do gastrocnêmio.

ENXERTO DE GORDURA

Tabela 12.1 Pedículos vasculares da extremidade inferior

Músculo	Anatomia	Descrição
M. vasto lateral	Pedículo arterial principal	Ramo descendente da artéria femoral circunflexa lateral localiza-se no terço superior do músculo, estendendo-se ao longo de sua borda medial.
	Pedículo arterial secundário	Ramo transverso da artéria femoral circunflexa lateral. Ramo posterior da artéria femoral profunda. Ramo superficial da artéria genicular superior lateral.
	Inervação	Nervo femoral
M. vasto medial	Pedículo arterial principal	Ramo descendente da artéria femoral superficial.
	Pedículo arterial secundário	Ramos provenientes da artéria femoral superficial. Alguns ramos musculoarticulares da artéria genicular descendente.
	Inervação	Nervo femoral
M. reto femoral	Pedículo arterial principal	Ramo femoral profundo e descendente da artéria femoral circunflexa lateral.
	Pedículo arterial secundário	Ramos provenientes da artéria femoral superficial
	Inervação	Nervo femoral
M. gastrocnêmio	Pedículo arterial principal	Artérias surais medial e lateral, ramos da artéria tibial posterior e artéria poplítea; ambas têm 6 cm de comprimento e 2 mm de diâmetro.
	Pedículo arterial secundário	Ramos posterior e superficial da artéria fibular.
	Inervação	Nervo tibial

DICA

Lembre-se das premissas "Cinco Favoritas" para uma técnica segura de enxerto de gordura em definição dinâmica (HD^2) (ver Tabela 7.1).

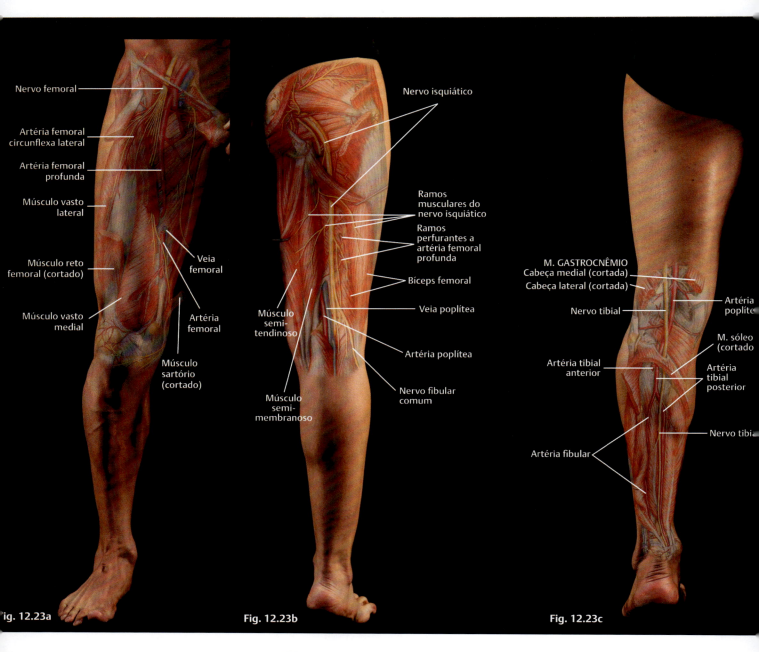

Fig. 12.23a

Fig. 12.23b

Fig. 12.23c

 NOTA

Estruturas neurovasculares na parte anterior da coxa **(Fig. 12.23a)**

 NOTA

Estruturas neurovasculares na parte posterior da coxa **(Fig. 12.23b)**

 NOTA

Estruturas neurovasculares principais das panturrilhas **(Fig. 12.23c)**.

- Gastrocnêmio:
  - Use uma cânula curva com ponta romba de 3 mm.
  - Pince o músculo gastrocnêmio e introduza a cânula na massa muscular por meio da incisão posterior no joelho (**Fig. 12.23d**).
  - Coloque o enxerto de gordura na camada intramuscular por meio de pequenas tiras em um movimento retrógrado em leque (**Fig. 12.23e**).
  - O volume médio da lipoinjeção é de 100 a 150 mL, principalmente na cabeça medial do músculo gastrocnêmio (**Fig. 12.24**).

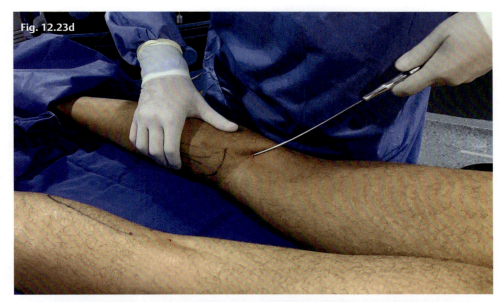

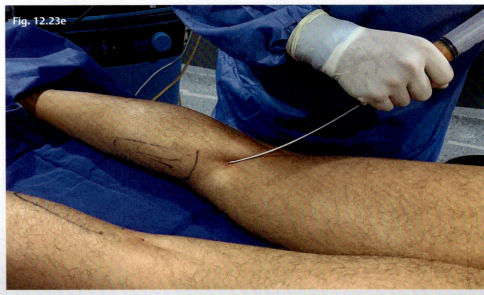

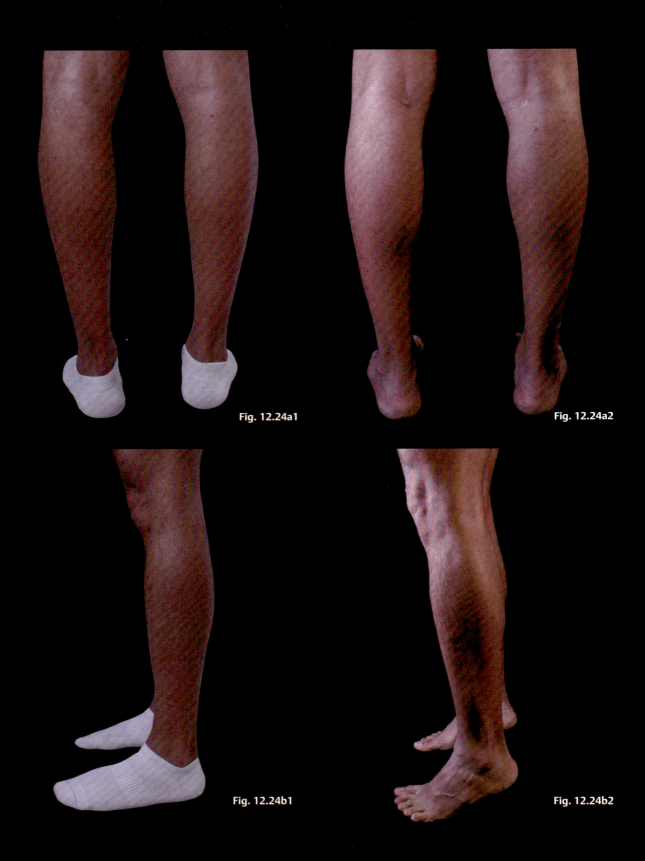

Fig. 12.24a1
Fig. 12.24a2
Fig. 12.24b1
Fig. 12.24b2

FUNDAMENTOS

🗸 DICA

Geralmente não fazemos enxertos nos músculos vastos em homens, já que são geneticamente maiores, em comparação com os das mulheres. Recomenda-se apenas o enxerto de gordura no vasto medial e/ou vasto lateral em casos nos quais a lipoaspiração não tenha sido suficiente ou em casos de falta intensa de projeção.

LIPOASPIRAÇÃO BMX

- **B**ásica: Linha do vasto lateral (trato iliotibial) + sulco inferior do gastrocnêmio e borda lateral do tibial anterior (**Fig. 12.25**).

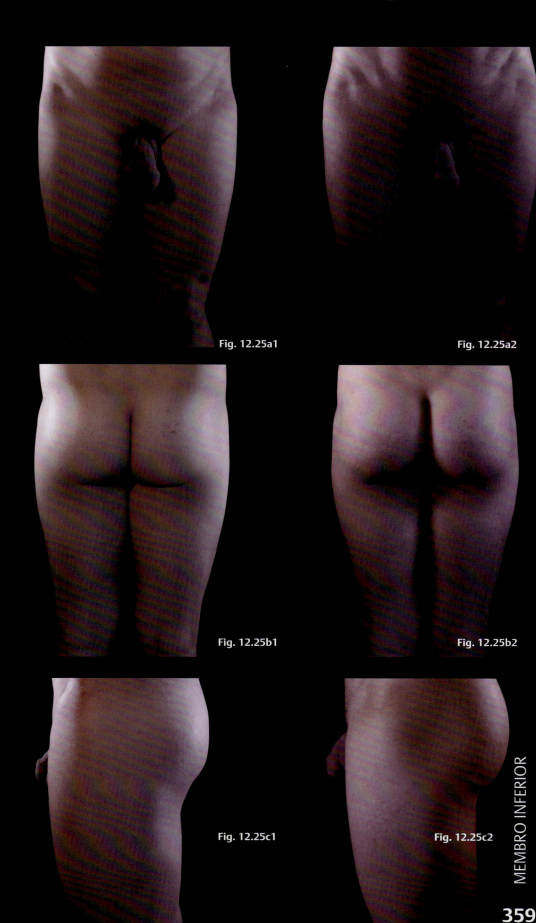

Fig. 12.25a1 Fig. 12.25a2
Fig. 12.25b1 Fig. 12.25b2
Fig. 12.25c1 Fig. 12.25c2

MODERADA

- **M**oderada: Básica mais nítida + área dos grupos adutores + sulco superior do gastrocnêmio (**Fig. 12.26**).

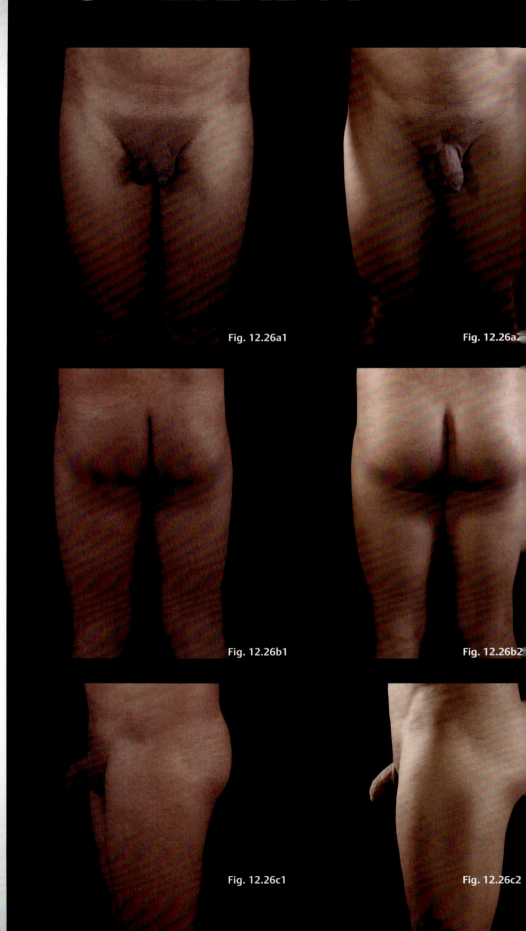

Fig. 12.26a1 Fig. 12.26a2
Fig. 12.26b1 Fig. 12.26b2
Fig. 12.26c1 Fig. 12.26c2

EXTREMA

- Extrema (*Xtreme*): Moderada mais nítida + escultura dos vastos medial e lateral + bíceps femoral e músculo semitendinoso + sulco vasto lateral-bíceps femoral + sulco gastrocnêmio-sóleo na face lateral da perna (**Fig. 12.27**).

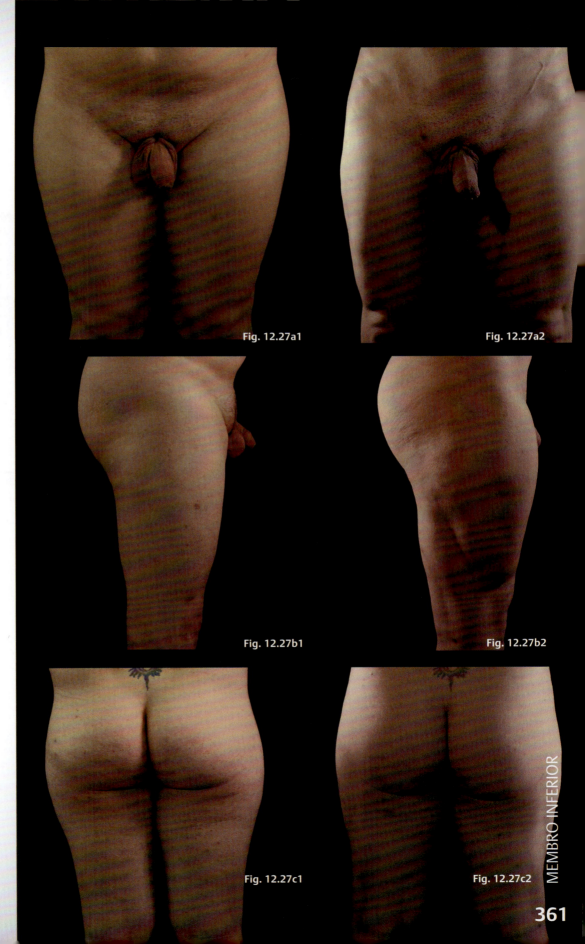

Fig. 12.27a1 Fig. 12.27a2
Fig. 12.27b1 Fig. 12.27b2
Fig. 12.27c1 Fig. 12.27c2

MULHERES

INCISÕES CAMUFLADAS

(**Fig. 12.28**)

- Poplítea: lateral e/ou medial.
- Acima da patela.
- Púbis.
- Prega infraglútea.
- Tendão do calcâneo.

INFILTRAÇÃO

- Solução tumescente: 1 mL de epinefrina + 100 mL de lidocaína a 1% por litro de Ringer lactato. Pode-se adicionar bicarbonato (10 mEq/L) como estabilizador do pH.
- Use uma cânula *basket* de 3,0 mm.
- A relação infiltração-aspiração deve ser de 2:1.

EMULSIFICAÇÃO

(**Fig. 12.29**)

- Camada superficial: VASER no modo pulsado com energia de 50 a 70% e sondas de três anéis com 2,9 ou 3,7 mm para a coxa e energia de 50 a 60% e sonda de dois anéis com 3,7 mm para as panturrilhas.
- Camada profunda: VASER no modo contínuo com energia de 50 a 70% e sonda de dois ou três anéis com 3,7 mm.

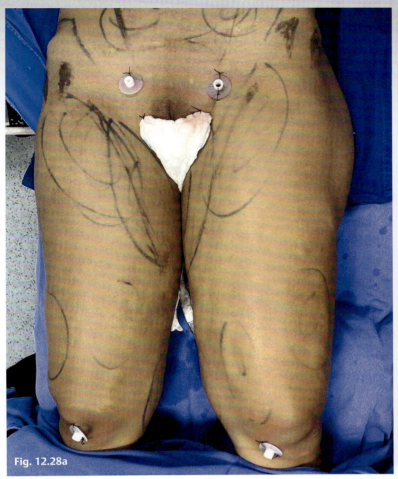

Fig. 12.28a

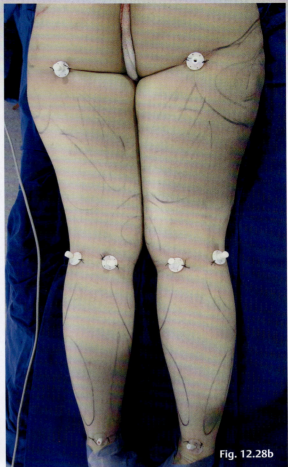

Fig. 12.28b

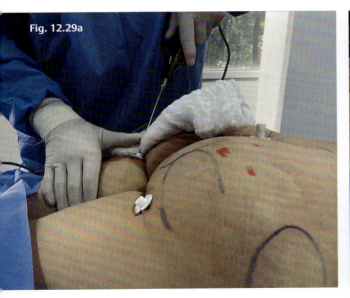

Fig. 12.29a

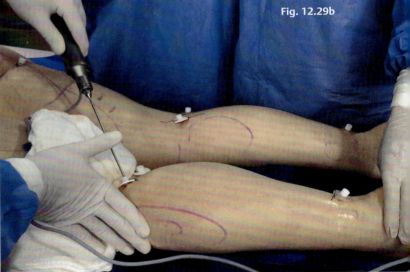

Fig. 12.29b

LIPOASPIRAÇÃO PROFUNDA

(**Fig. 12.30**)

- Remova os grandes coxins adiposos usando cânulas longas (4,0 mm, 5,0 mm).
- Parte lateral da coxa com cânulas curvas de 3,0 a 5,0 mm.
- Cânulas curvas especiais (30 a 45 graus) nos permitem seguir as curvas anatômicas naturais das coxas.
- Lipoaspiração no joelho e na área do tendão do calcâneo: use a cânula curta (*baby*) de 3,0 mm.
- Acesso por meio de incisões posteriores no joelho e incisão no tendão do calcâneo (se necessárias) para lipoaspiração da panturrilha.

LIPOASPIRAÇÃO SUPERFICIAL

(**Fig. 12.31**)

- Tem por objetivo transições suaves ao longo da perna feminina, e não linhas nítidas.
- Use cânulas de pequeno diâmetro para evitar irregularidades na pele.
- Evite mudanças de contorno drásticas, mas garanta uma silhueta delgada desde a cintura até os dedos dos pés (cânulas curvas de 3,0 mm).
- Compressão axial com a mão que conduz em direção ao centro da perna permite uma escultura suave do contorno cilíndrico da perna.

Use sempre cânulas de 3,0 mm para lipoescultura abaixo do joelho. Diminuirão o risco de irregularidade de contorno.

ESPAÇOS NEGATIVOS

- A gordura é removida na direção distal e proximal na parte medial da coxa para evitar deformidades do terço médio por ressecção excessiva (**Fig. 12.32a**).
- A área em torno da patela precisa ser esculpida com transição suave entre as coxas e as panturrilhas (**Fig. 12.32b**).
- Panturrilha distal: crie zonas de cunha a cada lado do tendão do calcâneo e depois realize uma transição em direção à panturrilha proximal.

Os contornos do duplo "S" medial e do "C" lateral ainda são mais acentuados com o aumento do grau de definição muscular.

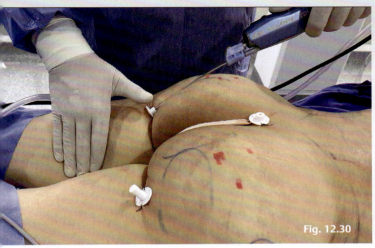

Fig. 12.30

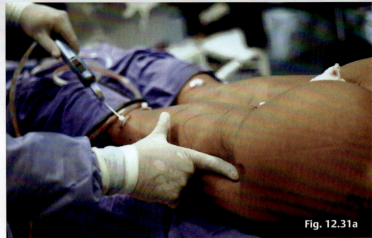

Fig. 12.31a

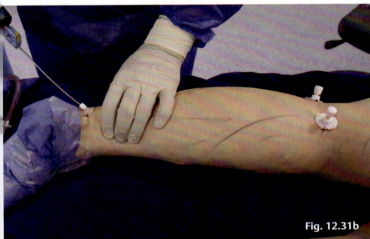

Fig. 12.31b

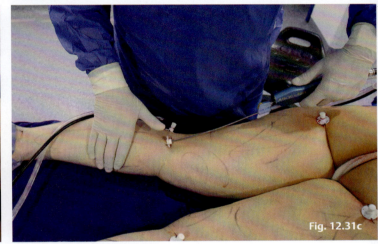

Fig. 12.31c

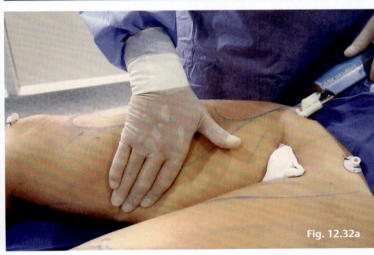

Fig. 12.32a

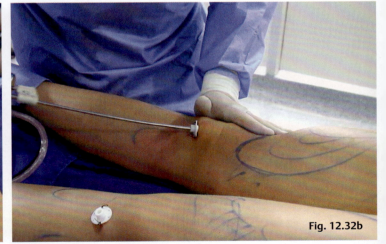

Fig. 12.32b

MEMBRO INFERIOR

365

ENXERTO DE GORDURA

- Vasto medial (**Fig. 12.33**):
  - Acesso por meio de incisão medial-anterior no joelho com cânula romba de 3,0 mm.
  - Segure a parte distal da massa muscular (em pinça) e injete o enxerto de gordura em movimento retrógrado no plano intramuscular.
- Vasto lateral:
  - Acesso por meio de incisão lateroanterior no joelho com cânula romba de 3,0 mm.
  - Segure a parte distal do músculo e coloque o enxerto de gordura em movimento retrógrado em leque no plano intramuscular.

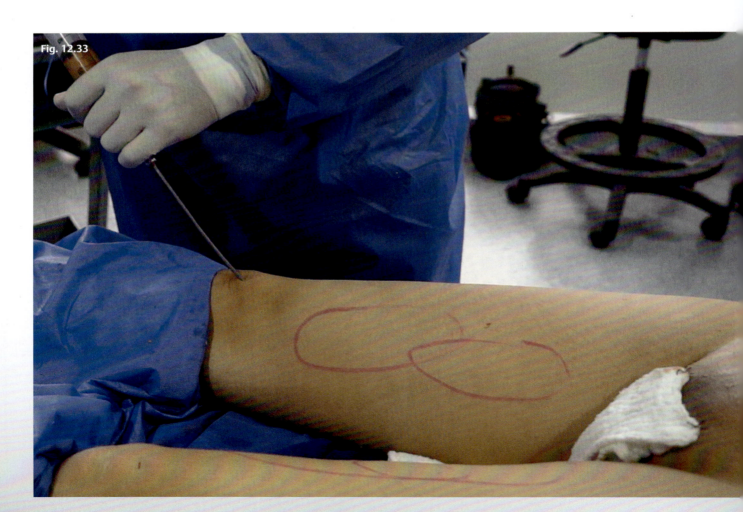

Fig. 12.33

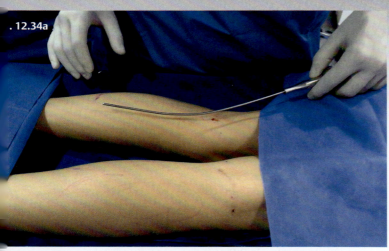
Fig. 12.34a

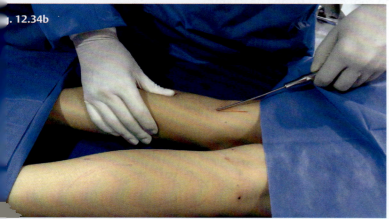
Fig. 12.34b

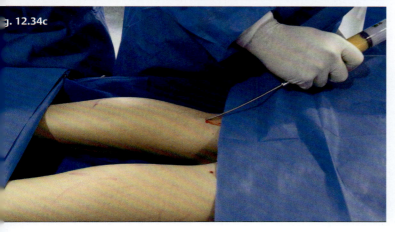
Fig. 12.34c

- Gastrocnêmio:

  – Use uma cânula curva de 3 mm romba para realizar enxertos de gordura em múltiplas camadas (**Fig. 12.34a**).

  – Pince o músculo gastrocnêmio e introduza a cânula na massa muscular por meio de incisão posterior no joelho (**Fig. 12.34b**).

  – Coloque o enxerto de gordura em forma de pequenas tiras em um movimento retrógrado em leque (**Fig. 12.34c**).

  – O enxerto de gordura supramuscular (50-100 mL) tem a intenção de preencher os triângulos abaixo do músculo gastrocnêmio para um contorno homogêneo, enquanto o intramuscular visa a realçar a projeção posterior (50-100 mL).

– A maior parte da lipoinjeção (60-70%) deve ser feita na cabeça medial do músculo gastrocnêmio (**Fig. 12.35**).

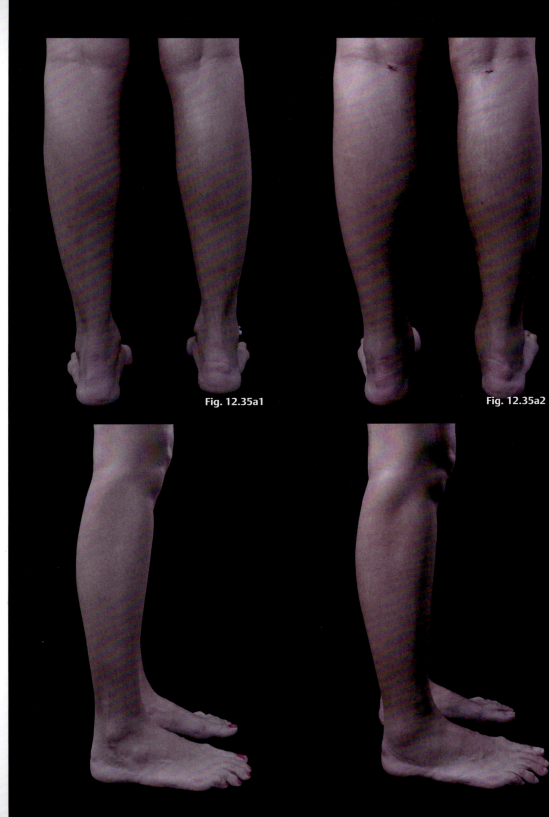

Fig. 12.35a1

Fig. 12.35a2

Fig. 12.35b1

Fig. 12.35b2

FUNDAMENTOS

LIPOASPIRAÇÃO BMX

- **B**ásica: curvas medial e lateral (redução de volume) + redução de volume da perna inteira (**Fig. 12.36**).

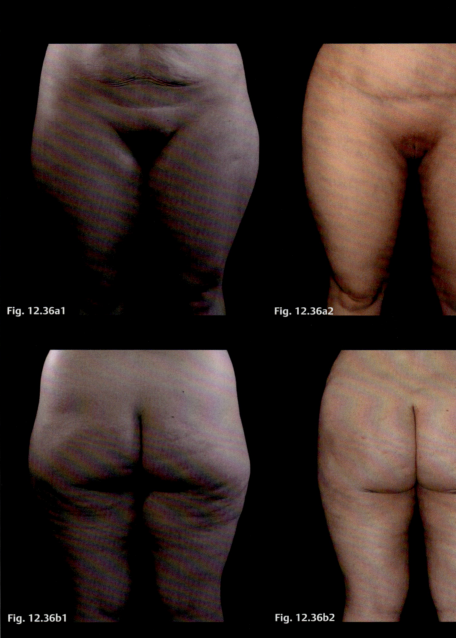

Fig. 12.36a1
Fig. 12.36a2
Fig. 12.36b1
Fig. 12.36b2
Fig. 12.36c1
Fig. 12.36c2

MODERADA

- **M**oderada: Básica + linha do vasto lateral + borda inferior do gastrocnêmio + modelação do "C" lateral (**Fig. 12.37**).

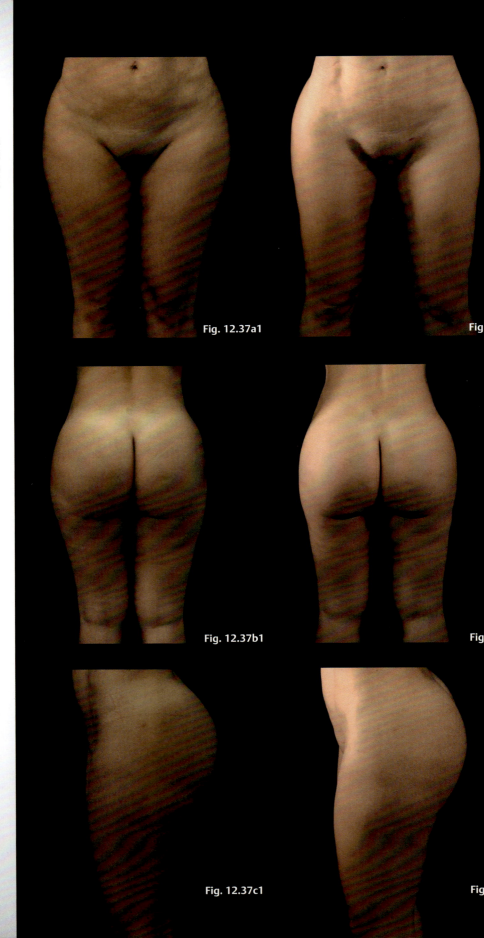

Fig. 12.37a1

Fig. 12.37b1

Fig. 12.37c1

EXTREMA

- Extrema (*Xtreme*): Moderada + grupo dos adutores e sartório + trato iliotibial + borda superior do gastrocnêmio + realce da definição do duplo "S" medial (**Fig. 12.38**).

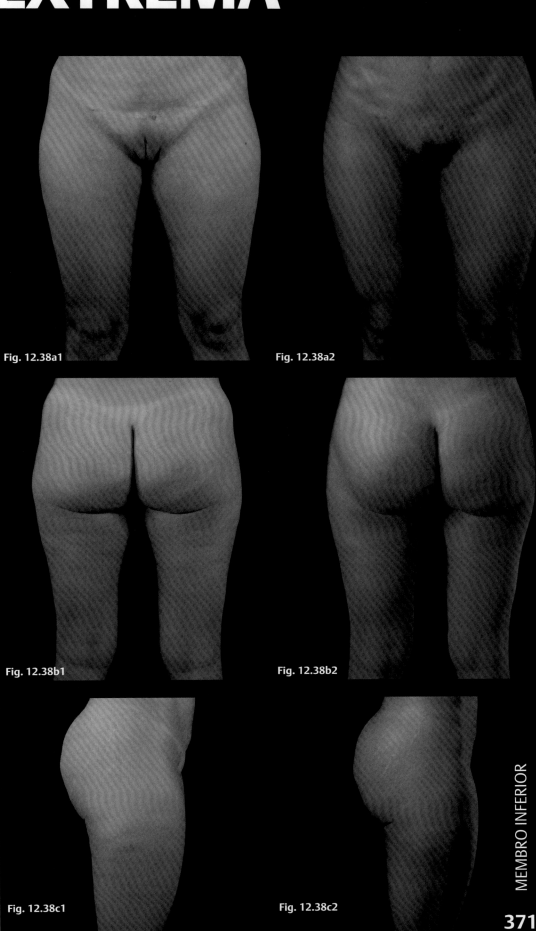

Fig. 12.38a1

Fig. 12.38a2

Fig. 12.38b1

Fig. 12.38b2

Fig. 12.38c1

Fig. 12.38c2

SEGURANÇA

- Tanto as panturrilhas como as coxas sofrem intervenção em decúbitos ventral e dorsal.

- A incisão na zona do tendão do calcâneo precisa ser feita acima do nível dos maléolos para evitar as estruturas neurovasculares que o circundam. Além disso, precisamos pinçar a pele e introduzir o bisturi o mais paralelo à pele possível para evitar lesão do tendão.

- As incisões devem ser fechadas usando pontos subdérmicos no púbis, na prega infraglútea e na parte anterior do joelho. A incisão posterior no joelho e a incisão no tendão do calcâneo podem ser deixadas abertas para permitir drenagem.

- A panturrilha é uma área muito especial em razão de estruturas neurovasculares próximas. Portanto, é obrigatório o uso de cânulas curvas de 3,0 mm, semicurvas e em forma de S.

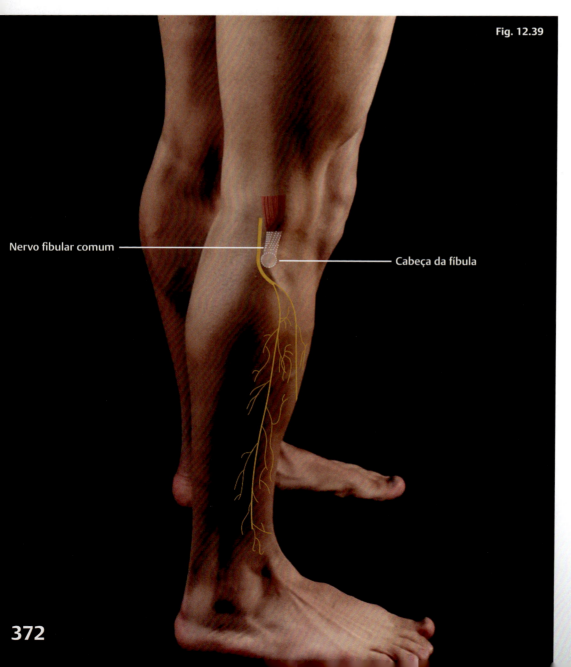

Fig. 12.39

⚠️ **ATENÇÃO!**

- *As incisões na zona lateroposterior do joelho não devem ultrapassar a inserção lateral proximal do gastrocnêmio = ZONA DE PERIGO!*

  – *Os nervos fibular comum e superficial passam próximo a ela. Se lesados → Pé caído e/ou disestesias (Fig. 12.39).*

- *Não realize tratamento agressivo nem use cânulas com desenho traumático ao realizar lipoaspiração no terço laterossuperior da panturrilha.*

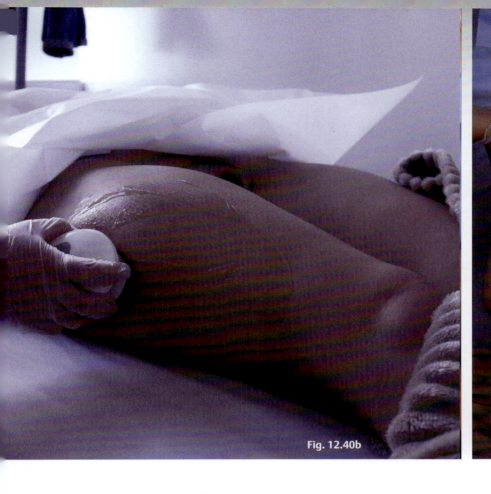

Fig. 12.40b

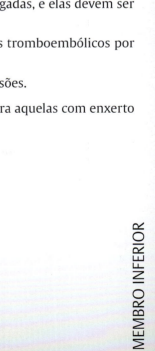

Fig. 12.40a

CUIDADOS PÓS-OPERATÓRIOS

- São necessárias vestimentas de compressão para HD, a fim de prevenir edema e equimoses prolongadas, e elas devem ser usadas por pelo menos 4 a 6 semanas.
- Recomendam-se meias de compressão durante o pós-operatório para diminuir o risco de eventos tromboembólicos por pelo menos 1 a 2 semanas.
- Deve ser realizada massagem para drenagem linfática (**Fig. 12.40a**) diariamente por até 10 a 20 sessões.
- Lembre-se de que o uso de US na fisioterapia é útil para todas as pacientes (**Fig. 12.40b**), exceto para aquelas com enxerto de gordura.

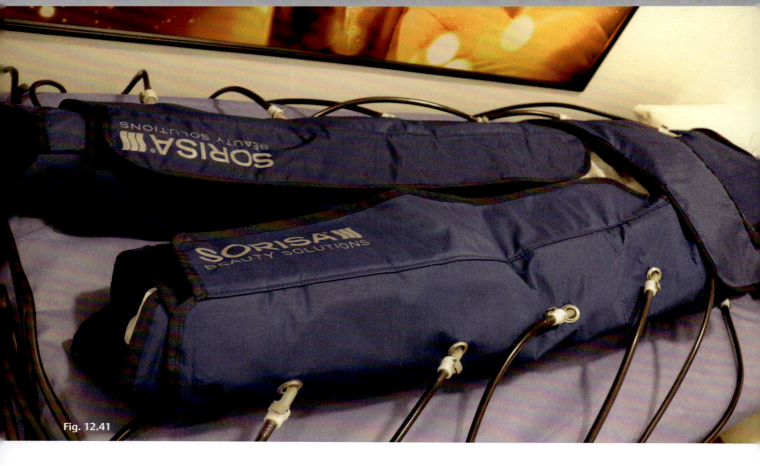

Fig. 12.41

- O uso de pressoterapia também é útil para reduzir o edema (efeito diurético) (**Fig. 12.41**).
- Avise que a lipoplastia da panturrilha geralmente é seguida por edema pós-operatório prolongado.
- Oriente a paciente para verificar diariamente: pulso, cor da pele, perfusão distal, sensibilidade profunda e superficial e quaisquer sintomas de síndrome de compartimento.
- Recomendamos o uso de furosemida, 40 mg/d, por uma semana no pós-operatório depois de lipoplastia da panturrilha (não quando apenas procedimento na coxa).

 ATENÇÃO!

Edema assimétrico e dor na parte posterior da panturrilha devem levantar a suspeita de trombose venosa profunda (TVP). Será obrigatório realizar uma ultrassonografia com Doppler na perna para descartar qualquer suspeita de TVP.

LEITURAS SUGERIDAS

1. Hoyos AE, Prendergast PM, Hoyos AE, Prendergast PM. Female lower limb: thighs and calves. In: High definition body sculpting. Berlin, Heidelberg: Springer; 2014:193–204

2. Hoyos AE, Prendergast PM, Hoyos AE, Prendergast PM. Male buttocks and thighs. In: High definition body sculpting. Berlin, Heidelberg: Springer; 2014:137–143

3. Hoyos AE, Prendergast PM, Hoyos AE, Prendergast PM. Muscular and surface anatomy. In: High definition body sculpting. Berlin, Heidelberg: Springer; 2014:19–39

13
ESCULTURA CORPORAL
EXCISIONAL

RESUMO

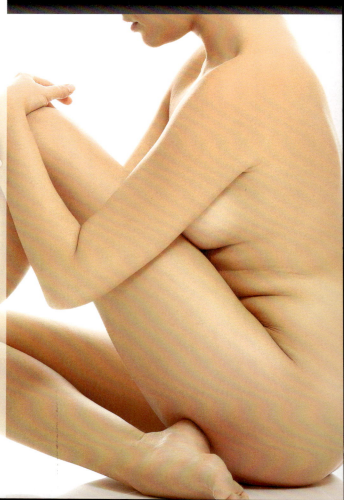

Os procedimentos mais complexos e desafiadores na cirurgia de escultura corporal são os que exigem procedimentos excisionais adicionais para obter um contorno final satisfatório. Os principais problemas são encontrados no risco de assimetria e de cicatrizes visíveis que estigmatizam mulheres e homens submetidos a estes tipos de procedimentos. Ainda mais, os cirurgiões geralmente acham difícil escolher o melhor procedimento que corresponda as expectativas do(a) paciente e cumpra os resultados desejados para ambos. Nossa experiência nos tem mostrado que referências simples auxiliaram na tomada de decisão com relação ao procedimento de escolha, razão pela qual criamos um algoritmo para facilitar este processo de pensamento.

As mulheres apresentam, mais comumente, mudanças da parede abdominal em consequência de gravidez e/ou envelhecimento da pele, razão pela qual a maioria dos procedimentos se concentra em restaurar sua anatomia, como os procedimentos de miniabdominoplastia; entretanto, os homens obesos que buscam restaurar sua aparência musculosa abdominal, seja unicamente por exercício ou por combinação com cirurgia, não têm obtido os melhores resultados possíveis. Por isso, elaboramos um procedimento direcionado para homens, o qual combina abdominoplastia, plicatura muscular e lipoescultura de alta definição, a chamada THD, que tem ganhado importância e popularidade entre os homens depois de perda de peso massiva e/ou envelhecimento. Explicaremos, ao longo das fotografias e ilustrações a seguir, como escolher a melhor cirurgia para um determinado paciente, com base em dois conceitos cruciais: os homens ideais vs. a zona umbilical (ZU) das mulheres e a predominância de flacidez da pele. A maioria dos tópicos referentes à lipoescultura com definição dinâmica (HD^2) já foi coberta em capítulos anteriores, de modo que nos concentraremos nas especificações cirúrgicas de nossa classificação e na abordagem algorítmica, que, além da THD, incluem os procedimentos para mulheres: descida umbilical, miniabdominoplastia deslizante, miniabdominoplastia com definição dinâmica (mamãe em forma), abdominoplastia total de alta definição (Mamãe HD) e lipoabdominoplastia reversa.

MUSCULATURA DA PAREDE ABDOMINAL
CONFIGURAÇÃO E REPARO

- O músculo reto do abdome é ancorado transversalmente pela fixação à camada anterior da bainha do reto em três ou mais inserções tendíneas.
- Quando estas inserções são tensionadas, o tecido muscular entre as inserções tendíneas tende a fazer protrusão (**Fig. 13.1**).
- As inserções tendíneas são representadas, na pele, por sulcos entre as protrusões musculares.
- Tipicamente, as inserções tendíneas são simétricas, mas, algumas vezes, isso não ocorre, o que cria uma aparência abdominal "em escada".
- Os músculos oblíquos cobrem a parte lateral do abdome e seguem um curso caudal e medial, encontrando a borda lateral da bainha do reto e formando a aponeurose do oblíquo.

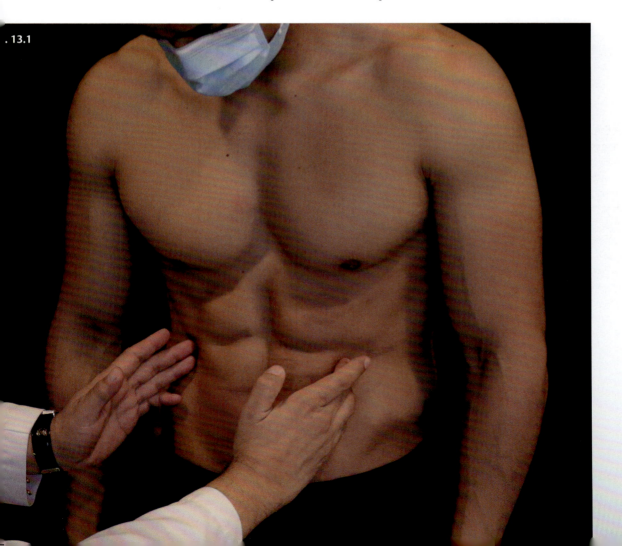

Fig. 13.1

DIÁSTASE DO MÚSCULO RETO DO ABDOME (DRAM)

- A diástase do músculo reto do abdome ocorre depois de um hiperflacidez da linha alba, resultando em uma distância crescente entre os ventres do reto do abdome ao longo da linha média (**Fig. 13.2**).

- É considerada um achado comum em graus menos importantes, mas patológico em casos secundários, como em doenças congênitas ou em condições adquiridas que enfraqueçam a linha alba devido a um aumento secundário da pressão intra-abdominal (p. ex., gravidez, obesidade e cirurgia abdominal prévia).

- A DRAM não é específica a um gênero ou idade, mas se apresenta mais tipicamente depois do parto.

- Intensa, ≥ 5 cm; leve, ≤2 cm.

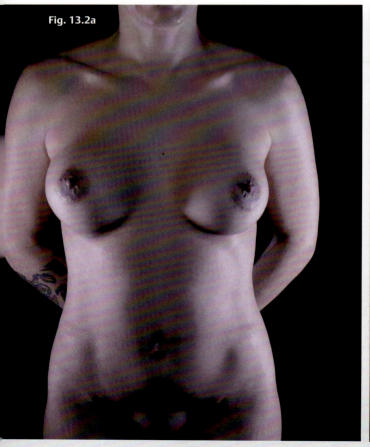

Fig. 13.2a

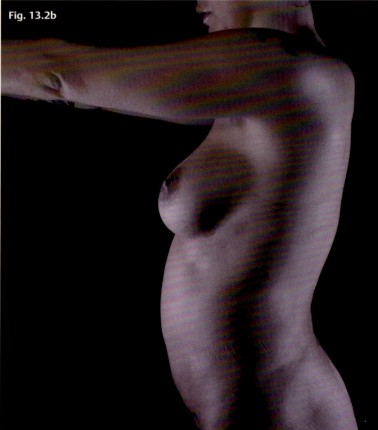

Fig. 13.2b

- A DRAM é esteticamente desagradável para a maioria das mulheres, de modo que se torna obrigatório o reparo apropriado por meio de plicatura muscular quando presente e durante a cirurgia de escultura corporal.
- Há diferentes tipos de plicatura muscular abdominal (**Fig. 13.3**) sendo as mais comuns a plicatura vertical e a horizontal, ambas as quais visam a uma redistribuição da tensão do retalho depois de uma abdominoplastia.

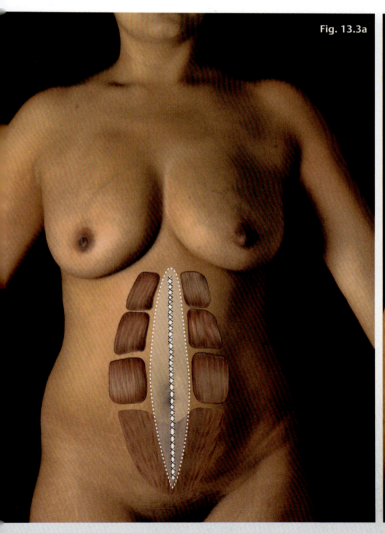

Fig. 13.3a

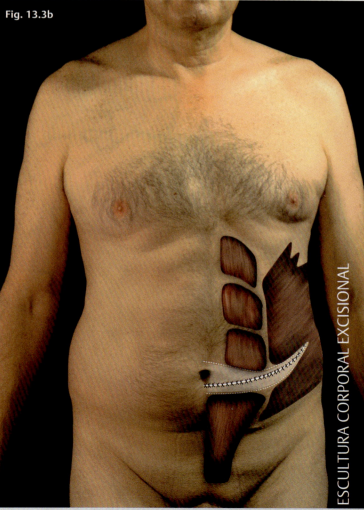

Fig. 13.3b

FACETAS ABDOMINAIS E PLICATURA MUSCULAR

- As facetas abdominais geralmente ficam distorcidas quando a diástase está presente.
- Podem ser facilmente apreciadas em uma projeção lateral e auxiliam na demarcação dos planos abdominais e definição da linha da cintura.
- A fim de melhorar a definição da linha da cintura, comumente alargamos os limites da plicatura muscular (forma de diamante) na região entre T10 (borda inferior do gradeado costal) e a EIAS (espinha ilíaca anterossuperior) (**Fig. 13.4**).
- Uma técnica otimizada para a plicatura muscular deve restaurar completamente os planos e as facetas abdominais (**Fig. 13.5**).
- A finalidade principal é melhorar a qualidade de vida do(a) paciente e restaurar a função da parede abdominal: melhor postura, menos dor em torno da coluna vertebral.
- As técnicas mais comuns são a plicatura longitudinal e/ou horizontal.
  - A plicatura vertical assegura uma correção completa da DRAM.
  - A plicatura horizontal melhora a distribuição de forças e libera a tensão no retalho, assim reduzindo o risco de necrose.
- A plicatura multiplanar (vertical clássica + transversa seletiva) pode ser feita em certos(as) pacientes, dependendo da extensão do tronco e da finalidade da plicatura (p. ex., definição masculina extrema).

DICA

Em pacientes que tiveram massiva perda de peso, a técnica multiplanar é particularmente útil.

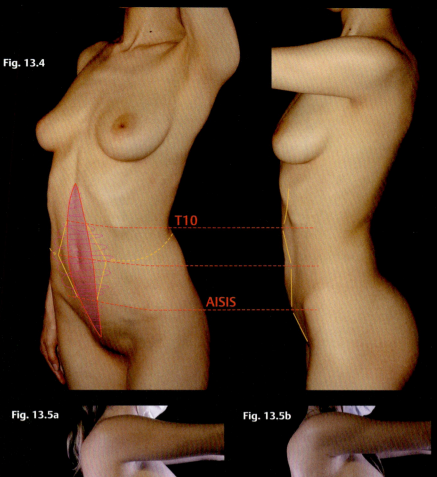

Fig. 13.4

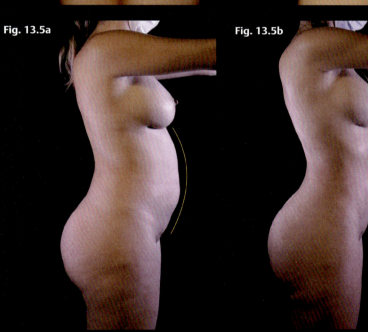

Fig. 13.5a   Fig. 13.5b

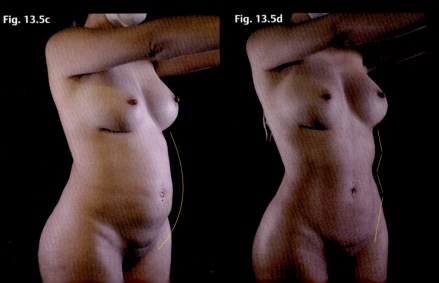

Fig. 13.5c   Fig. 13.5d

LIPOABDOMINOPLASTIA
TRADICIONAL

- Embora fosse um procedimento inovador para seu tempo, a lipectomia tradicional, atualmente, é considerada uma técnica um tanto obsoleta em razão dos múltiplos estigmas derivados dos relatos de Lockwood a respeito dos déficits estéticos da lipectomia abdominal, incluindo:

    - Aspecto plano e tenso do abdome.
    - Curvas e sombras anormais do contorno abdominal.
    - Ausência de uma linha da cintura natural.
    - Distância umbigo-cicatriz incongruente.
    - Hipercromia umbilical peculiar, em comparação com o retalho abdominal.
    - Cicatrizes visíveis na parte inferior do abdome e no próprio umbigo.

- Como resultado, concentramos nossos esforços para elaborar um procedimento que pudesse superar todas essas falhas. Principalmente, a criação de um novo umbigo nos permitiu evitar a distância umbigo-cicatriz fixa e as condições indesejáveis do umbigo nativo (p. ex., hérnias, hipercromia, cicatrizes etc.), que o tornariam não reutilizável para uma cirurgia estética. De fato, a posição umbilical tornou-se determinante crucial no desenvolvimento de nosso algoritmo, além da incorporação de HD^2, que não apenas melhorou os resultados estéticos, mas também a satisfação global do(a) paciente.

 NOTA

Paciente de 46 anos submetida a abdominoplastia HD^2 total com definição extrema (Xtreme) **(Fig. 13.6)**.

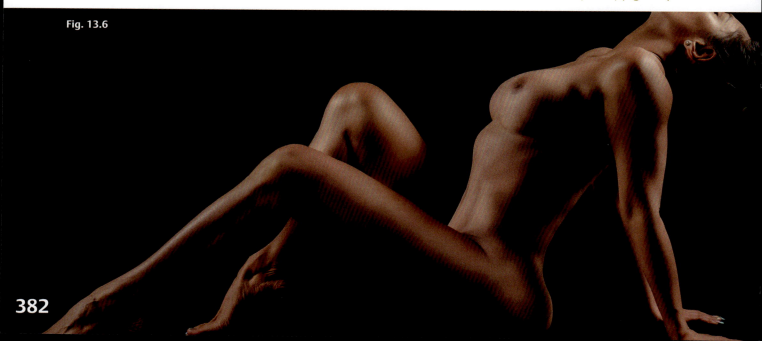

Fig. 13.6

CONTORNO CORPORAL
EXCISIONAL

- Inclui todos os segmentos corporais que exijam algum grau de dermolipectomia para melhorar seu contorno: lipoabdominoplastia, braquioplastia, coxoplastia e até gluteoplastia com ressecção de retalho.

- A lipoabdominoplastia é o mais comum destes procedimentos estéticos, procurando restaurar a harmonia do contorno corporal por tratamento da pele, gordura e músculos ao mesmo tempo.

- Avaliação de múltiplos aspectos: estrias, flacidez da pele, posição do umbigo, cicatrizes prévias e até hérnias abdominais.

- Técnicas excisionais de HD^2:

  - THD masculina.
  - Descida umbilical + HD^2 com tecnologias de retração da pele.
  - Miniabdominoplastia por deslizamento + HD^2 com tecnologias de retração da pele.
  - Miniabdominoplastia com HD^2.
  - Abdominoplastia total com HD^2.
  - Abdominoplastia reversa com ponte em HD^2.
  - Abdominoplastia reversa total com HD^2.

FUNDAMENTOS

O objetivo das técnicas que estamos descrevendo direciona-se inteiramente a pacientes em busca de melhorias estéticas depois de perda de peso, envelhecimento, flacidez/redundância da pele pós-parto ou cujas características anatômicas não possam ser restauradas unicamente com lipoaspiração. Não pretendemos descrever procedimentos mais complexos, como aqueles para depois de perda de peso massiva (VML), já que ultrapassam a finalidade deste livro. Não obstante, muitas das premissas aqui incluídas poderiam ser benéficas para esses pacientes, embora os pacientes com VML precisem compreender que o estabelecimento do contorno corporal é um processo, e não evento em um tempo.

O ALGORITMO

- Com base na interação de quatro componentes:

  - Localização real do umbigo.
  - Localização preditiva pós-operatória do umbigo.
  - Grau de flacidez da pele.
  - Necessidade de plicatura muscular.

CLASSIFICAÇÃO DOS PACIENTES

- Com base na localização inicial do umbigo e em sua previsão de localização (depois de avanço do retalho).

- UZ ideal:

  - Feminina = Área ao longo da linha média, delimitada pelo ponto médio na distância do processo xifoide ao púbis, e a junção dos dois terços superiores com o terço inferior (**Fig. 13.7a**).
  - Masculina = Área delimitada entre a junção dos dois terços superiores e o terceiro quarto ao longo de uma linha entre o processo xifoide e o púbis (**Fig. 13.7b**).

- A localização pré-operatória do umbigo será classificada com referência à Zona Umbilical (UZ) ideal em:

  - Umbigo alto.
  - Umbigo médio.
  - Umbigo baixo.

- Realiza-se um teste de pinçamento para examinar o grau de flacidez da pele supra *versus* infraumbilical.

- Moderada (> 2 cm, mas < 5 cm) e DRAM intensa são submetidas à plicatura.

MARCAÇÕES E PADRÕES DE FOTOGRAFIA

As considerações pré-operatórias, incluindo exame físico, flutuarão ao longo do espectro de procedimentos para cirurgia de contorno corporal excisional. Ainda assim, todas seguirão os mesmos padrões de HD[2] para cada área anatômica (p. ex., coxas, tórax, abdome etc.).

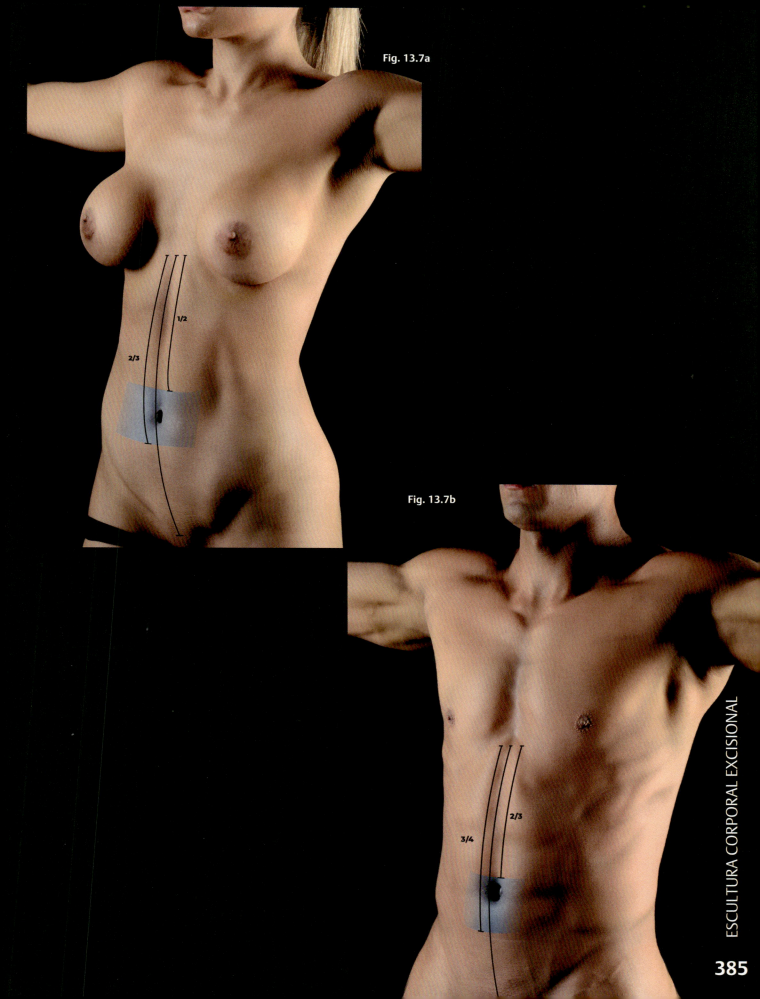

Fig. 13.7a

Fig. 13.7b

CIRURGIA

PROCEDIMENTOS
FEMININOS

- Com base na necessidade de plicatura muscular e na localização da cicatriz umbilical.

- Flacidez da pele: a pele redundante é determinada por manobra bimanual e classificada de acordo com sua zona predominante com referência ao umbigo, como: *flacidez superior, flacidez inferior* ou *flacidez global* (**Fig. 13.8**).

- Plicatura muscular realizada quando necessário.

- Lipoaspiração realizada após parâmetros de lipoescultura com definição dinâmica.

- Aparelhos internos minimamente invasivos (p. ex., *radiofrequência bipolar* ou *plasma de hélio*) são usados para melhorar a retração da pele.

  - *BodyTite* é alimentado por radiofrequência (RF) bipolar (direcional), que produz coagulação do tecido adiposo e liquefação, levando à retração controlada da pele (**Fig. 13.9**).
  - *Renuvion* transmite diretamente plasma de hélio + RF ao tecido subcutâneo por meio de uma cânula. As fibras de colágeno subdérmicas são rapidamente aquecidas a 85 graus, causando a desnaturação do colágeno da estrutura, o que produz uma redução no comprimento da fibra e, consequentemente, retração da pele (**Fig. 13.10**).

LIPOESCULTURA

- Use solução tumescente tradicional: 1 mL de epinefrina por litro de Ringer lactato (RL).

- A intensidade e o modo do sistema VASER dependerão tanto da avaliação clínica da resistência do tecido como do segmento corporal (braços, abdome, coxas, região glútea).

  - Inicie superficialmente e depois aprofunde.
  - Use sondas de 3,7 mm com dois anéis.
  - Na camada superficial, modo *pulsado* e, na camada profunda, modo *contínuo* com energia de 70 a 80%.

- A lipoaspiração profunda segue as premissas da HD^2 para cada segmento anatômico.

- Lembre-se de esculpir as facetas abdominais para restaurar o contorno natural do ventre.

- A lipoaspiração superficial será guiada pelo grau de definição muscular pretendido em cada paciente (BMX).

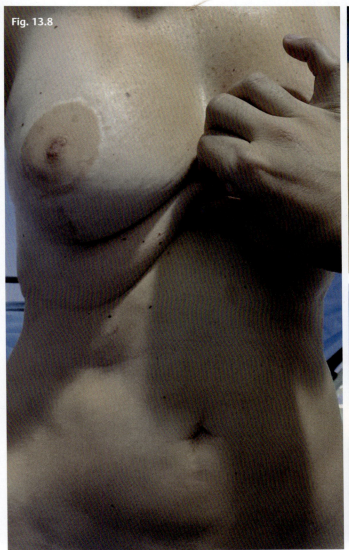
Fig. 13.8

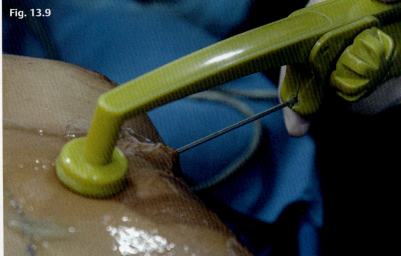
Fig. 13.9

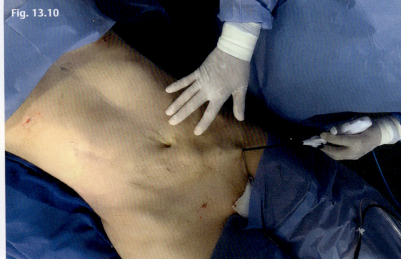
Fig. 13.10

RECOMENDAÇÕES PARA SEGUIR O ALGORITMO

- Teste do pinçamento: Faça uma estimativa de até onde o retalho deve ser mobilizado e ressecado (Distância total = $nip \times 2$)
- Escolha o melhor procedimento com base na posição umbilical prevista: dentro *vs.* fora da zona umbilical (ZU) (**Fig. 13.11**).

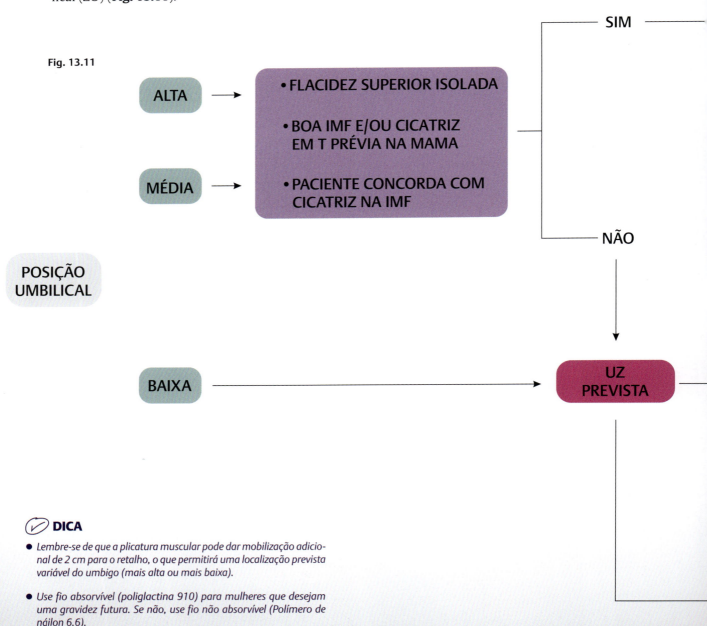

Fig. 13.11

💡 DICA

- *Lembre-se de que a plicatura muscular pode dar mobilização adicional de 2 cm para o retalho, o que permitirá uma localização prevista variável do umbigo (mais alta ou mais baixa).*

- *Use fio absorvível (poliglactina 910) para mulheres que desejam uma gravidez futura. Se não, use fio não absorvível (Polímero de náilon 6.6).*

NOTA

PIM, prega inframamária; ZU, zona umbilical; HD², lipoescultura com definição dinâmica.

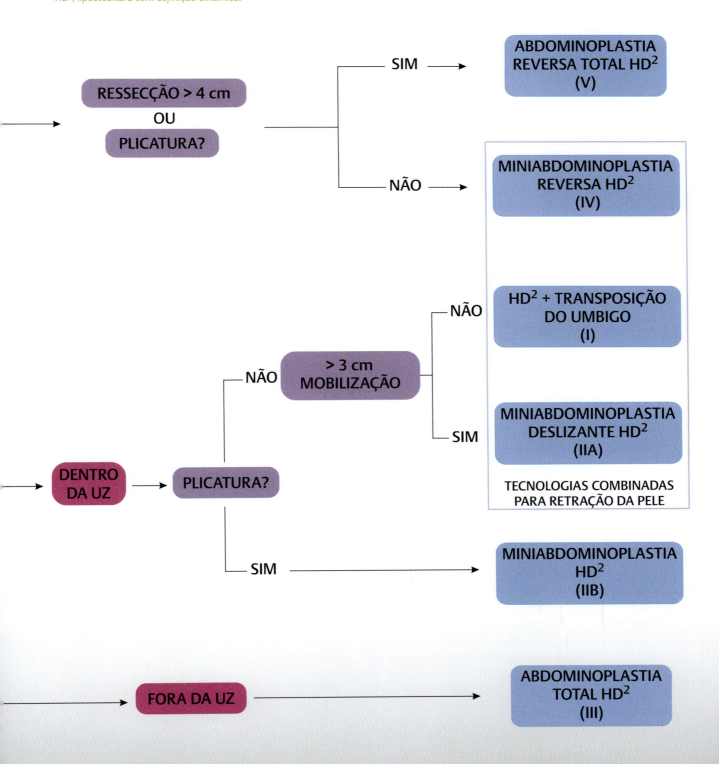

TÉCNICAS **EXCISIONAIS**

I. MOBILIZAÇÃO UMBILICAL + HD² COM TECNOLOGIAS DE RETRAÇÃO DA PELE:

- O umbigo é destacado e deixado flutuando (**Fig. 13.12**).
- HD² é realizada conforme a necessidade com a ajuda de radiofrequência bipolar ou plasma-RF.

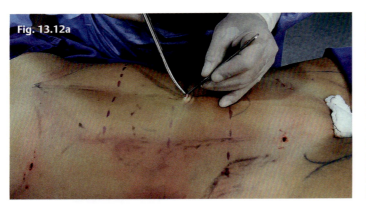
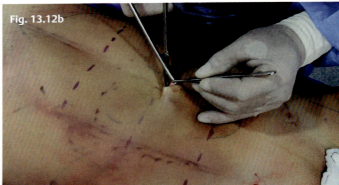
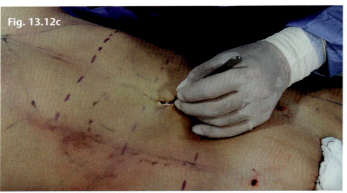
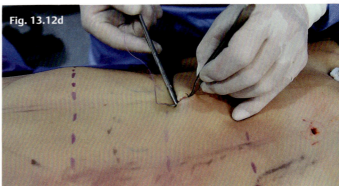
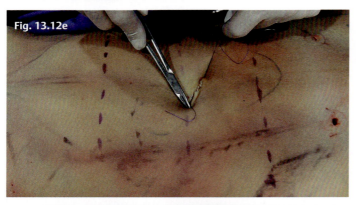
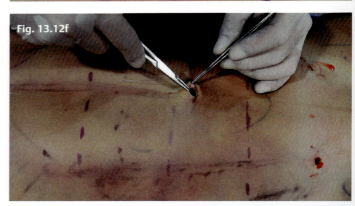
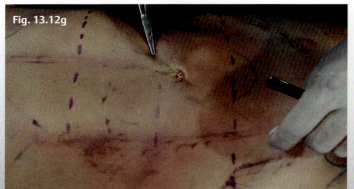
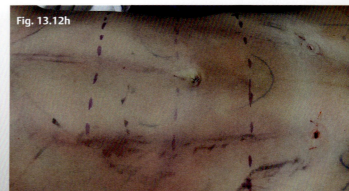

- Reintroduza o umbigo em uma nova posição (fio absorvível; p. ex., poliglecaprona 25 3-0)
- Não se realiza plicatura muscular (**Fig. 13.13**).

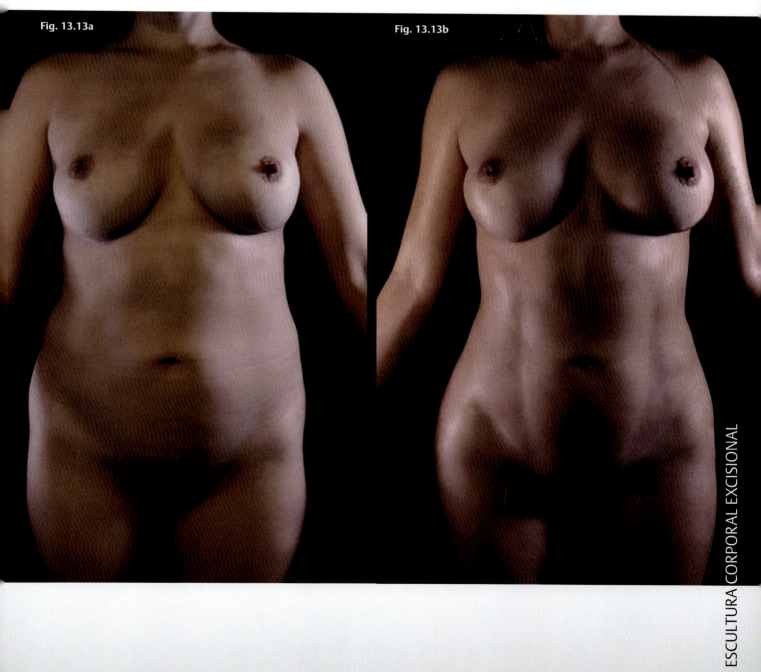

Fig. 13.13a

Fig. 13.13b

II.A MINIABDOMINOPLASTIA DESLIZANTE + HD² COM TECNOLOGIAS DE RETRAÇÃO DA PELE

- HD² é realizada conforme a necessidade com o auxílio de radiofrequência bipolar ou plasma-RF.

- Miniabdominoplastia:
  - Puxe a pele para baixo (referência de Silk) e marque a zona para ressecção (**Fig. 13.14a**).
  - Faz-se dissecção de retalho mínimo (≈ 5 cm acima da incisão (**Fig. 13.14b**).
  - Ressecção de pele em forma de elipse (10-12 cm de comprimento) ao longo da borda superior dos pelos púbicos, seguindo uma linha curva convexa (**Fig. 13.14c**).

- Pode-se fazer definição muscular adicional depois da ressecção da pele.

- Fechamento da ferida:
  - Camada profunda com pontos contínuos (poliglactina 910 0-0) (**Fig. 13.14d**).
  - Pele com pontos subcuticulares contínuos (poliglecaprona 25 3-0) (**Fig. 13.14e**).

- Faz-se uma incisão adicional (em alguns casos) na prega superior do umbigo para liberar sua base e deixá-lo "flutuar". Depois suture o umbigo de volta à parede abdominal de acordo com a instalação do retalho (poliglactina 910 4-0) (**Fig. 13.14f**).

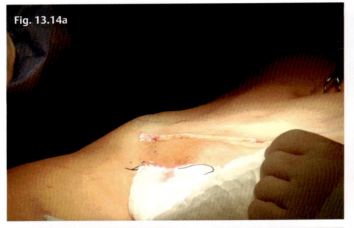
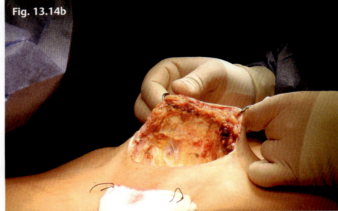
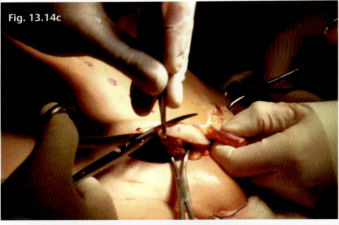
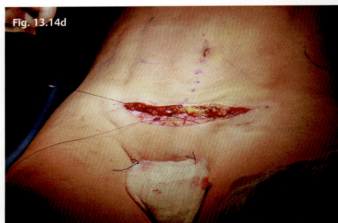
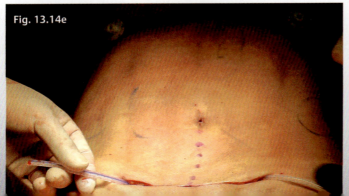
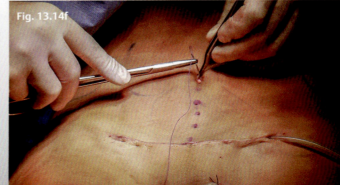

- Não se realiza plicatura muscular (**Fig. 13.15**).

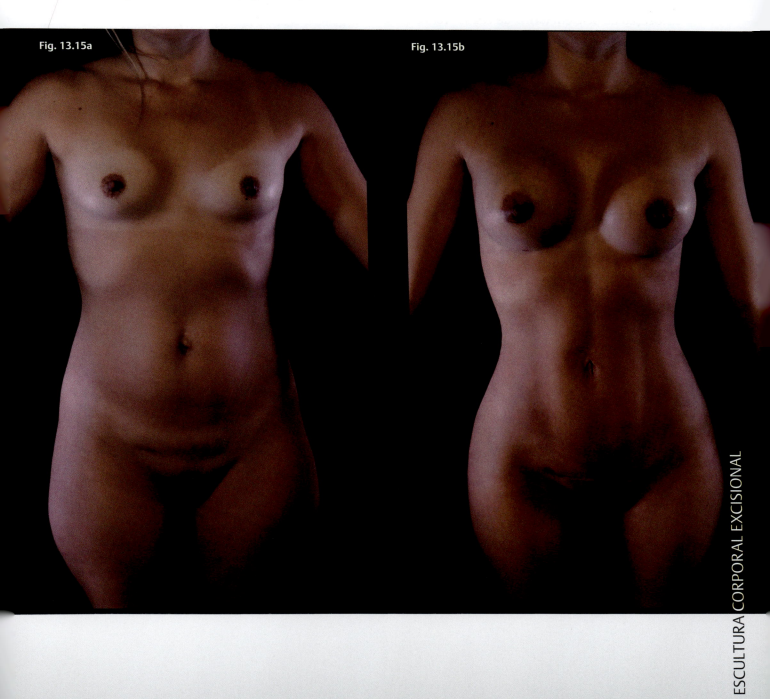

Fig. 13.15a Fig. 13.15b

II.B MINIABDOMINOPLASTIA HD²

- *Marcação especial*: a borda lateral do músculo reto do abdome em repouso *versus* em contração para prever onde seus ventres se localizarão depois de plicatura muscular:
  - Marque as inserções superior e inferior do músculo (linhas dinâmicas) (**Fig. 13.16**).
- Realiza-se HD² conforme a necessidade.

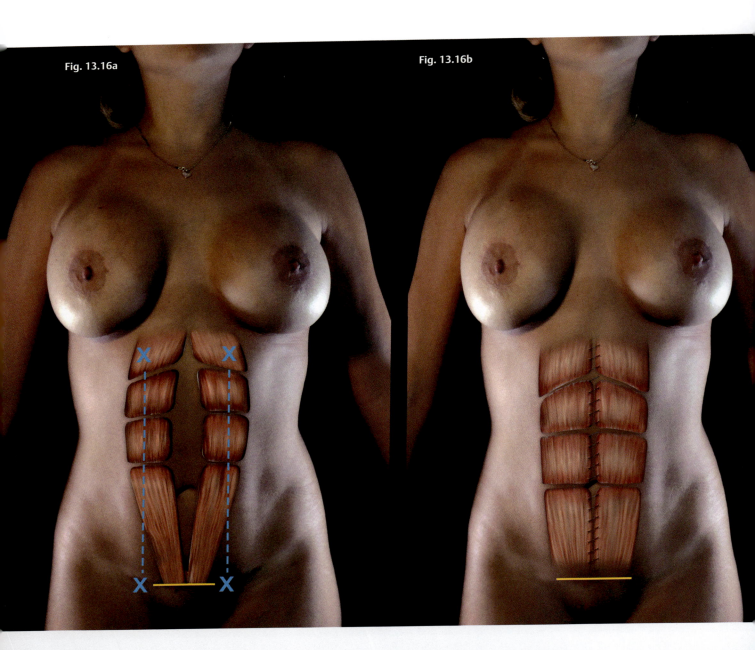

Fig. 13.16a Fig. 13.16b

- Ressecção da pele em forma de elipse (10-12 cm de comprimento) ao longo da borda superior dos pelos púbicos, seguindo uma linha curva convexa (**Fig. 13.17a**).
- Realiza-se dissecção em túnel de retalho em todo o trajeto até o processo xifoide por meio de incisão púbica (**Fig. 13.17b**).
- Libere o umbigo a partir de sua base (≈ 10-12 cm).
- Faz-se a plicatura muscular xifopúbica com o auxílio de um afastador (afastador Hoyos Interlocking, Copyright © 2020 Marina Medical, Inc.) (**Fig. 13.17c**).
  - Plicatura em duas camadas: plano profundo com pontos interrompidos em forma de 8 (Polímero de náilon 6.6 0-0) e plano superficial com pontos contínuos repetidamente (poliglactina 910 0-0) (**Figs. 13.17d, e**).
  - Lembre-se de alargar os limites da plicatura muscular ao longo da área entre os níveis de T10 e EIAS para melhorar a definição da linha da cintura.
- Fixe o retalho dermoadiposo e reintroduza o umbigo à fáscia muscular (poliglactina 910 2-0) com pontos contínuos:
  - Acima do nível umbilical: pontos pegando grande quantidade de tecido (chegando à derme) = aumenta a definição muscular supraumbilical da linha média.
  - Abaixo do nível umbilical: pontos pegando pequena quantidade de tecido (camada de gordura profunda).

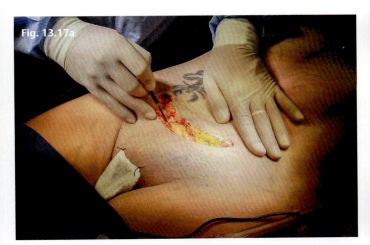
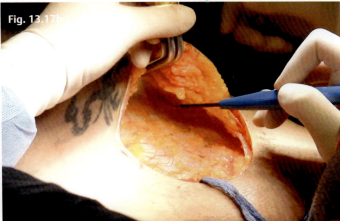
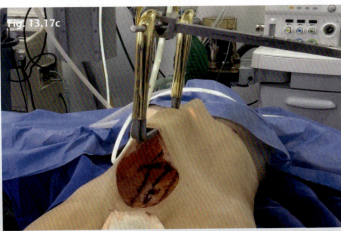
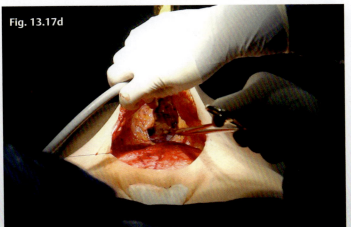

- Faz-se a ressecção do panículo dermoadiposo extra (**Fig. 13.17f**).
- Colocam-se drenos com pressão negativa no espaço suprafascial.
- Fechamento da ferida:
    - A camada profunda com pontos contínuos (poliglactina 910 0-0)
    - A pele com pontos subcuticulares contínuos (poliglecaprona 25 3-0).
- Pode-se fazer ainda lipoaspiração superficial para melhorar o grau de definição (**Figs. 13.17 g, h**).

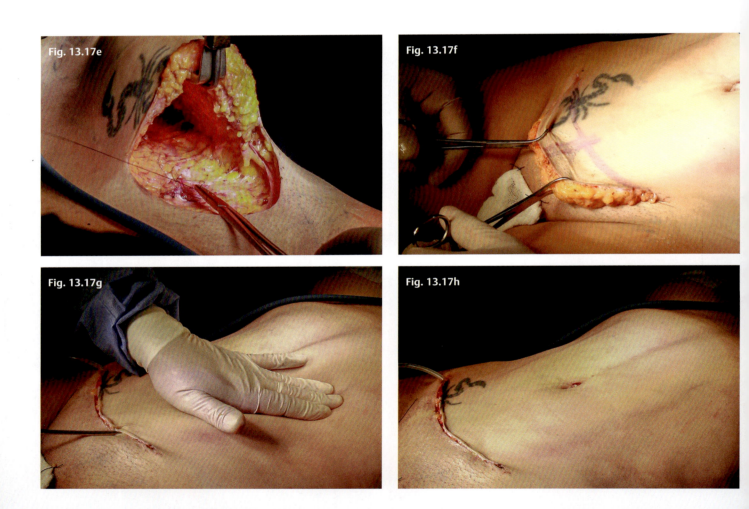

- Miniabdominoplastia HD² tradicional sempre exige plicatura muscular (**Fig. 13.18**).

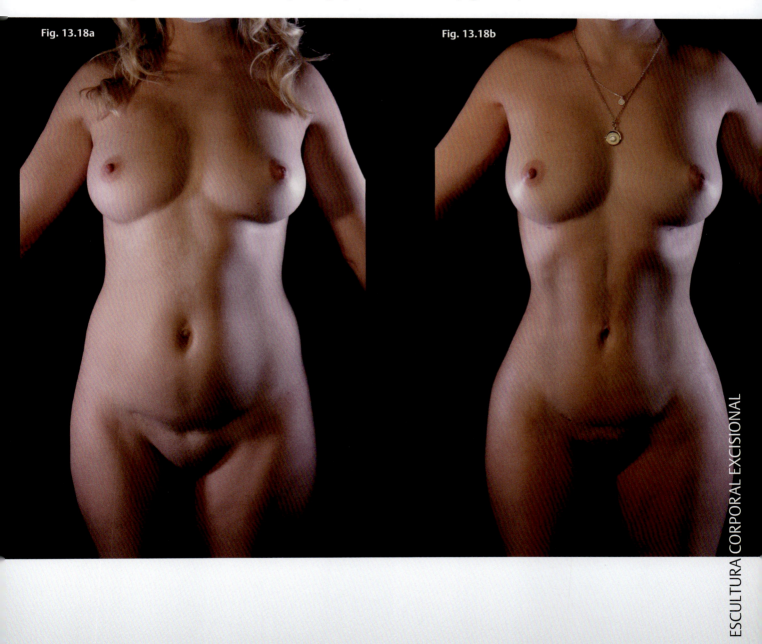

Fig. 13.18a Fig. 13.18b

III. ABDOMINOPLASTIA TOTAL POR HD²

- Principal indicação = redundância global da pele + diástase do reto do abdome.
- *Marcação especial*: trace os pontos de inserção/origem e as bordas laterais do músculo reto do abdome em repouso *vs.* contração. Use um teste de pinçamento no retalho de pele redundante para marcar a localização prevista da linha semilunar (**Fig. 13.19**).

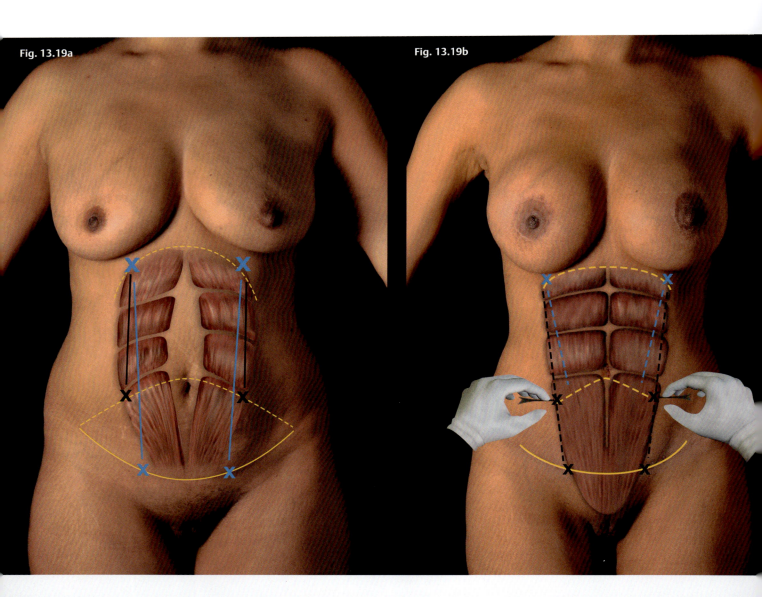

Fig. 13.19a   Fig. 13.19b

- Realiza-se HD^2 conforme a necessidade, fazendo-se lipoaspiração restrita à área superficial na parte central do abdome.

- Incisão horizontal baixa: 2 cm acima do tubérculo púbico, indo em direção às EIASs, porém abaixo delas (**Fig. 13.20a**).

- Disseque o retalho abdominal desde a incisão púbica, indo em direção ao processo xifoide: A técnica de túnel com hemostasia cautelosa (**Fig. 13.20b**). Siga a incisão furtiva para lipoaspiração.

- A dissecção é limitada para preservar tanto quanto possível os vasos perfurantes: Quanto menor a dissecção do túnel central, mais intensa a definição muscular obtida mais tarde.

- Faça a ressecção do umbigo e feche o coto com um ponto invertido em forma de 8 (poliglactina 910 0-0).

- O desenho da *Plicatura Muscular* é condicionado pelas características da diástase na paciente:

  – Predominância superior: plicatura no plano central em forma de losango.
  – Predominância inferior: plicatura vertical ou em T invertido (**Fig. 13.20c**).
  – Umbigo baixo + preservação do coto original: plicatura vertical com sutura oblíqua central pequena.
  – Ausência de diástase: plicatura transversal seletiva.
  – Pacientes de alto risco apresentando diástase: plicatura multiplanar (**Figs. 13.20d-f**).

- Plicatura muscular xifopúbica é feita com pontos interrompidos em forma de oito (**Fig. 13.20h**) na lipo-abdominoplastia total tradicional.

- Desça e fixe o retalho dermoadiposo à fáscia muscular (poliglactina 910 0-0) com pontos contínuos:

  – Sutura contínua, pegando grande quantidade de tecido (subdérmica) indo do processo xifoide ao umbigo (tensão progressiva) para melhorar a sombra na linha média na parte alta do abdome.
  – Pontos pegando a quantidade habitual de tecido (pegando a fáscia de Scarpa) abaixo do umbigo (**Fig. 13.20i**).

- Faça ressecção do retalho dermoadiposo redundante no nível do umbigo original (**Fig. 13.20j**).

- Fechamento da ferida: aponha diretamente as camadas de tecidos com pontos interrompidos em forma de oito (poliglactina 910 1-0) para o plano profundo, pontos contínuos para a camada adiposa superficial (poliglecaprona 25 2-0) e pontos contínuos intradérmicos para a pele (poliglecaprona 25 3-0).

- Coloca-se um dreno Jackson-Pratt exteriorizado pela ferida (**Fig. 13.20k**).

- Pode-se fazer lipoaspiração adicional (profunda e superficial) para preservação dos vasos perfurantes supraumbilicais laterais (**Fig. 13.20l**)

- Adiamos a neoumbilicoplastia para quase todas as nossas pacientes, exceto para aquelas que solicitam realocação do umbigo tradicional (p. ex., pacientes indianas).

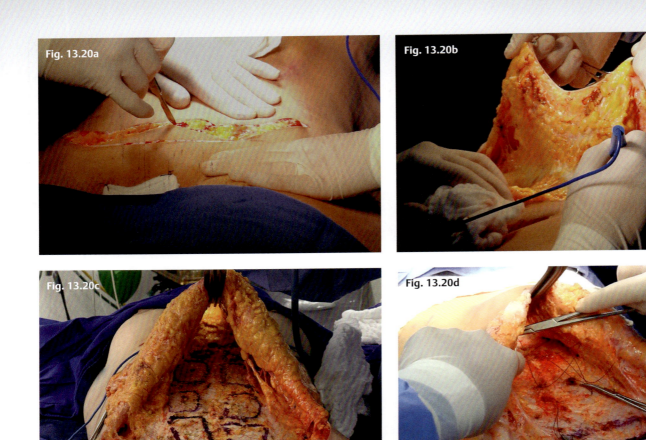
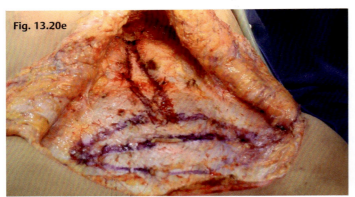
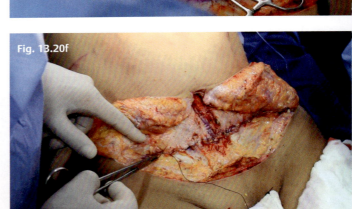

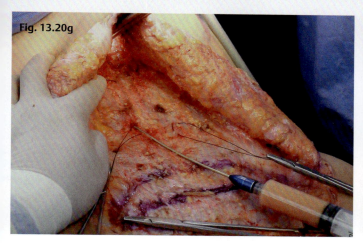

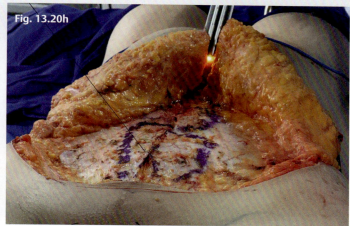

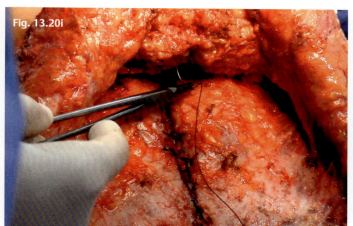

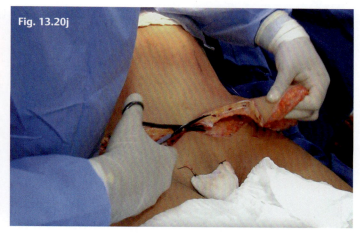

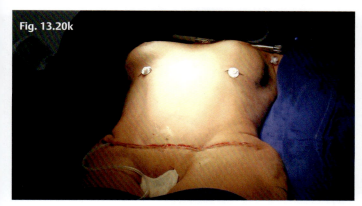

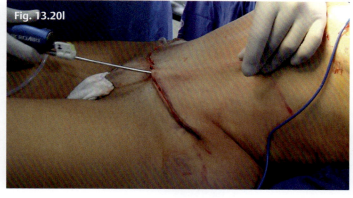

 NOTA

Enxerto de gordura no reto do abdome pode ser feito por meio de abordagem direta durante a plicatura muscular nas pacientes com definição Xtreme, mas falta de projeção dos ventres do músculo (somente para neoumbilicoplastia adiada = Proteção do retalho) (**Fig. 13.20 g**).

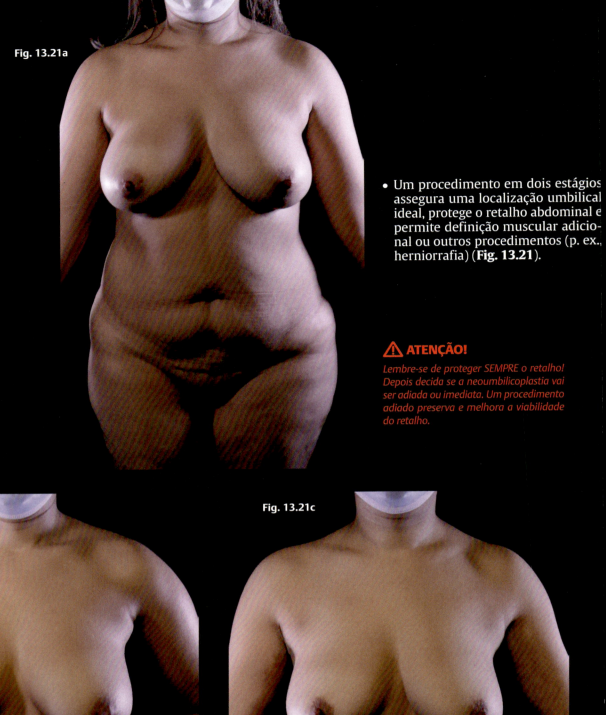

Fig. 13.21a

- Um procedimento em dois estágios assegura uma localização umbilical ideal, protege o retalho abdominal e permite definição muscular adicional ou outros procedimentos (p. ex., herniorrafia) (**Fig. 13.21**).

⚠ ATENÇÃO!

Lembre-se de proteger SEMPRE o retalho! Depois decida se a neoumbilicoplastia vai ser adiada ou imediata. Um procedimento adiado preserva e melhora a viabilidade do retalho.

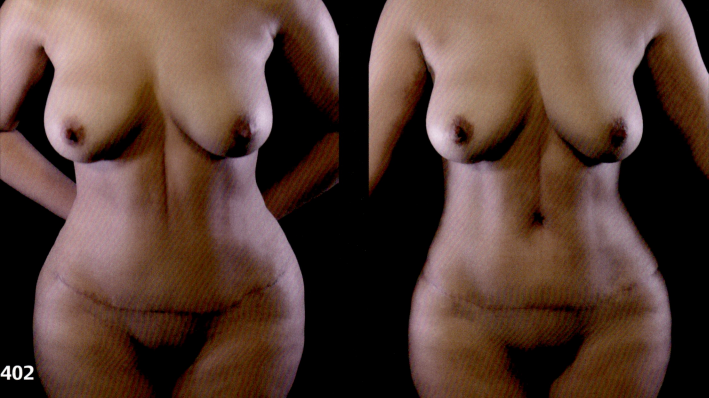

Fig. 13.21b

Fig. 13.21c

IV. MINIABDOMINOPLASTIA REVERSA HD² (PONTE)

- Marcações especiais:

  - Incisão na prega inframamária.
  - NÃO atravesse a linha média (cicatrizes invisíveis).
  - O vetor para avanço do retalho é diagonal e não vertical.
  - O procedimento é limitado a um máximo de elevação de 4 cm.

- A área excisional para dermolipectomia é calculada com o uso de um simples teste de pinçamento, além de um teorema de Pitágoras ($a^2 + b^2 = c^2$), do seguinte modo (**Fig. 13.22a**):

  - O lado a é medido do ponto médio da prega inframamária à linha média, seguindo-se o plano da prega.
  - O lado b é medido na direção vertical (perpendicular) do umbigo ao ponto de intersecção com a linha a na linha média.
  - O lado c (hipotenusa) resulta da junção da extremidade lateral do lado a com o ponto final inferior do lado b (no umbigo).
  - Faz-se um teste de pinçamento acima da linha a para definir a longitude de b'.
  - Faz-se uma regra de 3 simples direta para calcular c'.
  - Resultado = Base (d) para o triângulo sujeito à ressecção.

- HD² é realizada conforme a necessidade com ou sem tecnologias de retração da pele.

- Desenhe e depois realize uma incisão em T na área de ressecção calculada (**Figs. 13.22b, c**).

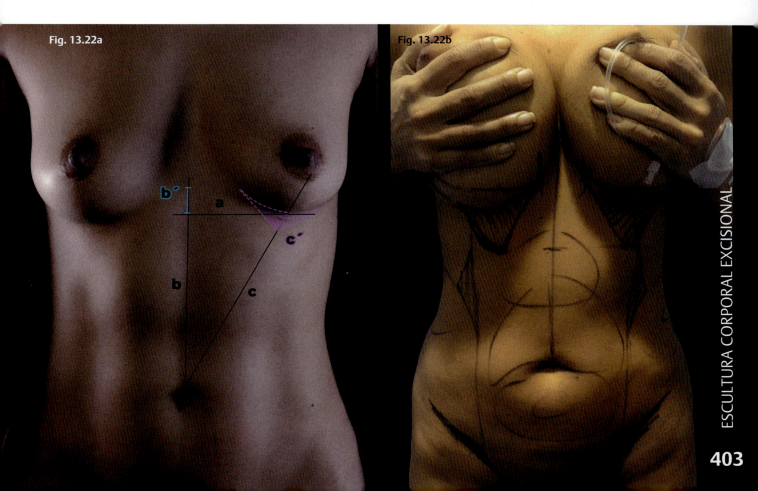

Fig. 13.22a

Fig. 13.22b

- Disseque o retalho em direção ao umbigo (**Fig. 13.22d**).
- Inicie a fixação do retalho de distal a proximal com pontos contendo pequena quantidade de tecido para evitar depressões de pele artificiais (**Fig. 13.22e**).
- Complete a elevação da pele, fixando o retalho à base da incisão em T (**Fig. 13.22f**).
- O retalho de pele redundante é removido ao longo da prega inframamária para ocultar a incisão (**Fig. 13.22 g**).
- Fechamento bilateral da ferida (**Fig. 13.22h**): Na camada profunda, uma sutura contínua (poliglactina 910 0-0); na pele, com pontos subcuticulares contínuos (poliglecaprona 25 3-0).
- As principais indicações para este procedimento são:
    - Flacidez predominante na pele da parte alta.
    - Ausência de cicatriz de parto cesáreo.
    - Boa prega inframamária (p. ex., hipertrofia mamária e/ou cicatrizes de redução mamária prévia).

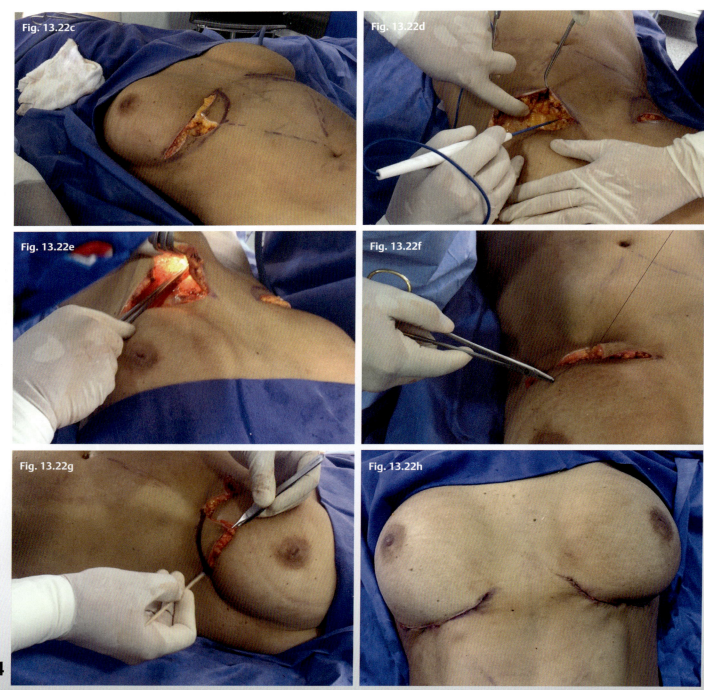

- Não é necessária plicatura muscular nem destacamento do umbigo (**Fig. 13.23**).

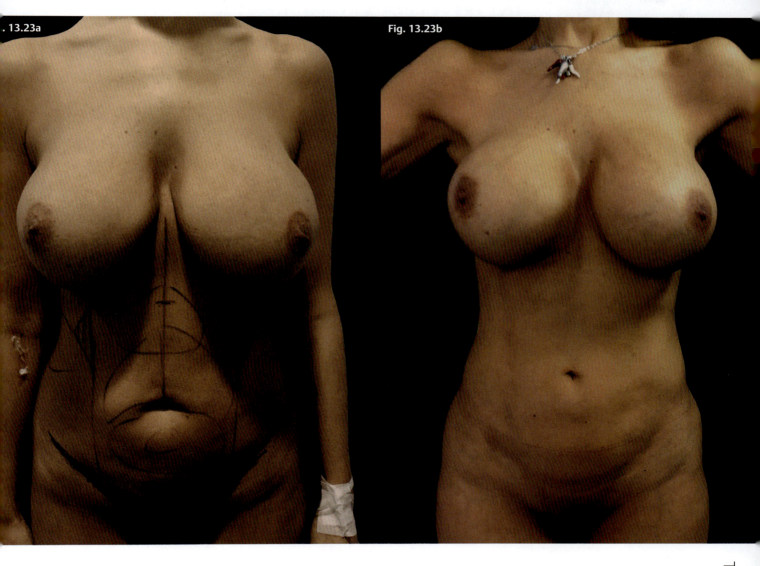

Fig. 13.23a Fig. 13.23b

V. ABDOMINOPLASTIA TOTAL REVERSA HD²

- A HD² é realizada conforme a necessidade.
- Realiza-se uma incisão na prega inframamária atravessando a linha média (**Fig. 13.24a**).
- A dissecção do retalho é realizada até o umbigo.
- Se for necessária plicatura muscular: A dissecção deve correr ao longo da linha média em todo o trajeto até o osso púbico. Depois, faz-se a plicatura púbico-xifoide (**Fig. 13.24b**).
- O umbigo é destacado enquanto se faz a plicatura se:
  - Estiver dentro da UZ ideal: reinserido.
  - Se fora: ressecado, fechamento do coto + *Neoumbilicoplastia H-wing*.
- A dermolipectomia se completa puxando-se o retalho para cima e realizando o fechamento da ferida ao longo da prega inframamária.
- Coloca-se um dreno Jackson-Pratt exteriorizado através da ferida.

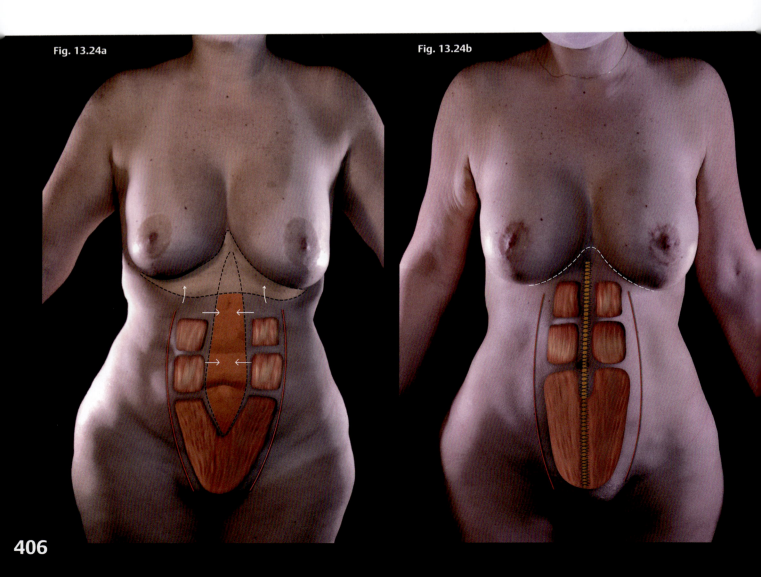

Fig. 13.24a

Fig. 13.24b

- Pode-se fazer definição muscular adicional se necessário (**Fig. 13.25**).

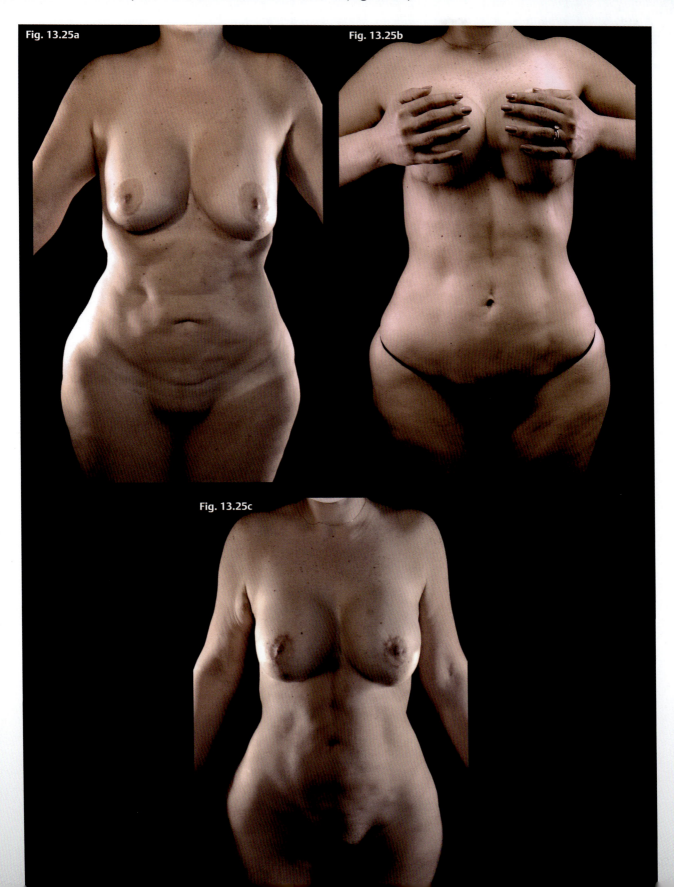

NEOUMBILICOPLASTIA
H-WING

- O neoumbigo pode ser feito imediatamente ou adiado. A segunda opção ocorre se:
  - Tiver sido detectada alta tensão no retalho.
  - Tiver sido observada alteração de cor ou congestão no retalho.
  - Houver um retalho com espessura final exigindo mais lipoaspiração (mais tarde).
  - For necessária definição extrema ou moderada (segundo procedimento).
  - Tiver sido visto fechamento do retalho em T invertido ou descida inadequada do retalho.
  - Tiver sido obtida posição alta da cicatriz.
  - Tiver sido feita lipectomia secundária ou revisional.

DICA
Preferimos um atraso da neoumbilicoplastia para proteger SEMPRE o retalho!

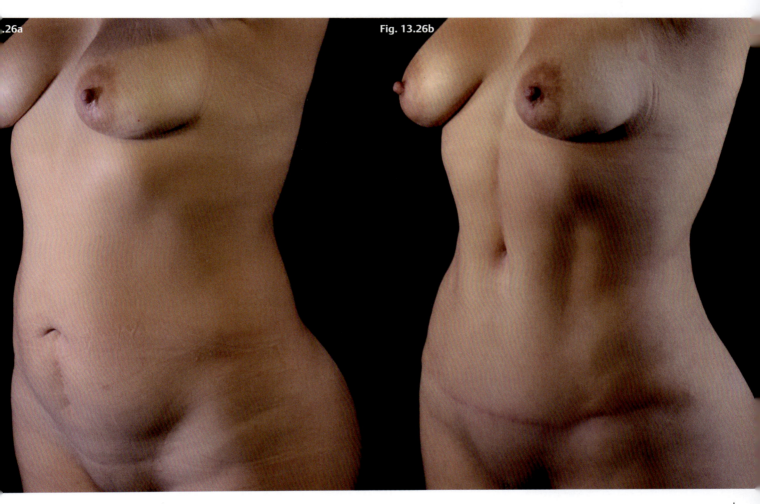

 NOTA

*Paciente submetida a um procedimento HD Mamãe + umbilicoplastia tardia com adicional definição muscular (***Fig. 13.26***).*

TÉCNICA

- Faz-se uma incisão em X com um componente horizontal prolongado, sendo feitos cortes de 10 mm para o retalho superior e de 5 mm para o retalho inferior; ambos são profundos o suficiente para chegarem à fáscia muscular (**Fig. 13.27a**).

- Estes cortes resultam em quatro retalhos: superior, inferior e dois laterais.

- O tecido subcutâneo é verticalmente dissecado no retalho superior, enquanto se faz dissecção biselada para o retalho inferior. Realiza-se uma ressecção de gordura em formato oval abaixo dos retalhos de pele (**Fig. 13.27b**).

- Primeiro ponto (poliglactina 910 4-0): fixado a partir da borda livre do retalho inferior, indo em direção à fáscia abdominal na base do retalho superior = estabelece a altura umbilical (**Fig. 13.27c**).

- Segundo ponto (poliglactina 910 4-0): amarra ambos os retalhos laterais à fáscia, passando sob o retalho inferior e fixado a 2 a 3 mm de distância do primeiro ponto (**Fig. 13.27d**).

- Terceiro ponto (poliglecaprona 25 4-0): fixa delicadamente o retalho superior à fáscia abdominal de maneira vertical (**Fig. 13.27e, f**).

- A ferida é coberta com uma gaze embebida em antibiótico tópico para induzir uma forma redonda ao umbigo.

- Depois da semana 1, a gaze é removida e deixa-se uma tala esférica ou uma bolinha de silicone no orifício umbilical por mais 2 semanas.

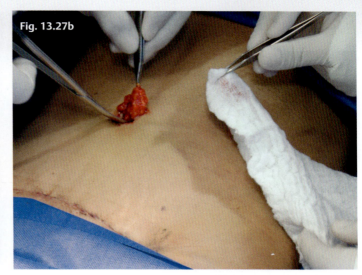

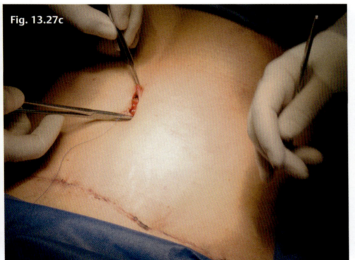
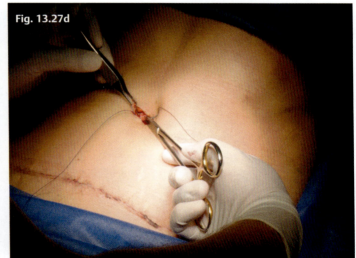

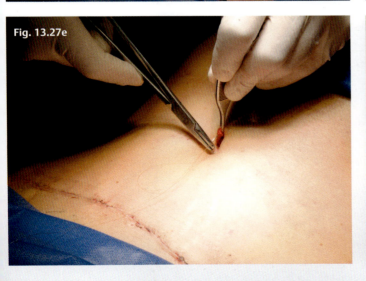
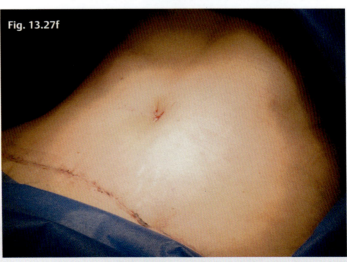

ESCULTURA CORPORAL EXCISIONAL

411

THD MASCULINA
(Alta Definição TULUA)

MARCAÇÕES ESPECIAIS

- Siga as marcações de HD².
- Marcadores em pontos de seda (sob anestesia geral) desde a incisura suprasternal até:
  - Cada uma das intersecções tendíneas transversas do paciente (**Fig. 13.28a**).
  - A zona umbilical ideal (**Fig. 13.28b**).
- As extremidades distais (pinça mosquito *baby*) serão usadas depois da lipoplastia e do deslocamento do retalho para baixo para a definição muscular.

✓ **DICA**
A terceira intersecção tendínea geralmente corresponde à posição do umbigo na linha média do homem.

LIPOESCULTURA

- A infiltração é feita com solução tumescente tradicional.
- A intensidade e o modo de uso do sistema VASER dependem da resistência da pele e do segmento do corpo a ser tratado (braços, abdome, coxas, glúteos).
- A lipoaspiração profunda é feita seguindo as premissas de HD².
- Lembre-se de esculpir as facetas abdominais para restaurar o contorno natural do ventre.
- A lipoaspiração será guiada pelo grau de definição muscular pretendida em cada paciente (BMX).

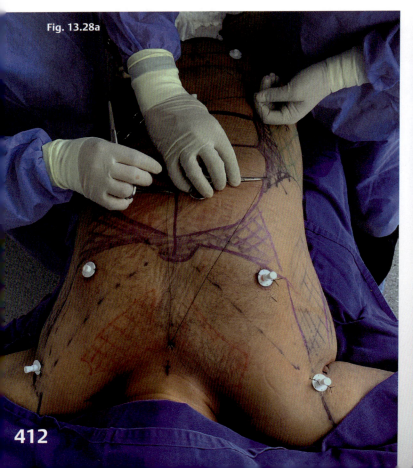

Fig. 13.28a

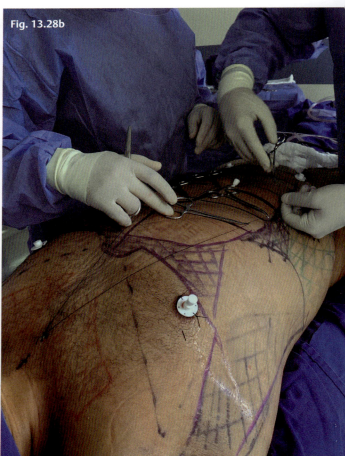

Fig. 13.28b

LIPECTOMIA

- Incisão transversal na região suprapúbica (**Fig. 13.29a**).
- O retalho hipogástrico é dissecado em direção ao umbigo e até ele.
- Obtenha hemostasia exaustiva e cuidadosa (**Fig. 13.29b**).

⚠ **ATENÇÃO!**
A dissecção do retalho deve incluir, mas não ultrapassar, o nível do umbigo para se assegurar a localização da cicatriz resultante abaixo das roupas íntimas.

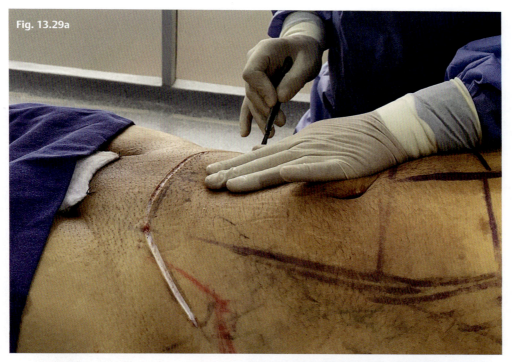
Fig. 13.29a

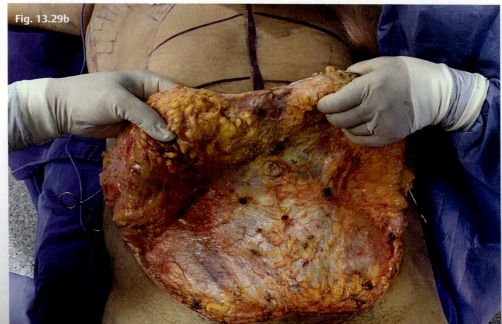
Fig. 13.29b

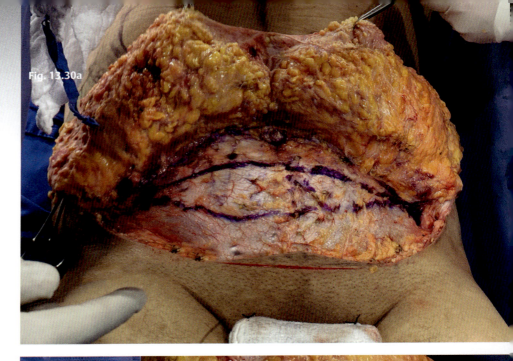

- Trace uma elipse horizontal na fáscia exposta de uma espinha ilíaca à outra, cruzando (fazendo fronteira com) o umbigo e o púbis (**Fig. 13.30a**).

- Faz-se a plicatura transversal unindo as bordas da elipse com pontos interrompidos em forma de 8 (polipropileno 0 ou polímero de náilon 6.6 0-0) e depois uma sutura contínua repetida para reforço (**Fig. 13.30b, c**).

- Ampute o umbigo e feche o coto residual com uma sutura invertida em forma de 8 (poliglactina 910 0-0).

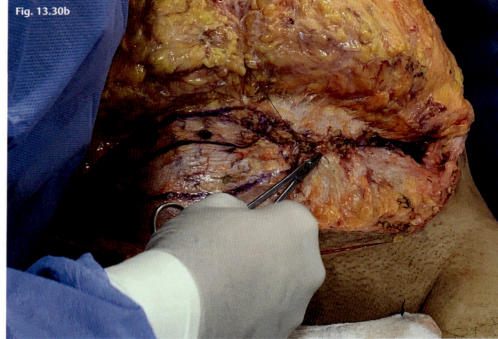

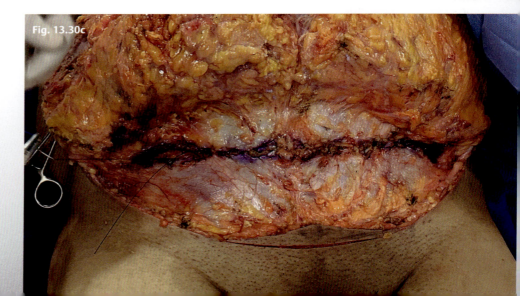

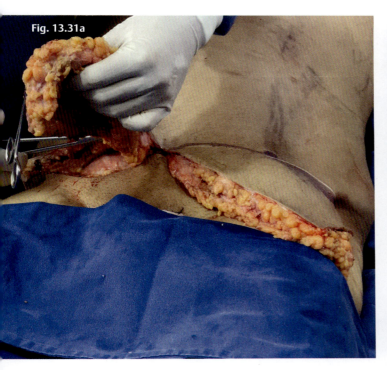

Fig. 13.31a

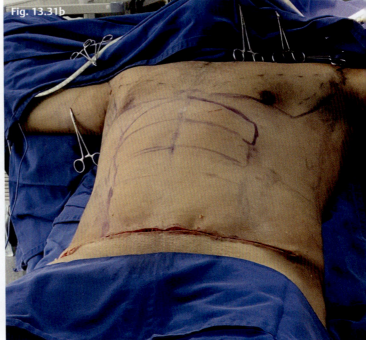

Fig. 13.31b

- Faça a ressecção do retalho hipogástrico inicial (**Fig. 13.31a**).
- Fechamento da ferida: camadas subcutâneas com pontos contínuos (poliglactina 910 2-0), incluindo a aponeurose superficial e a derme (**Fig. 13.31b**).
- Depois do avanço e fixação do retalho, pode-se fazer lipoaspiração profunda total e superficial branda ao longo do abdome inteiro além da neoumbilicoplastia (**Fig. 13.32**).
- Fechamento da pele com pontos subcuticulares contínuos (polipropileno 3-0 ou poliglecaprona 25).
- Drenos Blake são deixados no espaço subcutâneo depois da onfaloplastia.

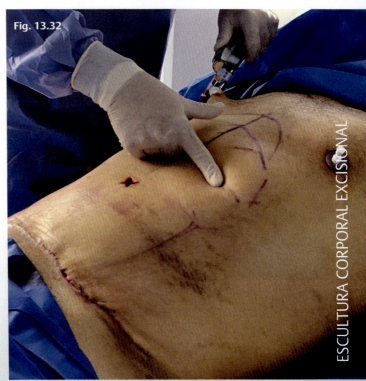

Fig. 13.32

VANTAGENS DA THD

- Menos dissecção do retalho: a plicatura muscular transversa precisa da dissecção para chegar exatamente acima do nível umbilical, o que permite definição abdominal total de "tanquinho" (*Xtreme*).
- Diminuição da morbidade: quanto menos excisão, menor o número de complicações em potencial (p. ex., seroma, sangramento, assimetria etc.).
- A umbilicoplastia pode ser realizada imediatamente depois da lipectomia.

NEOUMBILICOPLASTIA H-WING

- Estabeleça a UZ ideal para o homem usando marcadores prévios com suturas (Seda e pinça mosquito) (**Fig. 13.33**). Considere as zonas adequadas para lipoaspiração antes e depois do avanço do retalho.
- Complete a incisão em X com os componentes horizontais prolongados e fixe os retalhos resultantes da mesma maneira que é feito para pacientes do gênero feminino.

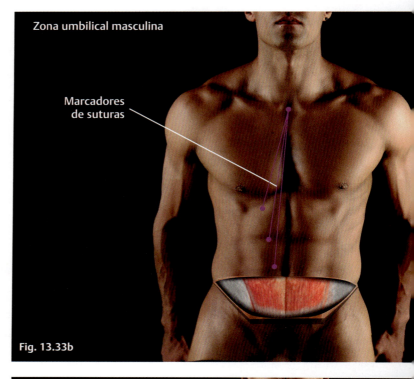

Fig. 13.33b

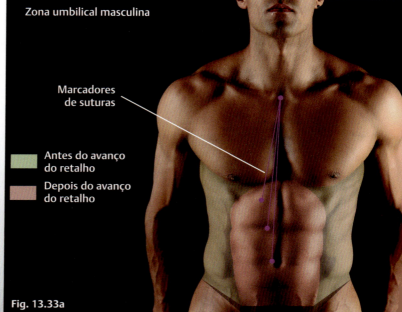

Fig. 13.33a

 DICA

Todos os procedimentos descritos para mulheres também são adequados para o paciente homem, mas sempre se deve ter em mente a variação da UZ ideal e o atraso opcional tanto para a definição muscular como para a umbilicoplastia.

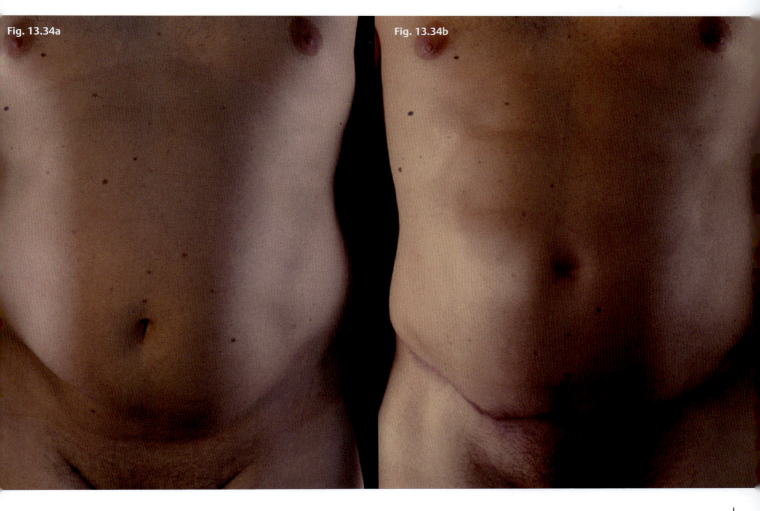

Fig. 13.34a Fig. 13.34b

 NOTA

Os homens geralmente usam roupas íntimas em um nível mais alto, o que permite uma variação mais ampla de ressecção ainda com cicatrizes invisíveis (**Fig. 13.34**).

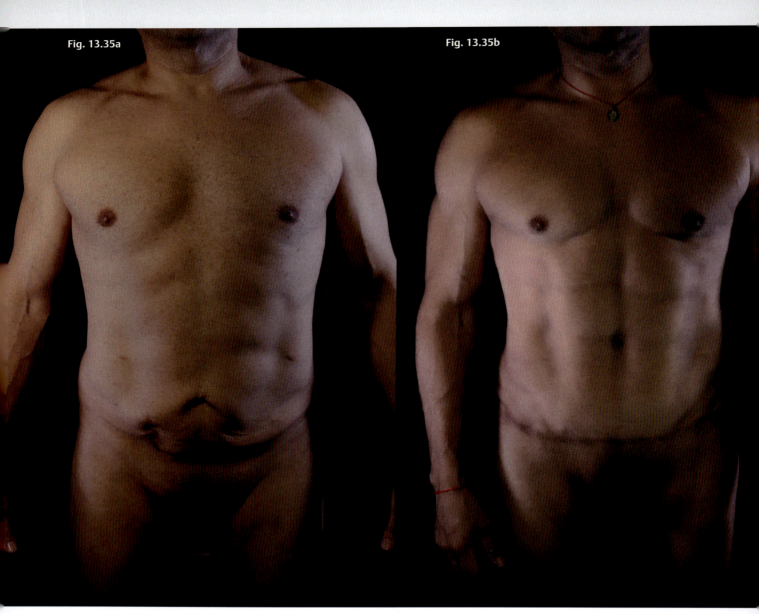

Fig. 13.35a Fig. 13.35b

 NOTA

A THD masculina restaura não apenas os contornos naturais do abdome, mas também melhora sua definição atlética por meio da combinação de abdominoplastia (com plicatura muscular transversa seletiva) e lipoescultura de alta definição (o que valoriza a aparência musculosa) (**Fig. 13.35**).

BRAQUIOPLASTIA
MARCAÇÕES ESPECIAIS

- Siga as marcações gerais para procedimentos HD^2 no braço.
- Teste do pinçamento para calcular a quantidade para ressecção.
- Masculina: os retalhos de avanço são traçados para melhorar a ressecção posterior e criar um "ângulo jovem" mais agudo (**Fig. 13.36a**).
- Feminina: marcação em forma de pentágono para diminuir o comprimento da cicatriz e melhorar a curva natural do braço (**Fig. 13.36b**).

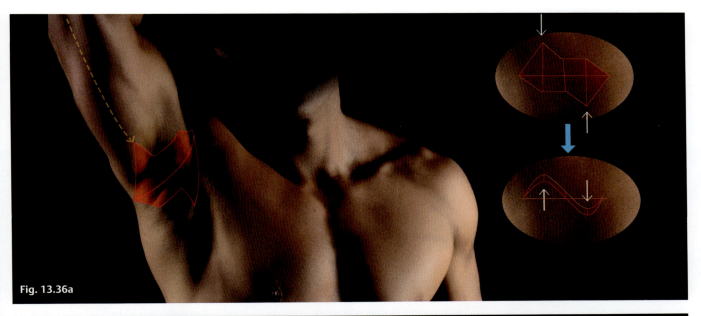

Fig. 13.36a

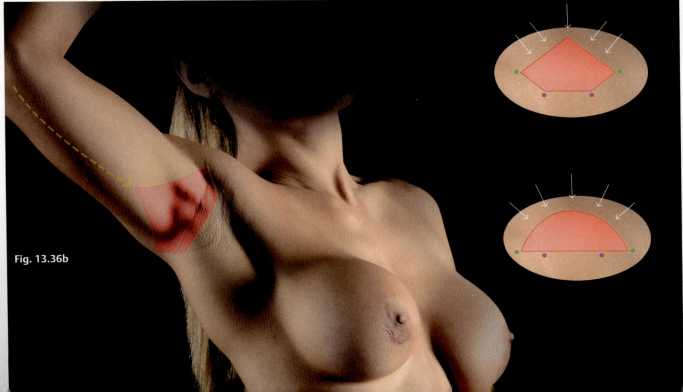

Fig. 13.36b

LIPOESCULTURA

- Realiza-se HD^2 conforme a necessidade, com o auxílio de tecnologias de retração da pele.

DERMOLIPECTOMIA

- A incisão é feita o mais próximo possível da prega axilar (oculta) (**Fig. 13.37a**).
- Siga as marcações masculinas/femininas.
- Faça a ressecção do excesso de tecido dermoadiposo (**Fig. 13.37b**).
- A dissecção subcutânea é feita para avanço do retalho (**Fig. 13.37c**).
- O fechamento é feito por planos: pontos contínuos para o plano profundo e pontos contínuos subcuticulares para a pele (**Fig. 13.37d**).
- Pode-se promover definição muscular adicional depois da dermolipectomia (**Fig. 13.38**).

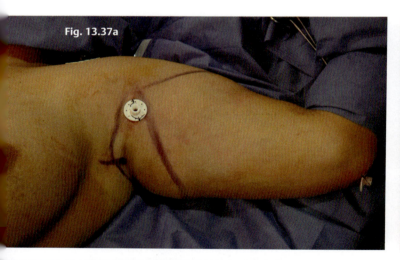
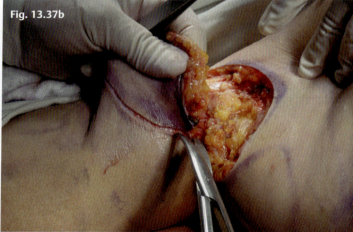
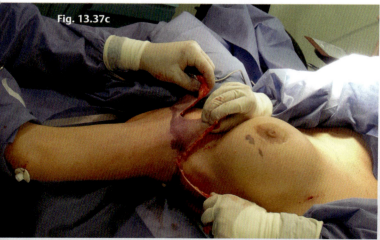
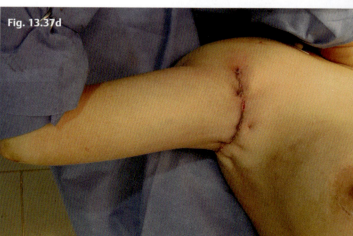

DICA

A largura máxima da incisão é estimada seguindo-se o ponto de máxima flacidez do braço.

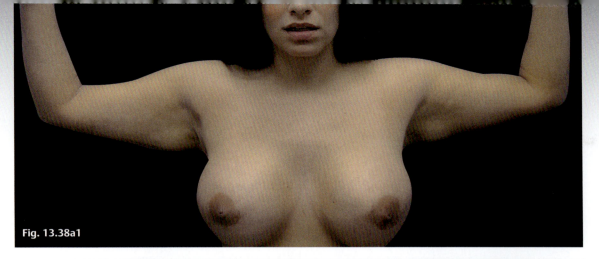
Fig. 13.38a1

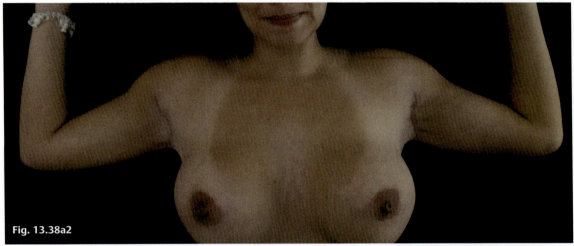
Fig. 13.38a2

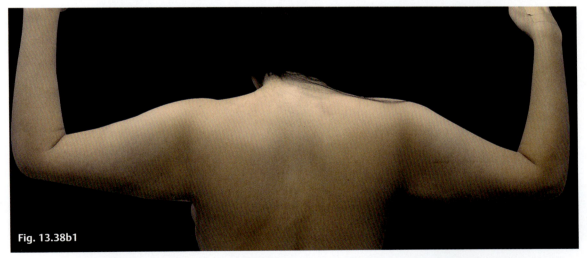
Fig. 13.38b1

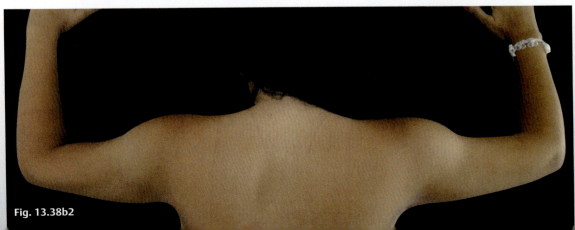
Fig. 13.38b2

SEGURANÇA

- Os homens também podem seguir o algoritmo para procedimentos excisionais das mulheres.
- Faz-se a plicatura muscular multiplanar para casos de definição extrema e em pacientes depois de perda de peso massiva.
- Considere sempre as preferências/crenças do paciente com relação à neoumbilicoplastia: Algumas pessoas acham que o umbigo não pode/não deve ser removido!
- Ácido tranexâmico IV + tópico (solução para infiltração) é obrigatório!
- Melhor escolha quando em dúvida = adiar a neoumbilicoplastia.
- Diminua o trauma sobre o retalho sempre que possível! NÃO o danifique!
- Deixe uma gaze redonda embebida em antibiótico tópico por 48 a 72 horas dentro do neoumbigo. Use uma bolinha ou modelador de silicone por mais 2 a 3 semanas para evitar uma aparência frouxa (**Fig. 13.39**).

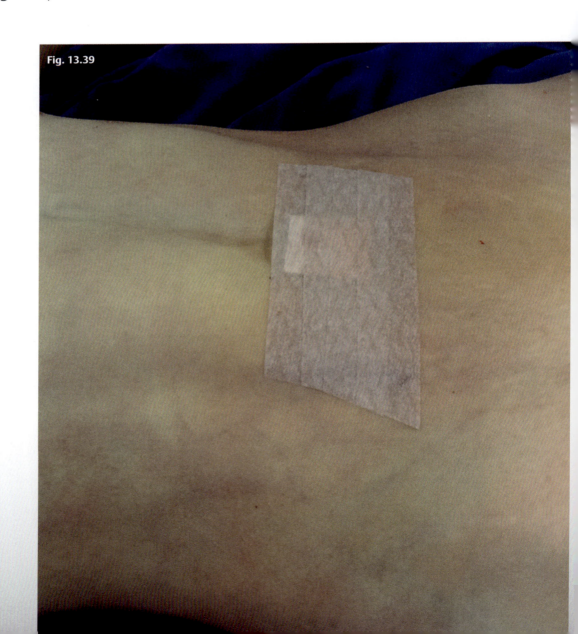

Fig. 13.39

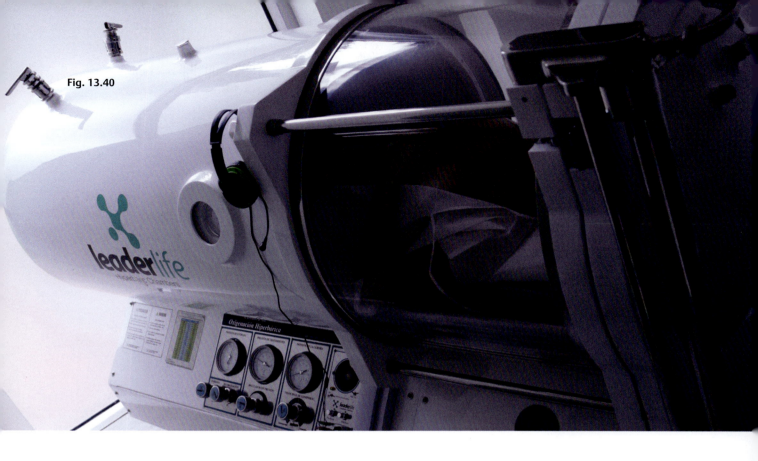

Fig. 13.40

- O paciente precisa evitar o decúbito ventral ao dormir por pelo menos 2 semanas.
- Vestimentas de compressão e colete de espuma precisam ser usados por 8 a 10 semanas no pós-operatório.
- Meias de compressão são recomendadas por 10 dias no pós-operatório.
- Recomendamos fortemente que o paciente comece a fazer caminhadas assistidas pelo menos 12 a 24 horas depois da cirurgia. Quanto mais cedo, melhor.
- Recomenda-se que durmam com os joelhos e o tronco flexionados para retalhos com alta tensão (usar travesseiros de apoio).
- É obrigatório que o paciente permaneça uma noite hospitalizado!
- Todos os pacientes devem ser submetidos a testes de verificação dos níveis e Hb e Ht.
- Recomenda-se a câmara hiperbárica para todos os pacientes que precisem de procedimentos corporais excisionais (**Fig. 13.40**)
    - Aumenta a oferta de oxigênio aos tecidos.
    - Sessões curtas diárias não são prejudiciais e impedem o sofrimento dos retalhos.
    - Melhora a perfusão do retalho quando se observa isquemia.
    - Melhora a recuperação global do paciente.
- Os protocolos de drenagem linfática manual (MLD) e ultrassom (US) são seguidos como em todos os procedimentos HD[2].

LEITURAS SUGERIDAS

1. Corvino A, Rosa D, Sbordone C, et al. Diastasis of rectus abdominis muscles: patterns of anatomical variation as demonstrated by ultrasound. Pol J Radiol 2019;84:e542–e548

2. Gutowski KA. Evidence-based medicine: abdominoplasty. Plast Reconstr Surg 2018;141(2):286e–299e

3. Villegas FJ. A novel approach to abdominoplasty: TULUA modifications (transverse plication, no undermining, full liposuction, neoumbilicoplasty, and low transverse abdominal scar). Aesthetic Plast Surg 2014;38(3):511–520

4. Hoyos AE, Perez ME, Castillo L. Dynamic definition minilipoabdominoplasty combining multilayer liposculpture, fat grafting, and muscular plication. Aesthet Surg J 2013;33(4): 545–560

5. Hoyos A, Perez ME, Guarin DE, Montenegro A. A report of 736 high-definition lipoabdominoplasties performed in conjunction with circumferential VASER liposuction. Plast Reconstr Surg 2018;142(3):662–675

6. Ion L, Raveendran SS, Fu B. Body-contouring with radiofrequency-assisted liposuction. J Plast Surg Hand Surg 2011;45(6):286–293

7. Irvine Duncan D. Helium plasma-driven radiofrequency in body contouring. In: The art of body contouring. IntechOpen; 2019. doi:10.5772/intechopen.84207

8. Hunstad JP, Deos M, Repta R. Reverse abdominoplasty. In: Atlas of abdominoplasty. Elsevier; 2009:115–130. Accessed October 28, 2019.

9. Halbesma GJ, Van Der Lei B. The reverse abdominoplasty. 2008; 61(2):133–137

10. Hoyos Ariza AE, Perez Pachon ME. High-definition excisional body contouring. Clin Plast Surg 2020;47(3):415–428

14

PROCEDIMENTOS
SECUNDÁRIOS

RESUMO

Embora sejam tomadas precauções, os protocolos sejam seguidos e todas as recomendações estejam em mente, pode ocorrer algum tipo de condição simplesmente por uma cicatrização pós-operatória errática ou por um transtorno prévio de um paciente em particular. Estas complicações/condições incluem celulite, fibrose, assimetrias, acúmulos e nódulos de gordura, cutis marmorata, entre outros. Depois de trauma, a pele e os tecidos subdérmicos passam por um processo ativo de recuperação, no qual o metabolismo e a atividade constantes do sistema conjuntivo visam a efetuar diferentes graus de cicatrização. Mesmo assim, quanto maior a intervenção neles, mais forte sua resposta; os problemas na recuperação costumam aparecer após a primeira ou segunda cirurgia estética, mas podem fazê-lo até depois de um número incontável de cirurgias. Mostraremos, nas páginas a seguir, imagens de como procedimentos de HD2 têm tentado melhorar e camuflar estas condições por meio de certas manobras e técnicas intraoperatórias.

ARTE

- Pacientes secundários (pós-operatórios) ou aqueles com transtornos de pele que resultaram de tratamentos externos estão se tornando, dia após dia, mais comuns em nossa prática.

- A nova era da cirurgia cosmética e o advento de terapias inovadoras para obter graus diferentes de retração da pele têm derivado não apenas em novos objetivos estéticos, mas também em várias complicações locais que deveriam ser chamadas condições anormais:

  - Subcorreção: falta de definição.
  - Correção exagerada: aparência sem naturalidade.
  - Irregularidades da superfície: fibrose e aderências, acúmulos e nódulos, abaulamentos residuais.
  - Assimetria.
  - Flacidez de pele pós-operatória.
  - Alterações da pigmentação da pele (transitória ou permanente): hipercromia e *cutis marmorata*.
  - Problemas relacionados com cicatrizes: visíveis, deprimidas, hipertróficas *versus* queloides.

- Na maioria das vezes, os conceitos artísticos e as premissas da HD[2] não são seguidos quando ocorrem duas ou mais complicações em um único paciente.

- Geralmente mais comuns em mulheres, mas o tratamento não é específico do gênero.

- Deformidades de contorno quase sempre são preveníveis, de modo a serem implementadas todas as possíveis medidas para evitá-las.

- Algumas vezes, imprecisões artísticas podem ser consideradas bonitas nas obras de arte; entretanto, não é esse o caso para o corpo humano.

FUNDAMENTOS

COMO PREVENIR, MAS TAMBÉM CORRIGIR MAUS RESULTADOS?

- Ressecção insuficiente: associa-se geralmente a assimetria ou acúmulos, que são mais comuns depois de tentativas prévias de HD^2 (**Fig. 14.1**).

    – Marcações anatômicas *versus* reais: discrepância de forma e localização dos pontos de referência anatômicos superficiais (use um código de cores).
    – Foco: simetria e marcações = todas as áreas ou zonas envolvidas precisam ser tratadas.

- Ressecção excessiva: várias áreas podem estar envolvidas, mas a área mais visível e desconfortável para o paciente é a parte anterior do abdome e/ou os peitorais (**Fig. 14.2**).

    – Foco: restauração e não definição.
    – Cada paciente é singular e isso também se dá com o tratamento.

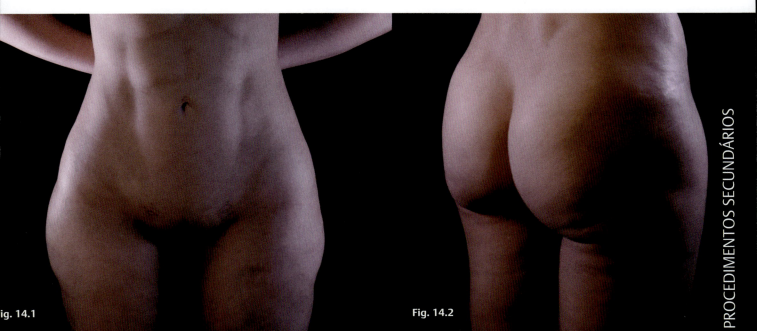

Fig. 14.1

Fig. 14.2

PROCEDIMENTOS SECUNDÁRIOS

- Fibrose e aderências: ambas podem estar juntas ou isoladas (**Fig. 14.3**).

    – Foco: convexidades e concavidades. Liberação suave da pele (remoção da fibrose).
    – Fibrose nodular transitória resolve-se com massagens e tratamentos tópicos.
    – Fibrose nodular cicatricial ou permanente exige um procedimento invasivo.
    – Aderências geralmente são secundárias ao uso inadequado do colete de espuma e de vestimentas.

- Acúmulos e nódulos: geralmente seguem áreas onde se realizou emulsificação e a lipoaspiração não se completou (fibrose), ou áreas onde tenham sido formadas cavidades epitelizadas/adiposas (**Fig. 14.4**).

    – Foco: marcações pré-operatórias e simetria.

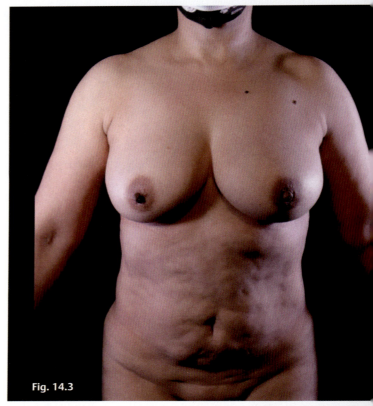

Fig. 14.3

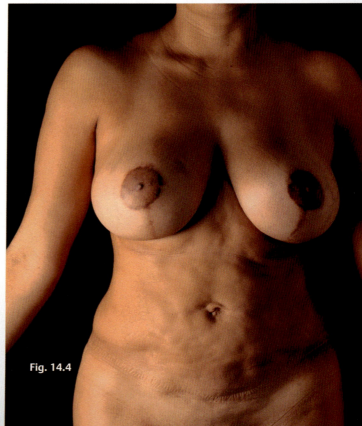

Fig. 14.4

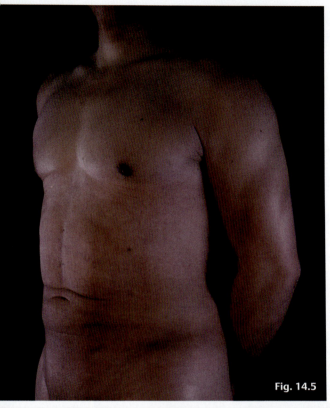

> **DICA**
>
> O paciente precisa reconhecer assimetrias ou deformidades de contorno anatômicas prévias, ainda mais antes do primeiro procedimento!

- Abaulamentos residuais: associam-se à correção excessiva/subcorreção e a uma aderência anormal da pele (por ressecção excessiva ou uso inadequado de vestimentas) (**Fig. 14.5**).

  – Foco: Teste de pinçamento da pele e marcações.

- Assimetria: associa-se à ressecção excessiva ou insuficiente. É mais comum entre os cirurgiões plásticos com pouca experiência ou naqueles sem treinamento para HD² (**Fig. 14.6**).

  – Foco: marcações pré-operatórias e comparação anatômica.

Fig. 14.5

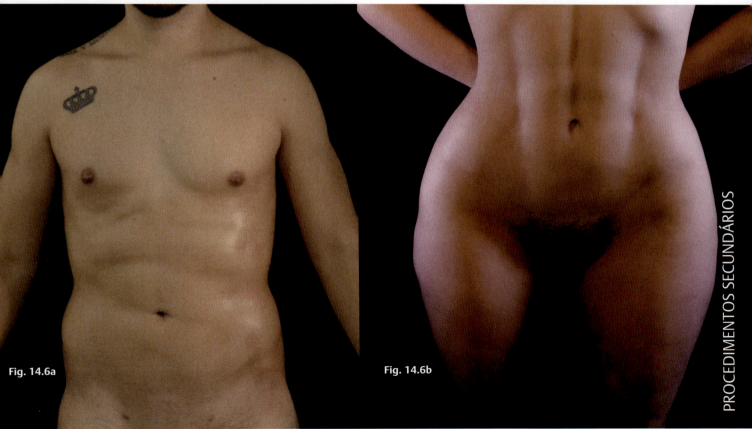

Fig. 14.6a

Fig. 14.6b

PROCEDIMENTOS SECUNDÁRIOS

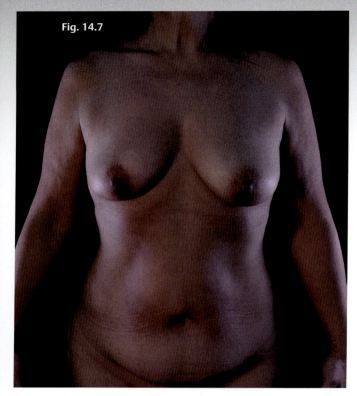

Fig. 14.7

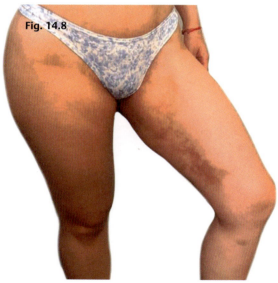

Fig. 14.8

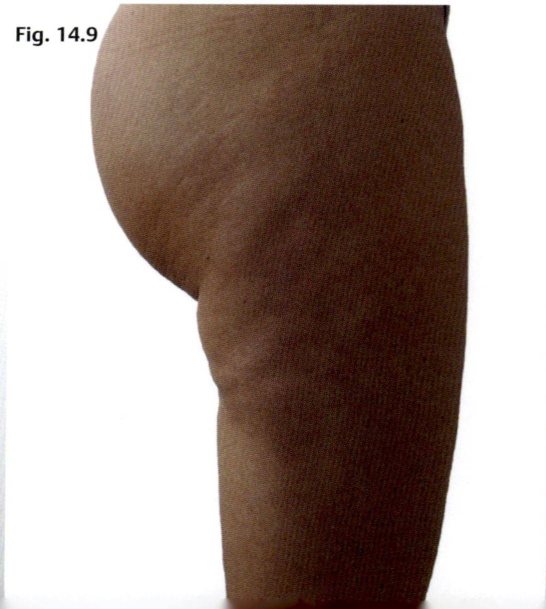

- Flacidez residual da pele: associa-se à falta de retração da pele e de aderência apropriada no pós-operatório (devido a uma ressecção superficial excessiva ou ao uso inapropriado de vestimentas) (**Fig. 14.7**).

  – Foco: Teste de pinçamento e restauração do contorno.

- Alterações da pigmentação da pele: associam-se a diferentes graus de queimadura da pele, a depósitos de hemossiderina e a alterações da perfusão da pele.

  – Hipercromia (transitória e permanente): geralmente se resolve com loções tópicas, bloqueadores solares e massagem (**Fig. 14.8**).
  – *Cutis marmorata*: relacionada com reação inflamatória crônica dos capilares cutâneos e/ou condições prévias na pele do(a) paciente (**Fig. 14.9**).
    - Mais comum na parte superior alta do abdome, coxas e parte posterior do braço.
    - Foco: deformidades de contorno, restauração.

Fig. 14.9

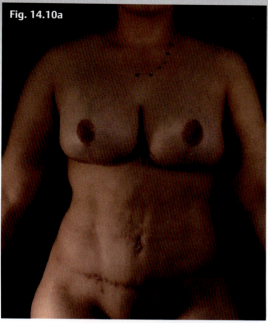

Fig. 14.10a

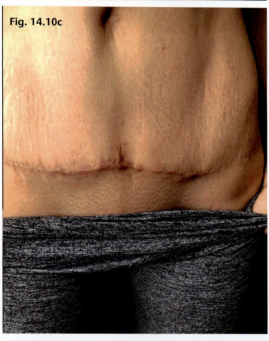

Fig. 14.10c

- Problemas relacionados com cicatrizes:
  - Cicatrizes visíveis: incisões camufladas erradas (**Fig. 14.10a**).
  - Cicatrizes deprimidas: ressecção excessiva ou queimaduras no tecido subjacente (**Fig 14.10b**).
  - Cicatrizes hipertróficas e queloides: dependem de uma condição clínica prévia do(a) paciente (**Fig. 14.10c**).

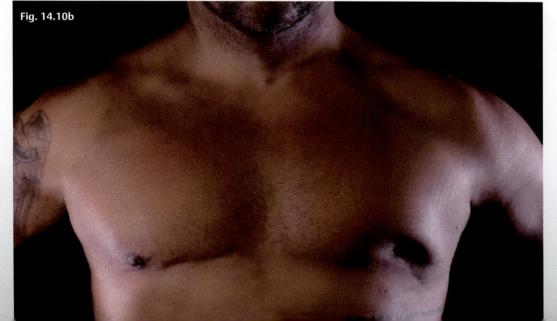

Fig. 14.10b

CIRURGIA

DICA
- Cirurgia de camuflagem!
- Restauração e não definição.
- Terapias combinadas obtêm os melhores resultados.
- Sempre se guie pela anatomia subjacente.

PROCEDIMENTOS
LIPOSHIFTING

- A liberação mecânica dos tecidos fibróticos pode ser realizada por cânulas especiais (p. ex., *basket*) para liberar septos fibrosos devido a procedimentos prévios de lipoaspiração ou por tecido cicatricial (**Fig. 14.11**).

- Na realidade, auxilia na preparação do leito para procedimentos de enxerto de gordura.

- Seguimos alguns dos princípios de *SAFE Lipo*:

  1. Infiltração: use uma cânula *basket* de 4,0 mm acoplada com MicroAire.
  2. Separação: emulsificação de tecido adiposo com VASER.
  3. A aspiração só deve ser feita em tecido normal, mas evitada em áreas com deformidades por ressecção excessiva. Use cânulas finas (3,0 mm) para evitar trauma no tecido cicatricial.
  4. Equalização de gordura: use uma cânula *basket* de 3,0 mm sem aspiração para permitir que o tecido adiposo "se redistribua" (transferência de gordura)
  5. Enxerto de gordura: visa a separar a camada de tecido cicatricial do tecido normal subjacente e prevenir sua reconexão.

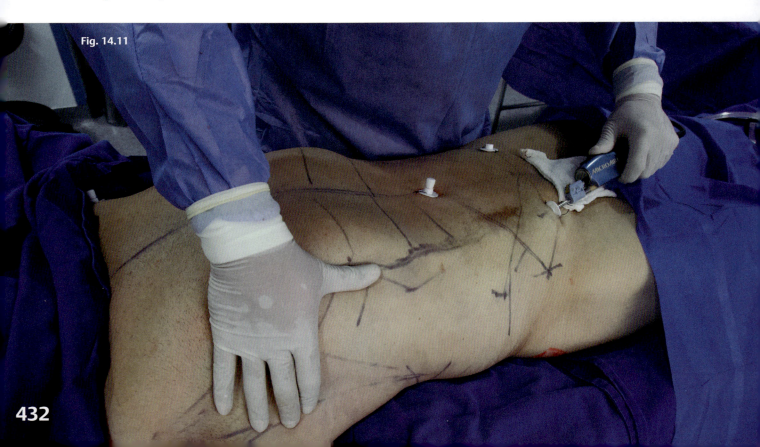

Fig. 14.11

LIBERAÇÃO DE FIBROSE À BASE DE ENERGIA

- Use a sonda Saturn (dispositivo VASER) para celulite, mas também para liberação de tecido fibrótico (**Fig. 14.12**).
- Zonas de tratamento: abdome anterior e flancos, área glútea, partes posterior e lateral das coxas.

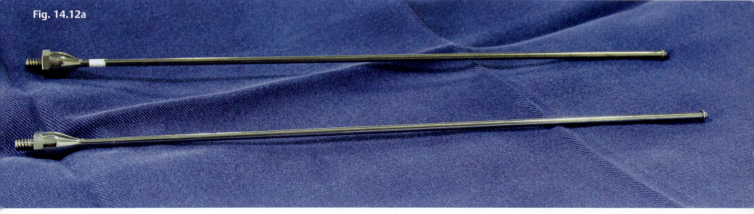

Fig. 14.12a

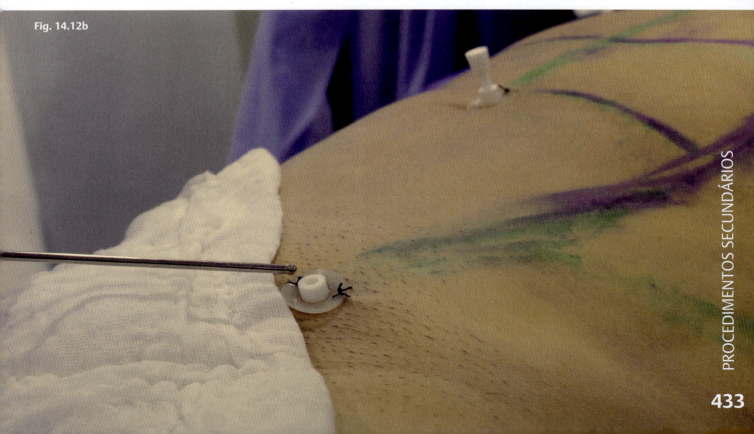

Fig. 14.12b

ENXERTO DE GORDURA: EM MÚLTIPLAS CAMADAS OU CONCENTRADO

- Intramuscular: quando ocorre ressecção excessiva ou outras irregularidades na superfície.
  - Peitoral: pacientes com ressecção prévia de ginecomastia.
  - Abdome anterior: RAFT (enxerto de gordura no reto do abdome) ou UGRAFT (RAFT guiada por ultrassom) para restaurar sua projeção e percepção de volume (**Fig. 14.13**).
- Enxerto de gordura subcutâneo: Adequado para todos os segmentos corporais.
  - Método mais poderoso para melhorar a forma e o volume (**Fig. 14.14**).
  - Propriedades regenerativas do enxerto adiposo: Melhora a cor, a textura e a aparência da pele.

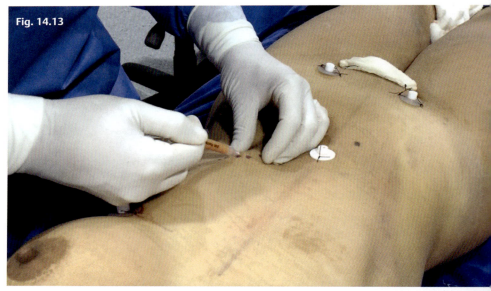
Fig. 14.13

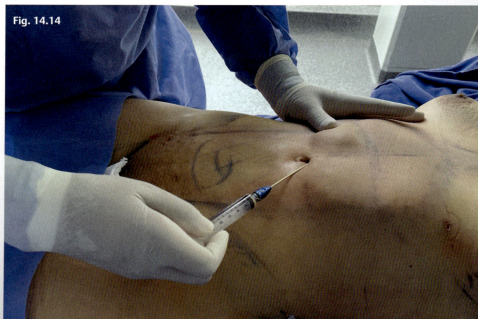
Fig. 14.14

 ATENÇÃO!
Os procedimentos RAFT e UGRAFT precisam de um treinamento específico e de uma curva de aprendizagem longa para se chegar a resultados adequados!

TECNOLOGIAS PARA TORNAR A PELE MAIS FIRME

Veja também o Capítulo 15.

- Radiofrequência (Bodytite): os efeitos da radiofrequência podem ser divididos em coagulação, contração do colágeno, ablação e hipertermia tecidual. Todos eles ajudam a tornar a pele mais firme e permitem a rápida aderência da pele (**Fig. 14.15**).

- J-Plasma (Renuvion): a energia de radiofrequência é fornecida por um gerador eletrocirúrgico, e o plasma de hélio é transmitido por um eletrodo (peça manual) às partes moles. O aquecimento rápido e a expansão do gás são métodos potentes para fibrose e liberação de tecido cicatricial (**Fig. 14.16**).

RESSECÇÃO ABERTA

- Cicatriz linear pequena: permite a liberação direta de fibrose cirúrgica ou, em vez disso, ressecção da pele.
- Liberação do tecido fibrótico por visão direta pode ser a melhor alternativa em termos de resultados.

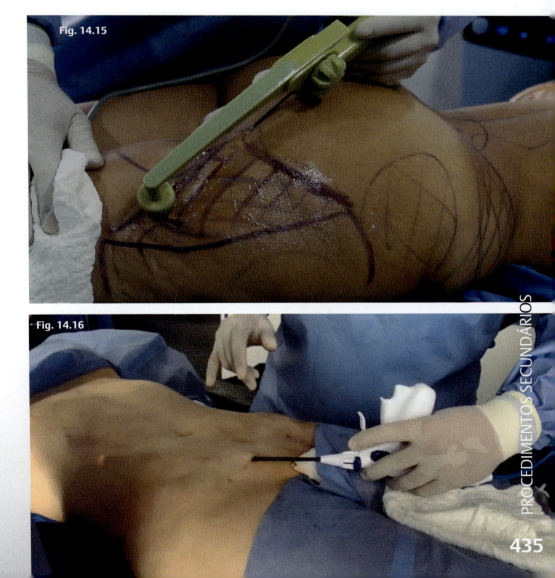

Fig. 14.15

Fig. 14.16

O QUE FAZER?

RESSECÇÃO INSUFICIENTE

- Siga uma ordem para as marcações, usando um código de cores (p. ex., vermelho para transferência de gordura, preto para lipoaspiração sem restrições, azul para enxerto de gordura etc.)
- Retoque a lipoescultura em casos leves.
- Melhor: lipoaspiração seletiva + Enxerto de gordura (**Fig. 14.17**).

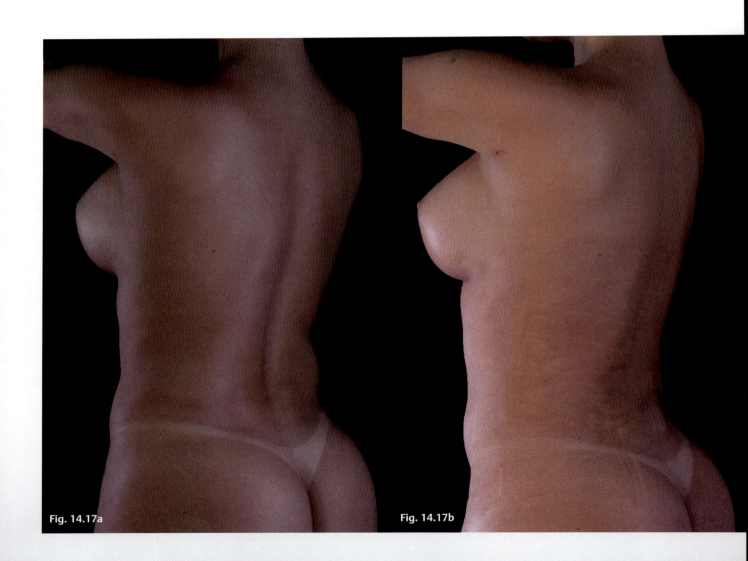

Fig. 14.17a   Fig. 14.17b

RESSECÇÃO EXCESSIVA

- Grande desafio para correção.
- Use a abordagem em múltiplas etapas com os princípios de SAFE Lipo.
- Melhor: combinação de lipoescultura limitada, transferência de gordura, enxerto de gordura (múltiplas camadas) (**Fig. 14.18**).

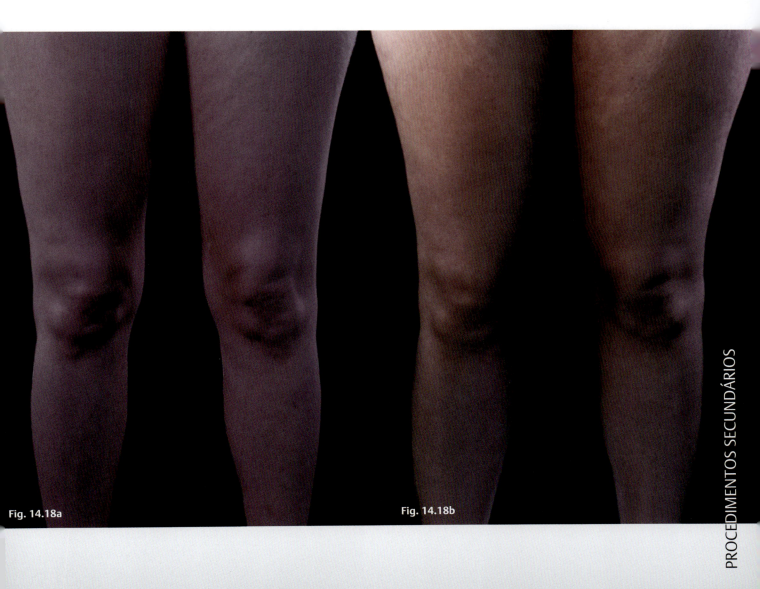

Fig. 14.18a

Fig. 14.18b

FIBROSE E CELULITE

- Redução ou eliminação de deformidades: siga as concavidades e convexidades normais anatômicas.

- Opções terapêuticas:
  - Lipoescultura assistida por VASER com o uso da sonda Saturn para emulsificação de gordura (**Fig. 14.19**).
  - Transferência de gordura.
  - Excisão aberta direta.

- Reduza áreas com uma convexidade excessiva por meio da lipoaspiração, da transferência de gordura ou de excisão direta.

- Aumente áreas de concavidades anormais com enxerto de gordura em múltiplas camadas (**Figs. 14.20** e **14.21**).

⚠ **ATENÇÃO!**
NÃO remova TODO o tecido fibrótico. Não é esse o objetivo!

✓ **DICA**
Preenchedores e/ou enxerto de gordura podem auxiliar na correção temporal de pequenas deformidades secundárias à fibrose, mas o melhor tratamento e o mais durável é a emulsificação de tecido adiposo/fibrótico usando a Sonda Saturn!

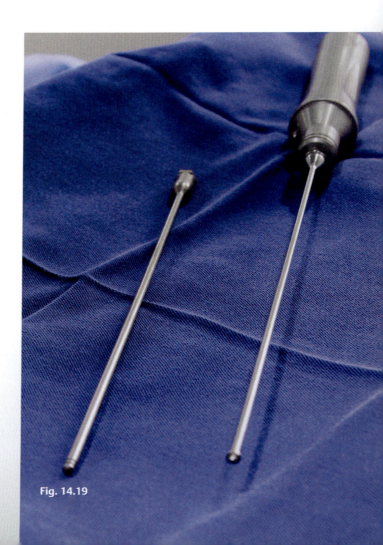

Fig. 14.19

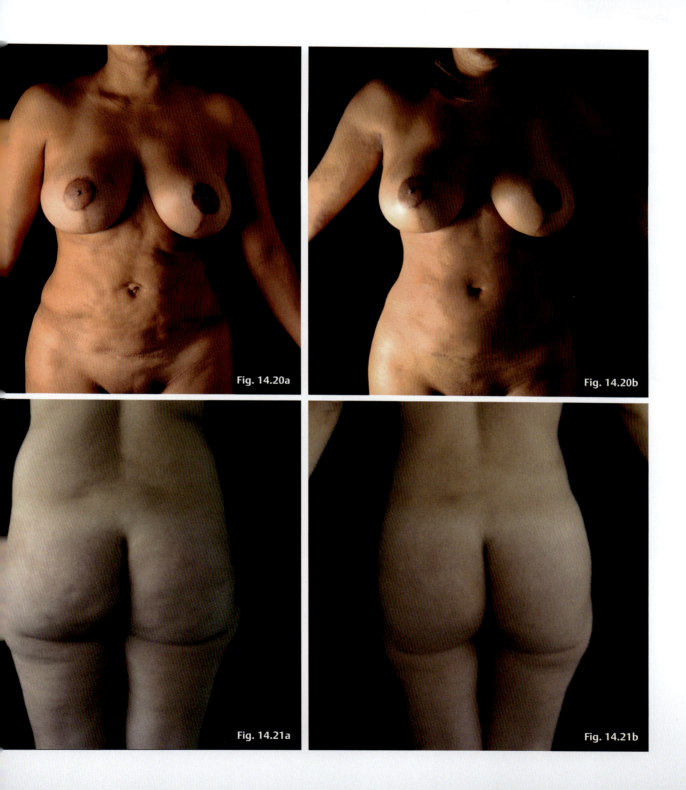

Fig. 14.20a
Fig. 14.20b
Fig. 14.21a
Fig. 14.21b

PROCEDIMENTOS SECUNDÁRIOS

439

ACÚMULOS E NÓDULOS

- Opções terapêuticas: lipoescultura de transição suave (para ambos).
- Crie uma forma suave para restaurar um contorno homogêneo.
- Enxerto de gordura seletiva para melhorar a qualidade, o turgor e a cor da pele (**Fig. 14.22**).

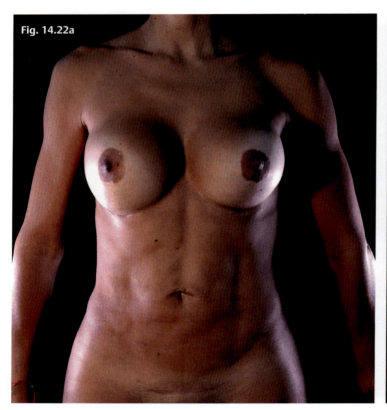
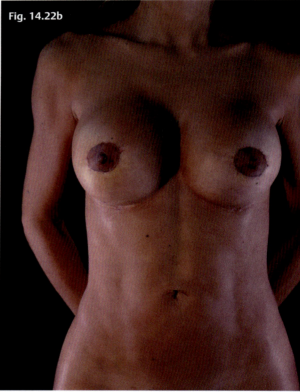

Fig. 14.22a Fig. 14.22b

ABAULAMENTOS RESIDUAIS

- Embora fáceis de detectar, a correção pode ser desafiadora devido à deformação do retalho dérmico.
- Opções terapêuticas: tecnologias de retração da pele minimamente invasivas *vs.* ressecção local (**Fig. 14.23**).

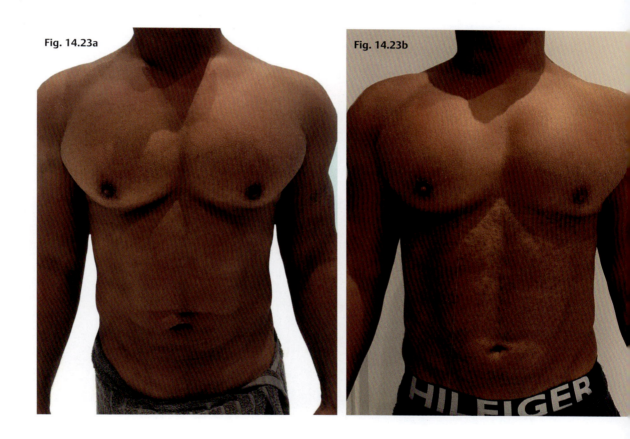

Fig. 14.23a

Fig. 14.23b

ASSIMETRIA

- Novas marcações em zonas assimétricas (código de cores).
- Opções terapêuticas: procedimentos de retoque (lipoescultura HD^2 tradicional ou limitada) (**Fig. 14.24**).

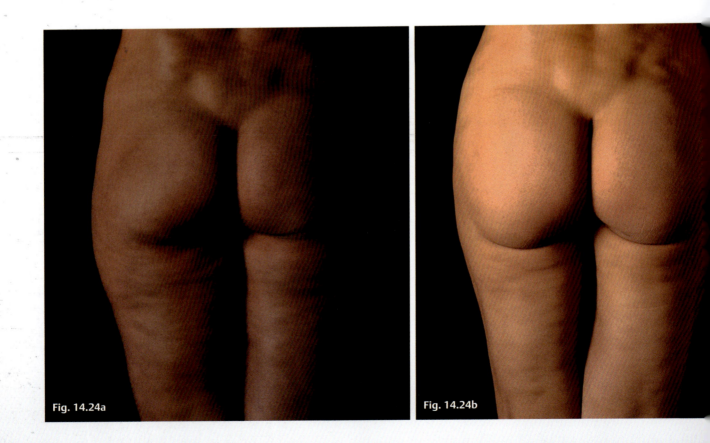

Fig. 14.24a

Fig. 14.24b

FLACIDEZ CUTÂNEA RESIDUAL

- Use cânulas de pequeno diâmetro para evitar uma ressecção excessiva, mas melhore a retração cutânea.
- Opções terapêuticas: enxerto de gordura em múltiplas camadas e tecnologias para tornar a pele mais firme e/ou cirurgia excisional (**Fig. 14.25**).

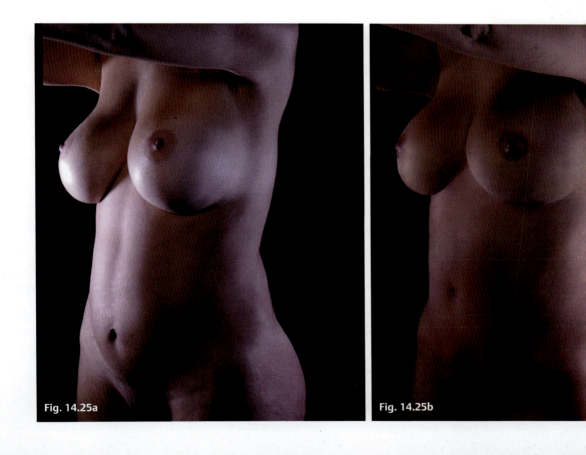

Fig. 14.25a

Fig. 14.25b

> ⚠ **ATENÇÃO!**
> *Não realize transferência de gordura e enxerto de gordura exatamente na mesma área para evitar ainda maior migração de gordura!*

CUTIS MARMORATA

- Opções terapêuticas: enxerto de gordura com células-tronco e/ou transferência de gordura (**Fig. 14.26**).
- Os enxertos de gordura são úteis para zonas de "divisão de águas" vascular (p. ex., abdome central superior).
- Transferência de gordura para zonas bem perfundidas.
- Use terapia de oxigênio hiperbárico para melhorar a perfusão tecidual. Reavalie a cada quatro a cinco sessões depois da cirurgia.

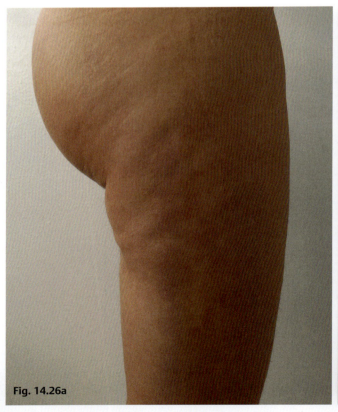

Fig. 14.26a

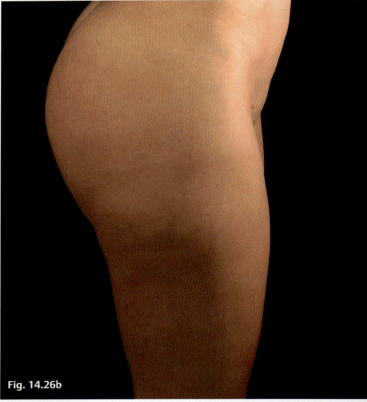

Fig. 14.26b

CICATRIZES VISÍVEIS

- Opções terapêuticas: procedimentos de revisão para cirurgia excisional e técnicas específicas para manejo de cicatrizes (Z-plastia, microcirurgia, retalhos V-Y etc.).

CICATRIZES DEPRIMIDAS:

- Opções terapêuticas: enxerto de gordura seletivo ou preenchedores biológicos.
- A revisão das cicatrizes é opcional.

CICATRIZES HIPERTRÓFICAS E QUELOIDES

- Opções terapêuticas: procedimentos de revisão para cirurgia excisional e técnicas específicas para manejo de cicatrizes.
- Glicocorticoides potentes no local para reduzir a resposta inflamatória.

SEGURANÇA

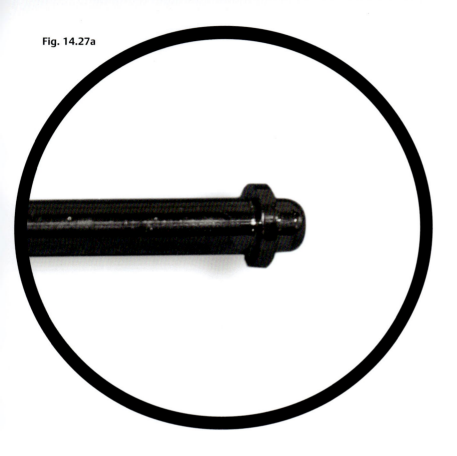

Fig. 14.27a

> **NOTA**
>
> **Sonda Saturno** *(Saturn Probe)* **(Fig. 14.27)**
> Com base na estrutura do retináculo da pele, considera-se a celulite primária uma doença causada pela hipertrofia das células adiposas na camada superficial da pele, enquanto ocorre celulite secundária em razão de um aumento da elasticidade do tecido de sustentação. Em consequência, foi obrigatório desenhar uma sonda específica para visar a estes tecidos.
> A sonda Saturno foi desenhada pelo Dr. Alfredo Hoyos com o objetivo de liberar o tecido fibroso e, ao mesmo tempo, os adipócitos, sem danificar os tecidos em torno. Por isso, construiu-se uma sonda de titânio com anel externo único (emite ondas de US com baixa frequência), a qual trabalha para promover tanto um corte mecânico rombo como uma emulsificação adiposa ultrassônica. Ambos os efeitos terminariam liberando zonas de aderência e fibróticas, que são essencialmente compostas por colágeno cicatricial desorganizado.

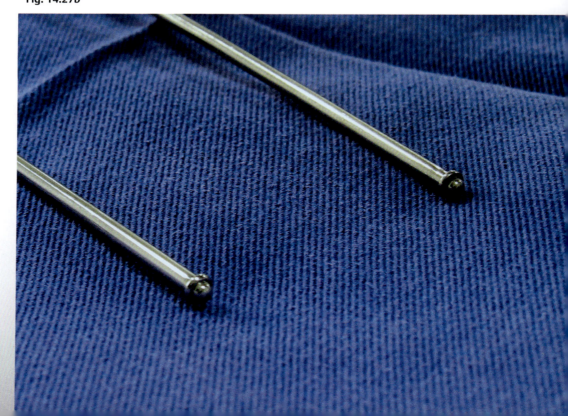

Fig. 14.27b

Fig. 14.28a

Fig. 14.28b

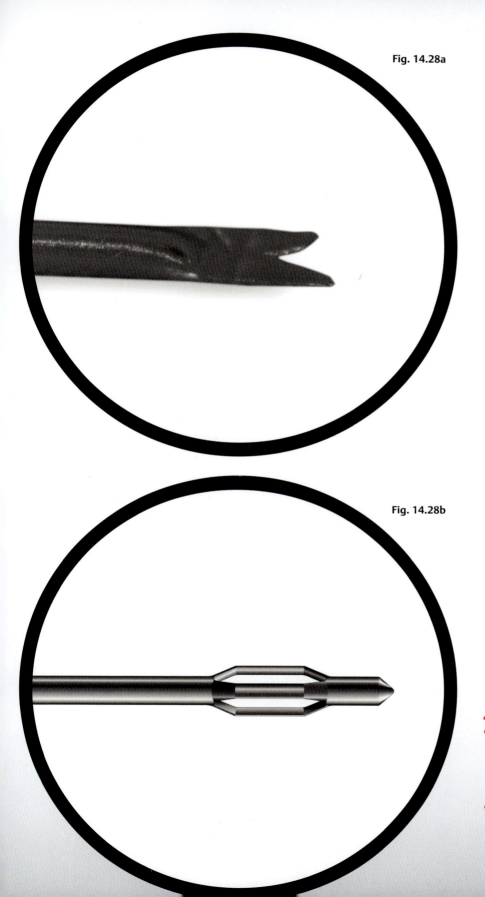

⚠ **ATENÇÃO!**

- *Cânulas Toledo (em forma de V) ou garfo têm um desenho extremamente traumático, que poderia resultar em aumento do risco de formação de seroma, sangramento, laceração muscular e necrose da pele* **(Fig. 14.28a)**.

- *Cânulas basket precisam ser usadas com cuidado nos casos secundários, pois seu uso também aumenta o risco de necrose da pele* **(Fig. 14.28b)**.

CONSIDERAÇÕES GERAIS

- É obrigatório o treinamento adequado dos cirurgiões plásticos!
- A seleção adequada dos pacientes assegura expectativas realistas.
- Exame físico minucioso da pele diferencia abaulamentos e flacidez verdadeiros daqueles normais.
- As marcações HD^2 pré-operatórias são cruciais para evitar procedimentos secundários.
- Marque as áreas para tratamento com cores diferentes (p. ex., ressecção insuficiente [azul], ressecção excessiva [vermelho], pontos de referência anatômicos reais [preto], zonas suaves [verde], transferência de gordura [roxo] etc.)
- Cuidado com a simetria. geralmente, não está presente em lugar nenhum no corpo.
- Tratamentos de restauração e suaves são individualizados para cada paciente!
- Vestes de compressão e colete de espuma devem, com certeza, ser usados no pós-operatório por todo o período prescrito.
- Acréscimos especiais, como Epifoam e prancha retangular abdominal são desenhados para defeitos de contorno específicos que exijam o fortalecimento da adesão da pele (**Fig. 14.29**).
- Os protocolos de cuidado pós-operatórios precisam ser seguidos dia após dia e avaliados regularmente pelo cirurgião.
- Os retornos regulares são obrigatórios para a detecção precoce de irregularidades de contorno e a evolução da recuperação do paciente.
- Sempre acredite que resultados desfavoráveis são inevitáveis.
- Reconheça e tranquilize o(a) paciente sempre que possível, mesmo nos casos de sucesso!

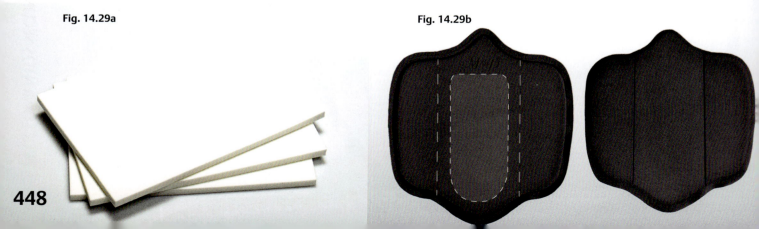

Fig. 14.29a

Fig. 14.29b

LEITURAS SUGERIDAS

1. Shiffman MA. Prevention and treatment of liposuction complications. In: Shiffman MA, Di Giuseppe A, eds. Liposuction: Principles and practice. 1st ed. New York: Springer; 2006:333–341

2. Toledo LS, Mauad R. Complications of body sculpture: prevention and treatment. In: Toledo LS, ed. Clinics in plastic surgery—Lipoplasty. Vol. 33. Philadelphia, PA: Saunders; 2006:1–11

3. Illouz YG. Complications of liposuction. In: Toledo LS, ed. Clinics in plastic surgery—Lipoplasty. Vol. 33. Philadelphia, PA: Saunders; 2006:129–163

4. Hoyos AE, Prendergast PM. Complications of high-definition body sculpting. In: High definition body sculpting: art and advanced lipoplasty techniques. Heidelberg.: Springer; 2014:219–228

5. Danilla S, Babaitis RA, Jara RP, et al. High-definition liposculpture: what are the complications and how to manage them? Aesthetic Plast Surg 2020;44(2):411–418

6. Danilla S. Rectus abdominis fat transfer (RAFT) in lipoabdominoplasty: a new technique to achieve fitness body contour in patients that require tummy tuck. Aesthetic Plast Surg 2017;41(6):1389–1399

15
TECNOLOGIAS
PARA HD²

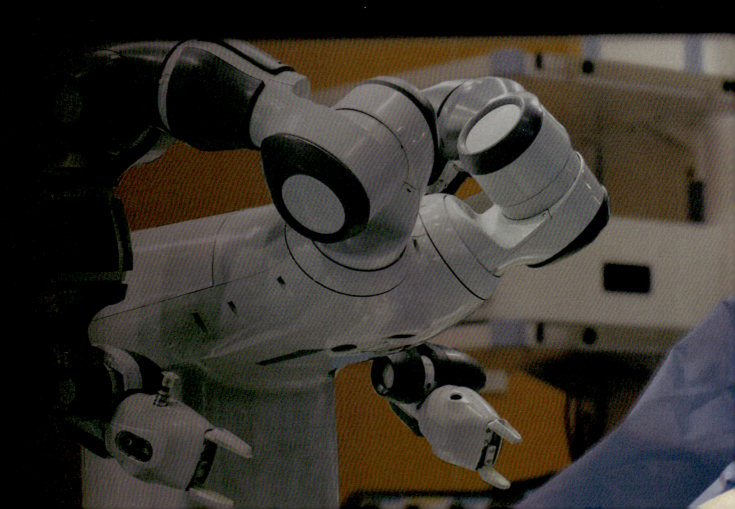

RESUMO

Tecnologia é algo que retrocede ao longo da história humana, desde as descobertas pré-históricas, como o controle do fogo, ferramentas, depois a roda e assim por diante. Nas últimas décadas, tem ajudado o desenvolvimento humano, o crescimento econômico e muitas outras consequências sociais, políticas e ambientais que, de algum modo, têm finalidade objetiva para ela. Na cirurgia plástica e no campo da Medicina, em geral, a tecnologia tem sido o pilar de novos conhecimentos e avanços médicos, a ponto de nos permitir até pensar que tudo seja possível. Desde o advento do eletrocautério (primeiro aparelho médico de radiofrequência), diferentes instrumentos tecnológicos têm auxiliado no desenvolvimento de novas técnicas em cirurgia estética, incluindo a técnica úmida, a lipoplastia assistida por aspiração (SAL), a lipoaspiração elétrica (PAL), a lipoaspiração assistida por ultrassom (UAL) e, recentemente, a lipoaspiração assistida por radiofrequência (RFAL) e aparelhos de plasma de hélio para lipoplastia seletiva.

Como mencionado nos capítulos anteriores, as técnicas HD^2 exigem diferentes dispositivos tecnológicos, e a finalidade principal destes dispositivos é ajudar o cirurgião a esculpir a anatomia subjacente específica do paciente, facilitar o próprio procedimento e garantir a cirurgia mais segura possível. Forneceremos os detalhes de cada dispositivo usado em HD^2 e lhe mostraremos as fotografias daqueles que usamos em nossa prática.

VASER
(Amplificação da Vibração de Energia Sonora na Ressonância)

FUNDAMENTOS

- VASER é um aparelho com base em ultrassom que usa sua energia como meio para quebra de gorduras (**Fig. 15.1**). A tecnologia de ultrassom emulsifica o tecido adiposo desejado tão delicadamente que conserva tanta matriz tecidual quanto possível enquanto atua.

- Fundamentos: ressonâncias de tecidos.
  - Frequência da VASER (36 MHz) ≈ ressonância do tecido adiposo.
  - A gordura vibra = emulsificação com mínima energia.

- Tamanho da célula: os adipócitos são dez vezes maiores do que outras células ao seu redor (vasos, nervos, tecido conjuntivo) = muito mais sensíveis à energia ultrassônica.

- Sondas de metal sólido vibram em frequências ultrassônicas (acima de 20 kHz).

- Sistema UAL: gerador eletrônico + peça de mão ultrassônica.
  - Peça de mão: a energia elétrica é convertida em energia mecânica (vibração por meio de um transdutor piezoelétrico).
  - Vibração conduzida da peça manual à ponta da sonda de titânio.
  - A energia concentra-se na ponta.
  - Movimentos para a frente e para trás distribuem as vibrações por todo o tecido.

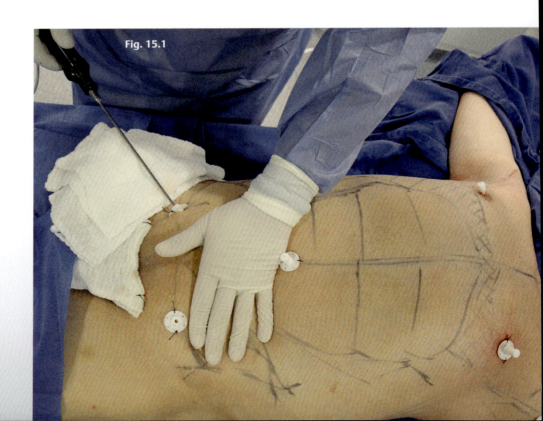

Fig. 15.1

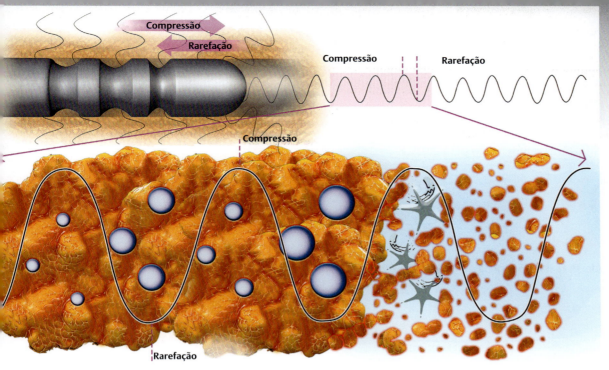

Fig. 15.2

- O sistema VASER tem três efeitos principais:

  – Cavitação (ponta da sonda):

    • Formam-se bolhas de ar microscópicas (forças de compressão e refração) e circundam os adipócitos.
    • As bolhas aumentam de tamanho e depois implodem = a energia liberada perturba o tecido de sustentação dos lobos = adipócitos não explodem (**Fig. 15.2**).

  – Mecânico (ponta da sonda): a superfície vibratória de titânio entra em contato com os adipócitos.
  – Térmico (sonda inteira, principalmente na ponta): Movimentos para a frente e para trás, bem como vibração, geram calor.

- As novas sondas VASER têm diâmetros menores = mais seguras: menos energia transferida (sem ser direcionada).

- A energia US seletiva oferecida aos lobos de gordura (banhados em solução tumescente) significa que NÃO há dano colateral à matriz do tecido, aos linfáticos, aos nervos e aos vasos sanguíneos.

- VASER modo pulsado: Metade da energia oferecida aos tecidos = Melhor para a camada superficial.

- UAL → Redução da perda de sangue e melhora a retração da pele, em comparação com SAL.

⚠ **ATENÇÃO!**
São obrigatórios os movimentos constantes da sonda para evitar queimaduras ou outras lesões térmicas!

CONSOLE

- Sistema integrado (Torre): alimentado para infiltração (controle de fluxo), emulsificação e lipoaspiração (recipientes descartáveis) (**Fig. 15.3a**).
- Um pedal controla a infiltração e o outro, a oferta de US.
- Mostrador (digital): ajuste do fluxo de US e da saída de energia.
- Amplitude de energia: incrementos de 10% cada, de zero a 100%.
- Sondas VASER (**Fig. 15.3b, c**):
    - Diâmetros: 2,2; 2,9 3,7 e 4,5 mm.
    - Sulcos (extremidade distal): um, dois ou três (quanto mais anéis, mais suave e mais lateral a distribuição de energia).
- Modos:
    - Pulsado: transmite 10 pulsos de energia por segundo (metade da energia total).
    - Contínuo: energia total transmitida.

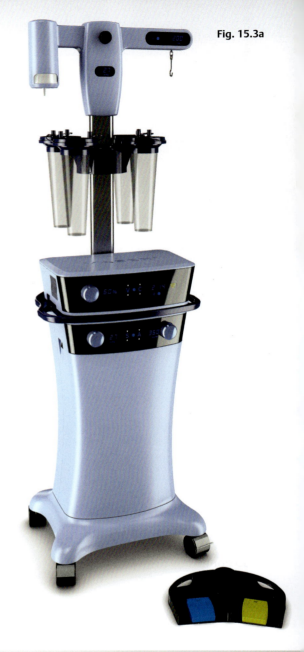

Fig. 15.3a

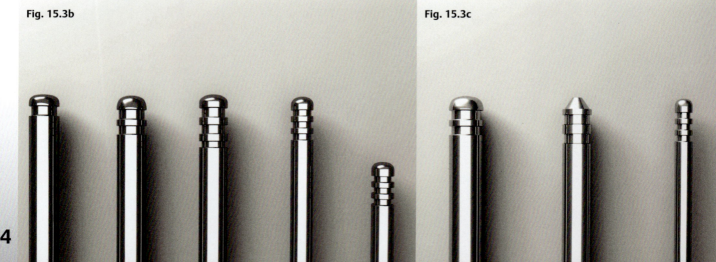

Fig. 15.3b

Fig. 15.3c

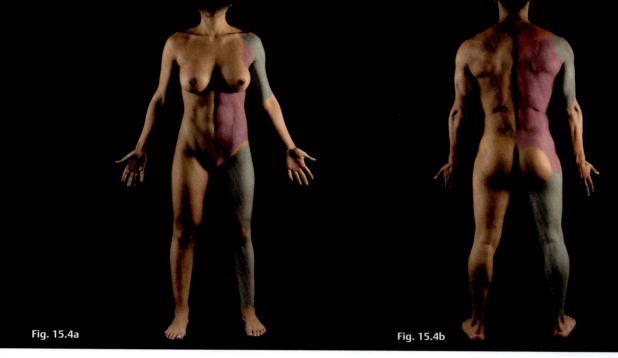

Fig. 15.4a   Fig. 15.4b

NOTA

(Fig. 15.4): *Ajustes de energia para o tratamento com VASER nas camadas profundas (modo contínuo) e superficiais (modo pulsado):*

- *(Verde) 50-60%.*
- *(Roxo) 70-80%.*
- *(Vermelho) 80-90%.*

DICA

Pontos finais clínicos da aplicação de VASER:
1. Tempo = 1 a 2 min no máximo por 100 mL de solução infiltrada.
2. Resistência tecidual diminuída ou mínima.
3. Temperatura = Quando o tecido palpável estiver mais quente do que a mão do cirurgião.*
* Isso geralmente significa que a temperatura superficial do tecido poderia estar em torno de 42 a 45°C e poderia chegar a 80°C nas camadas profundas.

ATENÇÃO!

Não faça movimentos de giro! Isto pode levar ao aquecimento excessivo da porta da pele, resultando em queimaduras!

APLICAÇÃO

- É preciso executar movimentos suaves e contínuos para distribuir igualmente a energia.
- Mão dominante: movimentos oscilatórios longos para trás e para a frente.
- Mão que guia: mantém a sonda paralela à pele.
- Geralmente, recomenda-se VASER por 60 a 90 segundos para cada 100 mL de volume infiltrado.
- Se houver resistência tecidual em demasia: aumente a energia ou troque a sonda.
- A tumescência é temporária. Sempre considere fazer reinfiltração no plano superficial imediatamente antes da emulsificação.

SEGURANÇA

- Não use VASER em tecido seco.
- Devem-se colocar compressas úmidas duplas adjacentes à porta durante a aplicação de VASER para proteger a pele de contato com a sonda.
- O desfecho clínico da aplicação de VASER é a perda de resistência tecidual. Isto assegurará uma boa retração da pele durante o pós-operatório.
- Não faça tratamento excessivo de uma área, evitando, portanto, trauma térmico.

MICROAIRE E PAL
FUNDAMENTOS

- MicroAire é um sistema desenhado para extração de gordura em volume pequeno ou grande (**Fig. 15.5**).
  - O ar comprimido gera oscilação rápida de 3 mm e até 360 graus de área de tratamento na ponta da cânula.
  - Ajustável até 4.000 ciclos/min.
  - Facilita o tratamento em áreas de resistência.
  - Diminui o esforço físico do cirurgião durante a lipoaspiração.
  - Reduz o risco de doenças ocupacionais (síndrome do manguito rotador, epicondilite, tendinite no cotovelo etc.)

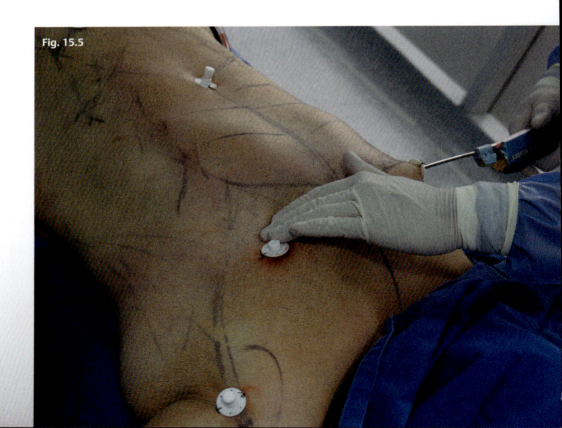
Fig. 15.5

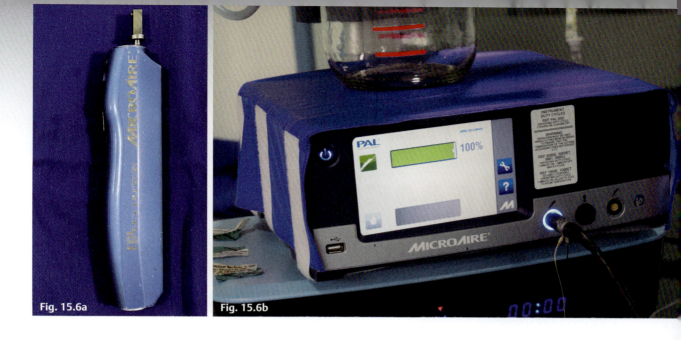

Fig. 15.6a
Fig. 15.6b

- Constituído por uma peça manual PAL-650 leve (**Fig. 15.6a**), o console (**Fig. 15.6b**) e a capa da âncora para conectar quase qualquer tipo de cânula.
- A peça manual tem um conector duplo distal: para a cânula e qualquer tubo de aspiração/infiltração.
- Tanto a infiltração como a aspiração podem ser obtidas com a mesma peça manual.
- Múltiplas cânulas são especialmente desenhadas para realizar HD^2:
  - Gerais: cânulas padrão, Mercedes e Mendieta com diferentes padrões de furos e variáveis comprimentos e angulações (**Fig. 15.7**).
  - Camada superficial (cânulas pequenas e finas): cânulas *basket* com 3,0 e 4,0 mm têm furos maiores e são mais traumáticas do que as cânulas Mercedes do mesmo diâmetro.

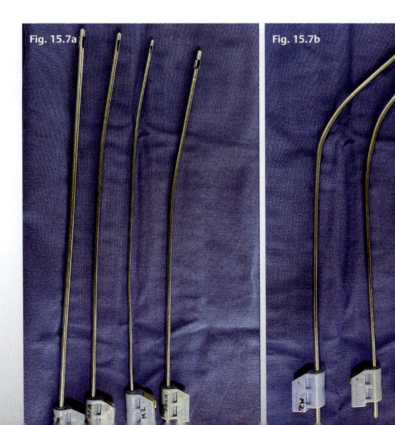

Fig. 15.7a
Fig. 15.7b

RENUVION
FUNDAMENTOS

- Ocorre contração do tecido conjuntivo subdérmico em temperaturas que chegam a 85°C.
- Renuvion usa RF impulsionada por plasma de hélio para aquecer tecidos até 85°C em cerca de 0,040 a 0,080 segundos com liberação térmica quase nula. Depois, resfria os tecidos novamente em menos de um segundo.
- A elevação do calor quase instantânea da RF produz efeitos de contração e coagulação do tecido, mantendo, ao mesmo tempo, o tecido em torno em temperaturas normais, o que maximiza a contração do tecido com um tempo de aplicação curto.
- Constituído por: gerador eletrocirúrgico + peça manual + tanque de hélio (**Fig. 15.8**).
- A RF é fornecida pelo gerador à peça manual, que termina em um eletrodo.
- O gás hélio atravessa o eletrodo → Gera-se o plasma de hélio → Calor aos tecidos moles.
- Altas temperaturas focais → Contração do colágeno.
  - O colágeno rapidamente aquecido a 85°C (energia fracionada) → desnaturação da estrutura em hélice tripla → as fibras são globalmente reduzidas 40 a 50%.

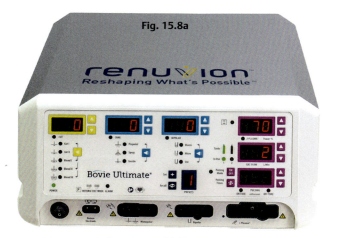
Fig. 15.8a

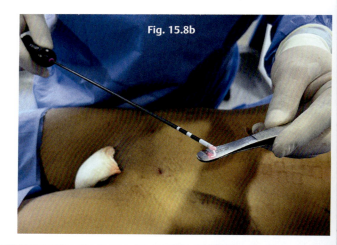
Fig. 15.8b

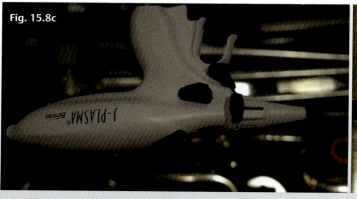
Fig. 15.8c

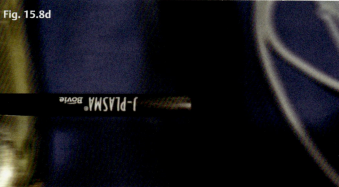
Fig. 15.8d

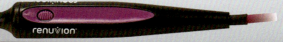
Fig. 15.8e

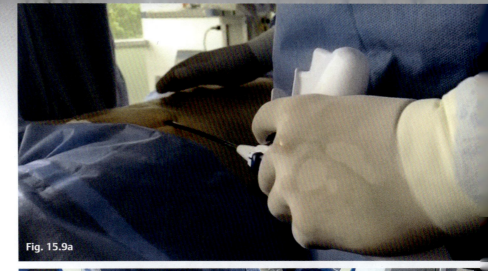
Fig. 15.9a

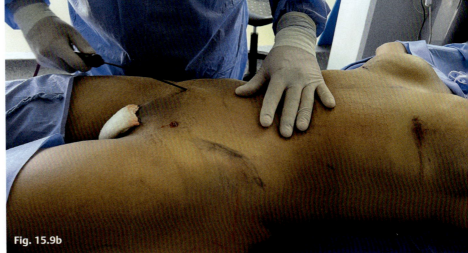
Fig. 15.9b

APLICAÇÃO

- A peça manual é introduzida pela incisão na pele e ativada no plano subdérmico.

- Extraia lentamente a ponta em uma velocidade de 1,5 cm por segundo.

- Cada extração completa da cânula constitui um ciclo.

- É permitido um tratamento de múltiplos planos: O número de ciclos depende da espessura do retalho (**Fig. 15.9**).

- Áreas gerais (1-3 cm de espessura) = 3-4 ciclos.

- Áreas específicas (> 3 cm de espessura) = 5-7 ciclos.

- Realize múltiplos túneis para permitir que o gás hélio tenha livre movimento e saída fácil pelas incisões na pele (deixe algumas abertas).

SEGURANÇA

- Mantenha o fluxo abaixo de 2,5 L.
- A evacuação ativa e contínua do gás é altamente recomendada.
- Conecte as vias subdérmicas entre duas portas de saída.
- Deixe duas ou mais incisões de entrada/saída por área tratada. Elas permitem fluxo de saída de gás livre enquanto o aparelho é usado.
- Mantenha a compressão no pós-operatório (use cintas) por 4 a 6 semanas depois da cirurgia.
- Deixe pelo menos uma porta de entrada aberta (sem sutura) para cada região tratada.
- Selecione os pacientes com flacidez leve a moderada na pele e com expectativas realistas.

⚠ **ATENÇÃO!**
Mais de 7 ciclos são contraproducentes e considerados iatrogênicos!

⚠ **ATENÇÃO!**
- *Avalie a presença de hérnias e/ou outras comunicações anômalas (cicatrizes abdominais e/ou torácicas profundas) na avaliação pré-operatória!*
- *Se presentes = Renuvion é contraindicado!*

✓ **DICA**
Gás residual pode ser extraído manualmente, direcionando-o para as portas na pele. Esta manobra pode melhorar o conforto pós-operatório do paciente e prevenir crepitação subcutânea **(Fig. 15.10)**.

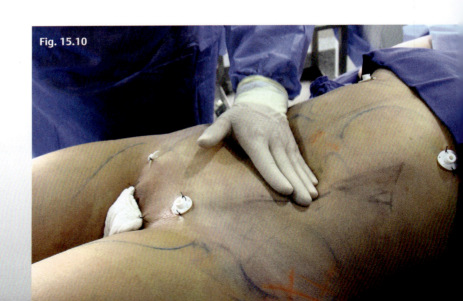

Fig. 15.10

BODYTITE
FUNDAMENTOS

- Aparelho bipolar que gera energia de RF para controlar o aumento focal da temperatura em profundidades específicas da pele e subdérmicas → produz coagulação da gordura, contração de fibras da rede fibrosseptal e estimulação do colágeno que promova retração da pele.

- Constituído por: um computador + peça manual bipolar de RF (eletrodos externo e interno) (**Fig. 15.11**).

- Eletrodo interno:

  – Coberto com politetrafluoroetileno (PTFE) em todo o comprimento da cânula.
  – A ponta é descoberta: onde a energia é transmitida e o sensor térmico interno monitora a temperatura do tecido.
  – O corte da temperatura interna pode ser ajustado entre 50°C e 70°C.

- Eletrodo externo:

  – Fecha o circuito de RF, recebendo a energia de volta da pele.
  – Sensor térmico integrado para monitorar a temperatura da pele.
  – Corte da temperatura externa (superfície da cânula) pode ser ajustado até 42°C.

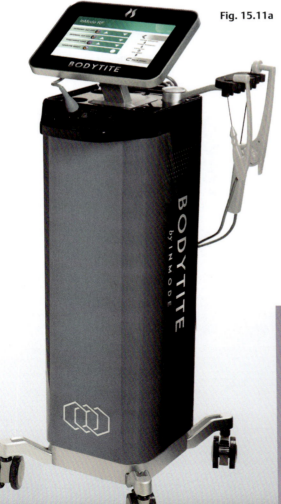

Fig. 15.11a

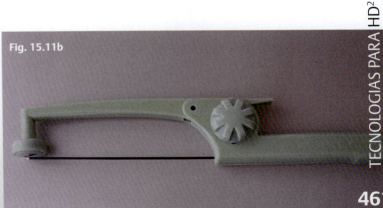

Fig. 15.11b

- O eletrodo interno emite a corrente de RF carregada (+) → a energia flui do eletrodo interno carregado (+) para o eletrodo externo carregado (−), criando diatermia de contato.

- Ajustes (tela de LCD fácil de usar):

  − Quantidade de energia fornecida ao tecido adiposo.
  − Temperatura máxima permitida na pele.
  − Limites de impedância.

- O sistema fornece um controle preciso da energia transmitida, a profundidade do tratamento e a temperatura máxima alcançada (**Fig. 15.12**).

- Efeitos:

  − Coagulação concentrada de gordura e vasos com efeito quase atraumático sobre o tecido ao redor.
  − O calor estimula a contração do colágeno na rede fibrosseptal = retração da pele.
  − BodyTite + Lipoaspiração: 25% de contração dos tecidos moles em 6 semanas e até 34%, em 12 meses.

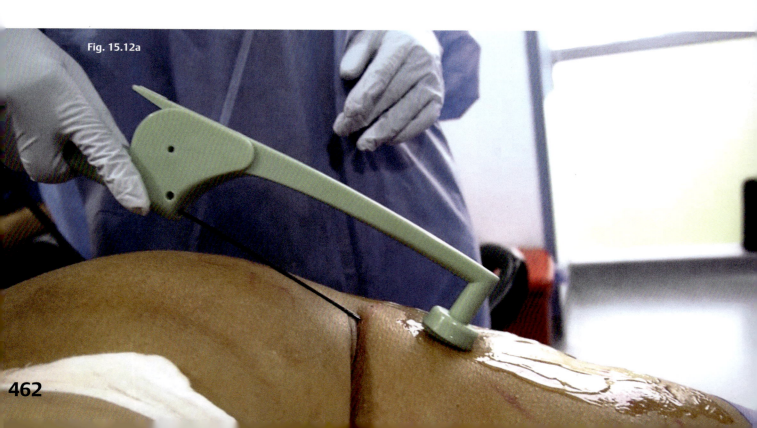

Fig. 15.12a

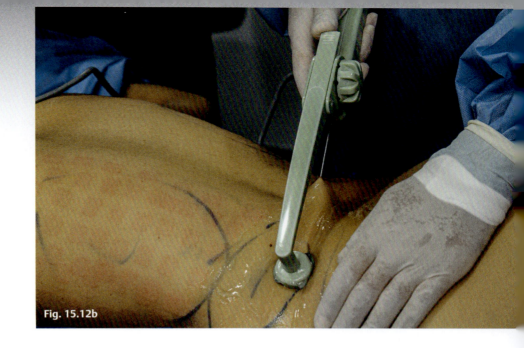

Fig. 15.12b

APLICAÇÃO

- PTFE = proteção contra lesão térmica; não é obrigatório o uso de proteção com portas na pele ou compressas úmidas.
- A lubrificação da pele com gel para condução facilita a penetração da energia no tecido.
- A profundidade de introdução da cânula é determinada pela espessura do retalho a tratar (**Fig. 15.12**).
- *Feedback* do aparelho: diferentes tons audíveis para a energia transmitida e a temperatura da pele quando próximas do máximo, bem como leituras de temperatura no monitor.

SEGURANÇA

- Restrição de energia automática (ajustes) quando se aproxima dos limites de temperatura presentes na pele.
- Primeiro: tratamento da camada de gordura profunda (transmissão de energia) até o aquecimento uniforme.
- Depois: camada superficial da pele até que seja tratado o segmento completo.
- Corte de temperatura quando há incrementos internos de 10°C em menos de um segundo.
- Depois do BodyTite: lipoaspiração da camada superficial – otimiza os resultados estéticos.

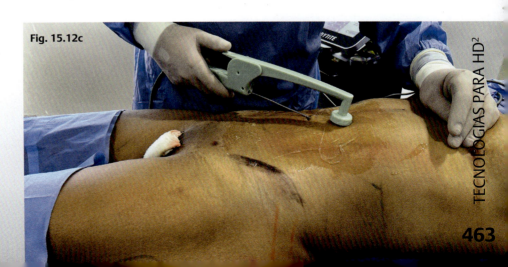

Fig. 15.12c

MORPHEUS 8 FUNDAMENTOS

- Dispositivo de Remodelação Adiposa Subdérmica com Radiofrequência (**Fig. 15.13a**) que estimula neoformação de colágeno, coagulação de gordura e aquecimento em grande volume.

- O tecido tratado é a epiderme, a derme e o tecido adiposo subcutâneo.

- Transmissão de energia ajustável e profundidade de penetração de 1 a 7 mm (profundidade de energia de até 8 mm).

- A cabeça da peça manual é constituída por 12, 24 ou 40 microagulhas de aço inoxidável revestidas com ouro (**Fig. 15.13b, c**).

- Eletrodos de retorno circundam cada agulha simetricamente para o desempenho uniforme.

- As agulhas penetram no tecido subdérmico → coagulação da gordura + contração da derme reticular e tecido conjuntivo em torno (**Fig. 15.14a**).

- Sincronização automática entre a penetração das agulhas e a transmissão de energia de RF.

- Ajustes: profundidade de penetração (até 8 mm) e liberação de energia (5-62 joules por ponto ou agulha).

    – Área periorbital = 2 mm, 15-30 jpp.
    – Face = 3-4 mm, 25-40 jpp.
    – Corpo = 2-7 mm, 25-50 jpp.

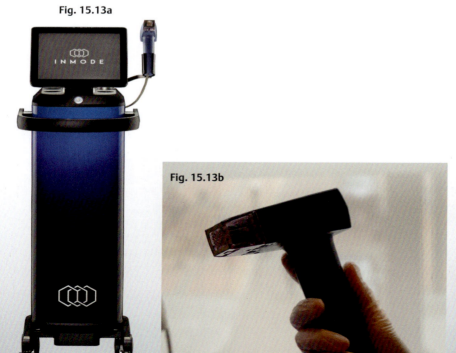

Fig. 15.13a

Fig. 15.13b

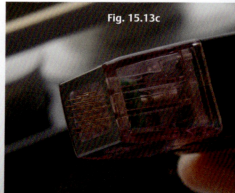

Fig. 15.13c

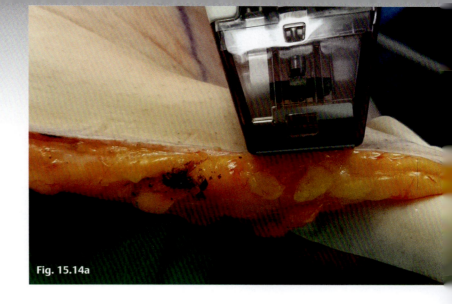

Fig. 15.14a

APLICAÇÃO

- Pode ser usado isoladamente ou combinado a HD².
- Anestesia tópica/local é recomendada quando ele é usado isoladamente.
- Modos:
  - Modo ciclo: as agulhas penetram na pele e retraem-se com cada pulso.
  - Modo fixo: as agulhas inserem-se na pele; a energia é transmitida somente quando o pedal é ativado. As agulhas são retraídas e a energia para, uma vez que o pedal é solto. Isto permite múltiplos pulsos no mesmo local.
  - Modo de repetição: a penetração das agulhas e a transmissão de energia são feitas ciclicamente com cada pulso.
  - Modo rajada: tecnologia de vulcanização fibrosseptal mediada por RF com múltiplas profundidades no mesmo pulso, o que resulta em um processo de vulcanização de pele-tecido adiposo, que forma ligações cruzadas entre longas moléculas de fibras de colágeno em faixa de profundidade pré-selecionada estratificada.
- Etapas para tratamento:
  - A peça manual deve ser firmemente posicionada na área de tratamento.
  - O pedal é pressionado para liberar energia de RF: movimento único de apertar-soltar para o modo ciclo ou pressão contínua para os modos fixo e rajada.
  - Remova a peça manual completamente da pele, em vez de deslizá-la, para evitar abrasões.
  - Coloque a peça manual com uma sobreposição de quase 30% da área de tratamento (**Fig. 15.14b**).
- Cuidados posteriores:
  - Aplique meios físicos de resfriamento à área tratada: redução do eritema e do desconforto.
  - Pomada com antibiótico: prevenção de contaminação local.
  - Hidratantes da pele (loções para o corpo e face) e filtro solar podem ser iniciados depois de 24 horas.

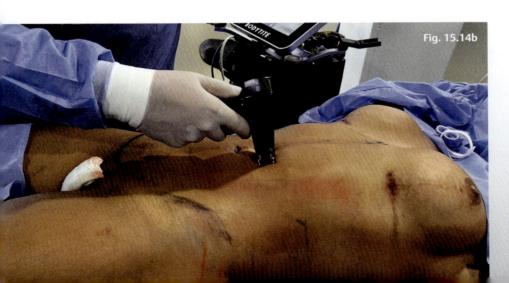

Fig. 15.14b

SEGURANÇA

- Avalie a espessura da pele e do tecido adiposo abaixo e a flacidez por testes de pinçamento a fim de planejar o melhor tratamento.
- Quanto maior a flacidez e menor o tecido adiposo, menor a energia e a profundidade aplicadas.
- Evite pomadas ou loções na pele nas primeiras 24 horas.

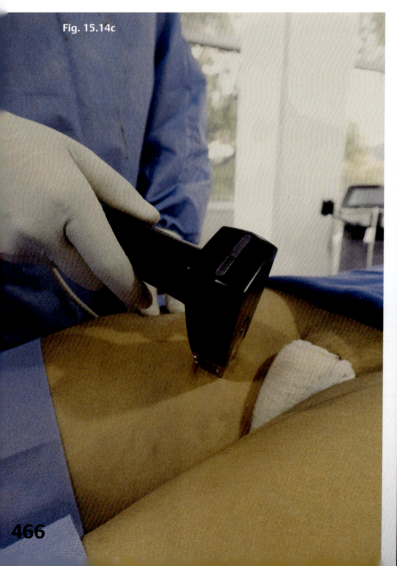

Fig. 15.14c

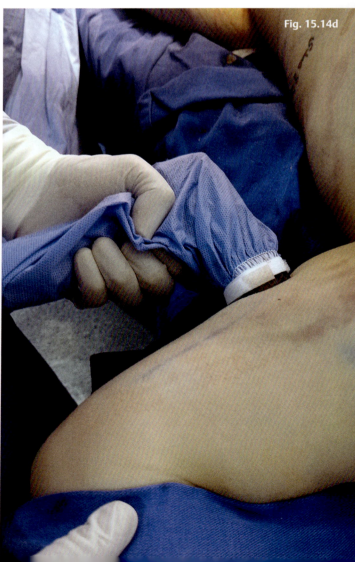

Fig. 15.14d

LEITURAS SUGERIDAS

1. Hoyos AE, Prendergast PM, Hoyos AE, Prendergast PM. VASER technology for ultrasound-assisted lipoplasty. In: high definition body sculpting. Berlin, Heidelberg: Springer; 2014:73–81

2. Hoyos AE, Millard JA. VASER-assisted high-definition liposculpture. Aesthet Surg J 2007;27(6):594–604

3. Gentile RD. Renuvion/J-plasma for subdermal skin tightening facial contouring and skin rejuvenation of the face and neck. Facial Plast Surg Clin North Am 2019;27(3):273–290

4. Dayan E, Chia C, Burns AJ, Theodorou S. Adjustable depth fractional radiofrequency combined with bipolar radiofrequency: a minimally invasive combination treatment for skin laxity. Aesthet Surg J 2019;39(Suppl_3):S112–S119

5. Stephen Mulholland R. BodyTite® : the science and art of radiofrequency assisted lipocoagulation (RFAL) in body contouring surgery. In: The art of body contouring. IntechOpen; 2019. Accessed September 3, 2020.

16
OBRAS-PRIMAS

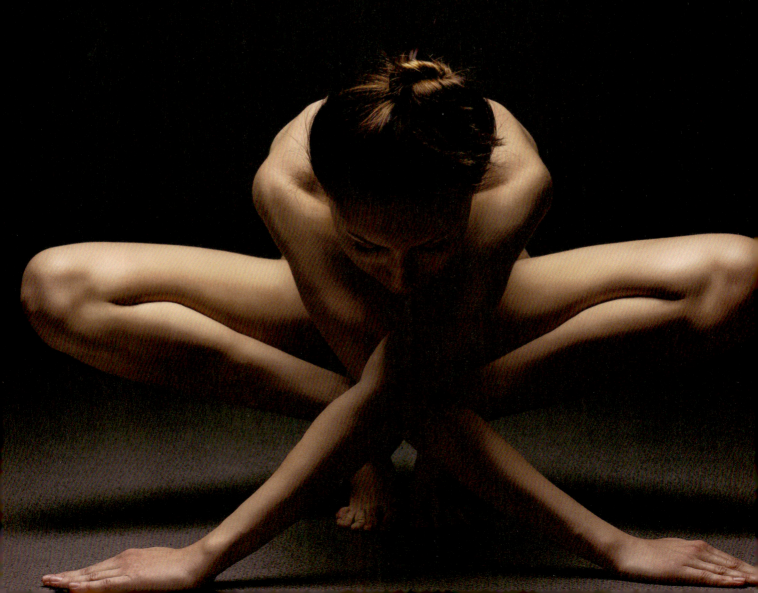

RESUMO

A escultura corporal tem evoluído década após década, na medida em que surgem múltiplas variações e modificações das técnicas de lipoaspiração com uma finalidade comum: aperfeiçoamento e/ou melhora da modelação do corpo humano. Realmente criamos as lipoesculturas em alta definição (HD) e subsequentemente em definição dinâmica (HD^2) a fim de elevar os padrões estéticos da escultura corporal a um nível onde o artista, isto é o cirurgião, modelará o corpo humano como um escultor faz seu trabalho no mármore/bronze/barro e o transforma em uma Obra-Prima.

As sessões fotográficas a seguir têm a intenção de mostrar como diferentes pacientes com estruturas biológicas corporais diversas, bem como variações anatômicas, descobriram uma nova aparência com corpos saudáveis e atléticos, adquiriram uma atitude com mentalidade forte e elevaram sua autoestima depois de procedimentos de HD e HD^2.

Aprecie!

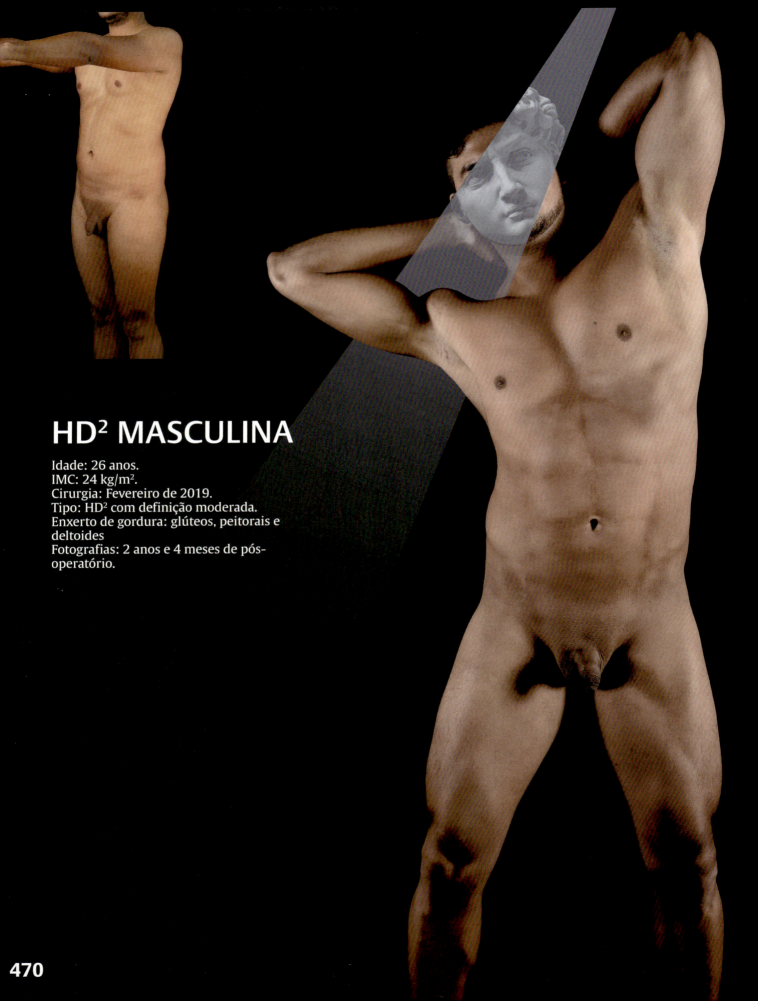

HD² MASCULINA

Idade: 26 anos.
IMC: 24 kg/m².
Cirurgia: Fevereiro de 2019.
Tipo: HD² com definição moderada.
Enxerto de gordura: glúteos, peitorais e deltoides
Fotografias: 2 anos e 4 meses de pós-operatório.

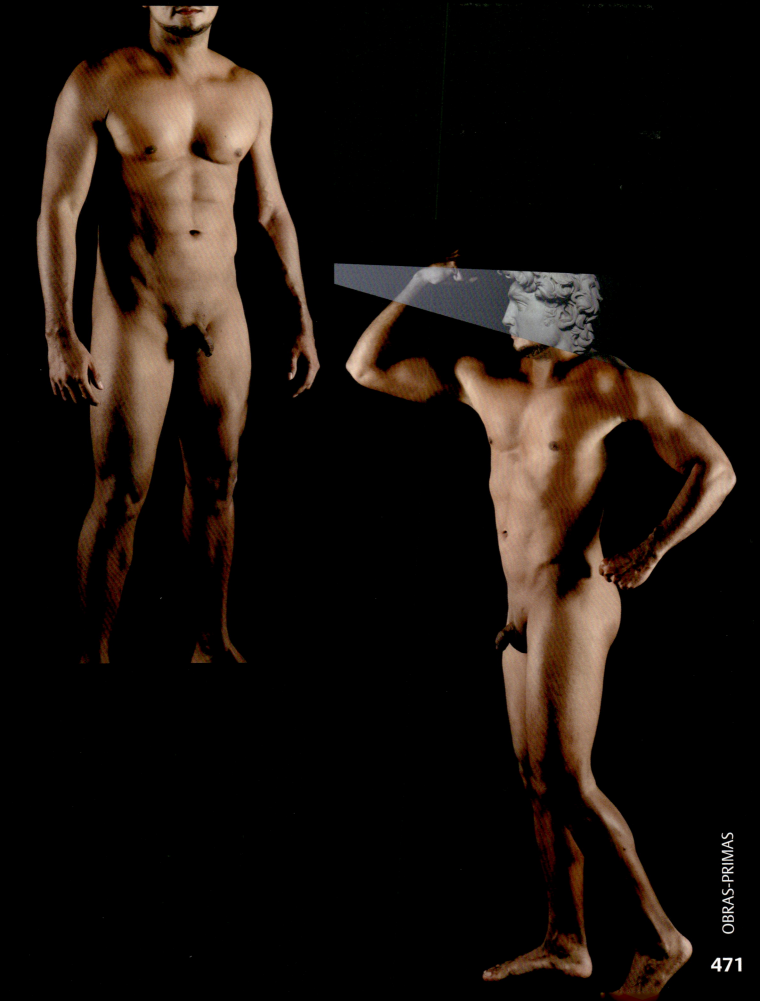

OBRAS-PRIMAS

471

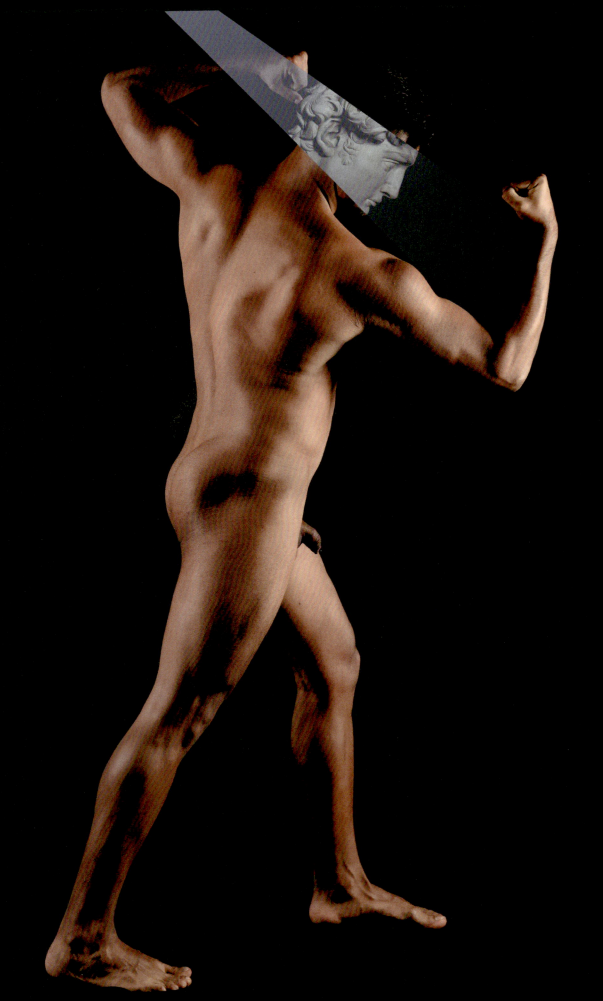

OBRAS-PRIMAS

473

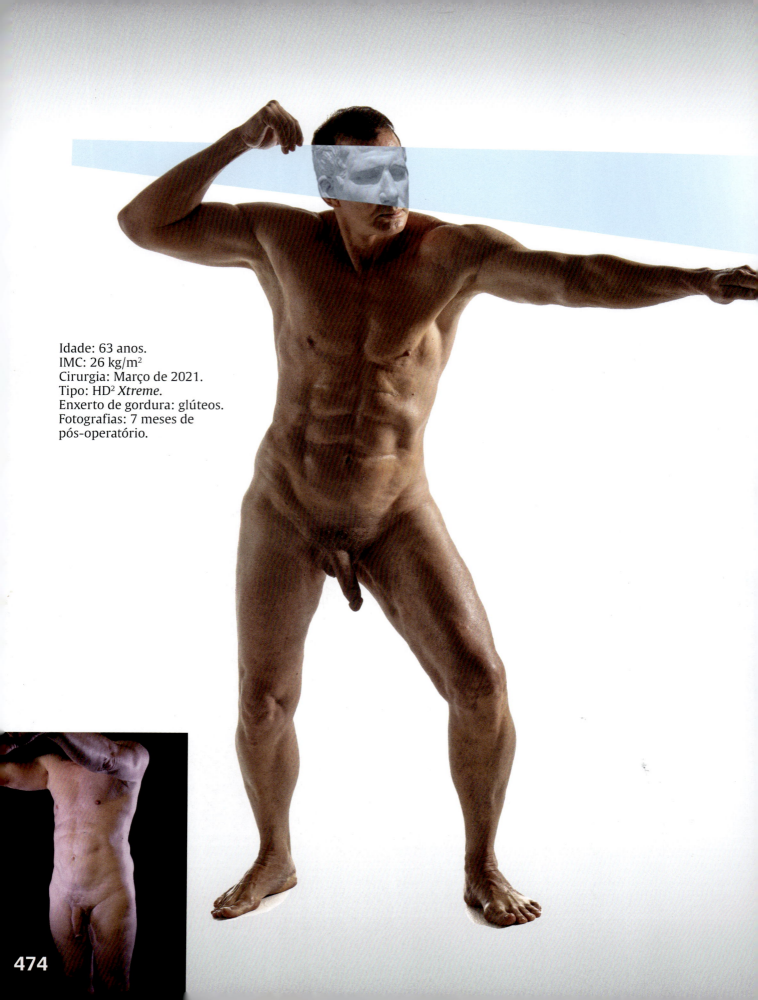

Idade: 63 anos.
IMC: 26 kg/m^2
Cirurgia: Março de 2021.
Tipo: HD^2 *Xtreme*.
Enxerto de gordura: glúteos.
Fotografias: 7 meses de pós-operatório.

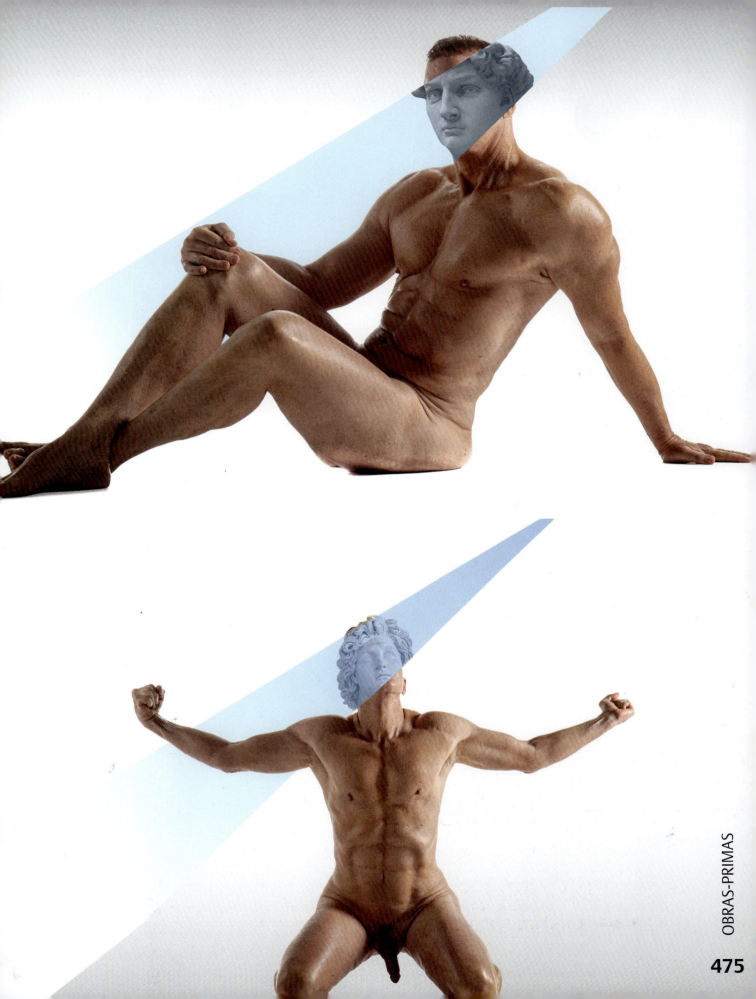

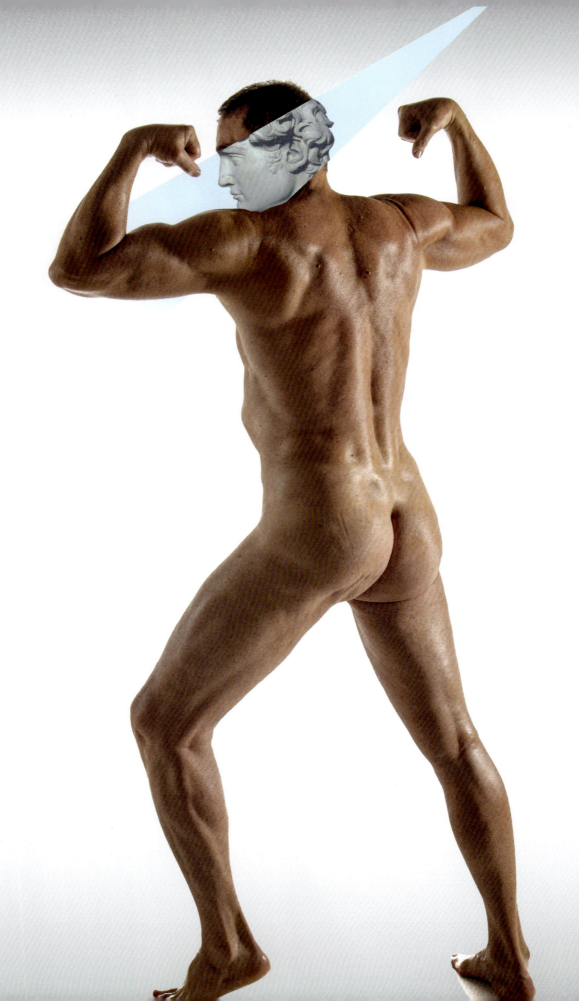

OBRAS-PRIMAS

477

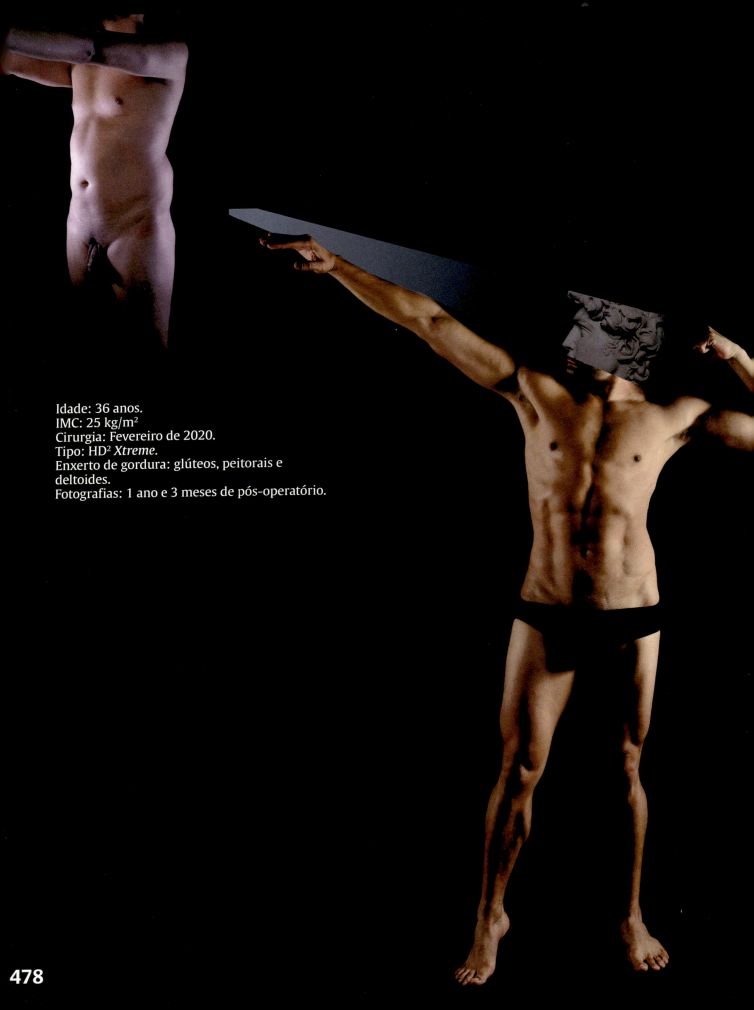

Idade: 36 anos.
IMC: 25 kg/m²
Cirurgia: Fevereiro de 2020.
Tipo: HD² *Xtreme*.
Enxerto de gordura: glúteos, peitorais e deltoides.
Fotografias: 1 ano e 3 meses de pós-operatório.

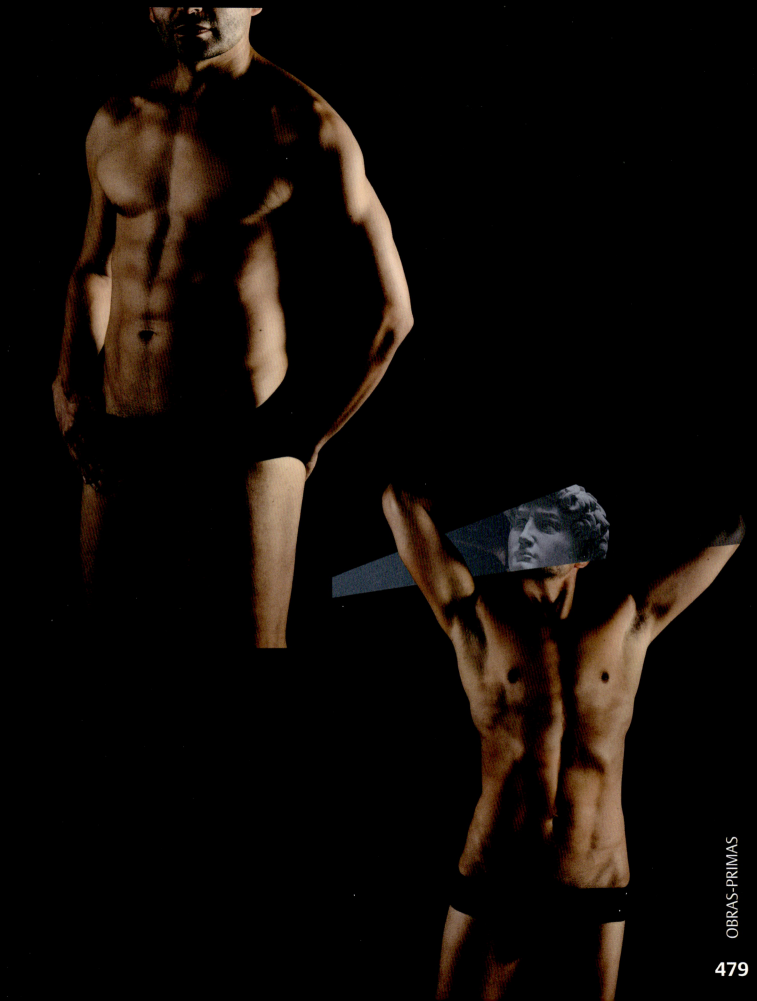

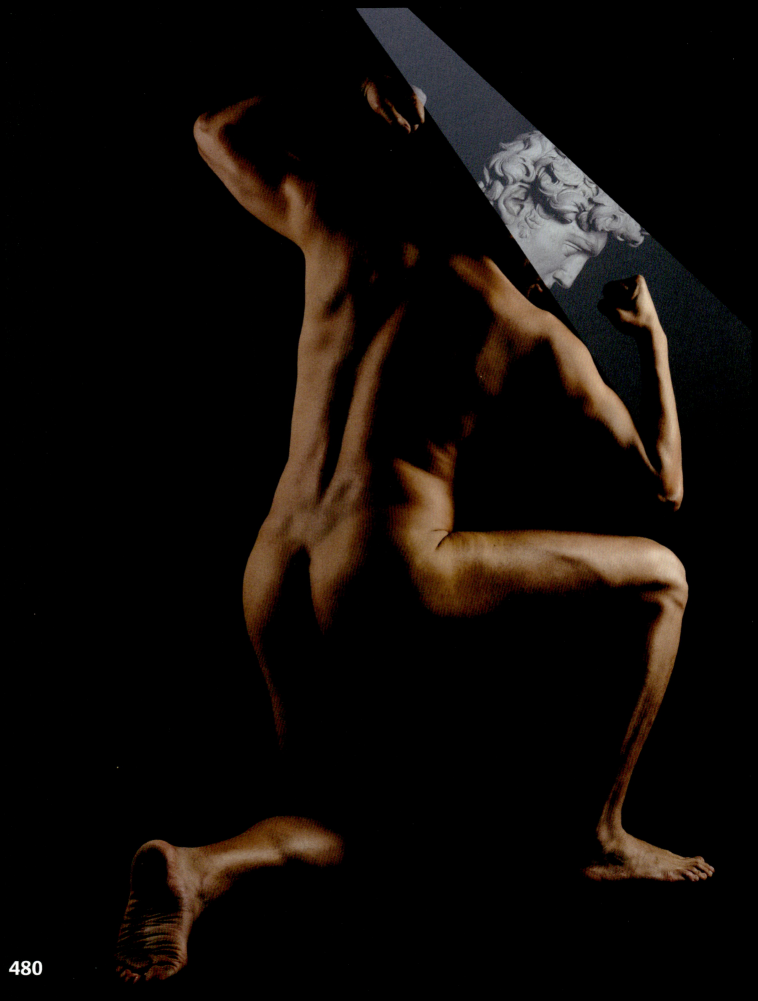

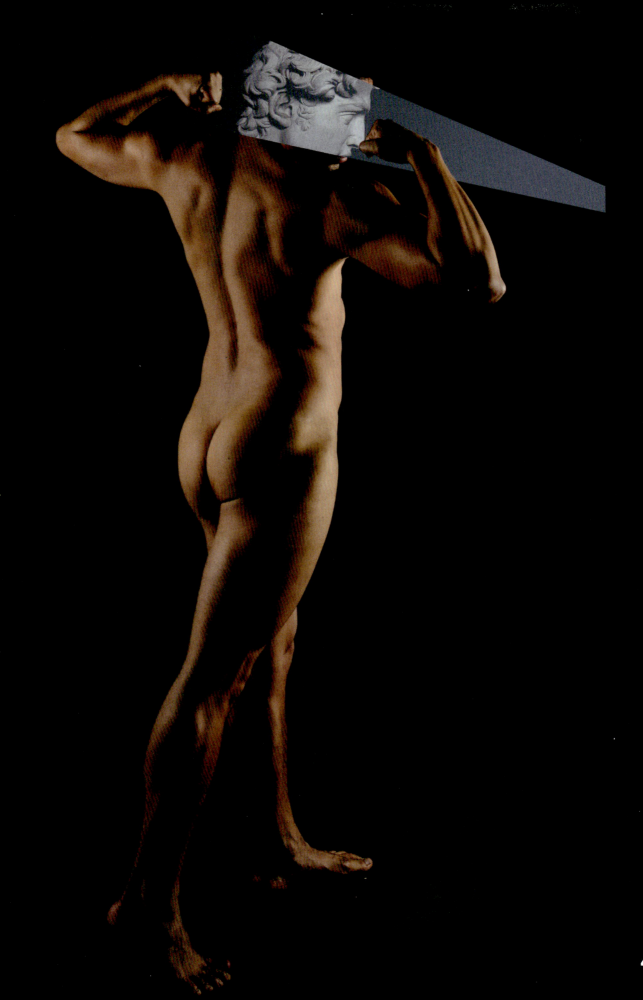

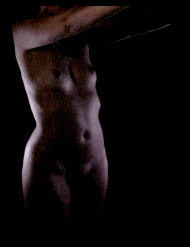
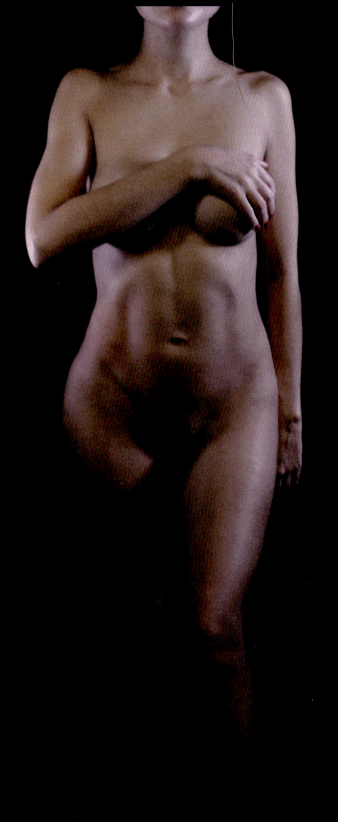

HD² FEMININA

Idade: 31 anos.
IMC: 21 kg/m²
Cirurgia: Janeiro de 2020.
Tipo: HD² moderada + mamoplastia de aumento (implantes).
Enxerto de gordura: glúteos.
Fotografias: 1 ano e 6 meses de pós-operatório.

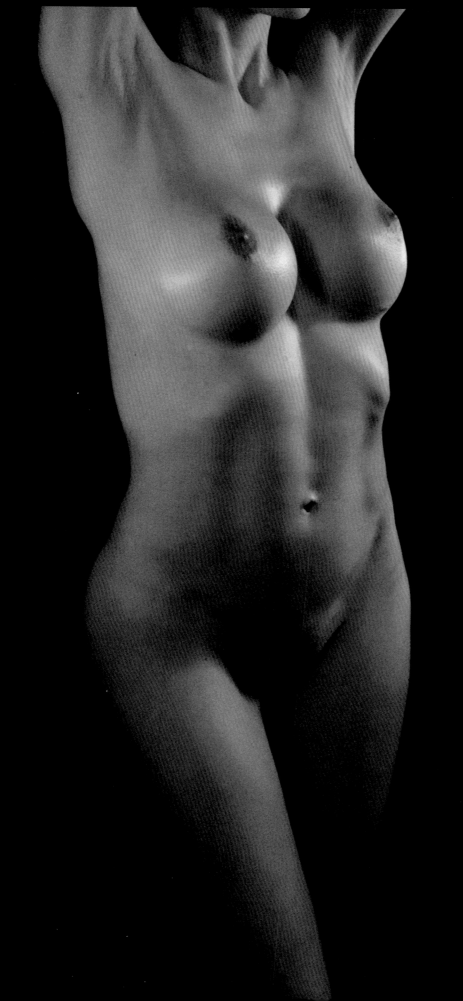

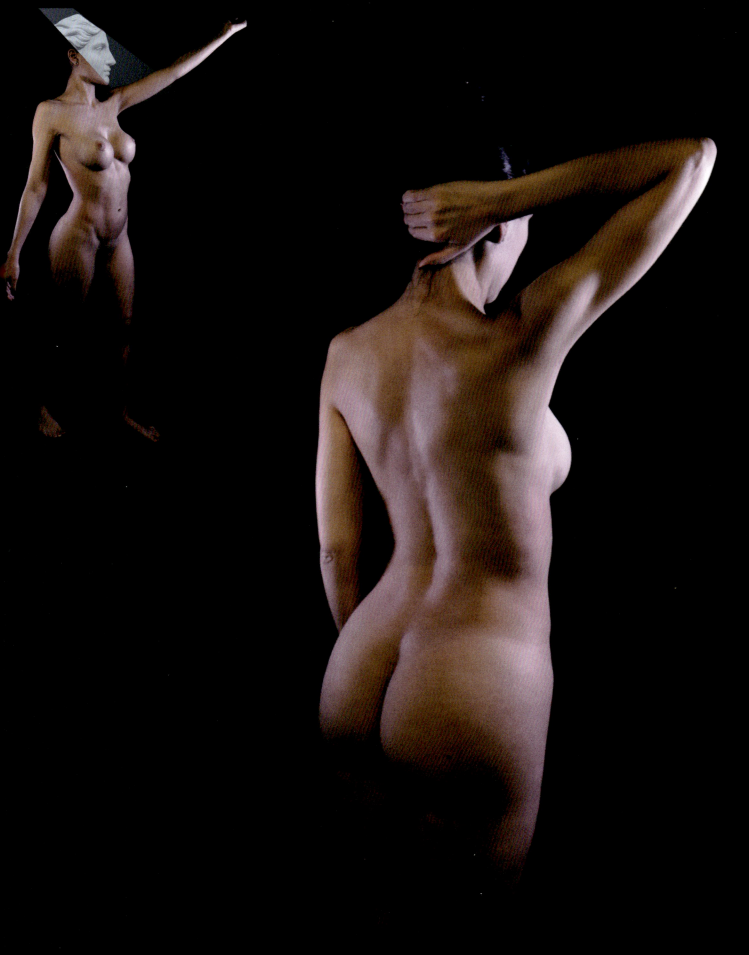

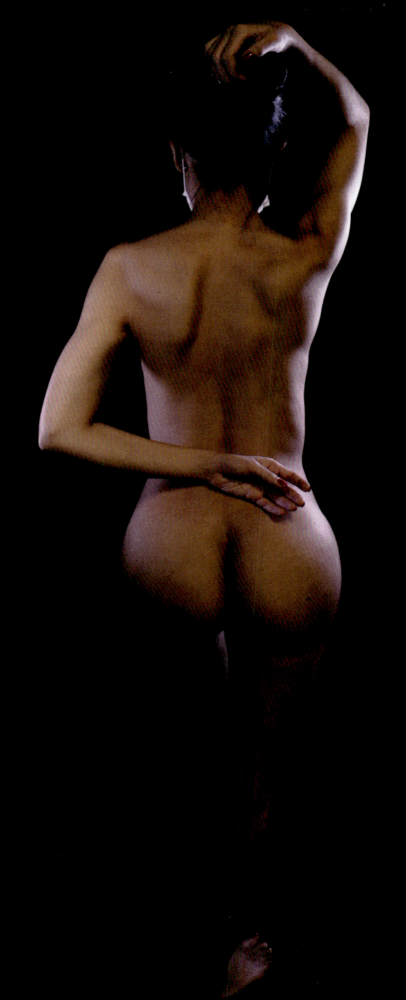

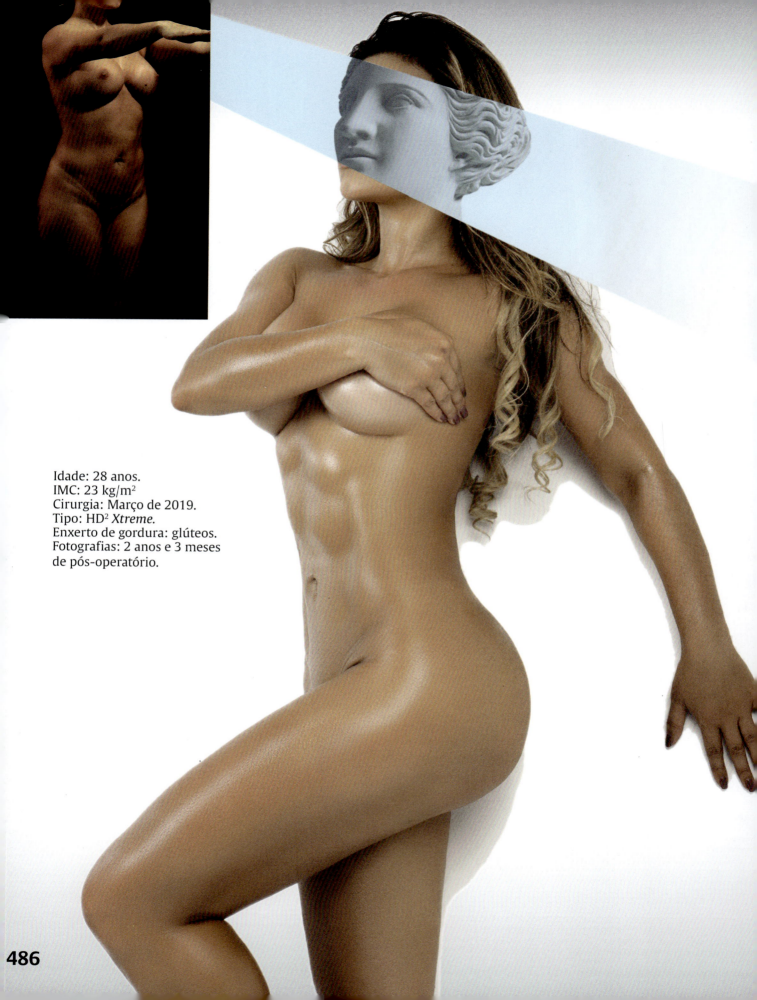

Idade: 28 anos.
IMC: 23 kg/m^2
Cirurgia: Março de 2019.
Tipo: HD^2 *Xtreme*.
Enxerto de gordura: glúteos.
Fotografias: 2 anos e 3 meses de pós-operatório.

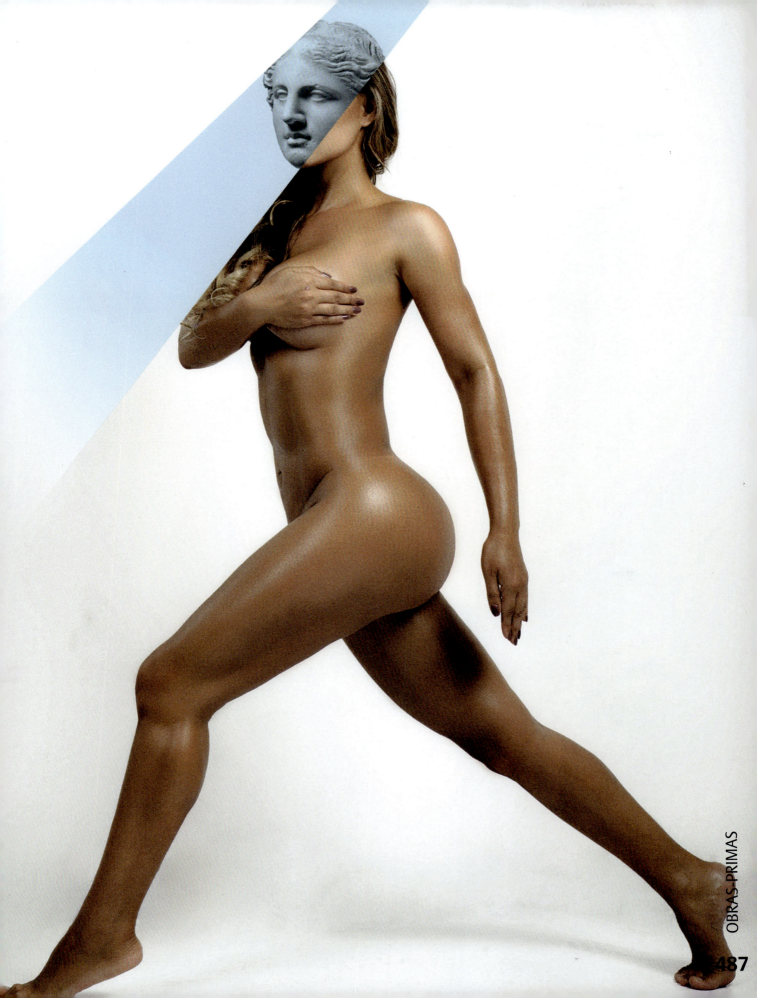

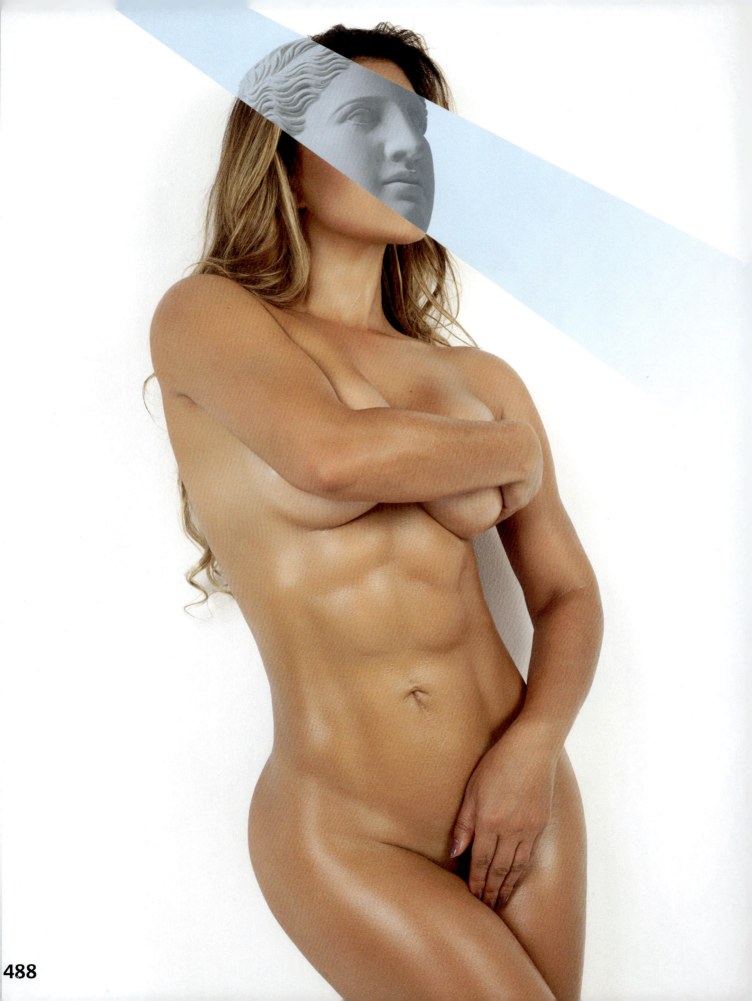

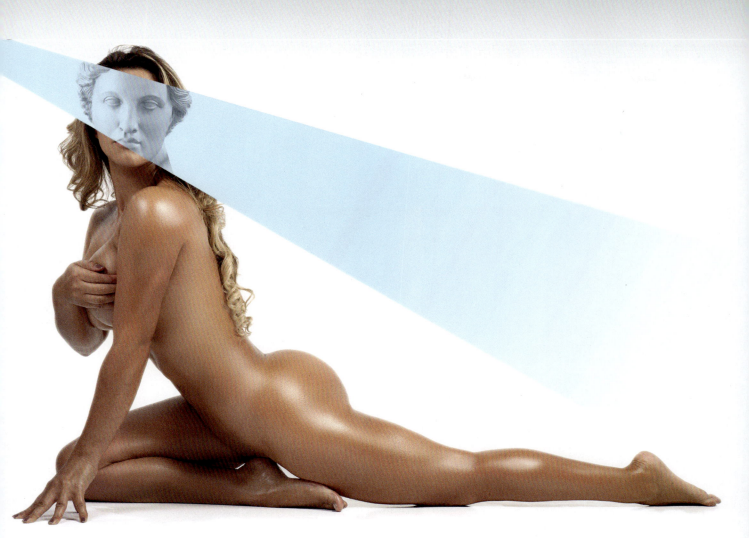
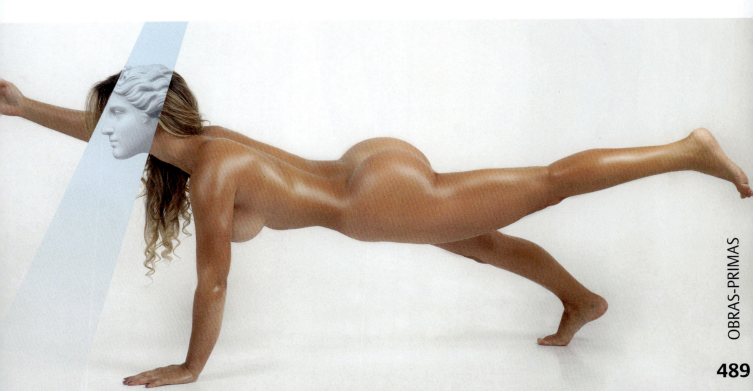

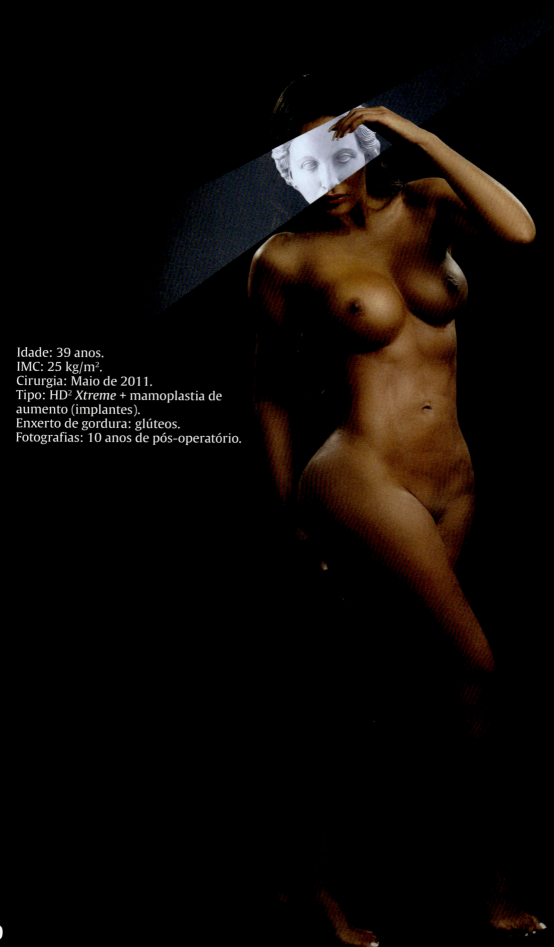

Idade: 39 anos.
IMC: 25 kg/m².
Cirurgia: Maio de 2011.
Tipo: HD² *Xtreme* + mamoplastia de aumento (implantes).
Enxerto de gordura: glúteos.
Fotografias: 10 anos de pós-operatório.

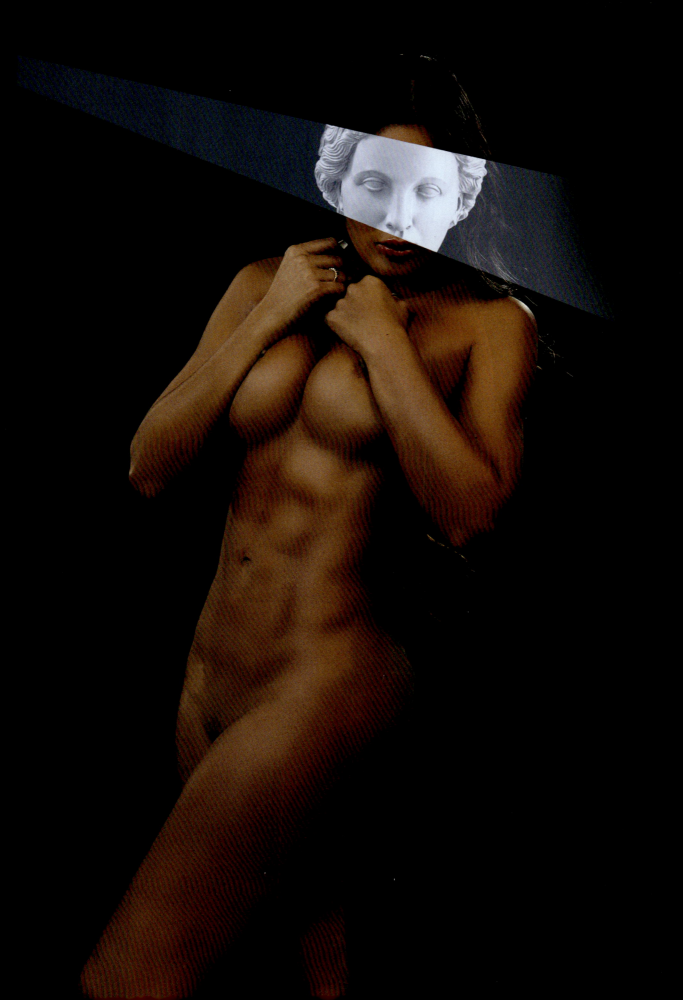

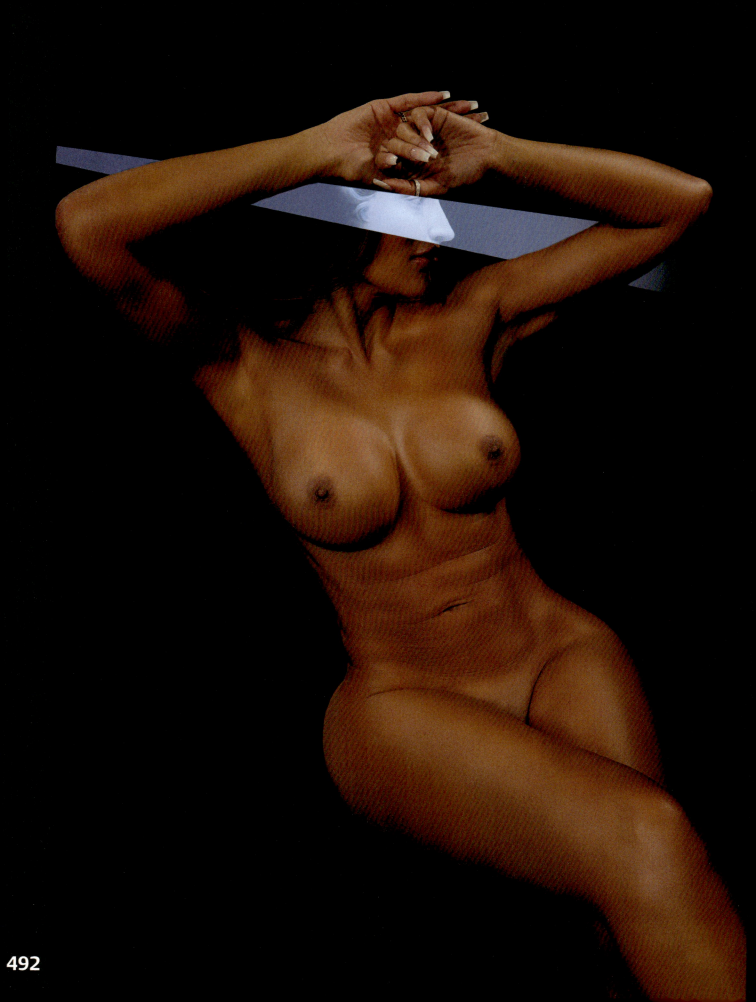

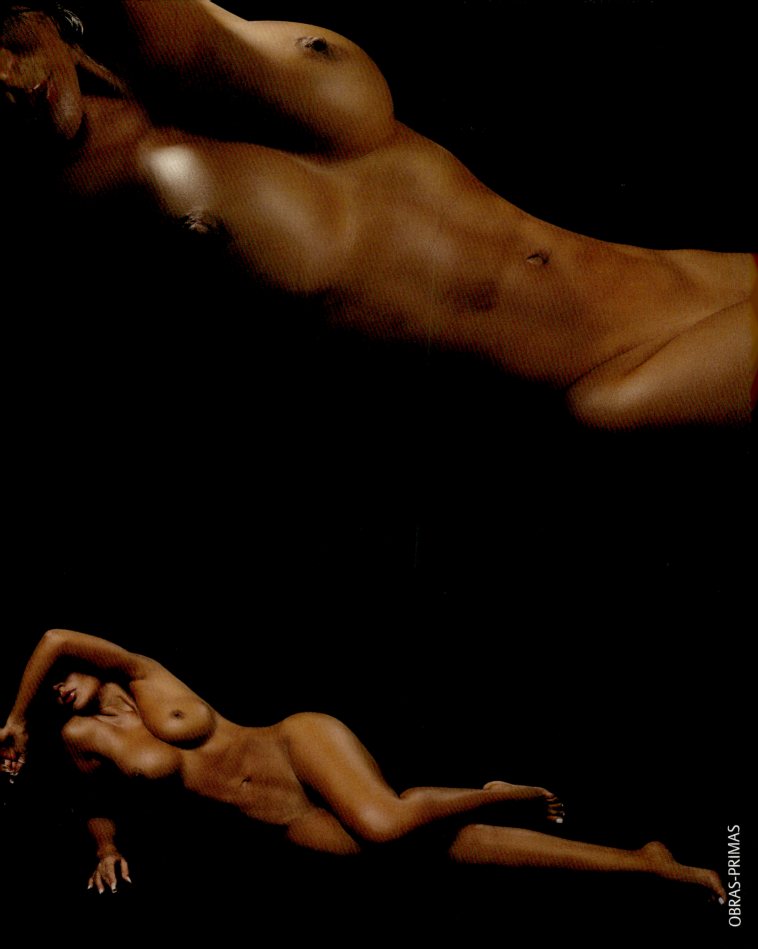

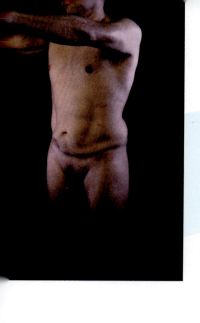

HD² EXCISIONAL MASCULINA

Idade: 50 anos.
IMC: 26 kg/m².
Cirurgia: Novembro de 2020.
Tipo: THD moderada + neoumbilicoplastia H-wing imediata.
Enxerto de gordura: glúteos.
Fotografias: 10 meses de pós-operatório.

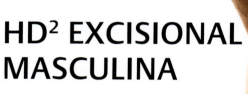

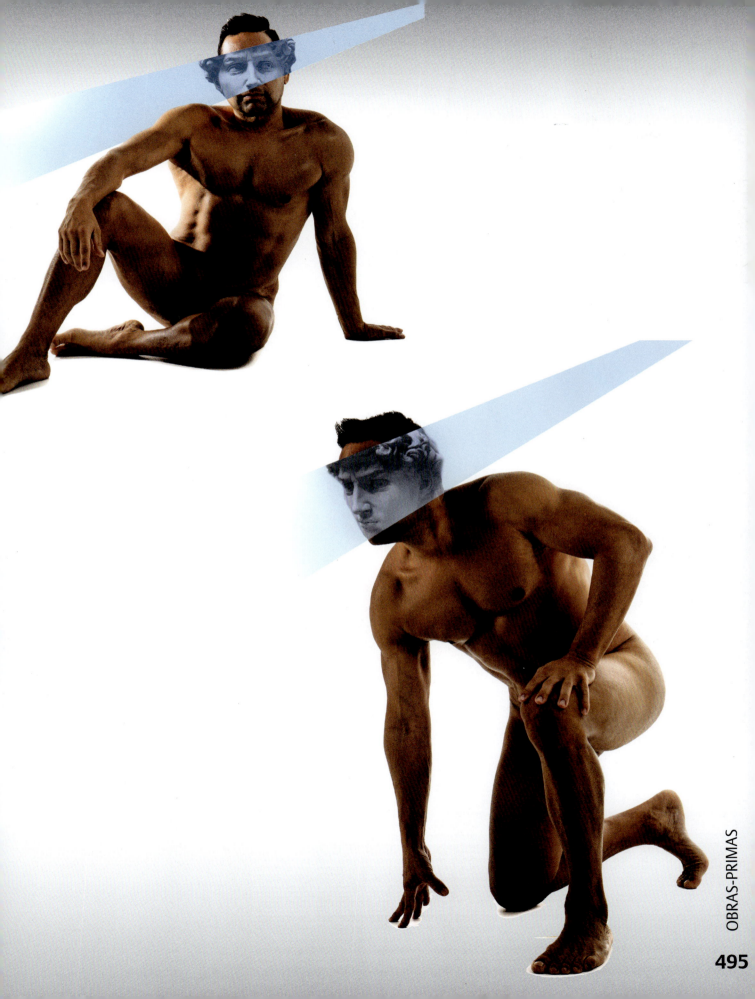

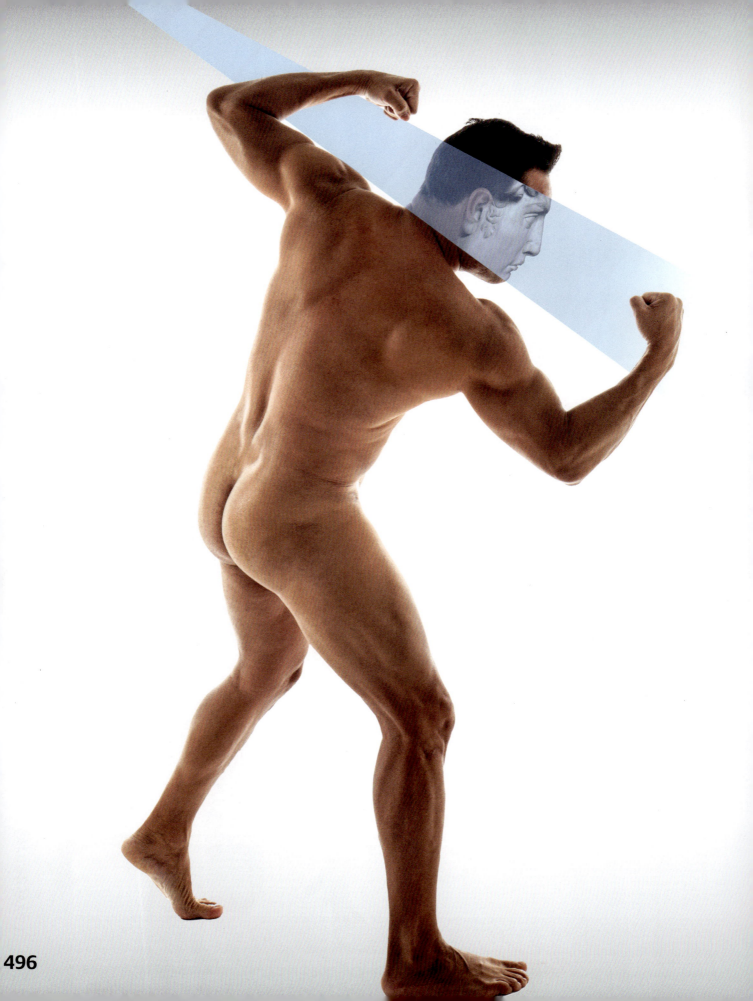

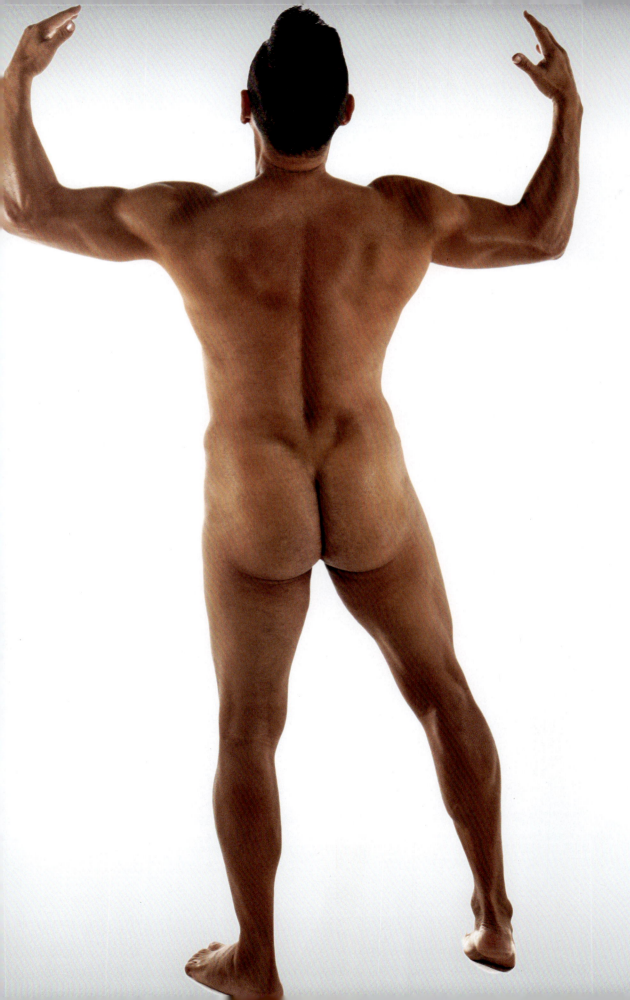

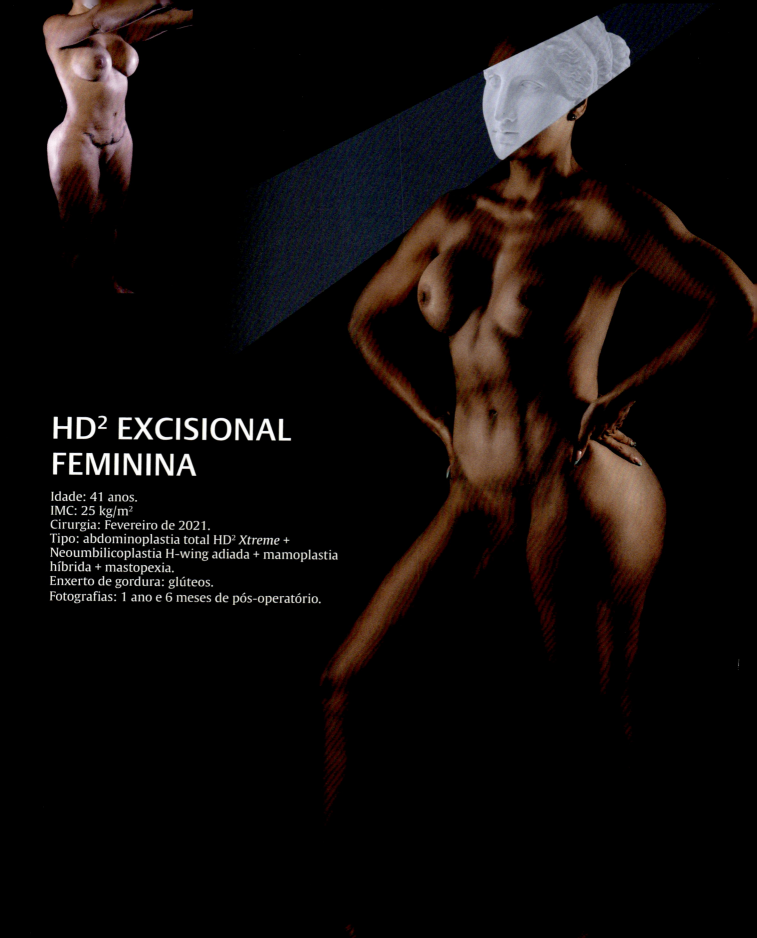

HD² EXCISIONAL FEMININA

Idade: 41 anos.
IMC: 25 kg/m²
Cirurgia: Fevereiro de 2021.
Tipo: abdominoplastia total HD² *Xtreme* + Neoumbilicoplastia H-wing adiada + mamoplastia híbrida + mastopexia.
Enxerto de gordura: glúteos.
Fotografias: 1 ano e 6 meses de pós-operatório.

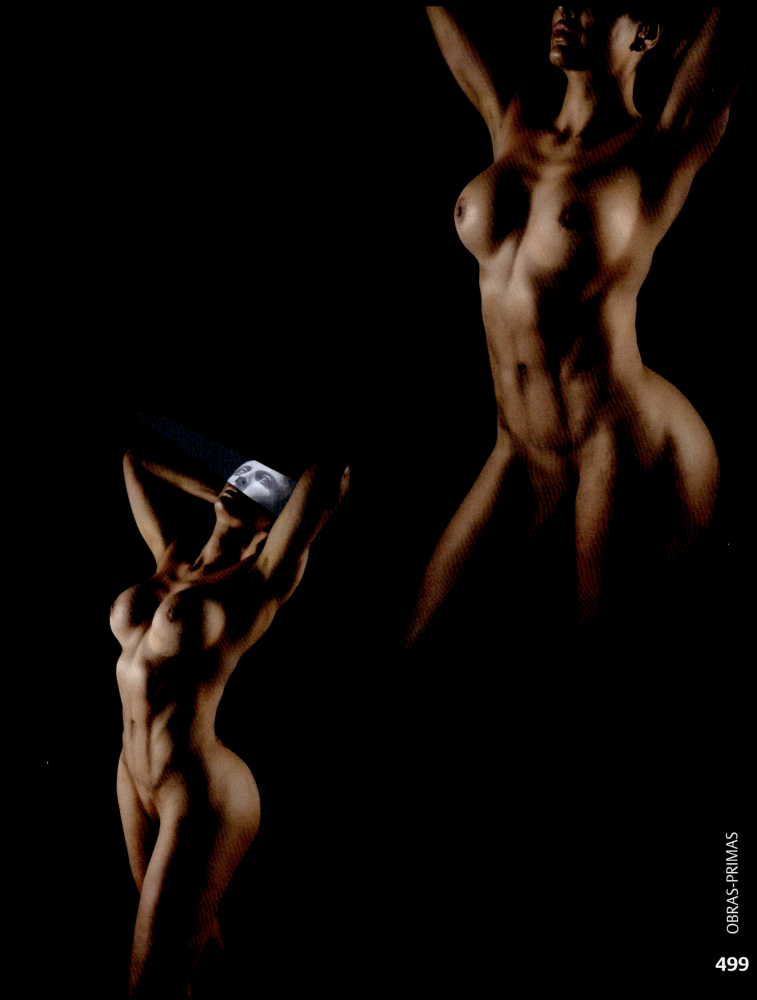

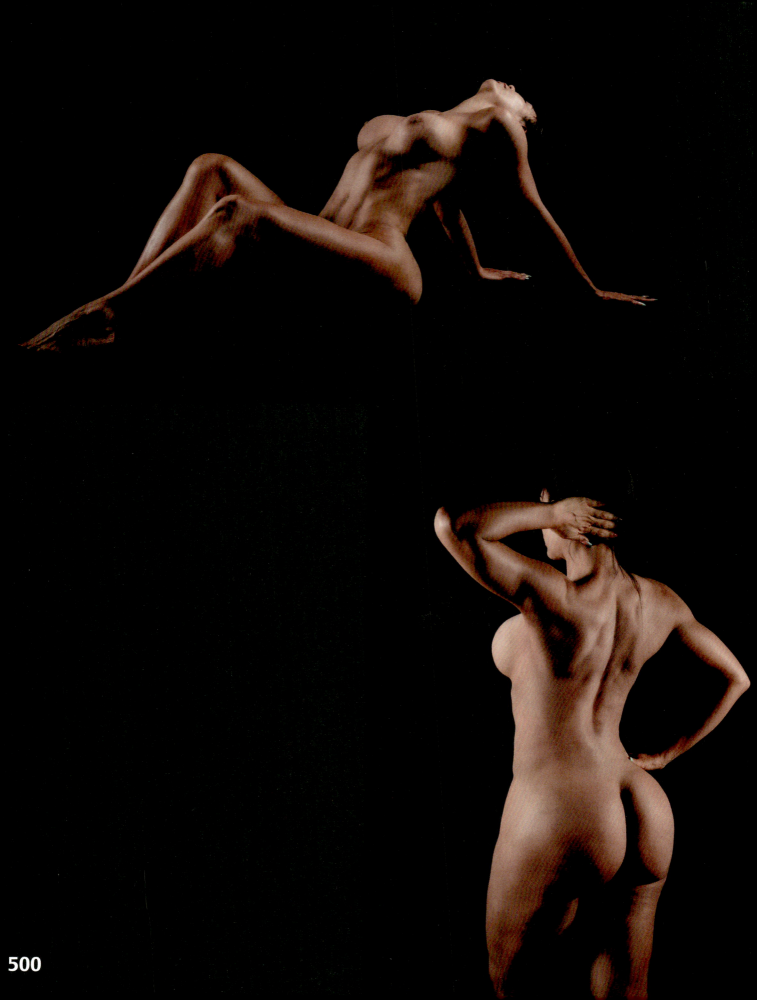

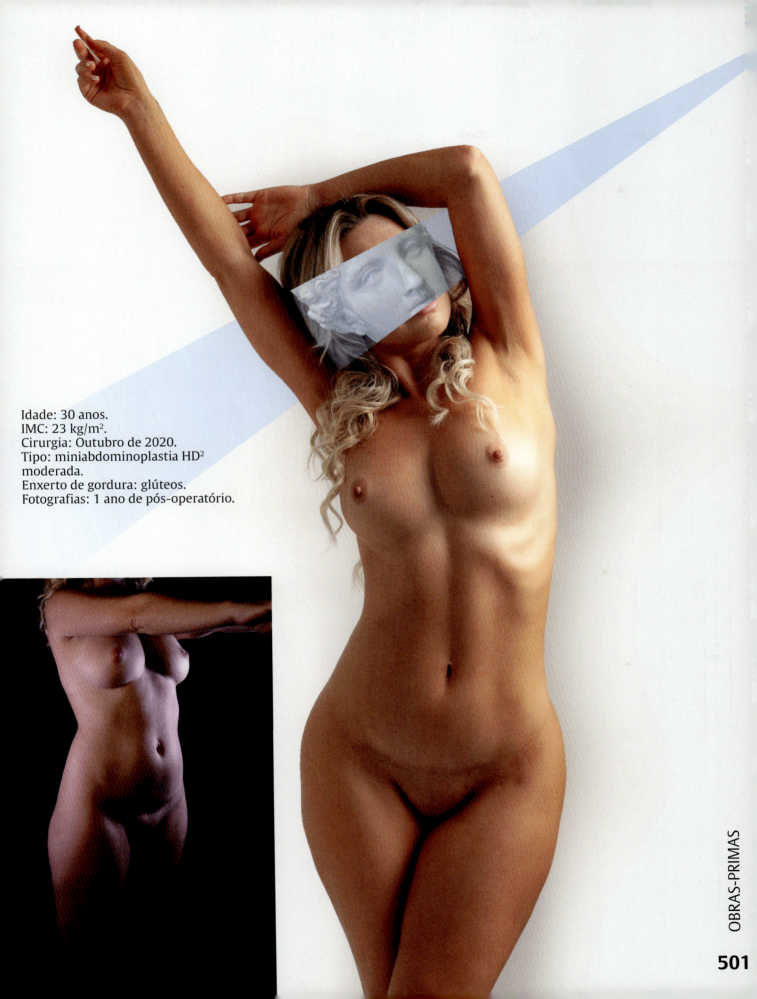

Idade: 30 anos.
IMC: 23 kg/m^2.
Cirurgia: Outubro de 2020.
Tipo: miniabdominoplastia HD^2 moderada.
Enxerto de gordura: glúteos.
Fotografias: 1 ano de pós-operatório.

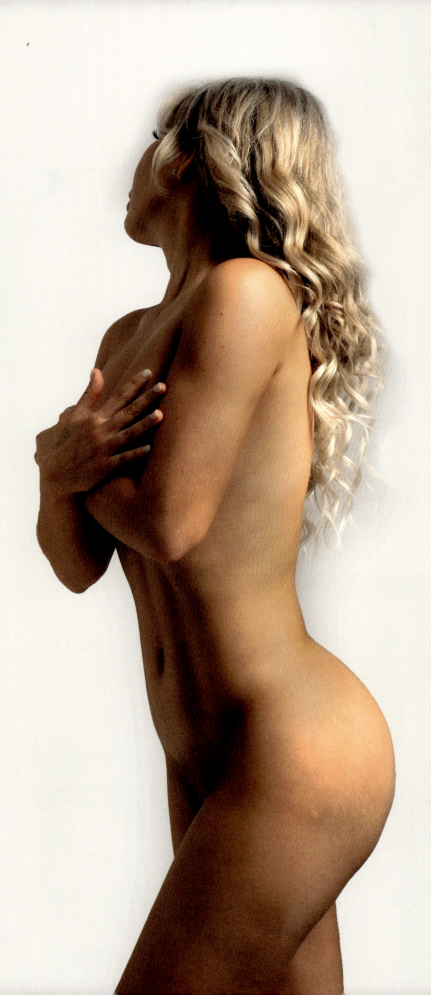

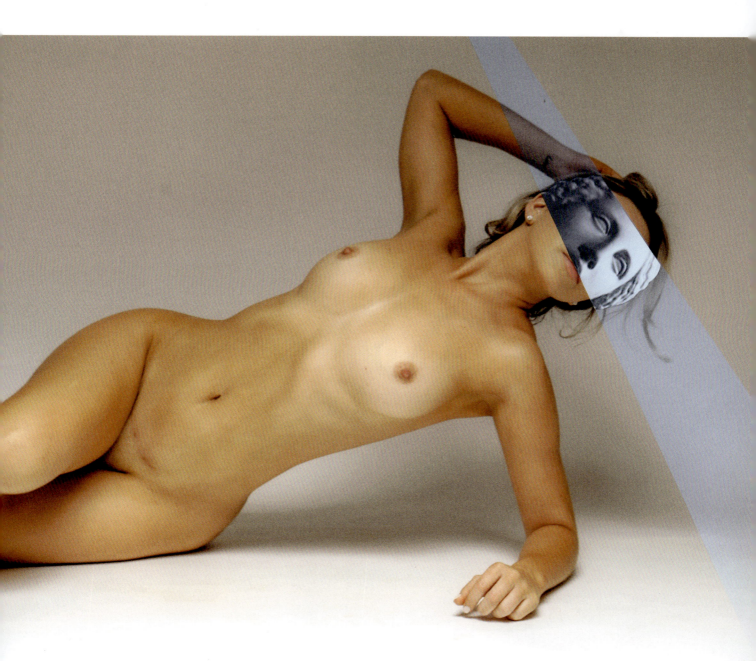

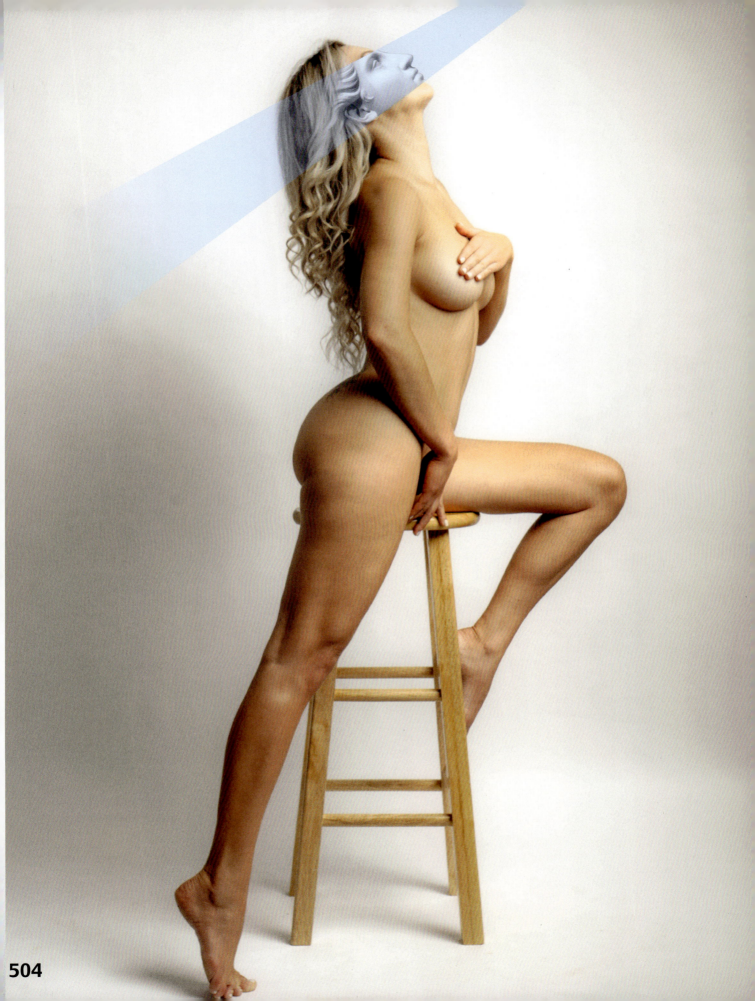

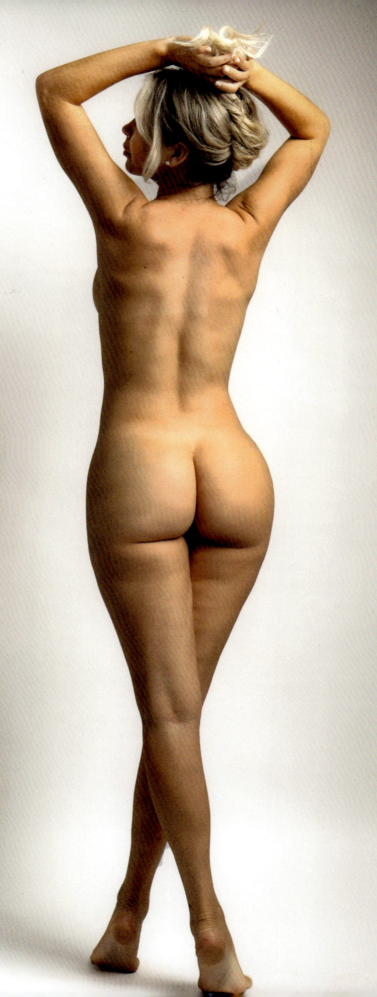

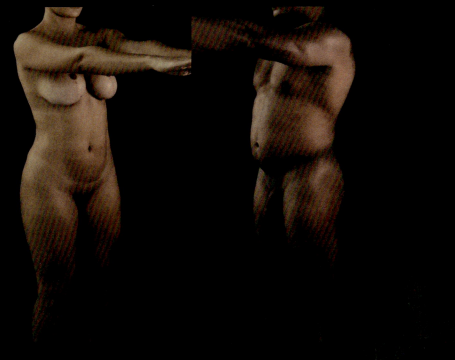

TERAPIA DE CASAIS

Idades: 51 e 32 anos.
IMC: 28 e 27 kg/m².
Cirurgia: Abril de 2019.
Tipo:

- HD² *Xtreme* masculina.
- HD² moderada feminina + mamoplastia de aumento (implantes).

Enxerto de gordura:

- Marido: glúteos e deltoides.
- Esposa: glúteos.

Fotografias: 2 anos e 4 meses de pós-operatório.

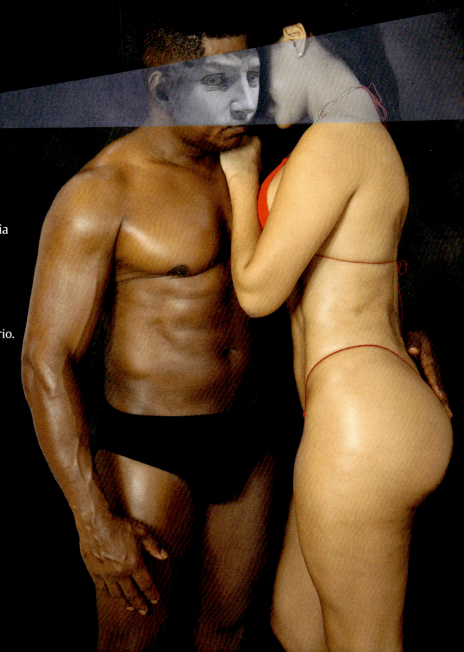

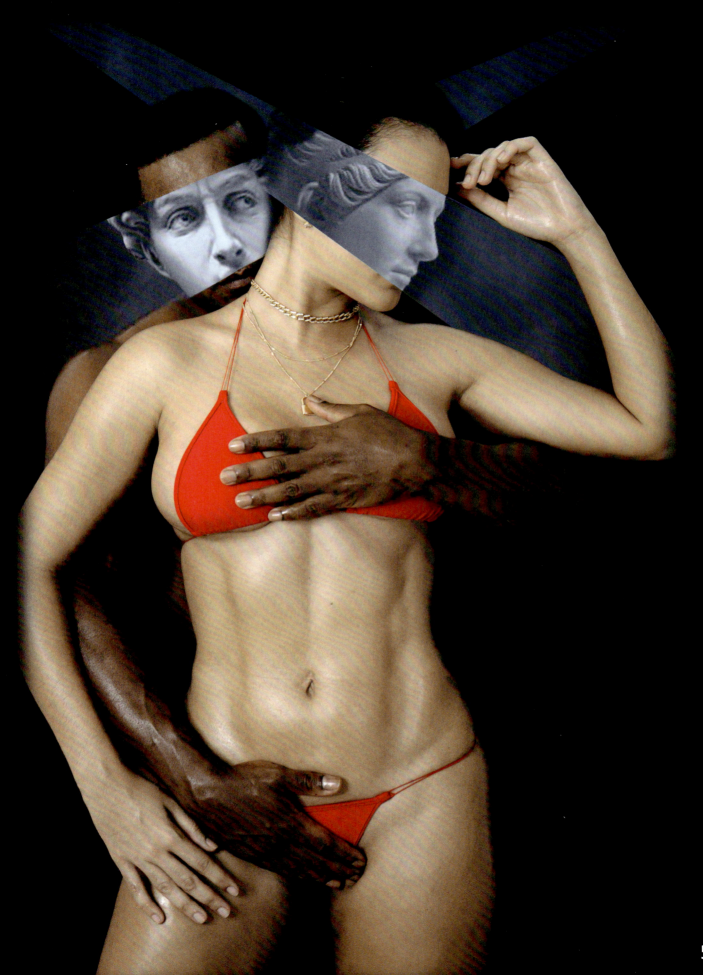

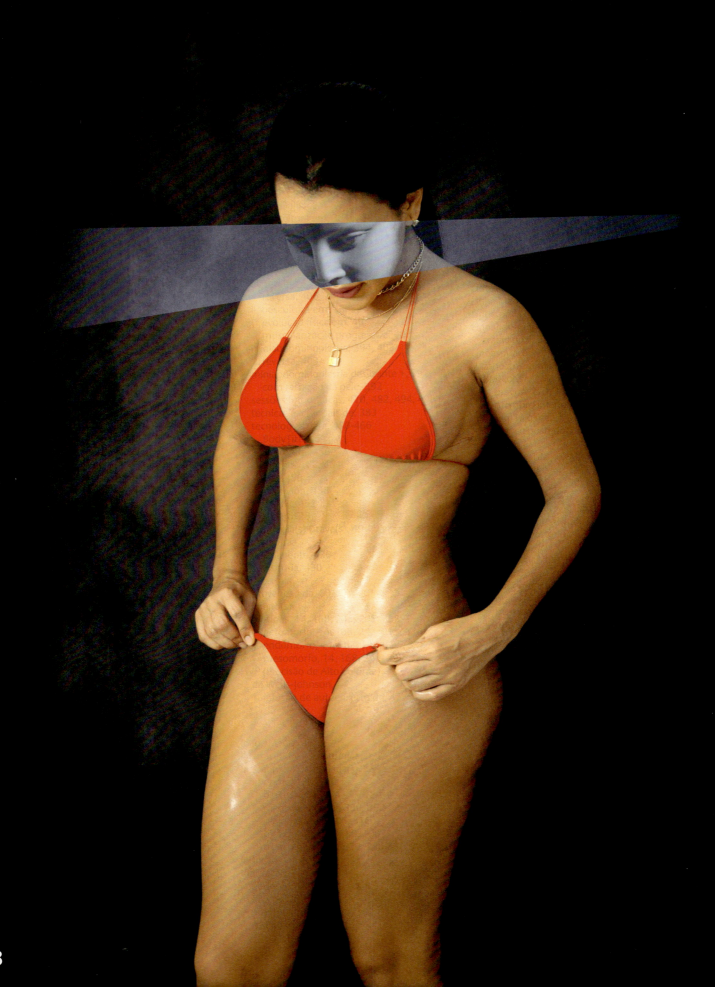

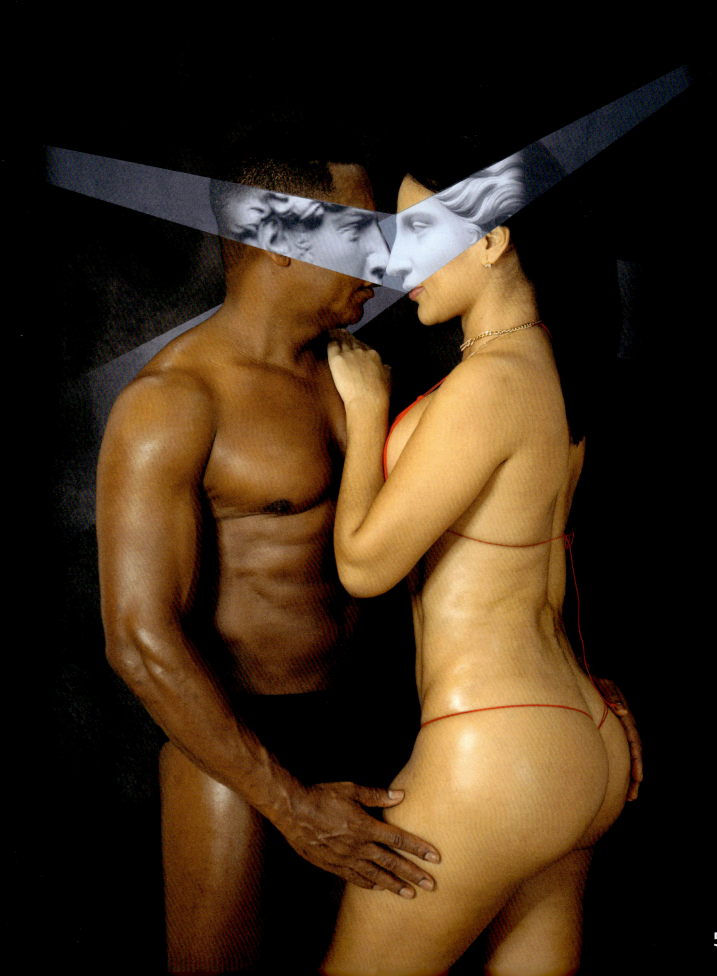

Índice Remissivo

Entradas acompanhadas por um *t* itálico indicam tabelas.

A

Abaulamento(s) Residual(is), 429, 441
Abdome, 162-201
  biotipos humanos, 168
  músculo, 164, 165
    oblíquo externo, 165
    reto, 164
  planos abdominais, 167
  sombras abdominais, 169, 170
  considerações pré-operatórias, 172
    deposição de gordura, 174
  marcações, 176, 178
    BMX, 178, 179
  padrões de fotografia, 175
  muscularização, 4
  planos, 4, 165
    anterolaterias, 165
    inferior, 4
      central, 4
    superior, 4
      central, 4
  segurança, 180, 190, 200
    homens, 180
    mulheres, 190
    cuidados pós-operatórios, 200
Abdominoplastia Total
  por HD², 398, 406
    reversa, 406
Acúmulo(s), 428, 440
Aderência(s), 428
Adrenalina, 53
Adutor
  longo, 332
  magno, 332
Algoritmo BMX, 43
Ana Carolina Reston, 33
Anatomia Superficial, 13
Andreas Vesalius, 2
Anestesia
  intraoperatória, 59
    despertar, 70
    indução anestésica, 65
    lipoescultura, 66
    lista de verificação de segurança, 62
    manutenção anestésica, 65
    monitoramento, 64
    outros medicamentos, 66
    prevenção, 60, 68, 69
      da hipotermia, 60
      de DVT, 68
      de perda de sangue, 69
      de queimaduras, 68
  pós-operatório, 71
    CARE pós-operatória, 74
      e enfermagem, 74
    medidas para prevenção de DVT, 73
    sala de recuperação, 71

ANH (Hemodiluição Normovolêmica
  Aguda), 69
Aparelho(s) de Plasma de Hélio
  para lipoplastia seletiva, 451
Artenatomia, 1-24
  anatomia superficial, 13
  biotipos humanos, 14
  cirurgia, 16
  detalhes em movimento, 11
  dos planos aos músculos, 9
  escultura, 2
  facetas feminilizantes, 23
  feminino *versus* masculino, 8
  força *versus* definição, 17
  formas, 5
  ilustrações, 2
  luzes, 6
  planos, 3
  polígonos, 5
  sfumato versus chiaroscuro, 8
  sombras, 6
ARTHĐMIS
  projeto, 101
ASA (American Society of Anesthesiologists)
  sistema de classificação, 57
Aspecto(s) Geral(is)
  da cirurgia, 116-125
Assimetria, 429, 442

B

Barroco
  história da beleza, 30
Beleza
  história e definição da, 27
Betty Grable, 32
Bíceps
  braquial, 245
  femoral, 333
Biotipo(s)
  corporais, 133, 210
  do corpo, 42
    por Sheldon, 42
  humanos, 14, 168, 248, 295, 338
BMX (Básica, Moderada, Extrema)
  algoritmo, 43
  definição, 146, 157, 187, 197, 315
    abdome, 187, 197
    região glútea, 315
    tórax, 146, 157
  lipoaspiração, 227, 235, 322, 359, 369
    membro inferior, 359, 369
    região glútea, 322
    tronco posterior, 227, 235
  marcações, 140, 178, 218, 260, 304, 348
    abdome, 178, 179
    braços, 260

membro inferior, 348
  região glútea, 304
  tórax, 140
  tronco posterior, 218
BodyTite, 461, 463
Braço(s), 242-287
  ângulo na juventude, 244
  bíceps braquial, 245
  biotipos humanos, 248
  cirurgia, 262, 274
    feminina, 274
    masculina, 262
  considerações pré-operatórias, 252
  deltoides, 247
  fotografia dos, 99
  marcações, 256
    critério BMX, 260, 261
  padrões de fotografia, 254
  pedículos vasculares dos músculos, 267*t*
  pontos de referência, 39
  segurança, 284
    cuidados pós-operatórios, 286
  sombras do, 250
  tríceps braquial, 246
Braquioplastia, 419
  dermolipectomia, 420
  lipoescultura, 420
  marcações especiais, 419

C

Camada
  adiposa, 37
    intermediária, 37
    DAT, 37
    SAT, 37
    variações anatômicas, 38
  intermediária, 184
    abdome, 184
Câmara Hiperbárica, 84
Caprini
  escore de, 50
CARE (Recuperação Ativa Cosmética)
  pós-operatória, 74
    e enfermagem, 74
Celulite, 438
Charles Atlas, 32
Cicatriz(es)
  deprimidas, 445
  hipertróficas, 445
  problemas relacionados com, 431
  visíveis, 445
Cirurgia
  aspectos gerais da, 116-125
  braços, 262, 274
    feminina, 274
    masculina, 262
    segurança, 284

escultura corporal excisional, 386
braquioplastia, 419
neoumbilicoplastia H-WING, 408
procedimentos femininos, 386
técnicas excisionais, 390
THD masculina, 412
facial, 100
lipoescultura HD, 16
membro inferior, 350, 362
feminina, 362
masculina, 350
segurança, 372
plástica, 50
escore de Caprini para, 50
procedimentos secundários, 432
enxerto de gordura, 434
liberação de fibrose à base
de energia, 433
liposhifting, 432
masculinas, 306
região glútea, 306
feminina, 316
ressecção aberta, 435
segurança, 325
tecnologias para tornar a pele
mais firme, 435
o que fazer, 436
segurança, 446
tórax, 142
homens, 142
mulheres, 152
segurança, 160
tronco posterior, 220, 230
homens, 220
mulheres, 230
segurança, 238
Console VASER, 454
Consulta Pré-Anestésica
pacientes com anemia, 58
pré-medicação, 58
Contorno Corporal Excisional
avaliação, 383
de múltiplos aspectos, 383
técnicas HD², 383
THD masculina, 383
Corpo
biotipos do, 42
por Sheldon, 42
ectomorfo, 42
endomorfo, 42
mesomorfo, 42
humano, 7
Corporal(is)
biotipos, 133, 210
ectomorfo, 133, 210
endomorfo, 133, 210
mesomorfo, 133, 210
Cuidado(s)
centrados no paciente, 103-114
cuidados pós-operatórios, 114
de longo prazo, 114
dia da cirurgia, 109
dia seguinte, 112
caminhadas curtas assistidas, 112
consulta pós-operatória, 112
dieta leve, 112

programa de cuidados pós-
operatórios, 112
dias antes, 108
lista de verificação pré-opertória, 108
meses antes, 104
consulta inicial, 104
noite anterior, 108
preparação do paciente, 109
sala de recuperação, 110
vestir o paciente, 110
semanas antes, 106
consulta pré-operatória, 106
semanas seguintes, 113
pós-operatórios, 200, 239, 286, 326, 373
abdome, 200
braços, 286
membro inferior, 373
região glútea, 326
tronco posterior, 239
Cutis marmorata, 430, 444

D

DAT (Tecido Adiposo Profundo), 37, 38, 46
Davi, 2
Definição
BMX, 146, 157, 187, 197, 315
abdome, 187, 197
região glútea, 315
tórax, 146, 157
força *versus*, 17
Deltoide(s), 247
Deposição
de gordura abdominal, 174
Dermolipectomia, 420
Despertar, 70
Detalhe(s) em Movimento, 11
Dexmedetomidina, 65
Dinâmica Muscular
em contração, 46
versus em repouso, 46
Dispositivo(s)
de IPC, 50
DMRA (Diástase do Músculo Reto
Abdominal), 378
facetas abdominais, 380
plicatura muscular, 380
Dorso
latíssimo do, 207
DVT (Trombose Venosa Profunda)
na lipoesculturas, 49
prevenção de, 68, 73

E

Ectomorfo, 15
biotipo, 14, 42, 133, 168, 210, 248, 295, 338
grau de definição, 43
Egito Antigo, 28
Emulsificação
abdome, 180, 190
braços, 262, 274
membro inferior, 350, 362
região glútea, 306, 316
tecnica VASER, 121
tórax, 142, 152
tronco posterior, 220, 230

Endomorfo(s), 15
biotipo, 14, 42, 133, 168, 210, 248, 295, 338
grau de definição, 43
pacientes, 43
Enfermagem
e CARE pós-operatória, 74
Enxerto de Gordura
braços, 268, 279
concentrado, 434
membro inferior, 355, 366
múltiplas camadas, 434
região glútea, 310, 321
Epicuro, 28
Escore de Caprini
para cirurgia plástica, 50
Escultor Corporal, 10
Escultura
Davi, 2
Pietà, 2
Escultura Corporal
cirurgia de, 3
excisional, 376-423
algoritmo, 384
braquioplastia, 419
cirurgia, 386
contorno corporal, 383
lipoabdominoplastia tradicional, 382
musculatura da parede abdominal, 377
neoumbilicoplastia H-WING, 408
segurança, 422
técnicas excisionais, 390
THD masculina, 412
procedimentos de, 26, 38
Espaço(s) Negativo(s)
abdome, 192
braços, 264, 279
membro inferior, 354, 364
região glútea, 306, 320
tronco posterior, 224, 234
Evento(s) Trombólicos
prevenção de, 50
Exposição
triângulo de, 91
Extração, 123

F

Faceta(s)
abdominais, 380
feminilizantes, 23
Fáscia Lata
tensor da, 292
FE (Embolia Gordurosa), 49, 55
Feminino *versus* Masculino, 8
FES (Síndrome de Embolia Gordurosa), 55
Fibrose, 428, 438
liberação de, 433
Fibular Longo, 336
Flacidez Residual
cutânea, 443
da pele, 430
Força *versus* definição, 17
Forma(s)
básicas, 5
glútea, 291

ÍNDICE REMISSIVO

511

Fotografia
padrões de, 138, 175, 216, 254, 302, 346, 384
abdome, 175
braços, 254
escultura corporal excisional, 384
membro inferior, 346
região glútea, 302
tórax, 138
tronco posterior, 216
Fotografia Corporal, 88-101
3D, 100
Crisalix™, 100
na cirurgia facial, 100
no planejamento cirúrgico, 100
projeto ARTHĐMIS, 101
síncronas, 100
conceitos básicos, 91
considerações gerais, 90
padrões fotográficos, 93
de braços, 99
de peitorais, 99
de seios, 99
disparo, 95
edição de fotos, 97
lentes, 95
luz ambiente, 94
para HD², 93
programação, 97
recomendações, 93
Fundamento(s), 26-47
algoritmo BMX, 43
camada adiposa, 37
intermediária, 37
DAT, 37
SAT, 37
variações anatômicas, 38
dinâmica muscular, 46
história e definição da beleza, 27
lipoplastia, 38
tudo ou nada, 38
muscularização, 42
grau variável de, 42
biotipos do corpo, 42
problema falso, 40
estática *versus* movimento, 40
século, 31, 34
XX, 31
XXI, 34
traballho de 360 graus, 39
volumetria muscular, 47

G

Gastrocnêmio, 337
Giacomo Berengario da Carpi, 1, 2
Ginecomastia, 150, 151
Gisele Bündchen, 35
Glúteo
máximo, 293
médio, 294
Gordura
deposição abdominal de, 174
enxerto de, 268, 279, 310, 321, 355, 366, 434

braços, 268, 279
concentrado, 434
membro inferior, 355, 366
múltiplas camadas, 434
região glútea, 310, 321
Grécia Antiga, 28

H

HD (Alta Definição)
lipoescultura em, 3, 16, 38
evolução física em, 40
muscularização progressiva, 40
trabalho de 360 graus, 39
HD² (Definição Dinâmica)
abdominoplastia total por, 398, 406
reversa, 406
lipoescultura em, 38, 59
evolução física em, 40
muscularização progressiva, 40
miniabdominoplastia, 394, 403
reversa, 403
miniabdominoplastia deslizante +, 392
com retração da pele, 392
sessões fotográficas, 470, 482, 494, 498
técnicas excisionais de, 383
tecnologias para, 450-466
BodyTite, 461
MicroAire, 456
Morpheus 8, 464
PAL, 456
Renuvion, 458
VASER, 452
Hedonismo, 28
Hemorragia(s) Grave(s), 49
Hipercromia
permanente, 430
transitória, 430
Hipotermia
prevenção da, 60
Humano(s)
biotipos, 14, 168, 248, 295, 338
ectomorfo, 14, 168, 248, 295, 338
endomorfo, 14, 168, 248, 295, 338
mesomorfo, 14, 168, 248, 295, 338
HVP (Precisão de Alto Volume)
da Wells-Johnson, 47
infusão de autoenxerto de, 47

I

Idade Média, 29
Ilustração(ões) Anatômica(s), 2
Incisão(ões) Camuflada(s), 119
abdome, 180, 190
braços, 262, 274
membro inferior, 350, 362
região glútea, 306, 316
tórax, 142, 152, 180, 190
tronco posterior, 220, 230
Indução Anestésica, 65
Infiltração
abdome, 180, 190
braços, 262, 274
membro inferior, 350, 362
na lipoaspiração, 121

região glútea, 306, 316
tórax, 142, 152
tronco posterior, 220, 230
IPC (Compressão Pneumática Intermitente)
dispositivos de, 50

K

Kate Moss, 33

L

Latíssimo do Dorso, 207
Leonardo da Vinci, 1, 2, 30
Liberação de Fibrose
à base de energia, 433
Lidocaína, 54
Linha Mediana, 182
Lipectomia, 413
Lipoabdominoplastia
tradicional, 382
Lipoaspiração
aspectos gerais, 121
BMX, 227, 235, 270, 280, 322, 359, 369
braços, 270, 280
membro inferior, 359, 369
região glútea, 322
tronco posterior, 227, 235
DAT, 46
profunda, 182, 190, 264, 276, 308, 318, 352, 364
abdome, 182, 190
braços, 264, 276
membro inferior, 352, 364
região glútea, 308, 318
tronco posterior, 222, 231
SAT, 46
superficial, 182, 194, 264, 278, 308, 318, 352, 364
abdome, 182, 194
braços, 264, 278
membro inferior, 352, 364
região glútea, 308, 318
tronco posterior, 221, 231
tórax, 142, 152
Lipoenxertia(s), 124
abdome, 184, 196
por vibração de expansão, 47
sítio doador, 47
tecido adiposo, 47
coleta, 47
extração, 47
injeção, 47
processamento, 47
tórax, 144, 154
tronco posterior, 224, 234
Lipoescultura(s), 66
em HD, 3, 16, 38, 116
em HD², 38, 59, 116
feminina, 386
na braquiplastia, 420
na THD masculina, 412
Lipoplastia
seletiva, 451
tudo ou nada, 38, 39
Liposhifting, 432

Líquido(s) Perioperatório(s), 53
Lista de Verificação, 62
  de segurança, 62
Luz(es)
  e sombras, 6

M

Mama(s) Feminina(s)
  sombras torácicas, 135
Manutenção Anestésica, 65
Marcação(ões)
  abdome, 176
    BMX, 178, 179
  aspectos gerais, 117
  braços, 256
    critério BMX, 260
  escultura corporal excisional, 384
  especiais, 412, 419
    na braquiplastia, 419
    na THD masculina, 412
  membro inferior, 347
    BMX, 348
  região glútea, 303
    BMX, 304
  tórax, 139
    BMX, 140
  tronco posterior, 217
    BMX, 218
Marco Vitrúvio
  homem vitruviano, 30
Marylyn Monroe, 32
Medicamento(s)
  e anestesia intraopertória, 66
Membro Inferior, 328-374
  adutor, 332
    longo, 332
    magno, 332
  bíceps femoral, 333
  biotipos humanos, 338
  cirurgia, 350, 362
    feminina, 362
    masculina, 350
    segurança, 372
  considerações pré-operatórias, 344
  fibular longo, 336
  gastrocnêmio, 337
  marcações, 347
    BMX, 348
  padrões de fotografia, 346
  quadríceps femorais, 331
  sartório, 330
  semimembranoso, 334
  semitendinoso, 334
  sóleo, 336
  sombras do, 340
  tibial anterior, 335
Mesomorfo, 15
  biotipo, 14, 42, 133, 168, 210, 248, 295, 338
  grau de definição, 43
Michelangelo, 1, 2
MicroAire, 456
Miniabdominoplastia
  deslizante, 392
    + HD², 392

com retração da pele, 392
HD², 394, 403
  reversa, 403
MLD (Drenagem Linfática Manual)
  no pós-operatório, 74, 75
Mobilização Umbilical + HD²
  com retração da pele, 390
Morpheus 8, 464-466
Morte
  na lipoesculturas, 49
Movimento
  detalhes em, 11
Muscularização
  fases típicas de, 40
  grau variável de, 42
  ordem de, 40
  progressiva, 40
Musculatura
  da parede abdominal, 377
    configuração, 377
    reparo, 377
Músculo(s)
  dos planos aos, 9
  eretores da espinha, 209
  oblíquo externo, 165
  peitoral maior, 130
  redondos, 208
  reto do abdome, 164
  serrátil anterior, 132

N

Neoumbilicoplastia H-WING, 408
  na THD masculina, 416
  técnica, 410
Nódulo(s), 428, 440

O

Obra(s)-Prima(s), 468-509
  sessões fotográficas, 469-509

P

Paciente(s)
  cuidados centrados no, 103-114
    cuidados pós-operatórios
      de longo prazo, 114
    dia da cirurgia, 109
    dia seguinte, 112
      caminhadas curtas assistidas, 112
      consulta pós-operatória, 112
      dieta leve, 112
      programa de cuidados pós-
        operatórios, 112
    dias antes, 108
      lista de verificação pré-opertória, 108
    meses antes, 104
      consulta inicial, 104
    noite anterior, 108
    preparação do paciente, 109
    sala de recuperação, 110
      vestir o paciente, 110
    semanas antes, 106
      consulta pré-operatória, 106
    semanas seguintes, 113

Padrão(ões)
  de fotografia, 138, 175, 216, 254, 302,
    346, 384
    abdome, 175
    braços, 254
    escultura corporal excisional, 384
    membro inferior, 346
    região glútea, 302
    tórax, 138
    tronco posterior, 216
  fotográficos, 93
    disparo, 95
    edição de fotos, 97
    lentes, 95
    luz ambiente, 94
    para HD², 93
    programação, 97
    recomendações, 93
PAL (Lipoaspiração Elétrica), 451, 456
Parede Abdominal
  musculatura da, 377
PBM (Manejo de Sangue do Paciente), 55
PE (Embolia Pulmonar), 49
Peitoral(is) Masculino(s)
  sombras torácicas, 134
Pele
  de retração da, 390, 392
    tecnologias de, 390, 392
  flacidez residual da, 430
  pigmentação da, 430
    alterações da, 430
  tornar mais firme, 435
    tecnologias para, 435
Perda de Sangue
  prevenção de, 55, 69
Pietà, 2
Pigmentação da Pele
  alterações da, 430
Pilar(es) Glúteo(s), 298
Planejamento Cirúrgico, 100
Plano(s)
  abdominais, 4, 165, 167
  aos músculos, 9
Plicatura Muscular, 380
Polígono(s), 5
Pós-Operatório
  CARE pós-operatória, 74
    e enfermagem, 74
  medidas para prevenção de DVT, 73
  sala de recuperação, 71
Pressoterapia, 82
Prevenção
  anestesia intraopertória, 60, 68, 69
    da hipotermia, 60
    de DVT, 68
    de perda de sangue, 69
    de queimaduras, 68
  de DVT, 73
  de eventos trombólicos, 50, 52t
  de FE, 55
  de perda de sangue, 55
Procedimento(s)
  femininos, 386
    escultura corporal excisional, 386
    lipoescultura, 386

ÍNDICE REMISSIVO

513

secundários, 425-448
   cirurgia, 432
      enxerto de gordura, 434
      liberação de fibrose, 433
      liposhifting, 432
      o que fazer, 436
      ressecção aberta, 435
      tornar a pele mais firme, 435
   como corrigir maus resultados, 427
   como prevenir, 427
   segurança, 446
      considerações gerais, 448
Projeto ARTHĐMIS, 101

Q

Quadríceps Femoral(is), 331
Queimadura(s), 68
Queloide(s), 445

R

Recuperação
   sala de, 71
Região Glútea, 289-326
   biotipos humanos, 295
   cirurgia, 306
      feminina, 316
      masculinas, 306
   considerações pré-operatórias, 300
   forma glútea, 291
   glúteo, 293, 294
      máximo, 293
      médio, 294
   marcações, 303
      BMX, 304
   padrões de fotografia, 302
   segurança, 325
      considerações adicionais, 325
      cuidados pós-operatórios, 326
   sombras glúteas, 296
   tensor da fáscia lata, 292
Regra dos Terço(s), 92
Remifentanil, 65
Renascimento, 2, 30
Renuvion, 458-460
Ressecção
   aberta, 435
   excessiva, 427, 437
   insuficiente, 427, 436
Retração da Pele
   tecnologias de, 390, 392
RF (Radiofrequência)
   no pós-operatório, 78
Roma Antiga, 29
Romantismo, 31

S

Sala de Recuperação, 71
Sangue
   prevenção de perda de, 55, 69
Sartório, 330
SAT (Tecido Adiposo Superficial), 37, 38, 46
Segurança, 49-85
   abdome, 180, 190

anestesia intraoperatória, 59
aspectos gerais, 125
BodyTite, 461
braços, 284
consulta pré-anestésica, 57
DVT, 49
escultura corporal excisional, 422
FE, 49
hemorragias graves, 49
membro inferior, 372
Morpheus 8, 464
morte, 49
orientações gerais, 50
PE, 49
pós-operatório, 71
procedimentos secundários, 446
região glútea, 325
Renuvion, 458
tecnologias para HD^2, 455, 460, 463, 466
tórax, 160
tronco posterior, 238
VASER, 455
Semimembranoso 334
Semitendinoso, 334
Sessão(ões) Fotográfica(s)
   HD^2, 470, 482, 494, 498
   terapia de casais, 506
Sevoflurano, 65
Sfumato versus Chiaroscuro, 8
Sheldon
   biotipos do corpo por, 42
      ectomorfo, 42
      endomorfo, 42
      mesomorfo, 42
Sóleo, 336
Sombra(s)
   abdominais, 169
   do braço, 250
   do membro inferior, 340
   do tronco posterior, 211, 212
   glúteas, 296
   luzes e, 6
   torácicas, 134

T

Tecido Adiposo
   camada intermediária de, 37
   DAT, 37
   na lipoenxertia, 47
   SAT, 37
Técnica(s) Excisional(is)
   abdominoplastia total por HD^2, 398, 406
      reversa, 406
   miniabdominoplastia deslizante + HD^2, 392
      com retração da pele, 392
   miniabdominoplastia HD^2, 394, 403
      reversa, 403
   mobilização umbilical + HD^2, 390
      com retração da pele, 390
Tecnologia(s)
   de retração da pele, 390, 392
   para HD^2, 450-466
   para tornar mais firme a pele, 435
Tensor da Fáscia Lata, 292

Terapia de Casal(is)
   sessões fotográficas, 506
THD (Alta Definição TULUA)
   masculina, 383, 412
Tibial Anterior, 335
Tórax, 127-160
   cirurgia, 142
      homens, 142
      mulheres, 152
   feminino, 129
   considerações pré-operatórias, 136
   marcações, 139
      BMX, 140
   padrões de fotografia, 138
   masculino, 129
   músculo, 130
      biotipos corporais, 133
      peitoral maior, 130
      serrátil anterior, 132
      sombras torácicas, 134
   segurança, 160
Traballho de 360 graus
   lipoescultura HD, 39
Trapézio, 206
Tríceps Braquial, 246
Tronco Posterior, 203-240
   biotipos corporais, 210
   cirurgia, 220, 230
      homens, 220
      mulheres, 230
   considerações pré-operatórias, 214
   ideal, 205
   latíssimo do dorso, 207
   marcações, 217
      BMX, 218
   músculos, 208, 209, 224t
      eretores da espinha, 209
      pedículos vasculares dos, 224t
      redondos, 208
   padrões de fotografia, 216
   segurança, 238
   sombras do, 211
   trapézio, 206
TXA (Ácido Tranexâmico), 55
   efeitos adversos, 69t

U

US (Ultrassom)
   externo, 76

V

VASER (Amplificação Vibratória da Energia
   Sonora na Ressonância), 67
   aplicação, 455
   console, 454
   efeitos principais, 453
   emulsificação na lipoaspiração, 68, 121
      HD^2, 68
   fundamentos, 452
   segurança, 455
Volumetria Muscular
   lipoaspiração, 47
   lipoenxertia, 47
VTE (Tromboembolismo Venoso), 52